EOB-MRI/Sonazoid 超音波による
肝癌の診断と治療

編集 ≫ 工藤正俊　近畿大学医学部附属病院・病院長
　　　 國分茂博　順天堂大学医学部附属練馬病院消化器内科・先任准教授

医学書院

EOB-MRI/Sonazoid 超音波による肝癌の診断と治療		
発　　行	2013年6月15日　第1版第1刷Ⓒ	
編　者	工藤正俊・國分茂博	
	くどうまさとし　こくぶしげひろ	
発行者	株式会社　医学書院	
	代表取締役　金原　優	
	〒113-8719　東京都文京区本郷1-28-23	
	電話　03-3817-5600（社内案内）	
印刷・製本　横山印刷		

本書の複製権・翻訳権・上映権・譲渡権・公衆送信権（送信可能化権を含む）
は㈱医学書院が保有します．

ISBN978-4-260-01734-3

本書を無断で複製する行為（複写，スキャン，デジタルデータ化など）は，「私的使用のための複製」など著作権法上の限られた例外を除き禁じられています．大学，病院，診療所，企業などにおいて，業務上使用する目的（診療，研究活動を含む）で上記の行為を行うことは，その使用範囲が内部的であっても，私的使用には該当せず，違法です．また私的使用に該当する場合であっても，代行業者等の第三者に依頼して上記の行為を行うことは違法となります．

JCOPY　〈㈳出版者著作権管理機構　委託出版物〉
本書の無断複写は著作権法上での例外を除き禁じられています．
複写される場合は，そのつど事前に，㈳出版者著作権管理機構
（電話 03-3513-6969，FAX 03-3513-6979，info@jcopy.or.jp）の
許諾を得てください．

執筆者一覧(執筆順)

角谷　眞澄	信州大学 画像医学 教授
土谷　薫	武蔵野赤十字病院 消化器科 副部長
泉　並木	武蔵野赤十字病院 副院長
國分　茂博	順天堂大学医学部附属練馬病院 消化器内科 先任准教授
谷本　伸弘	慶應義塾大学 放射線科学(診断) 准教授
鶴崎　正勝	近畿大学 放射線診断学 准教授
村上　卓道	近畿大学 放射線診断学 主任教授
岡田　真広	近畿大学 放射線診断学 講師
滝川　一	帝京大学 内科学 主任教授
成田　匡大	京都医療センター 外科
大西　裕満	大阪大学大学院 放射線医学
坪山　尚寛	大阪医科大学 放射線医学
斎藤　聡	虎の門病院 肝臓内科 医長
赤井　宏行	東京警察病院 放射線科
大友　邦	東京大学 放射線医学 教授
多田　俊史	大垣市民病院 消化器内科 医長
熊田　卓	大垣市民病院 副院長
今井　康陽	市立池田病院 院長
齋藤　和博	東京医科大学 放射線医学 准教授
中澤　貴秀	北里大学 消化器内科学 専任講師
上野　彰久	慶應義塾大学 放射線科学(診断)
坂元　亨宇	慶應義塾大学 病理学 教授
中島　収	久留米大学病院 臨床検査部 教授
隈部　力	久留米大学 放射線医学 客員准教授
中野　雅行	大船中央病院 病理科 部長
佐野　勝廣	山梨大学 放射線科
市川　智章	山梨大学 放射線部 准教授
小川　定信	大垣市民病院 医療技術部診療検査科
井上　達夫	近畿大学 消化器内科学 講師
工藤　正俊	近畿大学医学部附属病院 病院長
波多野悦朗	京都大学 肝胆膵・移植外科 講師

石井　隆道	京都大学 肝胆膵・移植外科
田浦康二朗	京都大学 肝胆膵・移植外科
上本　伸二	京都大学 肝胆膵・移植外科 教授
廣橋　伸治	大阪暁明館病院 放射線科 部長
廣橋　里奈	大阪府済生会吹田病院 放射線科 部長
大久保裕直	順天堂大学医学部附属練馬病院 消化器内科 准教授
森安　史典	東京医科大学 消化器内科 主任教授
松田　康雄	八尾徳洲会総合病院 肝臓センター センター長
飯島　尋子	兵庫医科大学 内科学肝胆膵科 教授
乙部　克彦	大垣市民病院 医療技術部診療検査科
前川　　清	近畿大学医学部附属病院 中央超音波診断・治療室 副技師長
木村　　達	大阪赤十字病院 第二消化器内科 部長
大﨑　往夫	大阪赤十字病院 第一消化器内科 部長
森　　秀明	杏林大学 第三内科学 准教授
麻生　和信	旭川医科大学 内科学 講師
羽田　勝計	旭川医科大学 内科学 教授
沼田　和司	横浜市立大学附属市民総合医療センター 消化器病センター 准教授
田中　克明	横浜市立大学附属市民総合医療センター 消化器病センター 教授
小来田幸世	市立池田病院 消化器内科 医長
南　　康範	近畿大学 消化器内科学 講師
畑中　絹世	近畿大学 消化器内科学
岩崎　隆雄	東北大学 消化器内科
佐々木勝己	荏原病院 内科 副医長
光法　雄介	東京医科歯科大学 肝胆膵・総合外科
有井　滋樹	浜松労災病院 院長

推薦の序

このたび，工藤正俊，國分茂博両先生によって編集された『EOB-MRI/Sonazoid超音波による肝癌の診断と治療』というテキストが上梓され，「推薦の序」を依頼されました．私は，ご両名とは昵懇の間柄でもありこのような機会をいただいたことを大変光栄に思っています．

さて，私が自作のα-フェトプロテイン抗体を用いて肝細胞癌(以下，肝癌)のスクリーニングを始めたのが昭和44年頃でしたが，当時は患者の数も少なく，肝癌に関心を寄せる臨床家もあまりおられませんでした．実際に肝癌患者数が増え始めたのは昭和50年代に入ってからで，診断に関しては，Auコロイドによる肝シンチグラフィが主体でしたが，以後，肝血管撮影やCTによる画像診断へと肝癌診断の感度と特異度が増していきました．昭和60年代に入り，腹部超音波診断がその利便性から繁用されるようになり，従来の画像診断では判断しにくい小病巣が問題となってまいりました．その頃，久留米大学の真島康雄先生は腫瘍生検針(Majima needle)を開発し，それを基に同大学病理学教室の神代正道先生が組織学的に肝癌を診断することを提唱されました．病理組織学的には，肝癌は異型度の低いdysplastic noduleから異型度の高いdysplastic noduleへ，そして高分化型肝癌(一般には早期の肝癌)へ，さらには低分化型肝癌へと姿を変え，多段階的に進展することが明らかにされました．同じ頃，肝化学発癌ラットを用いて発癌研究を行っていた私もラット用の超音波腹腔鏡を開発し，dysplastic noduleを連続的に観察し同様の知見を得ました．金沢大学の松井　修先生は，この現象を肝血管造影法でとらえ，門脈血優位なdysplastic noduleから発癌のポテンシャルが増強するにつれて動脈血優位になることを証明されました．つまり，生物学的特徴を組み込んだ画像診断の有用性が示され，その後の肝癌画像診断の方向性が確立されたといっても過言ではありません．EOB-MRIもSonazoid超音波も肝癌の生物学的特徴を画像診断に応用したものであり，当然のことながら肝癌診断の感度と特異度を上げ，それにより治療成績の向上に寄与するものです．

本書では，EOB-MRI，Sonazoid超音波とも基本的知識がわかりやすく記述されており，肝癌診断に応用される理由が細かに述べられています．EOB-MRIに関しては，肝癌におけるキャリア蛋白(OAT8)欠乏が低信号を生み，一般に診断の根拠となりますが，必ずしもOAT8が低下するとは限らず，動脈優位相，門脈優位相，後期相(遅延相)での診断が必要という理由も十分に説明されています．Sonazoid超音波は，Sonazoidが通常はクッパー細胞に取り込まれるのに対し，クッパー細胞を欠く

肝癌では取り込まれないために低信号病巣としてとらえられることを利用するもので，肝癌画像診断の特異度を高めた方法です。肝機能異常者の診療において肝癌のスクリーニングはきわめて重要であり，その意味では本書を肝臓病専門医のみならず，一般医家にも座右の書としてご推薦申し上げる次第です。

2013年4月

山口大学名誉教授
社会保険下関厚生病院名誉院長
沖田　極

推薦の序

　肝細胞癌(HCC)，特にC型肝炎を背景とする発癌では，dysplastic nodule → severe dysplasia → early HCC → advanced HCC といった経過をとって，次第に正常肝細胞を有する肝硬変結節から分化度の低いHCCへと脱分化していくことが，1985〜1995年の期間に明確にされている。

　脱分化の過程は，病理のみならずdynamic CTや超音波でも観察されたが，最近10年間の進歩，すなわちT1, T2, SPIO, Gdによるdynamic MRIに加えて，Gd-EOB-DTPAを用いたMRIや第二世代の超音波造影剤であるSonazoidを用いた血流動態の診断によって，従来の方法よりもさらに詳細な情報が得られるようになった。

　Sonazoidを用いた超音波検査はリアルタイムに造影剤の動きを知ることができるが，適切な静止画像を撮影するには，相当な超音波検査・撮像の熟達した技が要求される。一方，MRIはリアルタイムの撮像は不可能であり，造影剤の注入と撮像のような要因によるタイミングのズレがあるものの，撮影された画像は皆で共有できる利点がある。しかし読影には超音波の撮像と同様の熟達した技が要求されるのである。

　本書『EOB-MRI/Sonazoid超音波による肝癌の診断と治療』は工藤正俊，國分茂博両博士の編著によるもので，また各章の執筆者は，当該領域の第一人者ばかりが集められている。

　本書は従来から知られている基礎的な原理から始まり，分子レベルに至る造影剤の動きの解説，分化度による造影性の変化，診断治療における応用まで詳細に記述されており，初心者から卒後10年までくらいの肝を専門領域とする医師には必読の書である。

　画像診断の進歩は早い。巨視的にはあまり変化はないようにみえても，各著者の原稿を読むと著しい進歩の足跡を知ることができて楽しい。すでに40年にわたって，この領域の診療に携わってきた筆者にとってもまだこんなに新しいことがあったのかと驚嘆させられる。そうした意味でベテランの先生方にもおすすめしたい。

　ここに，両博士と共同執筆者の方々の多大な御努力に敬意を表するとともに，本書が肝癌診療の適切な指針となるものと信ずる。

2013年4月

東京大学名誉教授
日本赤十字社医療センター院長
幕内雅敏

Foreword

The diagnosis and treatment of liver cancer have been an active area of basic and clinical research ever since this entity became a relevant public health issue both in the East and in the West. This relevance has prompted an improvement of the diagnostic capabilities and the availability of effective therapeutic options, and has simultaneously made it important for physicians to acquire the knowledge for providing the most up-to-date health care for patients.

This book, edited by Professor Masatoshi Kudo and Professor Shigehiro Kokubu, provides an optimal tool in the area of Sonazoid-enhanced harmonic imaging and Gd-EOB-MRI. Sonazoid is a very unique contrast agent since it has vascular and post-vascular phases. Professor Kudo invented the new technique "Defect reperfusion imaging" based on this unique characteristics of Sonazoid. This most advanced ultrasound (US) -based liver imaging technique has become a valuable tool for the characterization and treatment aid of hepatic lesions, specifically hepatocellular carcinoma (HCC). This neoplasm has an increasing incidence worldwide, currently making it the fifth most common cancer in the world (more than 600,000 cases per year) and the third most common cause of cancer-related death. Effective prevention and treatment of chronic hepatitis B and C infection may reduce the incidence of HCC in years to come. However, until that goal is achieved, the only way to improve the life expectancy of those individuals diagnose with this disease is through early detection, thus facilitating the implementation of effective therapy. Surveillance in the population at risk is based on regular US examination. On detection of a suspicious nodule, patients have to be further evaluated to determine the benign or malignant nature of the lesion. The proper evaluation of patients must be carried out by multidisciplinary teams made up of hepatologists, surgeons, radiologists, oncologists, and pathologists who have to integrate all the information provided by several diagnostic techniques. Among those techniques, Sonazoid-enhanced US and Gd-EOB-MRI will be highly prominent.

This book describes all aspects of Sonazoid-enhanced harmonic US and Gd-EOB-MRI and is an indispensable reference for those who aspire to learn the technique, those who already have started using these and pathologists interested in understanding nodular lesions of the liver in relation to hemodynamics and hepatocellular function.

Professor Kudo, who is a good friend of mine, left the ivory tower shortly after his graduation from Kyoto University School of Medicine, and in the course of his work he has presented a number of original and novel findings about the hemodynamics of early liver cancer using CO_2 contrast-enhanced ultrasonography and color Doppler ultrasonography. He also has been engaged at the forefront of clinical medicine in the diagnosis and treatment of many patients with liver cancer, thus contributing greatly to the early diagnosis of the disease. After being invited to join the staff of Kinki University as a department chief, Prof. Kudo developed a newly established department into an eminent faculty of gastroenterology and hepatology in only 2 years. Now he is a president of Kinki University Medical Center.

The merit of this book is the author's accurate, rich knowledge of the tissue morphology of nodular lesions of the liver, particularly HCC and borderline lesions, based on their studies of large number of biopsy and resected specimens and on cumulative evidence about hemodynamics and hepatocellular function collected through imaging studies of such lesions.

In specific discussions, the author, first set forth the basic facts about the contrast medium used in contrast-enhanced harmonic imaging, the method of procedure, and various contrasting modes, and explains the new technique, such as fusion imaging of US and CT/MRI. They also explain the principles of the technique, providing an introductory section that is extremely easy to understand by those who wish to begin or have just begun using these techniques.

Next, principles of various techniques including defect-reperfusion imaging are described, with pointers for carrying out the procedures. Cases are presented, and differential diagnosis of various nodular lesions of the liver by Sonazoid-enhanced harmonic imaging and Gd-EOB-MRI, the main subject of the book, is explained. This section is practical and provides extensive information and hints for those who have already started using the techniques. Furthermore, the authors touch on the effectiveness of Sonazoid-enhanced harmonic imaging and overlay fusion imaging in evaluating the treatment response, for liver cancer, which at present is dependent on dynamic computed tomography(CT) or magnetic resonance imaging (MRI), and predicts that this technique will soon replace dynamic CT and MRI alone. In addition, the authors suggest that by using Sonazoid-enhanced harmonic imaging and fusion imaging technique as a guidance, more effective therapeutic approach will become possible. In the preface of this book professor Kudo strongly states these 2 techniques, Sonazoid-enhanced US and Gd-EOB-MRI, are the breakthrough in the diagnosis and treatment of HCC, with which I truly agree.

As it is certain that Sonazoid-enhanced harmonic imaging and Gd-EOB-MRI will advance further with the development and improvement in devices, this book will prove to be an indispensable reference for those engaged in the diagnosis and treatment of liver tumors.

Riccardo Lencioni, MD
Secretary, International Liver Cancer Association
Professor,
Division of Diagnostic Imaging and Intervention,
Pisa University School of Medicine,
Pisa, Italy.

序

　このたび，『EOB-MRI/Sonazoid 超音波による肝癌の診断と治療』が上梓されることになった。Sonazoid は 2007 年に世界に先駆けて日本で発売された超音波造影剤である。一方，Gd-EOB-DTPA は 2008 年に日本で発売された。いずれの造影剤も瞬く間に日本中に広がり活発に臨床応用されるようになった。今やこの 2 つは肝細胞癌の臨床においては，なくてはならない tool となっている。

　Sonazoid 造影超音波は，レボビストと異なり，リアルタイム性に優れ，また安定した Kupffer phase をもつという特質を有する造影剤である。したがって，これを利用して Defect Re-perfusion imaging 法という画期的なテクニックが開発された。このテクニックを用いることにより，B モードで描出不能な肝細胞癌の検出や確定診断も可能となってきた。また，局所再発の診断や造影下穿刺などの治療にも応用されるようになってきた。

　一方 EOB-MRI は，多血性肝細胞癌の検出のみならず乏血性の肝細胞癌の検出も数多くなされるようになり，日本において確立された病理学的概念である早期肝細胞癌も数多く診断されるようになってきた。まさに，EOB-MRI は熟練した肝癌専門病理医の早期肝癌の診断能に肉薄する診断能をみせていると言っても過言ではない。この Sonazoid 造影超音波と EOB-MRI を用いることにより，肝細胞癌の診断と治療は日本においては飛躍的に進歩した。

　一方，諸外国では，Sonazoid は 2012 年に韓国で承認されたのみであり，Sonazoid を用いた肝癌診療は日本の独壇場と言っても過言ではない。また，EOB-MRI による早期肝細胞癌の診断も諸外国ではそれほど注目を集めていない。従来より，日本は肝細胞癌の診断と治療においてはパイオニア的な役割を果たしてきており，さまざまな診断法，治療法を開発し，それらを使って緻密に診断と治療を行ってきた。これらは欧米諸国やアジア諸国からも高く評価されている。加えて，Sonazoid 造影超音波や EOB-MRI といったきわめて精緻な画像診断法が全国の病院において駆使されるようになり，さらには，超音波造影装置の進歩により超音波画像と CT，MRI のボリュームデータを用いて fusion 画像が容易に得られるようになってきた。これらの fusion 画像も治療支援においては，なくてはならないものになってきている。また，fusion のオーバレイ画像もラジオ波治療後の safety margin の確認のためには，なくてはならない技術となりつつある。

　このように諸外国のいわば「雑」な肝細胞癌診療と比べ，日本における緻密な診断治療は多くのアジア諸国や欧米諸国の手本となるべき優れた技術である。これら緻密

な手法が日本中でさらに一般化されること，そして，それを今後世界に向けて発信していくことこそが本書のねらいである。

　本書が日本における肝細胞癌の診断と治療のさらなる充実と日本が世界における肝癌の診療における pioneer かつ，leading country としての位置づけを明確化する大きな一里塚となることを確信して序文としたい。

2013年4月末日

大阪狭山市にて
近畿大学医学部附属病院・病院長
近畿大学消化器内科学・教授
工藤正俊

序

　かねてから立案中であった『EOB-MRI/Sonazoid 超音波による肝癌の診断と治療』に大きく関わると思われる最新の単行本を，医学書院からようやく上梓できる運びに至りました。長きにわたった本書の完成までに貢献していただいたすべての方々に深く感謝の意を表します。また作成に関わる過程でご迷惑をおかけした関係各位にもこの場を借りて御礼申し上げます。

　さて，C 型肝炎，B 型肝炎，アルコール性，NASH などの慢性肝疾患，特に肝硬変における定期的に必要な肝画像診断は，20 年以上変わらず，主に B-mode 超音波検査が第一選択として行われてきました。また，ハイリスクな肝硬変を多数抱える専門外来では，肝内に特に注視すべき結節がない状況においても，年に 1 回は超音波の死角を補う意味で造影 CT が行われていました。

　SPIO が登場した 2002 年以降は，それまでよりは高分化型肝細胞癌の診断などで MRI が用いられるようになってはきたものの，放射線科を除く内科医・外科医などの臨床医は金科玉条のごとく，画像診断の精査においては造影 CT から血管造影，あるいは Levovist などの造影超音波を経ることが多かったように思います。造影 MRI の空間分解能が造影 CT のそれよりも高いことはある程度理解はしていたものの，ヨード系造影剤へのアレルギーがある症例以外は，なぜか（？）Gd による造影 MRI には馴染みが薄かったのでした。しかし，2008 年に新たな MRI 用造影剤である Gd-EOB-DTPA が登場し，臨床現場での画像診断のアルゴリズムは大きく変わりました。

　この Gd-EOB-DTPA が登場した直後，私のなかで臨床診断のプロセスをひっくり返されるような症例に遭遇しました。しかも 2 例続けて！

　1 つはある通常の C 型肝硬変症例においてです。US で境界不明瞭な等〜やや低エコー領域を疑いましたが，造影 CT での早期濃染はごく一部で，平衡相で low density がなく，Sonazoid 超音波で染影が得られず，Kupffer phase での血流欠損も得られず，さらに CTHA の第 1〜第 4 相までいずれもコロナ様濃染が得られませんでした。そういったなか，EOB-MRI 肝細胞相では著明な低信号結節が得られ，衝撃を受けたのでした。もう 1 つは，若年性の B 型肝細胞癌切除後 S1 再発疑診例においてです。これも CTHA，CTAP では明らかな腫瘍の存在部位すら同定できませんでしたが，EOB-MRI では S1 の低信号結節のみならず，肝部下大静脈への浸潤までもが指摘できたのでした。

その後，生検では dysplastic nodule としか診断されない結節や，US や造影 CT の平衡相でも指摘できず，EOB-MRI でのみ指摘される 5 mm 程度の低信号結節が多々みられるようになりました．一方，通常の HCC にもかかわらず高信号結節も 8% 程度にみられたことを契機に，排泄および取り込みトランスポーターへの関心も高まり，この領域への注目度がより増してきたこともあり，本書を出すための"機は熟した"と考えておりました．そんな折に，「新たな企画があれば！」と毎年お声がけいただいていた医学書院の伊東隼一さんのご要望とも合致し，企画が成立したのでした．また，工藤正俊先生が Levovist の単行本を刊行されてから約 10 年が経過し，新たな超音波造影剤である Sonazoid の単行本は出ていなかったことも事実であり，双方の融合画像が治療へより役立つことも明確になってきた時期でもあったため，工藤先生にお声がけし，これらをまとめた編集を 2 人で行う運びに至りました．

　本書では本邦における放射線科・肝臓内科・外科・病理のそれぞれの領域で当代随一といわれる執筆陣が集結し，重鎮・大御所のみならず将来を嘱望されている比較的若手の先生方にまで鋭意ご執筆いただき，充実した内容になったと自負しております．

　肝癌専門家のみならず，消化器領域で少しでも肝癌に携わっている多くの先生方にぜひ本書を手にしていただき，ご批判を仰ぎつつ，明日の臨床に役立つ礎としていただければ本望です．

　最後に，これまで多々ご指導いただき，今回もお忙しいなか，推薦の序を賜った沖田　極先生，幕内雅敏先生，Riccardo Lencioni 先生に深謝いたします．また，多大なるご尽力をいただいた医学書院の伊東隼一様，大橋尚彦様，金子哲平様に感謝の意を表してこの項を閉じます．

2013 年 4 月

順天堂大学医学部附属練馬病院消化器内科・先任准教授
國分茂博

目次

第Ⅰ部　EOB-MRI

第1章　肝画像診断におけるMRIの基本的知識………（角谷眞澄）　2
1 MRI ／ 2 パルス系列とMR信号 ／ 3 撮像法と信号強度 ／ 4 緩和機構と信号強度 ／ 5 化学シフトと化学シフト画像 ／ 6 拡散現象と拡散強調像

第2章　各種MRI造影剤の差異と使い分け …（土谷　薫，泉　並木）　11
1 各種MRI造影剤の歴史と差異 ／ 2 合併症による各種MRI造影剤の使い分け ／ 3 肝腫瘍性病変による各種MRI造影剤の使い分け（疾患別）

第3章　肝癌診療におけるEOB-MRIの位置づけと役割
………………………………………………………………（國分茂博）　17
1. 慢性肝疾患における診療形式の変遷—定期的画像精査はB-mode超音波＋EOB-MRIへ………………………………………………　17
1 初回結節性病変の拾い上げ（Detection） ／ 2 US（detect）後の精査画像診断の選択：EOB-MRI所見が鍵を握る ／ 3 EOB-MRIのHBPは，CTAPに匹敵する機能的画像診断である
2. RFA治療効果判定………………………………………………　20
3. 肝癌治療後F/Uの様式—新規結節性病変（再発結節）の早期指摘 …… 21

第4章　EOB-MRIの基本的知識 ………………………………　22
1. Gd-EOB-DTPAの特性 ……………………………………（谷本伸弘）　22
1 Gd-EOB-DTPAとは ／ 2 EOBの臨床投与量と造影効果 ／ 3 EOBの肝臓内での増強効果と肝機能
2. 最適な撮像法 …………………………………………………　26
1 GE …………………………………………………………（谷本伸弘）　26
1 全肝3Dダイナミック撮像法（LAVA） ／ 2 造影剤投与法 ／ 3 矩形マトリクスと正方形マトリクス ／ 4 データ収集法 ／ 5 ringing artifactを減少させるために
2 Siemens ……………………………………………………（鶴崎正勝）　30
1 VIBE（Volumetric Interpolated Breath-hold Examination） ／ 2 実際の撮像プロ

トコールの運用と最近の進歩／3 高磁場 MRI による撮像について

■3■ Philips ··（村上卓道，岡田真広）　37
1 Gd-EOB-DTPA 造影 MRI の撮像法

3. EOB の取り込み・排泄トランスポーター ································　46

■1■肝細胞の薬物および内因性物質のトランスポーター（総論）…（滝川　一）　46
1 肝取り込みトランスポーター／2 肝排泄トランスポーター

■2■取り込みトランスポーター（各論）·····································（成田匡大）　48
1 肝細胞膜輸送蛋白／2 ヒト肝細胞癌における OATP1B3 と MRP2 発現と Gd-EOB-DTPA 取り込みについての検討／3 Gd-EOB-DTPA の肝細胞癌への取り込みに関するこれまでの報告／4 Gd-EOB-DTPA の OATP1B3 を介した肝細胞癌への取り込みと今後の臨床的展望

■3■排泄系トランスポーター（各論）··································（大西裕満，坪山尚寛）　54
1 MRP2／2 MRP3

4. EOB-MRI による肝機能評価 ····································（岡田真広，村上卓道）　59

1 Child-Pugh 分類や ICG 15 分停滞率を用いた肝機能評価／2 Gd-EOB-DTPA 造影 MRI の T1 mapping を用いた肝機能評価における基本事項／3 動物実験における Gd-EOB-DTPA 造影 MRI を用いた肝機能評価／4 T1 マッピングを用いた肝機能評価法／5 肝障害患者における Gd-EOB-DTPA 造影 MRI を用いた肝機能評価／6 Gd-EOB-DTPA 造影 MRI を用いた T2*マッピング

第5章　肝癌診断における拡散強調画像の意義 ············（斎藤　聡）　66

1 DWI の基礎知識／2 EOB-MRI 検査の影響／3 DWI で検出される代表的な肝腫瘍性病変／4 ADC（apparent diffusion coefficient）マップと ADC 値について／5 FDG-PET との比較／6 DWI 画質改善策／7 肝細胞癌の DWI 検出能と分化度診断／8 EOB-MRI との相補性

第6章　EOB-MRI による肝細胞癌の診断 ·······································　79

1. dynamic CT との比較 ···（赤井宏行，大友　邦）　79
1 EOB-MRI，dynamic CT 両モダリティの比較／2 EOB-MRI での pitfall

2. dynamic MRI との比較（Gd-DTPA）·····················（多田俊史，熊田　卓）　82
1 Gd-EOB-DTPA 造影剤と Gd-DTPA 造影剤との比較／2 症例提示

3. SPIO-MRI との比較 ··（今井康陽，岡田真広）　88
1 多段階発癌における SPIO 造影 MRI の造影効果／2 肝細胞癌および dysplastic nodule における EOB-MRI と SPIO-MRI の検出率の比較

4. CTHA，CTAP との比較 ···（齋藤和博）　94
1 肝細胞癌診断における CTHA，CTAP の意義／2 境界病変の鑑別における CTHA，CTAP の診断能／3 CTHA，CTAP による血行動態と EOB-MRI の画像所見

5. EOB-MRIで高信号を呈する結節群の取り扱い……（中澤貴秀，國分茂博）100

1 肝細胞相の造影機序とHCCの組織学的分化度との関連 / 2 等～高信号を呈するHCCの機序と病理組織との関連 / 3 HCC以外の肝細胞相で高信号結節を示しうる病変

第7章　EOB-MRIの早期肝癌と異型結節（DN）の鑑別診断能　105

1. 早期肝癌の病理診断……………………………………………………… 105

1 分子病理………………………………………（上野彰久，坂元亨宇）105

1 一般的な分子病理マーカー / 2 新たな分子病理マーカー / 3 Gd-EOB DTPA造影MRI, Sonazoid造影超音波画像に関連する分子マーカー

2 早期肝細胞癌の形態病理………………………（中島　収，隈部　力）112

1 肉眼形態 / 2 組織形態 / 3 小結節性病変におけるKupffer細胞 / 4 小結節性病変における血管構築 / 5 Gadolinium-ethoxybenzyl-diethylene-triamine-penta-acetic acid造影MRI（EOB-MRI）と病理像の比較

3 門脈域浸潤の意義…………………………………………（中野雅行）118

1 門脈域浸潤の意義 / 2 門脈域浸潤の"組織像" / 3 門脈域浸潤の機序

2. EOB-MRIによる早期肝癌の診断能…………………………………… 125

1 手術標本との対比………………………………（佐野勝廣，市川智章）125

1 早期肝癌と異型結節の画像所見 / 2 EOB-MRIによる早期肝癌と異型結節の鑑別能 / 3 EOB-MRIによる早期肝癌診断の問題点

2 生検標本との対比………………………………（今井康陽，村上卓道）131

1 肝細胞癌およびdysplastic noduleの検索結節の分類 / 2 肝細胞癌のEOB-MRI造影効果と検出率 / 3 EOB-MRIによる組織分化度の診断

3. 非濃染結節におけるEOB-MRI低信号結節と自然経過

………………………………………………（熊田　卓，小川定信）138

1 非濃染結節の経過 / 2 多血化時の結節の濃染パターン / 3 多血化（悪性化）に関与する因子

4. EOB-MRIの肝細胞相でのみ低信号を示す肝結節病変の取り扱い … 144

1 内科の立場より…………………………………（井上達夫，工藤正俊）144

1 EOBの肝細胞相でのみ低信号を示す肝結節はすべて癌なのか？ / 2 経過観察か精密検査かはどの時点で判断すべきか / 3 EOB-MRIの肝細胞相でのみ低信号を示す肝結節病変の取り扱い—内科医が注意すべきこと

2 外科の立場より………（波多野悦朗，石井隆道，田浦康二朗，上本伸二）147

1 EOB-MRIの早期肝癌と異型結節（DN）の鑑別 / 2 乏血性肝細胞性結節の診断と治療 / 3 肝切除におけるEOB-MRIでのみ低信号を示す肝結節病変の転帰 / 4 肝移植におけるEOB-MRIでのみ低信号を示す肝結節病変の扱い

3 放射線科の立場より……………………………（廣橋伸治，廣橋里奈）151

1 本当に肝細胞相のみで描出された結節か？ / 2 単発か多発か？ / 3 本当にすぐ

治療すべきか？

第8章　肝癌の診断アルゴリズムにおけるEOB-MRIの位置づけ
……………………………………………………………（井上達夫，工藤正俊）156

1 多血性肝細胞結節の診断アルゴリズムにおけるEOB-MRIの位置づけ／2 乏血性肝細胞結節の診断アルゴリズムにおけるEOB-MRIの位置づけ

第9章　EOB-MRIの肝癌治療への応用 …………………………………… 161

1. EOB-MRIと超音波の融合画像による治療ナビゲーション（國分茂博）161

1 EOB-MRIの登場よる肝癌治療体系の変化とB-mode超音波の位置づけ／2 EOB-MRIと超音波の融合画像―どのようなときに必要か？／3 融合画像機器の種類／4 融合画像最大の利点／5 融合画像の応用

2. EOB-MRIによるRFA治療効果判定…………（大久保裕直，國分茂博）166

1 RFA治療後の画像評価／2 RFAに伴う組織学的変化とMRI所見／3 単純MRI，従来のdynamic MRIによる治療効果判定／4 EOB造影肝に対するRFA治療効果判定／5 RFA後の画像変化／6 これからのRFA治療効果判定

3. EOB-MRIによる肝癌治療後の経過観察 …………（土谷　薫，泉　並木）175

1 経過観察のためのモダリティとインターバル／2 Gd-EOB-DTPA造影MRIでの経過観察が強く推奨される症例／3 MDCTでの経過観察が強く推奨される症例

第Ⅱ部　Sonazoidによる造影超音波

第1章　超音波造影剤の種類と世界の現況 ………………（森安史典）182

1 超音波造影剤の種類／2 分子標的超音波造影剤／3 Sonazoidの薬理動態／4 Sonazoidの副作用

第2章　肝癌診療におけるSonazoid造影超音波の役割と位置づけ
……………………………………………………………（井上達夫，工藤正俊）188

1 Sonazoid造影超音波検査の位置づけ

第3章　Sonazoid造影超音波の基本的知識 …………………………… 194

1. 造影超音波の基本的原理 ………………………………（松田康雄）194

1 造影超音波検査の変遷／2 超音波造影剤と映像化技術／3 非線形映像法の原理

2. Sonazoidの特性 ………………………………………（飯島尋子）202

1 薬理動態／2 音圧

3. Sonazoidの時相と撮像法 ……………………（熊田　卓，乙部克彦）205
1 時相およびイメージの定義 / 2 造影超音波による肝腫瘍の質的診断 / 3 Sonazoidにおける各種撮像法

4. 最適な検査条件 …………………………………………………………………… 214
1 東芝 ………………………………………………………………（森安史典）214
1 装置 / 2 映像モード

2 GE ………………………………………………………………（前川　清）222
1 造影に用いる測定原理と装置の組み合わせ / 2 造影のための条件設定 / 3 造影検査のRaw Data保存 / 4 典型的な肝細胞癌のSonazoid造影検査例

3 Siemens …………………………………………………………（飯島尋子）230
1 最適な検査条件(装置・投与量) / 2 ACUSON Sequoia, ACUSON S2000の特徴

4 HITACHI ………………………………………………（木村　達，大﨑往夫）235
1 日立HI VISION Preirusの特徴 / 2 滅菌カバーに対応した穿刺専用コンベックス型プローブ(EUP-B715) / 3 設定 / 4 症例呈示

5 Philips ……………………………………………………………（森　秀明）240
1 Pulse Inversion法 / 2 Power Modulation法 / 3 Power Modulation Pulse Inversion法 / 4 プローブ / 5 iU22を用いたSonazoid造影超音波検査の推奨プロトコール

5. Sonazoid造影超音波検査におけるDefect Re-perfusion Imaging
　…………………………………………………………（井上達夫，工藤正俊）243
1 Defect Re-perfusion Imagingとは / 2 方法 / 3 本法の有用性

第4章　Sonazoid造影超音波による肝癌の診断 …………… 247
1. dynamic CTとの比較 ……………………………（麻生和信，羽田勝計）247
1 肝癌の存在診断 / 2 肝癌の質的診断

2. SPIO-MRIとの比較 ……………………………（井上達夫，工藤正俊）254
1 SPIO造影MRI / 2 SonazoidとSPIOの画像所見の比較

3. CTHA/CTAPとの比較 …………………………………………（土谷　薫）259
1 CTHA/CTAPとSonazoid造影超音波それぞれのメリット・デメリット / 2 CTHA/CTAPとSonazoid造影超音波の違い / 3 実臨床におけるCTHA/CTAPとSonazoid造影超音波の比較 / 4 各病態別のCTHA/CTAPとSonazoid造影超音波の比較

4. EOB-MRIと造影超音波の融合画像による診断 …（沼田和司，田中克明）267
1 融合画像に期待するもの / 2 融合画像の使用方法 / 3 融合画像の診断能と有用性

第5章　Sonazoid 造影超音波による早期肝癌の診断能 —機種による違い ... 274

1. GE ...（今井康陽，小来田幸世）274
1 Sonazoid 造影超音波 post-vascular phase の至適時間と撮像条件 / 2 早期肝細胞癌の Sonazoid 造影 US post-vascular phase 所見

2. 東芝 ...（土谷　薫）278
1 早期肝癌とは / 2 東芝の診断装置の特徴

第6章　Sonazoid 造影超音波検査による肝癌のスクリーニング ...（井上達夫，工藤正俊）283
1 Sonazoid 造影超音波検査による肝癌のスクリーニング / 2 Sonazoid 造影超音波検査を用いた肝癌のスクリーニングの実際 / 3 肝癌のステージ診断における Sonazoid 造影検査の可能性

第7章　肝癌の肉眼病理形態の診断 ...（南　康範，畑中絹世，工藤正俊）289
1 造影超音波 vs. 造影 CT

第8章　Sonazoid 造影超音波の治療への応用 ... 292

1. B モード不明瞭結節の局在診断 ...（南　康範，工藤正俊）292
1 肝癌肉眼分類と B モードで不明瞭な結節 / 2 Sonazoid 造影超音波 / 3 他の modality

2. Sonazoid 造影超音波と EOB-MRI の融合画像 ...（國分茂博）296
1 造影超音波 Levovist から Sonazoid へ / 2 Sonazoid 造影超音波と EOB-MRI の「融合画像」による質的診断の必要性 / 3 造影超音波による融合画像が特に有用であった症例

3. Sonazoid 造影超音波と MDCT の融合画像 ...（岩崎隆雄）299
1 RVS の歴史 / 2 RVS の本質 / 3 multi-window Real-time Virtual Sonography（MRVS）：RVS Ver. 2 / 4 MRVS と Sonazoid とのコラボレーション

4. 造影超音波ガイド下 RFA の実際 ...（南　康範，工藤正俊）304
1 造影剤による造影超音波ガイド下 RFA の変遷 / 2 造影超音波ガイド下 RFA の手順 / 3 治療成績 / 4 造影超音波ガイド下 RFA における留意点

5. 3D/4D 造影超音波画像の治療応用 ...（佐々木勝己）307
1 3D/4D の定義と volume の取得方法 / 2 Volume Ultrasound / 3 3D/4D 造影超音波画像の応用 / 4 Fusion / 5 3D/4D 造影超音波画像の治療応用例

6. 術中造影超音波の有用性 ...（光法雄介，有井滋樹）314
1 術中超音波（IOUS）/ 2 術中造影超音波（CE-IOUS）

7. Sonazoid 造影超音波による肝癌治療効果判定 ... 321
■1 RFA ...（南　康範，工藤正俊）321

1 効果判定の要点 / 2 臨床成績

2 TACE ……………………………………………（沼田和司，田中克明）*323*

1 造影エコー：造影モードの違いによる血流描出の差異 / 2 TACE 治療後，どのような造影超音波所見であれば適切な治療と判定し，または腫瘍残存と判定するのか？ / 3 自験例での検討 / 4 Sonazoid 造影超音波が TACE 後の治療効果判定に有用であるという報告 / 5 Sonazoid 造影超音波と造影 CT の比較 / 6 Sonazoid 造影超音波の TACE 治療効果判定における位置づけ

索引 ………………………………………………………………………… *331*

第 I 部

EOB-MRI

第1章 肝画像診断における MRI の基本的知識

　肝癌の画像診断には，超音波検査(US)，X線CT(CT)，磁気共鳴画像検査（magnetic resonance imaging；MRI）が利用されている。MRI には US と同様，CT の最大の欠点である放射線被曝がないうえに，CT と同様，US の最大の欠点である

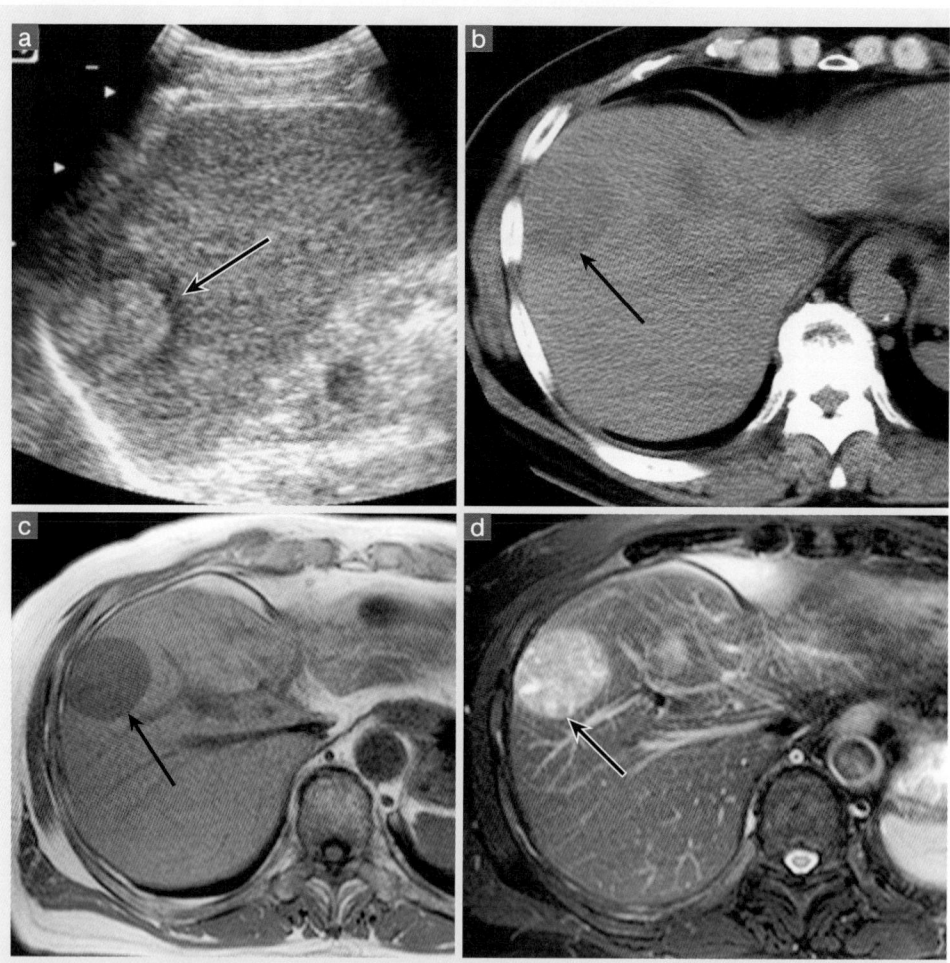

図 I-1　MRI の組織コントラスト（古典的肝細胞癌）

a：US（右肋間走査）；病変内部の線維性隔壁と病変辺縁部の被膜が低エコーを示すが，病変と周囲肝は同等のエコーレベルである（矢印）。
b：単純 CT；病変はわずかに低吸収を呈する（矢印）。
c：GRE 法による呼吸停止下 T1 強調像；病変は明らかな低信号に描出されている（矢印）。
d：呼吸同期下脂肪抑制 T2 強調像；周囲肝とのコントラストは十分で，病変内部は不均一な高信号に描出されている（矢印）。

手技者の技量に左右されない利点がある。MRIはコントラスト分解能が高く，石灰化の描出を除けば病変の検出に加え組織学的性状の類推にも優れている(図Ⅰ-1)。特に，脂肪沈着，出血の診断に有用である。また，MRI造影剤は種類のいかんを問わず，優れた増強効果と高い安全性を有している。

ここでは特に，肝画像診断にMRIの有用性を活かすべく，その基本的知識を概説する。

1 | MRI

MRIは，水と脂肪酸を構成する水素原子核(プロトン)が静磁場内で電磁波を照射されたときに示す核磁気共鳴現象(nuclear magnetic resonance；NMR)と，電磁波を切ったあとに認められる緩和現象(relaxation)とを利用する(図Ⅰ-2)[1]。

a. 核磁気共鳴現象

静磁場におかれたプロトンは，静磁場強度に比例した周波数(ラーモア周波数)で静磁場方向を中心とする回転運動(歳差運動)を始めるが，個々のプロトンの回転位置(位相)はばらけた状態である。ラーモア周波数に等しい周波数(共鳴周波数)のラジオ(radio frequency；RF)波を照射すると，NMRを起こす。共鳴したプロトンは，RF波のエネルギーを吸収し高エネルギー状態に励起されるとともに，歳差運動の位相も強制的に揃ってくる。

b. 緩和現象と緩和時間

RF波が切られると，励起されたプロトンはRF波からの吸収エネルギーを放出しつつ，お互いの位相もばらけながら元の定常状態に復していく。この過程が緩和現象(relaxation)と呼ばれる。水や脂肪酸のプロトンはナノメートル(nm)の範囲内で分子運動をするが，運動には速度と方向性がある。その速度がT1緩和時間の長短に，方向性がT2緩和時間の長短にそれぞれ関与する。

(1) T1緩和時間

緩和現象で放出されるエネルギーが分子の運動エネルギーに変換される過程を表す時定数がT1である。エネルギーは共鳴周波数と同等の周波数の電磁波として再び放出される。分子運動の速度が共鳴周波数に近いほどエネルギーの変換効率がよく，T1は短くなる。分子運動の速度が速すぎても遅すぎても変換効率は低下し，T1は

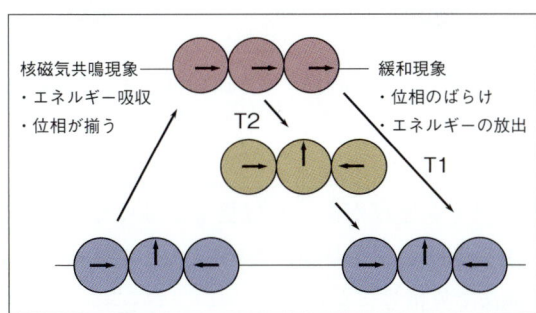

図Ⅰ-2 核磁気共鳴現象と緩和現象

長くなる。

(2) T2 緩和時間

NMR で強制的に揃えられたプロトンの位相が再び分散していく過程を表す時定数が T2 である。分子運動の方向性が生体内部の局所磁場の不均一を形成し，位相分散に関与する。分子運動の方向がアトランダムなほど局所の揺動磁場が平均化されるため，T2 は長くなる。分子運動の方向性に制限があると位相分散が促進され，T2 は短くなる。

(3) T2*緩和時間

個々のプロトンの位相は分子運動による局所の揺動磁場に加え，外部磁場の不均一や化学シフト（後述）などの影響を受けて分散する。その時定数が T2*（T2 スター）である。分散が早いほど，T2* は短い。また，局所の T2* は T2 よりも短くなる。

c. MR 信号

緩和過程で体内から発生する電磁波が MR 信号であり，これに位置情報を付加し，MRI が撮像される。磁場強度が高いほど信号強度が大きくなるため，高 MR 装置では，撮像時間の高速化や空間分解能の向上が可能となる。

2 | パルス系列と MR 信号

MR 信号を収集するために，励起パルスに続いて，さらに RF パルスを印加するか反転傾斜磁場を付加する必要がある。

a. スピンエコー (spin echo；SE) 法

励起パルスのあとに信号の位相分散を再収束する RF パルスを追加すると SE 信号が発生する。複数の再収束パルスを連続的に追加し撮像時間の短縮をはかる手法が高速 SE 法である。T1 強調像，T2 強調像の撮像に利用される。

b. グラディエントエコー (gradient echo；GE) 法

再収束パルスに代わって，傾斜磁場を反転して位相分散を再収束すると GE 信号が発生する。信号の測定時間 (echo time：TE) を短くできるので，呼吸停止下に 3D 画像を撮像できる。SE 法とは異なり，GE 法では静磁場の不均一性，組織の磁化率の違い，化学シフトによる位相分散を補正できない。T1 強調像や T2*強調像の撮像に利用される。

3 | 撮像法と信号強度

SE 法や GE 法を利用して，T1 強調像，T2 強調像，T2*強調像，拡散強調像などが撮像される。

a. プロトン密度強調像

単位体積あたりのプロトン密度が高ければ信号が強くなる。逆に，石灰化，骨皮質，空気（肺）などは水や脂肪が存在しないため，MRI ではプロトン密度強調像のみならず，すべての撮像法で無信号になる。

プロトン密度強調像は，画質は良好であるが組織性状の類推には適さず，腹部領域

で撮像されることはなくなった。

b. 緩和時間と撮像法

(1) T1 強調像

　T1 が長い組織は低信号に，T1 が短いと相対的に高信号に描出される（図Ⅰ-3）[1]。脳脊髄液や筋肉が低信号に，肝や膵は腎や脾に比して軽度高信号を示すが，脂肪が最も高信号に描出される。SE 法では数分を要するため，呼吸停止下に多断面を撮像可能な GRE 法での撮像が主流である（図Ⅰ-1c）。

(2) T2 強調像

　T2 が長い組織は高信号に，T2 が短いと低信号に描出される（図Ⅰ-3）。SE 法による T2 強調像は高い組織コントラストが得られ，肝の MRI に関する多くの知見は SE 法によって得られたものである。しかしながら撮像には 10 分以上を要するため motion artifact を軽減する工夫が必須であった。現在は高速化がはかられ，高速 SE

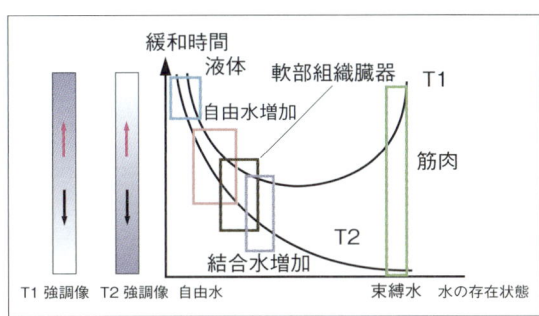

図Ⅰ-3　組織の緩和時間と信号強度

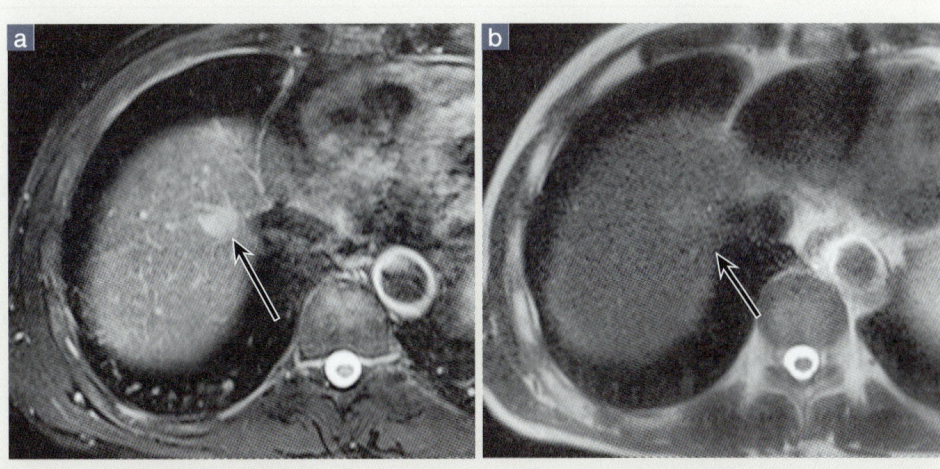

図Ⅰ-4　T2 強調像（肝細胞癌）

a, b：T2 強調像；呼吸同期下高速 SE 法（a）は撮像に約 4 分を要したが，脊髄液が著明な高信号に描出されるとともに，肝と病変とのコントラストも良好で病変は高信号域として容易に識別できる（矢印）。約 1 秒で撮像された超高速 SE 法（b）では脊髄液は著明な高信号に描出されているが，肝と病変とのコントラストは不十分である（矢印）。

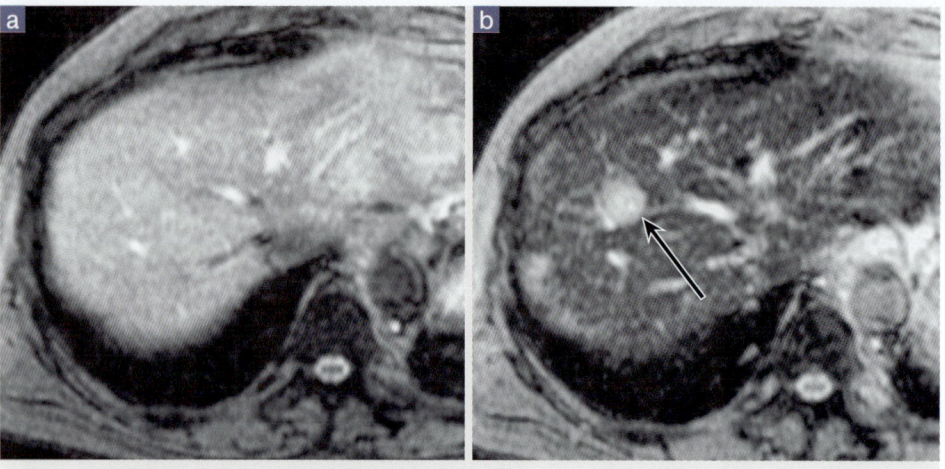

図 I-5　超常磁性酸化鉄粒子（SPIO）による造影 MRI

a, b：T2*強調像；造影前(a)には，病巣は周囲肝と等信号のため認識できない。SPIO 造影後(b)には，非腫瘍部は Kupffer 細胞による造影剤の貪食で局所磁場の不均一が形成され，信号強度が低下する。Kupffer 細胞が存在しない腫瘍には造影剤が取り込まれないため，相対的に高信号に描出される（矢印）。

表 I-1　単純 MRI の信号強度による鑑別

MR 所見	推定される病態
T1 強調像で低信号，T2 強調像で高信号	非特異的（腫瘍，炎症，浮腫など多くの病態）
T2 強調像で著明な高信号	肝細胞癌（peliotic change，偽腺管構造），海綿状血管腫，転移性肝腫瘍（粘液産生），囊胞
T1 強調像で高信号	脂肪沈着，出血（亜急性期），メラニン（メラノーマ），脈管（flow-related enhancement），細胞密度の増加（異型結節，早期肝細胞癌，過形成結節）
T1 強調像および T2 強調像で無信号	石灰化，脈管（flow void）

法で呼吸同期下に 5 分前後で撮像した T2 強調像であれば，肝と充実性病変とに良好なコントラストが得られる。一方，呼吸停止下に撮像する超高速 SE 法による T2 強調像では，著明な高信号に描出される囊胞性病変に対しては高い検出能を示すが，充実性病変は十分なコントラストが得られず診断能は低い（図 I-4）。

(3) T2*強調像

T2*強調像は GRE 法で得られ（図 I-5），局所磁場の不均一を形成し T2*が短縮する病変部は，低信号に描出される。

4｜緩和機構と信号強度

緩和時間には，高分子水和効果と常磁性効果が大きく影響する。T1 強調像と T2 強調像での信号強度から，病態の組織所見を推定できる（表 I-1）。

a. 高分子水和効果

液体の信号源は自由水で，その緩和時間は T1 も T2 も他の組織に比して明らかに

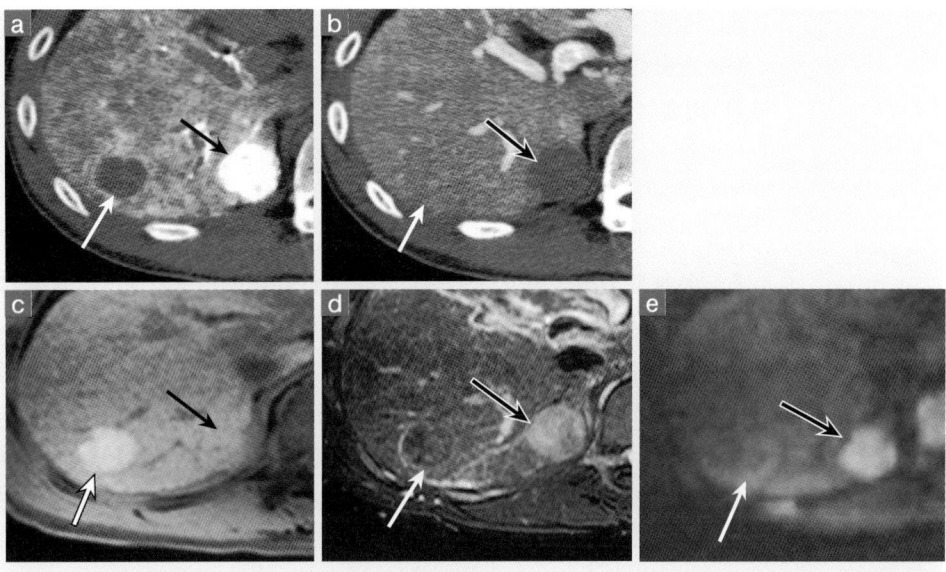

図 I-6　異型結節（白矢印）と肝細胞癌（黒矢印）

a：肝動脈造影下 CT（CTHA）；異型結節は動脈血流低下で低吸収に描出され，肝細胞癌は動脈血流の増加で著明な濃染像を示している。

b：経動脈性門脈造影下 CT（CTAP）；異型結節は門脈血流が保たれているため，周囲と等吸収を示し病変としてとらえられない。肝細胞癌は門脈血流が欠損しているため低吸収に描出されている。

c：脂肪抑制 T1 強調像；異型結節は高信号に描出されているのに対し，肝細胞癌は等信号を示し同定できない。

d：脂肪抑制 T2 強調像；異型結節は軽度低信号に，肝細胞癌は高信号に描出されている。

e：拡散強調像；異型結節は周囲とほぼ等信号に，肝細胞癌は高信号に描出されている。

長い。その結果，T1 強調像では明らかな低信号に，T2 強調像では著明な高信号に描出される。

　蛋白，脂質などの高分子化合物の存在は水和効果により束縛水（結合水，水和水，構造水）の割合を増加させ内容液の粘稠度が高くなる結果，T1，T2 はともに短縮する。しかし，粘稠度の低い段階では T1 強調像で高信号に描出されることはまれである。

　肝実質は肝細胞索と類洞からなるが，結合水の割合が多く緩和時間が短くなる。その結果，肝は T1 強調像では軽度高信号，T2 強調像では軽度低信号を呈する。肝内に発生する病変は一般に自由水の増加を伴うため，T1 強調像では低信号，T2 強調像では高信号を示すことが多い。海綿状血管腫，肝細胞癌[2]で peliotic change や偽腺管構造が顕著な部位，転移性腫瘍で粘液産生が豊富な部位などは，T1 強調像で明らかな低信号，T2 強調像では著明な高信号を示す。細胞密度が増大する異型結節[3]や早期肝細胞癌は自由水が減少し，T1 強調像で軽度高信号，T2 強調像で軽度低信号に描出される（図 I-6）。

b. 常磁性効果

　不対電子をもつ遷移金属イオンは常磁性を有し，水分子の緩和時間を短縮する。出

血，金属沈着などで不対電子が出現する。人為的に不対電子を体内に投与するのが，MR造影剤である。

(1)出血

血管外に漏出した赤血球内ではヘモグロビンの性状が変化し，鉄イオン内に不対電子が出現する。赤血球の細胞膜の存在の有無，ヘモグロビンの性状やその濃度の違いにより，T1あるいはT2の短縮効果を引き起こし，その結果が信号強度に反映される。急性期のデオキシヘモグロビンや慢性期のヘモジデリン沈着は，T1強調像で低信号，T2強調像やT2*強調像で低信号に描出される。亜急性期のメトヘモグロビンはT1短縮効果を有し，T1強調像で高信号に描出される。凝血状態ではT2短縮効果もあるため，T2強調像では低信号を示す。溶血するとT2短縮効果がなくなり，T2強調像で高信号に描出されることが多い。

(2)金属沈着

メラニン沈着でも鉄イオンの不対電子の関与が知られており，MRIでは著明な信号強度の変化として鋭敏に描出できる。また，肝細胞癌では，銅沈着による信号変化も報告されている。

(3)MR造影剤

細胞外液性造影剤や肝胆道系造影剤には，不対電子を有するガドリニウム(Gd)イオンが利用されている。造影剤の分布域は，T1強調像で高信号に描出される(図Ⅰ-7)。

網内系造影剤には，同様に不対電子を有する超常磁性酸化鉄粒子(SPIO)が使用される。肝(Kupffer細胞)や脾に取り込まれた粒子は局所磁場の不均一をきたし，T2強調像やT2*強調像で信号の低下を示す(図Ⅰ-5)。

5│化学シフトと化学シフト画像

a. 化学シフト

水や脂肪酸を構成するプロトンは，酸素や炭素と共有結合している。共有される対電子は両元素の周囲に電子雲として，静磁場とは逆方向に微弱な遮蔽磁場を形成する。電気陰性度の影響で，プロトンに対する磁気遮蔽の効果が異なってくる。その結果，水と脂肪のプロトンの共鳴周波数には若干のズレが生じるが，その現象を「化学シフト」と呼ぶ。

b. 化学シフト画像

共鳴周波数の違いを利用し，脂肪の信号を抑制し水の信号だけのMRI(脂肪抑制画像)を撮像することができる。これはT1強調像でも，T2強調像でも撮像可能である。また，通常の画像が水と脂肪の足し算の画像である同位相(in-phase；IP)像であるのに対し，両者の引き算である逆位相(opposed-phase；OP)像も撮像できる。これらはT1強調像として撮像され，両者の信号強度を比較することで脂肪沈着の有無や多寡の類推に利用されている(図Ⅰ-8)。

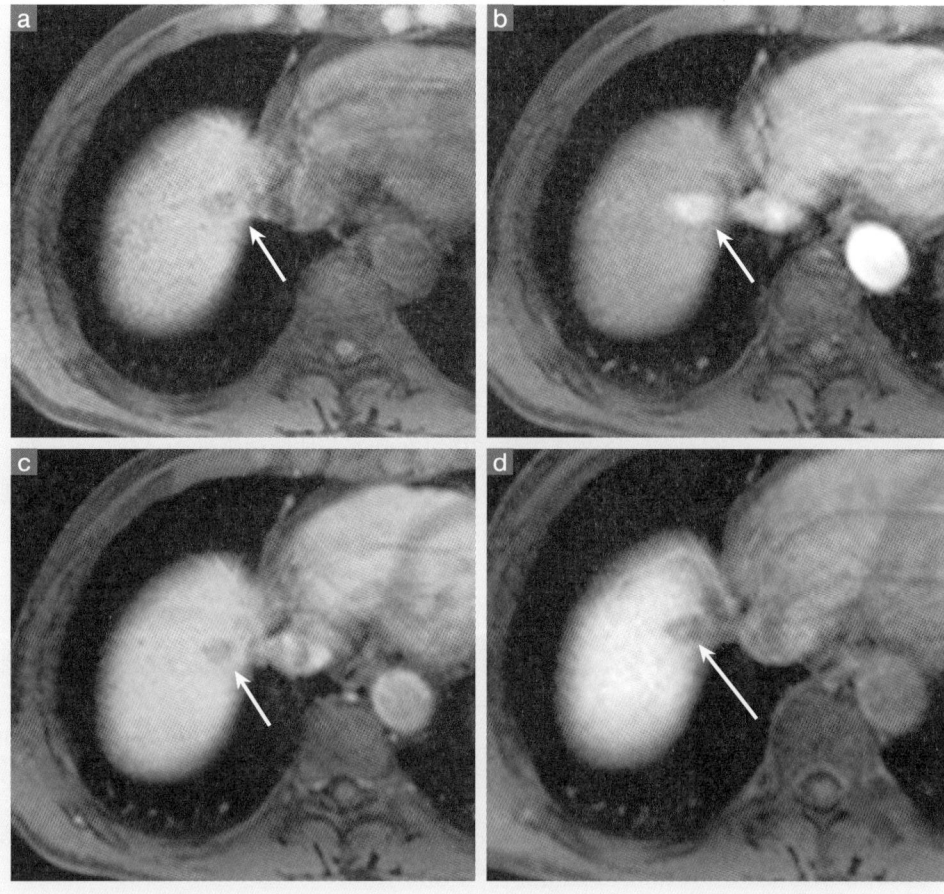

図Ⅰ-7　Gd-EOB-DTPAによるダイナミックMRI（図Ⅰ-4と同一症例の肝細胞癌）

a～d：脂肪抑制下T1強調GRE像；造影前(a)に低信号に描出されていた病変は，造影早期(b)には動脈性濃染により高信号に描出されている。造影後期(c)では造影剤のwash outと周囲肝の濃染によって再び低信号に描出されている。造影後20分の肝細胞相(d)では周囲肝は造影剤の取り込みで高信号に描出され，病変は明らかな低信号に描出されている。

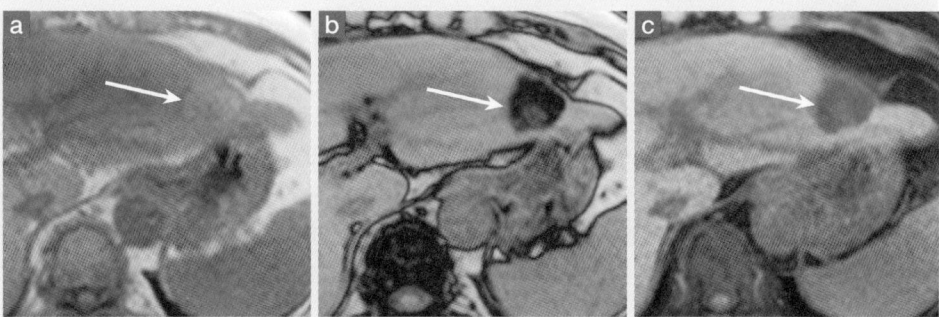

図Ⅰ-8　化学シフト画像（脂肪沈着を伴う肝細胞癌）

a～c：GRE法による呼吸停止T1強調像；同位相像(a)では脂肪沈着を反映し腫瘍は軽度高信号を示す。逆位相像(b)では水と脂肪との信号の打ち消しあいで腫瘍の信号が著明に低下している。脂肪抑制像(c)でも脂肪の信号が消失し腫瘍は低信号を示す。

6 | 拡散現象と拡散強調像

a. 拡散現象

　水分子はマイクロメートル（μm）のスケールでブラウン運動しながら拡散するが，その程度を表す「見かけの拡散係数（apparent diffusion coefficient；ADC）」も信号強度に関与する。脳脊髄液や囊胞内の漿液では水分子は自由に拡散できる。これに対して，細胞性浮腫，細胞密度の増加，間質の線維化などや，膿瘍，粘液あるいは血腫など粘稠度の高い液体も拡散が制限される。

b. 拡散強調像と ADC map

　拡散強調像では，液体のように拡散係数（ADC）の大きい領域は低信号に描出される。一方，拡散が制限された状態は高信号に描出される。ADC map では，拡散の自由度が高いほど高信号に描出される。拡散強調像や ADC map は，T1 強調像や T2 強調像の付加的画像として有用で病変の検出や鑑別に利用される。肝では異型結節と肝細胞癌との鑑別の一助として有用である（図 I-6 e）。

【引用文献】

1) 角谷眞澄：肝胆膵の MRI（4）これなら理解できる T1 と T2. 消化器画像 7：439-444, 2005
2) Kadoya M, Matsui O, Takashima T, et al：Hepatocellular carcinoma：correlation of MR imaging and histopathologic findings. Radiology 183：819-825, 1992
3) Matsui M, Kadoya M, Kameyama T, et al：Adenomatous hyperplastic nodules in the cirrhotic liver：differentiation from hepatocellular carcinoma with MR imaging. Radiology 173：123-126, 1989

【参考文献】

1) 荒木　力：決定版　MRI 完全解説. 秀潤社，2008
2) 角谷眞澄：肝胆膵の MRI 白黒と仲良くなる虎の巻. 消化器画像 6：691-696, 2004
3) 角谷眞澄：肝胆膵の MRI（2）みずみずしいほど白っぽくみえるのが T2 強調像. 消化器画像 6：825-831, 2004
4) 角谷眞澄：肝胆膵の MRI（3）やさしく語る MRI の基礎―T1，T2 の理解のために. 消化器画像 7：304-308, 2005
5) 角谷眞澄：肝胆膵の MRI（5）脂肪のすべて：MRI は脂肪が面白い. 消化器画像 7：573-581, 2005
6) 角谷眞澄：肝胆膵の MRI（6）出血の白黒. 消化器画像 7：701-709, 2005
7) 角谷眞澄：肝胆膵の MRI（7）不対電子の威力. 消化器画像 7：868-878, 2005
8) 角谷眞澄：肝胆膵の MRI（8）造影剤も不対電子が主役. 消化器画像 7：115-121, 2006

（角谷眞澄）

第2章 各種MRI造影剤の差異と使い分け

1 | 各種MRI造影剤の歴史と差異

　MRI造影剤は近傍の水素原子核との相互作用により緩和時間を短縮する常磁性のガドリニウム（gadolinium；Gd）や鉄などが使用される。

　陽性造影剤であるGdは最大の常磁性体効果を示し、T1強調画像で信号強度を増強させる。しかし、イオンの状態では毒性が高いので、キレート剤のDTPAと結合し安定化させたGd-DTPA（meglumine gadopentetate, マグネビスト）がMRI造影剤として商品化され、1988年に日本初のMRI造影剤として発売を開始された。その後、非イオン性のGd-HP-DO3A（gadoteridol, プロハンス）、Gd-DTPA-BMA（gadodiamide hydrate, オムニスキャン）が発売された。しかしながらマグネビスト、プロハンス、オムニスキャンは非特異性の全身性造影剤であり、静注されると血管内から漏出して細胞間質に移行し、CTで用いられるヨード造影剤に類似した分布を示し、腎より尿中に排泄され、血液脳関門は通過しない。つまり肝腫瘍性病変の画像診断においては、MRI造影剤により追加しうる情報は血流診断のみであった。

　これに対して、肝特異性造影剤として1997年にフェリデックス（ferumoxides）が発売となった。大きな磁化率をもつ酸化鉄が不均等に分布すると、局所の磁場が乱され磁化率効果（magnetic susceptibility effect）によりT2*緩和時間が短縮され、プロトン密度強調画像やT2強調像で信号が低下する。フェリデックスは超常磁性酸化鉄（superparamagnetic iron oxide particles；SPIO）のコロイド溶液0.05 ml/kgを5%ブドウ糖注射液100 mlに使用時に混合して30分以上かけて点滴投与し、投与終了後から30〜120分後に撮影する。コロイドは肝の類洞内面に存在するKupffer細胞により貪食され、正常肝組織の信号強度は低下し、Kupffer細胞を含まない悪性度の高い肝細胞癌や転移性肝癌のコントラストが増強される（陰性造影剤）。2002年にはリゾビスト（ferucarbotran）が発売となり、従来フェリデックスでは不可能であったdynamic studyが可能となった。しかしながらKupffer細胞の多寡による診断ではKupffer細胞減少のない肝細胞癌と境界性病変の鑑別診断は不可能であった。

　これらの問題点を解決すべく、2008年1月にGd-EOB-DTPA（gadoxetic acid disodium, EOB・プリモビスト）が発売となった。この造影剤はマグネビスト（Gd-DTPA）に脂溶性のethoxybenzyl（EOB）基を付加した構造をもち、投与量の約50%が肝細胞に取り込まれ胆汁中に排泄され、残りは腎から排泄される。水溶性・脂溶性を併せもつことにより、従来の細胞外液性造影剤としての特徴としてのdynamic studyによる血流診断とともに、投与15〜20分後の肝細胞相（hepatocyte phase）で

は従来の画像検査では診断し得なかった早期肝細胞癌や高分化肝細胞癌の診断が可能となった．Gd-EOB-DTPAの特徴は高いT1緩和能を有しT1強調画像での撮像が主体であることより，T2強調画像で評価されるSPIO-MRIと比し空間分解能に優れていることが挙げられる．

　Gd-EOB-DTPAのdynamic studyにおいての注意点として，Gd-EOB-DTPAの臨床投与量は従来の細胞外液性Gd造影剤の1/2であり，大動脈や多血性肝細胞癌の濃染時間が短いこと，そして従来のCTや細胞外液性Gd造影剤で平衡相とされる時間が存在しないことが挙げられる．Gd-EOB-DTPAは投与後1分程度から，類洞側に発現する有機アニオン輸送ポリペプチド（organic anion transporting polypeptide；OATP）により肝細胞へと取り込まれ始める．よって門脈相として撮像している60〜80秒程度は血管からの信号と肝実質からの信号とが混在することになる．特にGd-EOB-DTPA投与2〜5分後の画像は従来の細胞外液性造影剤で認められる洗い出し（washout）のみではなく，細胞外液と肝細胞内に同時に造影剤が存在するため，腫瘍内の造影剤のwashoutと周辺の肝臓の細胞特異性造影剤による造影から形成されている．すなわちGd-EOB-DTPA投与2〜5分後ではすでに肝臓の信号強度が造影されており，washoutという血流情報が強調されやすく，軽度多血性で動脈相の染まりが弱いタイプの結節も2〜5分後には比較的明瞭な低信号として描出される．一方肝細胞癌においてGd-EOB-DTPAの取り込みに関与していると報告されているOATP8（またはOATP1B3）[1, 2)]発現例ではGd-EOB-DTPAが腫瘍内に取り込まれるため，造影剤投与2〜5分後の信号低下を認めず，門脈相よりも造影効果が上昇する場合がある．したがって，Gd-EOB-DTPA造影MRIでのdynamic studyでは動脈優位相，門脈優位相，平衡相ではなく，動脈優位相，門脈優位相，後期相（遅延相）という用語が適切である．

　肝細胞相では，正常肝実質に造影剤が取り込まれて肝臓の信号強度が増強するため，腫瘍-肝臓コントラストが増強し，病変検出能が上昇する．腫瘍-肝臓コントラストからみた最適な肝細胞相のタイミングは投与20〜45分とされている．基礎肝疾患が正常肝・慢性肝炎・肝硬変Child-Pugh Aまでは投与後20分以内でも良好な肝細胞の造影効果が確認できるが，肝機能の低下している肝硬変Child-Pugh Bでは20分以降，できれば40〜60分後がよく，肝硬変Child-PughCでは60分以降も十分な造影効果が得られない場合があるため注意が必要である．

2｜合併症による各種MRI造影剤の使い分け

　前述のようにGd-EOB-DTPA造影MRIはdynamic studyでの血流診断および肝細胞相での存在診断および質的診断が可能である．したがって，肝腫瘍性病変における造影MRIのfirst choice agentはGd-EOB-DTPAである．しかし下記に示す合併疾患が存在する場合は他のMRI造影剤が選択となる．

a. 腎不全症例→SPIO-MRIが第一選択

　腎性全身性線維症（nephrogenic systemic fibrosis；NSF）は亜急性から慢性に皮膚

や靭帯(通常四肢から始まる)に膠原線維が増殖し，横隔膜，心臓，肺，筋肉の線維化に進行する疾患で，約5％は劇症型で死亡例も存在する。NSF患者の90％以上にGd造影剤を静注された明らかな記録があること，Gd造影剤投与後2日～数か月以内に発症していること，Gd投与量と発症頻度に相関があること，Gd造影剤と腎障害以外にNSF患者間に共通点がないことからGd造影剤がNSFに関与しているのは明らかである。NSF発症の詳細な発症機序についてはいまだ不明であるが，前述のようにGd造影剤は，そのままでは毒性の強い金属ガドリニウム(Gd^{3+})をDTPAなどのキレート剤と結合させたものである。血管内に投与されたGd造影剤は，腎臓の糸球体で濾過され，すみやかに体外に排泄されるように工夫されている。

しかし，腎不全患者では，Gd造影剤は体内に長時間残留し，キレートから遊離した金属ガドリニウムが皮膚などに沈着，これが線維化をもたらすというのが，最も有力なNSFの発生機序の仮説である。Gd造影剤のうち，NSFの発症が特にオムニスキャンに多く報告されているが，キレートとの結合安定性(安定度定数)の差によると考えられている。

European Medicines AgencyではGd造影剤をGd^{3+}の解離度で3群に分類しており，Gd-EOB-DTPAは中間群に分類されているため，Gd投与量は従来のGd造影剤と比べ少なくともやはり注意が必要であり，添付文書にも警告として記載されている。したがって，このような症例にはdynamic studyも可能であるリゾビストを用いたSPIO-MRIが選択されるべきである。

注意点としては前述のごとくSPIO-MRIではKupffer細胞減少のない肝細胞癌に関しては境界性病変との鑑別は困難であり，Sonazoid造影超音波検査との組み合わせにより，病変検出能および診断能の向上をはかることが必要である。もちろん維持透析症例では通常のMDCTが可能であり，SPIO-MRI，Sonazoid造影超音波，MDCTの総合画像診断を施行することも有用である。

b. 肝硬変進行例→細胞外液性Gd造影剤が第一選択

Gd-EOB-DTPAは約50％が肝細胞に取り込まれるが，肝細胞機能低下例(肝硬変Child-Pugh Cなど)では投与後60分以降も十分な造影効果が得られない場合がある。またSPIO-MRIも同様に肝線維化の高度進展によるKupffer細胞数減少あるいはKupffer細胞機能低下例においては背景肝のSPIOの取り込みが不均一となり，病変検出能は極端に低下する。すなわち高度肝機能低下例では肝特異性造影剤による肝腫瘍性病変の存在診断および質的診断は困難となる。

Gd-EOB-DTPAは従来の細胞外液性Gd造影剤の1/2であり，大動脈や多血性肝細胞癌の濃染時間が短いことや後期相でのwashoutの評価が安定しないことを考えると，腎不全のない肝硬変進行症例では細胞外液性Gd造影剤を用い動脈優位相，門脈優位相，平衡相の血流診断を正確に施行することが重要である。もちろんMRI以外にMDCT・Sonazoid造影超音波での総合画像診断も有用である。Gd-EOB-DTPA造影MRI肝細胞相を評価する際には，肝実質の染影がきちんと得られているかをまず評価し，病変の有無を判定することが読影のポイントの1つである。肝臓の造影効

果が脾臓の信号強度でコントラストがつかず，逆に腎臓の造影効果は高まり，胆汁中への排泄もみられないことが染影不良の目安となる。また重篤な肝障害時はCTおよびMRI造影剤の使用により肝障害増悪を認めることがあり，造影検査施行の有無についての慎重な検討が必要である。

c. 高度鉄沈着例→細胞外液性Gd造影剤が第一選択

　Gd-EOB-DTPAが肝細胞に取り込まれ，胆汁中へと排泄しているにもかかわらず，画像上造影効果が確認できないのは高度鉄沈着のある肝臓である。T1W1では高度鉄沈着の影響を受け，造影効果が確認できない。T2*W1で高度鉄沈着が確認でき，血清中のフェリチンが高値である。このような症例（ヘモクロマトーシスなど）ではSPIO-MRIは禁忌であり，MRIで肝腫瘍性病変の診断をするのであれば，細胞外液性Gd造影剤が第一選択となる。もちろんMDCTやSonazoid造影超音波による総合画像診断が望ましい。

3｜肝腫瘍性病変による各種MRI造影剤の使い分け（疾患別）

a. 肝細胞癌が疑われる場合

　肝細胞癌が疑われた場合，血流診断および質的診断が可能なGd-EOB-DTPAが第一選択である。注意点としては多血性肝細胞癌であっても，肝細胞相で高信号を呈する結節が一定の頻度（約5〜10%）で存在することである。この成因には前述の造影剤の肝細胞への取り込みに関連するOATP8の発現が関連し[1,2]，一般的にOATP8は多段階発癌の過程で発現が低下するが，一部の肝細胞癌，特に多血性中分化型肝細胞癌でOATP8の発現を認める現象が報告されている。この場合は肝細胞相以外の画像，つまり造影前T1・T2強調像やHeavily T2強調像，高空間分解能3DFT-T1強調画像によるdynamic study・拡散強調画像を参照し，総合的に判断することが必要である。武蔵野赤十字病院で経験した肝細胞相等〜高信号の肝細胞癌切除例を図Ⅰ-9に示す。本症例はMDCT・SPIO-MRI・Sonazoid造影超音波では典型的な多血性肝細胞癌であったがGd-EOB-DTPA造影MRI肝細胞相では低信号とはならず，切除標本では中分化型肝細胞癌であった。

b. 境界病変が疑われる場合

　近年の画像検査と病理診断の進歩により早期肝細胞癌と境界病変（dyspastic nodule）の鑑別が臨床的には重要となっている。SPIO-MRIはKupffer細胞診断であるため，ともにKupffer細胞減少や機能低下を認めない早期肝細胞癌と境界病変の鑑別診断においての有用性は低い（どちらも典型的肝細胞癌所見は呈さない）。また早期肝細胞癌・境界病変ともに非多血性の血流動態を示すことが多く，細胞外液性Gd造影剤では鑑別診断は困難である。

　したがって，Gd-EOB-DTPA造影MRIが最も有用な造影MRI検査となるが，肝細胞相で低信号を呈する境界病変の報告も散見され，初回検査での確定診断には慎重な態度で臨むべきである。しかしながら，少なくとも境界病変が疑われ，かつ肝細胞相低信号を呈する結節は，等信号結節に比しmalignant potentialが高いと判断し，

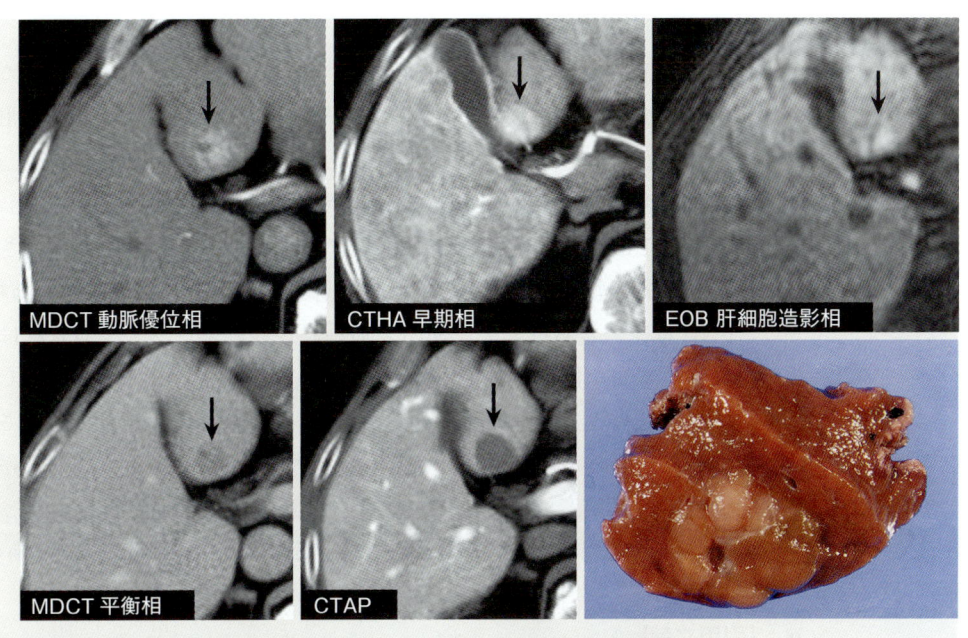

図Ⅰ-9　EOB 肝細胞相高信号を呈した中分化型肝細胞癌切除例

厳重な経過観察が必要である。当院では非多血性肝腫瘍性病変かつ Gd-EOB-DTPA 造影 MRI 肝細胞相低信号結節に関しては全例 Sonazoid 造影超音波検査を施行し，とくに後期血管相（Kupffer phase）信号低下例については生物学的悪性度が高いことを確認している。

実際に非多血性，Gd-EOB-DTPA 造影 MRI 肝細胞相低信号，Sonazoid 造影超音波 Kupffer 相低信号 36 結節中 10 結節（約 28％）が低中分化型肝細胞癌，18 結節（50％）が高分化型肝細胞癌であった。注意点としては胆管細胞癌や炎症偽腫瘍も同様の画像所見を呈するため，他の phase や modality も参考にして総合的に判断することが重要である。

c. 肝血管腫が疑われる場合

大きな肝血管腫は Gd-EOB-DTPA 造影 MRI の dynamic study でも辺縁濃染が同定される場合が多いが，小さな血管腫では認識困難な場合がある。Gd-EOB-DTPA は血中からの washout が早く（濃染時間が短く），また肝細胞相では肝血管腫は低信号を呈するため，小さな肝血管腫と悪性肝腫瘍との鑑別が困難な場合がある。このような症例では Heavily T2 強調画像での高信号や拡散強調画像での信号低下，すなわち高 ADC（apparent diffusion coefficient, 拡散係数）であることが診断の助けとなる。肝細胞癌をはじめとする悪性固形癌は ADC が低いため拡散強調画像では高信号を呈することより鑑別可能である。また Sonazoid 造影超音波は特徴的な辺縁濃染をリアルタイムに観察することが可能であり，診断確定に有用である。

d. 転移性肝癌が疑われる場合

　転移性肝癌は中低分化型肝細胞癌と同様に肝細胞相において明瞭な取り込み欠損として検出される。転移性肝癌症例では背景肝は硬変肝ではなく正常肝のことが多いため，肝特異性造影剤がきわめて有用である。特にGd-EOB-DTPA造影MRIでは高い空間分解能をもつ3DFT(-T1強調画像)を用いることが可能なため，従来のSPIO-MRIと比べ微小病変(3 mm大)の検出が良好であったと報告されている[3]。

e. 限局性結節性過形成(focal nodular hyperplasia；FNH)が疑われる場合

　FNHは主に正常肝に発生する多血性良性肝腫瘍性病変で血管腫に次いで多い。中心瘢痕が著明な例では同部はGd-EOB-DTPA造影MRI肝細胞相で低信号となり診断に有用である。90％程度のFNHは肝細胞相で等～高信号と報告されている。典型的な所見が得られれば診断は比較的容易であるが，病変が小さく評価困難な場合はSoanzoid造影超音波でのリアルタイムな観察や血管構築評価，またはSPIO-MRIによる評価(FNHは通常T2*強調像で低～等信号)が臨床的に有用である。

【引用文献】

1) Narita M, Hatano E, Arizono S, et al：Expression of OATP1B3 determines uptake of Gd-EOB-DTPA in hepatocellular carcinoma. J Gastroenterol 44：793-798, 2009
2) Kitao A, Zen Y, Matsui O, et al：Hepatocellular carcinoma：signal intensity at gadoxetic acid-enhanced MR Imaging-correlation with molecular transporters and histopathologic features. Radiology 256：817-826, 2010
3) Kim YK, Lee YH, Kwak HS, et al：Detection of liver metastases：Gadoxetic acid-enhanced three-dimensional MR imaging versus ferucarbotran-enhanced MR imaging. Eur J Radiol 73：131-136, 2010

〈土谷　薫，泉　並木〉

第3章 肝癌診療におけるEOB-MRIの位置づけと役割

1. 慢性肝疾患における診療形式の変遷―定期的画像精査はB-mode超音波＋EOB-MRIへ

1｜初回結節性病変の拾い上げ（Detection）

　従来の肝癌臨床，特にC型肝炎・B型肝炎ウイルス陽性例の外来経過観察における新たな肝癌結節の指摘，すなわち新規病変の初回拾い上げを意図した定期的な画像診断のFirst Choiceは，ここ二十数年常に最も非侵襲的な画像診断であるB-mode超音波断層法（以下US）が行われてきた。

　また肝疾患の専門施設では，超音波検査でF/Uすべき結節様の肝内反射の粗造性変化がみられなくとも，年1回は定期的な精密精査として造影CTが行われてきた。

　しかしEOB-MRI，特にその肝細胞造影相（hepatobiliary phase，以下HBP）では，USで検出されない小結節さえも低信号結節として描出される機会が増え，造影CT動脈相で淡い濃染すら得られない高分化型肝細胞癌の前癌病変としてのdysplastic nodule例が多々検出されるようになったため，現時点で結節を認めない症例の年3～4回の定期的画像診断のうち1回の精査は，今後CTに取って代わりEOB-MRIが行われるものと考える。

　さらにUSですでに粗造性変化を指摘されている症例では，USとEOB-MRIを交互に行い，より慎重な経過観察を行うべきである。すなわち，要F/U病変（結節）の検出にはEOB-MRIが最も優れ，適している。

2｜US（detect）後の精査画像診断の選択：EOB-MRI所見が鍵を握る

　肝癌を扱う臨床医にとって，USでの新規結節検出後の初回の精密検査の意義は腫瘍血流の程度・脈管侵襲・周囲臓器の転移巣の有無などから悪性度の予測にあったが，これも二十数年まず造影CTであった。日本全国津々浦々，どこでも同様であった。

　またMRIが登場した後でも，CTでの造影剤アレルギー例以外は，やはりCTであった。MRIのほうが空間分解能が高いため，tissue characterizationには優れていたにもかかわらず，二十数年CTに馴染んできた臨床医にはMRIの画像自体が撮像法すら理解しがたく，Gd（ガドリニウム）を用いた造影法も含め，その読影はハードルが高く，結果的に馴染みが薄かったからである。

　しかしEOB-MRIの登場によって，顕著な画像精度向上が示され，臨床の現場で

の MRI の意義そのものと使用法が一変した．その利点により特に EOB-MRI 肝細胞造影相(HBP)が他の画像診断を凌ぐ結節群を以下に列挙し，精査画像診断的適応からみた EOB-MRI の位置付けと役割について述べる．

a. US で指摘できない，あるいは辺縁・境界とも不明瞭な結節

(1) US：Isoechoic もしくは辺縁・境界不明瞭な淡い hypoechoic tumor(図Ⅰ-10 a)
　・CT あるいは CTHA：Iso Density もしくは一部淡い濃染はあるが，平衡相では washout のない結節(図Ⅰ-10 b, c)．
　・CE-US：早期相で染影なく，Kupffer 相のみ perfusion defect を呈す結節
　［このような所見を呈する場合→明瞭な低信号を呈することがある(図Ⅰ-10 d)］

(2) US：描出されず，造影 CT の平衡相のみ，やや washout が見られる結節
　［EOB-MRI の HBP を確認すべきである］

(3) US：描出されず，造影 CT 動脈相，平衡相でも指摘できない結節(図Ⅰ-13, 21 頁)
　［EOB-MRI でのみ描出される結節］

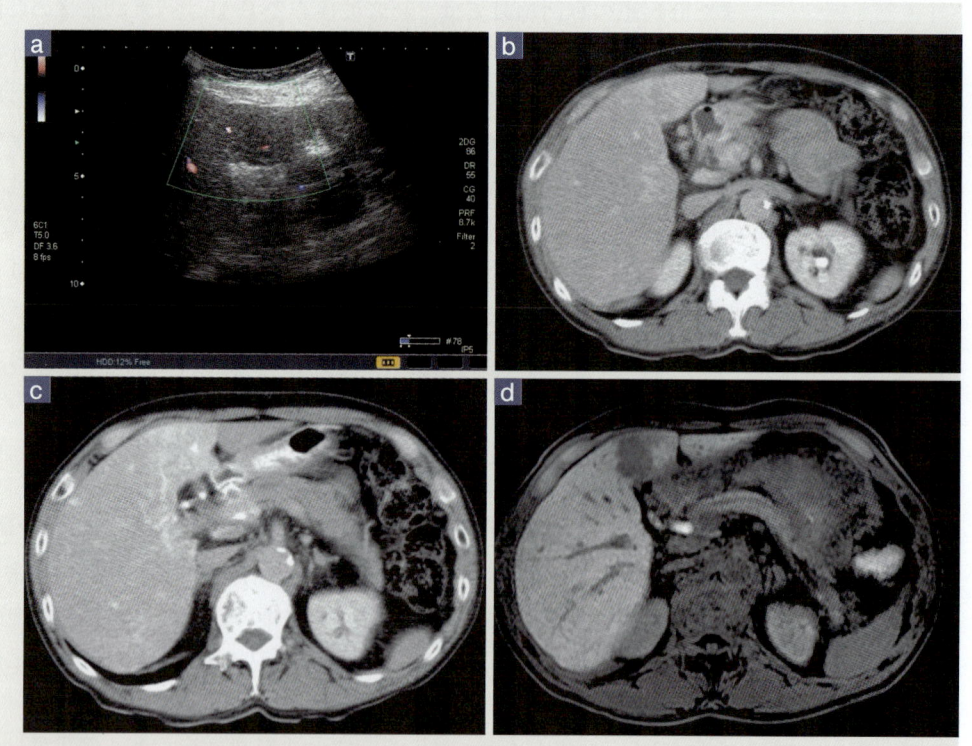

図Ⅰ-10 US で不明瞭，CT・CTHA では detect できず，EOB-MRI 肝細胞相で著明な低信号を呈した結節(L3～23%)

a：B-mode 超音波では，辺縁・境界不明瞭な等～やや低エコー領域を認めるのみ．dynamic flow では着色せず，Sonazoid でも染影されず(C-LC 60 代，男性：L_3：23%)．
b：造影 CT では Iso Density であり，明らかな結節を見出せない．
c：CTHA(RHA～)部分的に淡く染まる部位はあるが全体としては Iso Density．
d：EOB-MRI；肝細胞相(HBP)：S4 に明瞭な低信号結節を指摘．

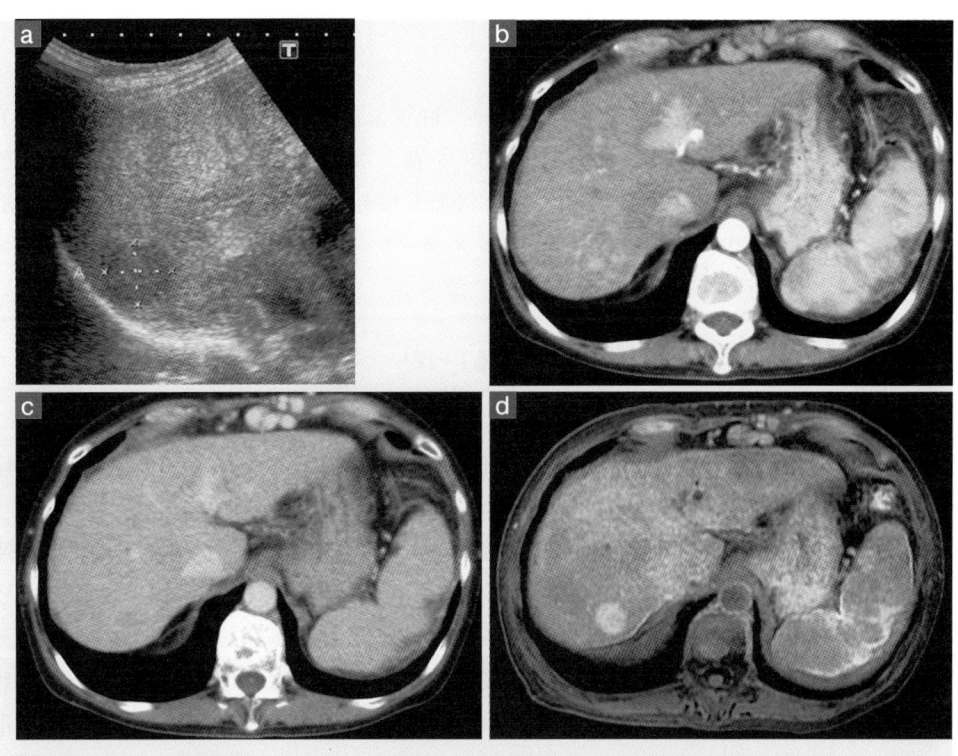

図Ⅰ-11　USでは指摘できるが，造影CT平衡相でwashoutが得られない結節

a：USでS8に典型的なhypoechoic nodule（C-LC 50代女性，吐血歴3回（EGvarices）。
b：造影CTでは非濃染。
c：平衡相でもwashoutなし。
d：EOB-MRI HBPでは高信号結節（生検：Well Diff）T1でも高信号結節。

b. USで指摘できるが，造影CT平衡相でwashoutが得られない結節

(1) US：Echogenic nodule +，CT：動脈相濃染なし，平衡相washoutなし
(2) US：結節指摘 +，CT：動脈相濃染あり，平衡相washoutなし
　　［これらは→EOB-HBPでは低信号で捉えられる可能性の高い結節である。］
(3) US：Hypoechoic tumor，CT：動脈相濃染なし，平衡相washoutなし
　　［この群は→低信号結節，時に高信号結節を呈する（図Ⅰ-11）］

3｜EOB-MRIのHBPは，CTAPに匹敵する機能的画像診断である

　肝結節画像診断精査の最高峰は，永らくCTHAおよびCTAPであった。しかしEOB-MRI HBPの登場により，その一角が崩れたかもしれない。
　外来で施行できるEOB-MRI（HBP）は，入院後に行う血管造影下CTAPの93.5%（43/46-当科）で診断が一致するため，その煩雑さ，検査としての侵襲度を鑑みれば，ほぼ"CTAPに匹敵する"と言っても過言ではない。
　一方，今後の血管造影下CTHAは，Corona濃染の有無を第4相まで追い求める厳格な診断を要する症例以外は，TACE・TAIなどの適応を見極め，そのまま治療に

突入することが前提の症例でのみ行われるようになっていく可能性が高いと思われる。

またEOB-MRI HBPは，肝予備能が低下しているChild-Pugh B（9点）やChild-Pugh C症例やICGが30％を超える症例では，画像診断能・描出能が低下することも既に知られており，本書でも触れる高信号結節におけるOATP8取り込み過剰やMRP2，3など排泄トランスポーターとの関連が強く画像に現れる。

2. RFA治療効果判定（図Ⅰ-12）

従前に指摘されている標的腫瘍とablative marginを同一画面上に描出できる。唯一のmodalityが，RFA直前にGd-DTPAを静注し，当日2時間後に撮像するEOB-MRI画像である。

通常行われている造影CTでの効果判定では，直後や翌日〜3日目でも炎症細胞浸潤やA-Pシャントの増生により元の腫瘍とablationされた辺縁との境界部がEnchanceされ，その判定に苦慮することは多く，1ヵ月後の再CTを余儀なくされることは多いが，この隘路は当日EOB-MRIもしくは非造影MRIは明らかに凌駕する。ただし，MRIでも翌日以降はうっ血領域がhigh intensityに変化する。

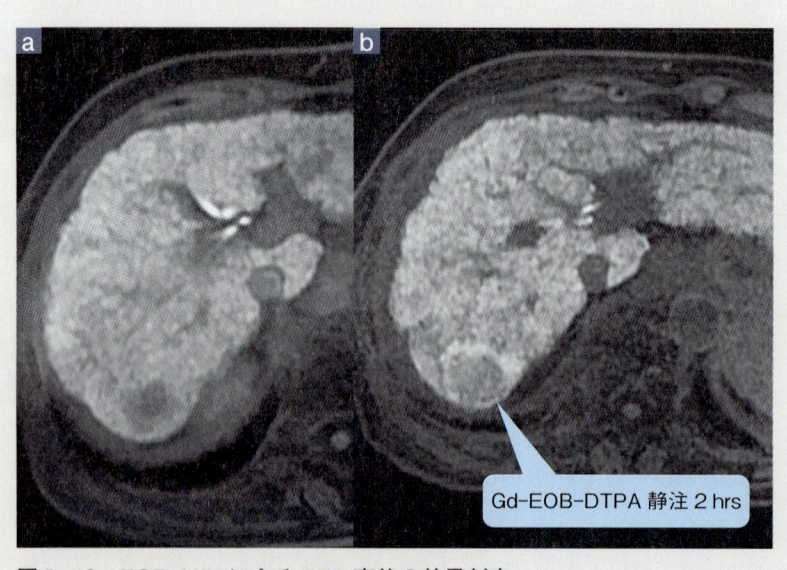

図Ⅰ-12　EOB-MRIによるRFA直後の効果判定
a：RFA前；S6に低信号結節を認める。
b：RFA直後；同一画面上に元の結節（低信号部）とablation領域（結節周囲の高信号域）が描出される。

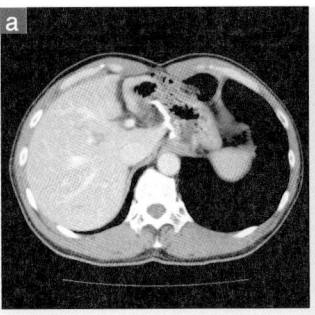

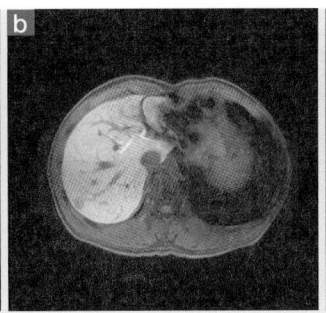

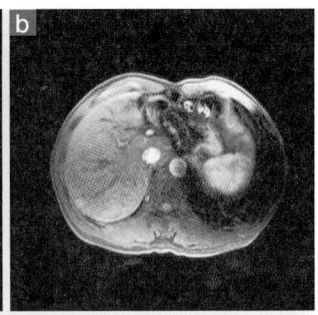

図 I-13 US で指摘されず，EOB-MRI 肝胆道造影相（HBP）でのみ描出される小結節

a：US・CT とも結節は検出されない。
b：EOB-MRI HBP のみ S6 小結節を描出。
c：16 ヵ月後 EOB-MRI の LAVA30 秒で多血化。

3. 肝癌治療後 F/U の様式―新規結節性病変（再発結節）の早期指摘

　　US は，治療後経過観察における新規病変（再発）の拾い上げに関しては，治療後結節と同亜区域から離れた部位での検出は容易だが，治療後結節数が増加した後の新規病変との鑑別には，困難な場合も数多く遭遇し，必ずしも適しているとはいえなかった。一方 EOB-MRI は，治療後の新規再発病変の拾い上げに関しては，HBP での小病変検出精度の高さに加え，その進展における LAVA 20 秒・30 秒などの造影早期相および拡散強調像などを駆使した多血化の診断，TACE・TAI 後病変は MRI の特性から LPD によるアーチファクトもなく，わずかに淡い高信号となる RFA 後病変の把握も容易であり，何よりも US で指摘されない小さな乏血性低信号結節も描出されることから，治療後経過観察例の画像診断として，EOB-MRI は最適な modality であると考えられる（図 I-13）。そしてその乏血性低信号結節の増大・多血化を観察していくにも EOB-MRI は必須である[1]。

【引用文献】

1) Jung EM, Schreyer AG, Schacherer D, et al：New real-time image fusion technique for characterization of tumor vascularisation and tumor perfusion of liver tumors with contrast-enhanced ultrasound, spiral CT or MRI：first results. Clin Hemorheol Microcirc 43：57-69, 2009

【参考文献】

1) Kumada T, Toyoda H, Tada T, et al：Evolution of Hypointense Hepatocellular Nodules observed only in the hepatobiliary phase of gadoxetate disodium-enchanced MRI. Am J Roentgenol 197：58-63, 2011

（國分茂博）

第4章 EOB-MRIの基本的知識

1. Gd-EOB-DTPAの特性

1 | Gd-EOB-DTPAとは

　Gd-EOB-DTPA(EOB)は，Gd-DTPAを基本骨格として，エトキシベンジル基が付加された分子構造をもったMRI用造影剤である(図I-14)。分子式は$C_{23}H_{30}GdN_3O_{11}$，分子量は681.75である。静脈内に投与され，Gd-DTPAがほぼ100％尿中排泄であるのに対し，健常人の場合は約50％が尿中に，約50％が胆汁中に排泄される[1]。肝細胞への取り込み機序の詳細は他項に譲るが(46〜58頁参照)，有機陰イオントランスポーターOATP1の関与が疑われている[2]。肝細胞造影相があることにより，dynamic撮像では検出できなかった乏血性肝細胞性結節の診断能が向上した(図I-15)。

2 | EOBの臨床投与量と造影効果

　EOBの臨床投与量は0.025 mmol/kgであり，Gd換算では既存の細胞外液性Gd造影剤の投与量0.1 mmol/kgの1/4である。EOB溶液のGd濃度は0.25 mmol/mlと，細胞外液性Gd造影剤0.5 mmol/mlの1/2であるため，投与される造影剤液量は細胞外液性Gd造影剤の1/2となる。EOBは血漿中では蛋白(主としてアルブミン)と約8〜10％の弱い可逆結合をするため，蛋白と結合しない細胞外液性造影剤と比して高いr1(T1緩和度)を示す。血漿中でのr1はGd-DTPAでは4.9/mmol・secであるのに対し，EOBでは8.7/mmol・secである[3]。造影剤の血漿中r1と臨床投与量との積でdynamic studyにおける造影効果を推測すると，EOBではGd-DTPAの約44％の造影効果となる。最近の動物実験モデルを用いた検討では，動脈相におけるaorta

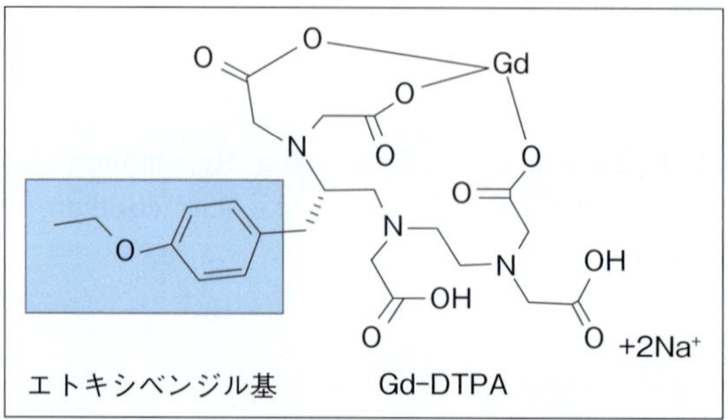

図I-14　Gd-EOB-DTPAの構造

EOBは，Gd-DTPAを基本骨格として，エトキシベンジル基が付加された構造を示す。エトキシベンジル基により脂溶性が増加し，肝細胞表面に付着しやすくなる。

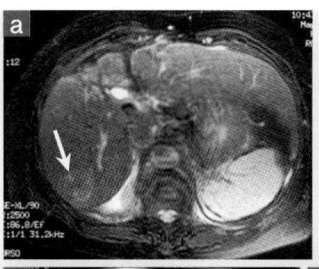

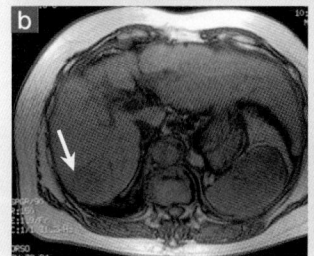

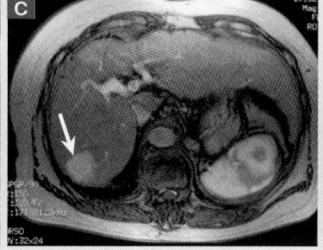

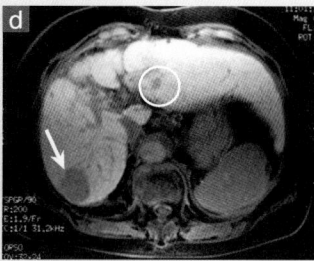

図 I-15　70 歳代女性，肝細胞癌
a：T2 強調画像；肝 S7 にやや高信号の腫瘤を認める（矢印）。
b：T1 強調画像造影前；腫瘤は低信号を示す（矢印）。
c：同動脈相；腫瘤は早期濃染を示す（矢印）。
d：同肝細胞造影相；肝実質は高信号化して，腫瘍は低信号となる（矢印）。肝 S2 に新たな病変が認められる（白丸）。

の増強効果は 1 ml/sec の速度で投与することで，通常投与量（0.025 mmol/kg）の EOB の増強効果が通常投与量（0.1 mmol/kg）の Gd-DTPA に劣らないという報告が出ている[4]。

3｜EOB の肝臓内での増強効果と肝機能

EOB は細胞内蛋白分子との相互作用により肝臓内での r1 も 16.6/mmol・sec と大きく[5]，肝細胞造影相では，正常肝実質に造影剤が取り込まれ肝臓の信号が増強する[6]。その結果，腫瘍-肝臓コントラストが増強し，病変検出能が上昇する。肝臓への取り込みは 1st pass から既に始まっていると考えられ（図 I-16），後期相から肝細胞造影相へと，経時的に増強効果は増加していく。

肝機能と EOB 肝細胞造影相の関連についての報告もされている[7,8]。EOB の細胞外液への分布は脈管や脾臓の信号強度に反映される。Motosugi らは肝臓と脾臓の信号強度比を調べ，61％の症例で 20 分後の撮像を省略し，10 分後で代用できるとしている[7]。また肝細胞造影相の造影効果を最もよく反映するパラメータはインドシアニン・グリーン（ICG）試験であったという[8]。ただし ICG を全例で測定することはなかなか困難であり，筆者らは（Motosugi らによれば関連が高くないとされるが）総ビリルビン（TB）値で簡易に代用している。総ビリルビンが 1.2 mg/dl 以下の正常群と 1.3 mg/dl 以上の高値群で分類すると，EOB 投与後の肝実質増強効果は 1 分後には有意差をもって正常群より高値群で低くなった（図 I-17）[9]。また，肝細胞造影相での腫瘍-肝臓コントラストは，ビリルビン高値の肝細胞癌症例では 15 分と 20 分で有意

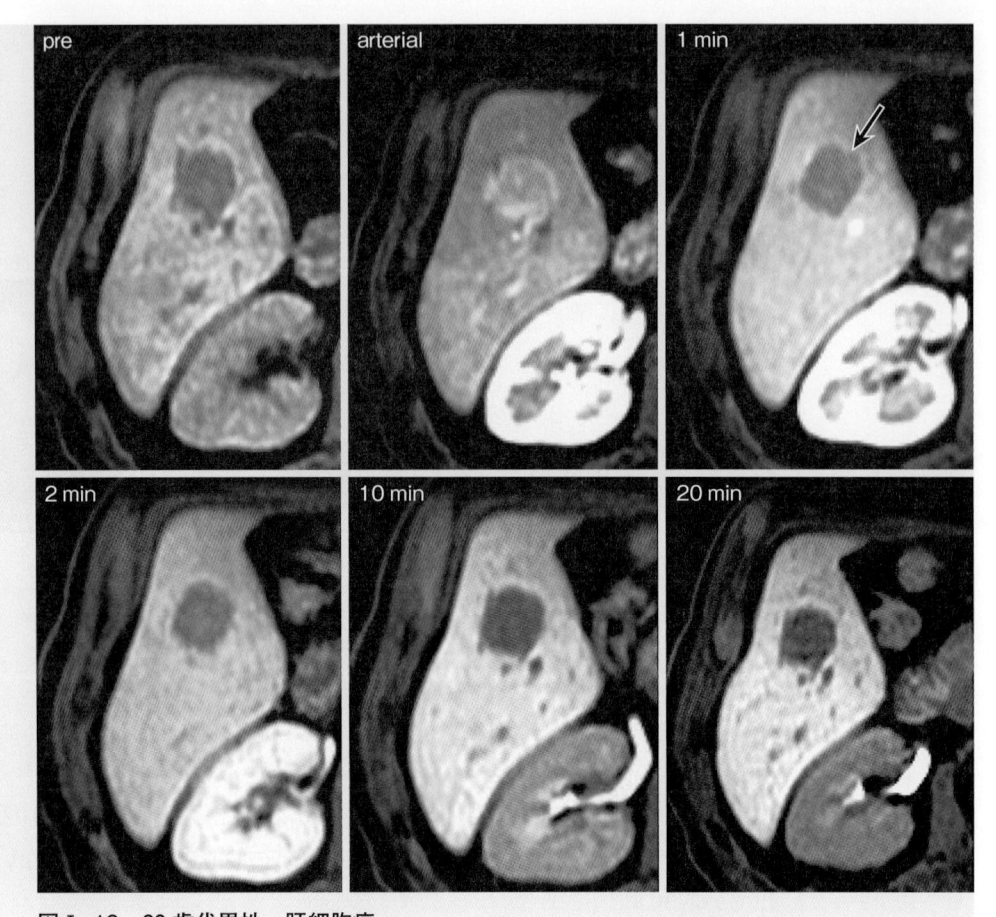

図Ⅰ-16　60歳代男性，肝細胞癌
EOB投与後1分ですでに多血性肝細胞癌のwashoutが観察されている（矢印）。

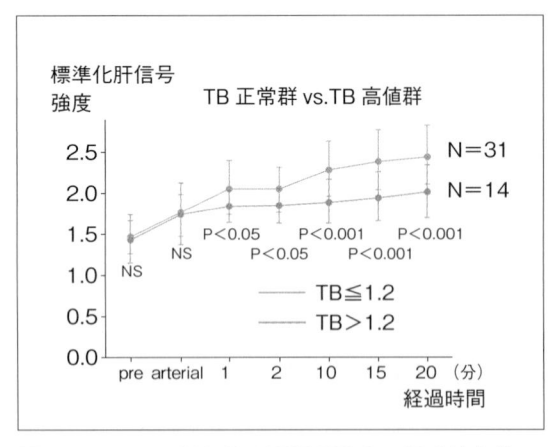

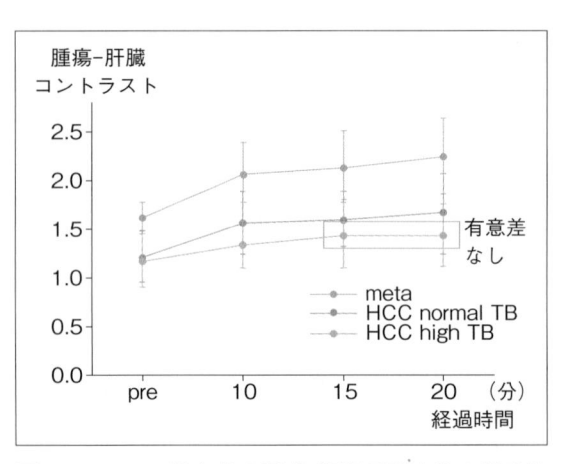

図Ⅰ-17　EOB投与後の肝信号強度の経時的変化

図Ⅰ-18　EOB投与後の腫瘍-肝信号強度比の経時的変化

差がなかった(図Ⅰ-18)。そこで,ビリルビン高値では15分で終了してもよいという発想もありうる。ビリルビン正常,肝機能正常の転移群では,10分でも十分なコントラストが得られると考えられる(図Ⅰ-18)。

　血流動態を評価するためのdynamic studyから,肝細胞相の撮像までは多少の時間的余裕が生じる。腫瘍性病変の性状を評価する際に必要なT2強調画像や拡散強調画像をこの時間内に撮像することができれば,全体としての検査時間の短縮につながる。Saitoらが造影後に撮像してもT2強調画像のSNR,CNRや拡散強調画像のADCに変化がないことを報告しており[10],筆者らも同様の結果を得ている[9]。

【引用文献】

1) Hamm B, Staks T, Mühler A, et al : Phase I clinical evaluation of Gd-EOB-DTPA as a hepatobiliary MR contrast agent : safety, pharmacokinetics, and MR imaging. Radiology 195 : 785-792, 1995
2) Pascolo L, Cupelli F, Anelli PL, et al : Molecular mechanisms for the hepatic uptake of magnetic resonance imaging contrast agents. Biochem Biophys Res Commun 257 : 746-752, 1999
3) Cavagna FM, Maggioni F, Castelli PM, et al : Gadolinium chelates with weak binding to serum proteins. A new class of high-efficiency, general purpose contrast agents for magnetic resonance imaging. Invest Radiol 32 : 780-796, 1997
4) Zech CJ, Vos B, Nordell A, et al : Vascular enhancement in early dynamic liver MR imaging in an animal model : comparison of two injection regimen and two different doses Gd-EOB-DTPA(gadoxetic acid) with standard Gd-DTPA. Invest Radiol 44 : 305-310, 2009
5) Schuhmann-Giampieri G : Liver contrast media for magnetic resonance imaging. Interrelations between pharmacokinetics and imaging. Invest Radiol 28 : 753-761, 1993
6) Vogl TJ, Kümmel S, Hammerstingl R, et al : Liver tumors : comparison of MR imaging with Gd-EOB-DTPA and Gd-DTPA. Radiology 200 : 59-67, 1996
7) Motosugi U, Ichikawa T, Tominaga L, et al : Delay before the hepatocyte phase of Gd-EOB-DTPA-enhanced MR imaging : is it possible to shorten the examination time? Eur Radiol 19 : 2623-2629, 2009
8) Motosugi U, Ichikawa T, Sou H, et al : Liver parenchymal enhancement of hepatocyte-phase images in Gd-EOB-DTPA-enhanced MR imaging : which biological markers of the liver function affect the enhancement? J Magn Reson Imaging 30 : 1042-1046, 2009
9) Tanimoto A, Lee JM, Murakami T, et al : Consensus report of the 2nd International Forum for Liver MRI. Eur Radiol (suppl)19 : S975-989, 2009
10) Saito K, Araki Y, Park J, et al : Effect of Gd-EOB-DTPA on T2-weighted and diffusion-weighted images for the diagnosis of hepatocellular carcinoma. J Magn Reson Imaging 32 : 229-234, 2010

〔谷本伸弘〕

2. 最適な撮像法

1 GE

1｜全肝 3D ダイナミック撮像法（LAVA）

　造影 MRI においては，もたらされる造影効果を最大限に引き出すため，脂肪抑制法を併用した T1 強調画像が推奨される。GE では 2D の fast SPGR（spoiled GRASS）法と，3D fast SPGR 法をベースとした全肝 3D ダイナミック撮像法（liver acquisition with volume acceleration；LAVA）がある。LAVA では，脂肪共鳴周波数に最適化された IR（inversion recovery）パルスを用い，IR パルスの null point 近傍で連続にスライス方向のデータを収集することで，優れた脂肪抑制と均一なコントラストを得る（図Ⅰ-19）。EOB ダイナミック相では特に高時間分解能が，肝細胞造影相では 512 マトリックス，薄いスライスをベースとした高空間分解能が求められるので，LAVA は EOB-MRI には最適といえる。

　LAVA の応用法である"LAVA-XV"では，パラレルイメージング法を従来の ASSET（array spatial sensitivity encoding technique）とは異なる data-driven 方式の ARC（autocalibrating reconstruction for cartesian imaging）を採用している。ARC は，二次元パラレルイメージングでセルフキャリブレーション方式を採用しているため，従来法よりも撮像の高速化が可能なほか，キャリブレーション撮像時と本撮像時の呼吸停止の位置ズレによるアーチファクトを低減することが可能となっている。EOB 肝細胞造影相撮像時には，高分解能ボリュームイメージで有用な撮像法となる。

2｜造影剤投与法

　EOB では，従来の Gd 製剤と比較して造影剤容積で 1/2，Gd 濃度で 1/4 の投与量に留まるため，造影剤静脈注射の際の bolus が短い。すると k-space での動脈相データ収集時に造影剤濃度の不均一が生じやすく，ringing artifact となって表れると推定される。当初筆者らは，EOB を 2 秒間，平均 3 ml/秒で注入するプロトコルを試していたが，EOB の動脈相での ringing artifact により画質が乱れやすいことに気づいた。ringing artifact の仕組みを検証すべく，慶應義塾大学放射線科学教室の樋口が PC 上で動作するシミュレーションソフトを開発した。このソフト上では，造影剤濃度変化による信号強度変化，スキャン時間，マトリックス，スキャン方式，を任意に変更できる（図Ⅰ-20, 21）。これにより造影剤濃度が緩やかに変化するほうが，急峻に変化するより ringing artifact が少ないことを確認できた。以後，EOB を 4 秒間，1.5 ml/秒で注入することに変更し，有意に ringing artifact は減少した（図Ⅰ-22，表Ⅰ-2）。

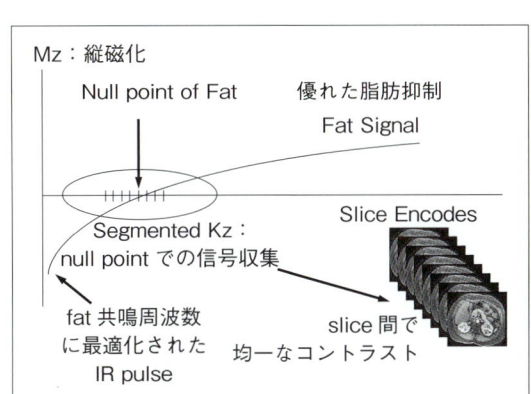

図Ⅰ-19　LAVA の概念

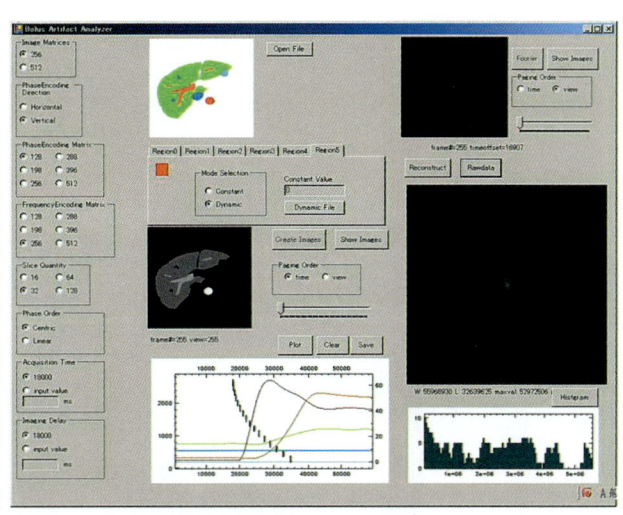

図Ⅰ-20　ringing artifact のシミュレーションソフトウエア
（樋口順也先生開発）

画像マトリクス，各臓器・血管の信号強度，スキャン時間，k 空間計算方法などを自由に設定可能である。

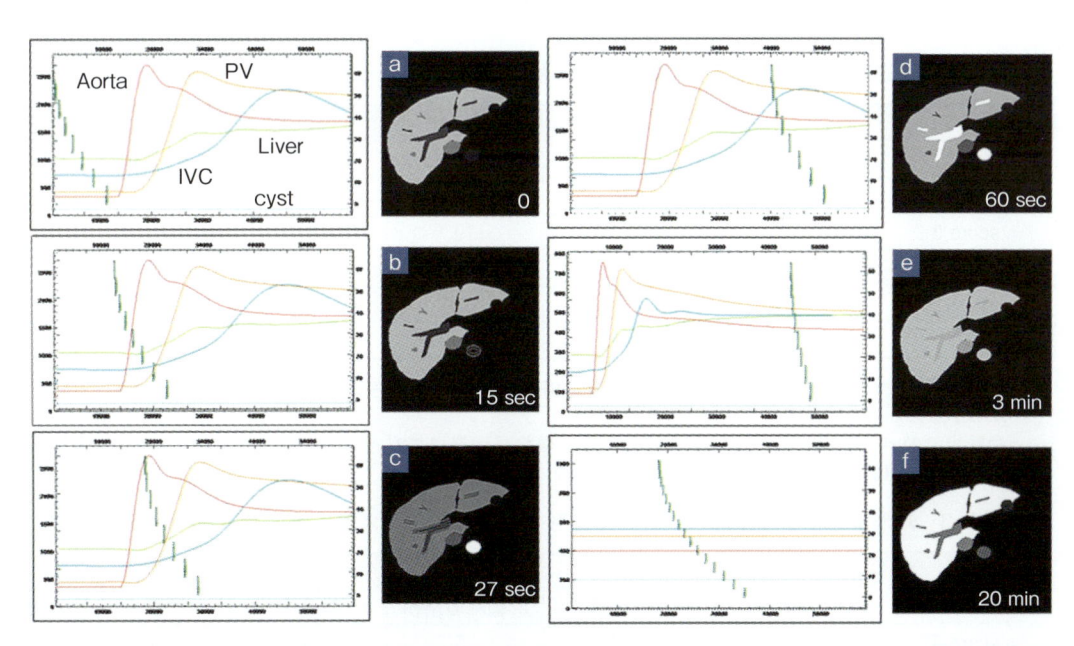

図Ⅰ-21　EOB 投与後の各臓器・血管の信号強度の推移とスキャンタイミング・ringing artifact の関係

臓器・血管それぞれの EOB 投与後の時間・信号強度曲線をカラー図示している。(a)は EOB 注入直後のスキャン。深緑の破線は elliptical centric view ordering のスキャン時間を表し，グラフの上部が低空間周波数領域のサンプリングをしており，下がるに従って高空間周波数に移行する。肝臓の図は，対となるスキャンタイミングにおける artifact のシミュレーションである。EOB 注入 15 秒後に，elliptical centric view ordering のサンプリングのタイミングが急峻な大動脈内造影剤濃度変化と一致し，大動脈に blur が生じる(b)。肝内脈管の blur は門脈の濃度変化が著しいときに elliptical centric view ordering のサンプリングが行われる 27 秒後，最悪となるが，大動脈は落ち着いている(c)。60 秒後では脈管は十分に造影され，artifact は減少する(d)。3 および 20 分後，脈管の信号強度はほぼ一定となり，artifact は目立たなくなる(e, f)。

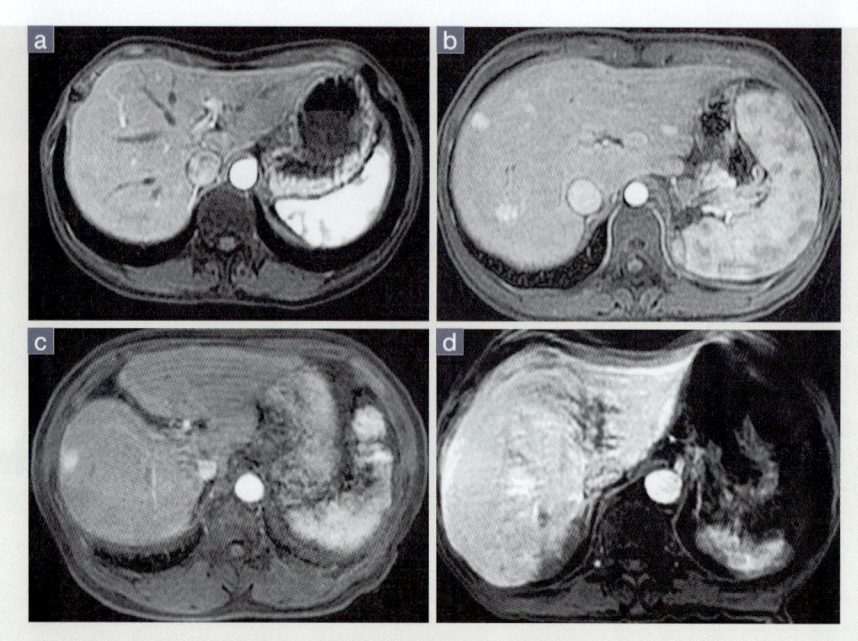

図Ⅰ-22　4-point score による ringing artifact の評価

a：artifact なし(score 4)，b：軽度の artifact(score 3)
c：中等度の artifact(score 2)，d：重度の artifact(score 1)

表Ⅰ-2　急速静注(2秒間注入)と緩徐静注(4秒間注入)での ringing artifact の比較

	急速静注(70例)			緩徐静注(70例)		
	造影前	動脈相	肝細胞造影相	造影前	動脈相	肝細胞造影相
score 4	46	36	48	47	46	50
score 3	22	23	19	22	21	17
score 2	2	9	3	1	3	3
score 1	0	2	0	0	0	0
平均±SD	3.6 ± 0.5	3.3 ± 0.8	3.6 ± 0.6	3.7 ± 0.5	3.6 ± 0.6 *	3.7 ± 0.6

急速静注群では，造影前，動脈相，肝細胞造影相の3者間で有意差がみられたが($p<0.05$)，緩徐静注群では有意差がなかった。
動脈相での ringing artifact は，急速静注群より緩徐静注群にて有意に少なかった(*$p<0.05$)。造影前と肝細胞造影相では，急速静注群と緩徐静注群に差はなかった。

表Ⅰ-3　矩形マトリクス(320×192)と正方形マトリクス(256×256)での ringing artifact の比較

	320×192(40例)			256×256(40例)		
	動脈相	門脈相	肝細胞造影相	動脈相	門脈相	肝細胞造影相
score 4	16	15	25	27	30	33
score 3	21	22	13	13	9	7
score 2	0	2	1	0	1	0
score 1	3	1	1	0	0	0
平均±SD	3.3 ± 0.8*	3.3 ± 0.7**	3.6 ± 0.7	3.7 ± 0.5#	3.7 ± 0.5§	3.8 ± 0.4#

矩形マトリクス(320×192)では，肝細胞造影相にて動脈相(*$p<0.05$)や門脈相(**$p<0.01$)より有意に ringing artifact が少なかった。正方形マトリクス(256×256)では，3相間に有意差はみられなかった。
**正方形マトリクスでは，動脈相(#$p<0.05$)，門脈相($§p<0.01$)，肝細胞造影相(#$p<0.05$)にて，矩形マトリクスより有意に ringing artifact が少なかった。

3｜矩形マトリクスと正方形マトリクス

次に，矩形マトリクス（320×192）と正方形マトリクス（256×256）を臨床例で比較したところ，正方形マトリクスの撮像において有意にringing artifactが減少した（表Ⅰ-3）。同じことを上記ソフトで解析しても，正方形マトリクスの撮像において有意にringing artifactが減少する結果が得られた。これは主にtruncation artifactを防止することでringing artifactが減少することに繋がると考えられる[1]。

4｜データ収集法

また，LAVAでは，データの収集法を大きくelliptical centric view orderingとsequential view orderingの2つに分類できる。前者は画像コントラストを決定するk-space上のzero phase encoding（低空間周波数）近傍のデータを撮像時間の始めの20％程度に取得する。後者はk-space上の高空間周波数の領域からデータ収集を開始し，撮像時間の中央でzero phase encoding付近の低空間周波数のデータを取得する。臨床では初期にはelliptical centric view orderingを採用していた。そのほうが大動脈に造影剤が到達してから肝が造影されるまでの待ち時間に余裕があるからであるが，sequential view orderingのほうがk-space上での造影剤濃度の変化率が少ない。この事実をふまえ，上記ソフトによりsequential view orderingのほうがringing artifactが少ないことを確認できてからは，sequential view orderingを採用している。ただし，大動脈に造影剤が到達してから肝が造影されるまでの待ち時間が6秒程度となり，技師の立場からはやや忙しくなった。

5｜ringing artifactを減少させるために

臨床データおよび上記ソフトのシミュレーションにより，①ゆっくりEOBを注入する，②正方形マトリクスを選択する，③equential view orderingを採用する，④スキャン時間を短くする，に設定することでringing artifactを減少させることができると判明した[2]。臨床例では，1 ml/秒と2 ml/秒注入の比較では前者が同等以上であったと報告されている[3]。またEOBを希釈して，造影剤量を増量して使用する方法も考案されているが，これもk-space上での造影剤濃度ムラを防止する目的である[4]。なお，通常の投与量であっても，造影剤チューブ内の死腔除去と効率よくEOBを心臓に到達させるための生理食塩水20～30 mlによる後押しは必須である[5]。

【引用文献】

1) Czervionke LF, Czervionke JM, Daniels DL, et al : Characteristic features of MR truncation artifacts. AJR Am J Roentogenol 151 : 1219-1228, 1982
2) Tanimoto A, Higuchi N, Ueno A : Reduction of ringing artifacts in gadoxetic acid-enhanced dynamic MR imaging. Mag Reson Med Sci 11 : 91-97, 2012
3) Zech CJ, Vos B, Nordell A, et al : Vascular enhancement in early dynamic liver MR imaging in an animal model : comparison of two injection regimen and two different doses Gd-EOB-DTPA (gadoxetic acid) with standard Gd-DTPA. Invest Radiol 44 :

305-310, 2009
4) Motosugi U, Ichikawa T, Sou H, et al : Dilution method of gadolinium ethoxybenzyl diethylenetrimaninepentaaxetic acid (Gd-EOB-DTPA)-enhanced magnetic resonance imaging (MRI). J Mag Reson Imaging 30 : 849-854, 2009
5) Tanimoto A, Lee JM, Murakami T, et al : Consensus report of the 2nd International Forum for Liver MRI. Eur Radiol (suppl) 19 : S975-989, 2009

〈谷本伸弘〉

2 Siemens

　EOBはdynamic撮像による肝血流情報に加え，肝細胞相における肝細胞への造影剤の取り込みにより腫瘍と周囲肝細胞との高いコントラスト診断能を有し，さらに近年，肝機能評価への応用も研究され，肝細胞癌を中心とした肝腫瘍に対する肝臓MRIにおいて従来のGd-DTPAに完全に置き換わってきている。従来，別の機序の肝特異性造影剤としてSPIOが存在したが，T2およびT2*強調像ベースの撮像が必要であり，薄いスライス厚で短時間に撮像することが困難であった。一方Gd-EOB-DTPAはGdにより得られるT1短縮効果を画像化するため，T1強調像での撮像が基本であるが，特に近年高性能の安定したGradient coilといったハードウェアの進歩やパラレルイメージングの実用化といった新たなソフトウェアの開発によって，各メーカーとも薄い再構成スライス厚で高速の3D-GRE（gradient echo sequence）による撮像が可能となっている。きわめて短いTR（repetition time），TE（echo time）と小さいFA（flip angle）を用いた時間分解能とコントラスト分解能の高いsequenceであることは変わりないが，THRIVE，LAVA，VIBEと各メーカーで名称は異なりそれぞれデータの収集方法や再構成法に特色をもっている。本項では，Siemens社のMRIにおけるGd-EOB-DTPA造影MRIの最適な撮像法と最近のトピックを紹介する。

1｜VIBE（Volumetric Interpolated Breath-hold Examination）

　Siemens社の3D-GRE撮像方法としては，VIBEと呼ばれるsequenceが標準搭載され，Gd-DTPAによるダイナミック造影MRIの時代から中心的な撮像方法で有用性が報告されている[1]。VIBEでは呼吸停止下で短時間に3D撮像可能なように工夫がなされている。これらの撮像法にはパラレルイメージングが必須であるが，他社の多くが，SENSE（sensitivity encoding）法ベースのいわゆる"image domain"のパラレルイメージングを採用しているのに対して，Siemens社では"k-space domain"のSMASH（simultaneous acquisition of spatial harmonics）法をベースとし，GRAPPA（generalized autocalibrating partially parallel acquisition）法へと独自の進化を行っている（図Ⅰ-23）。VIBEでは通常2倍速のGRAPPAx2を用い，y軸，z軸ともにk-spaceの中心付近を撮像し，周辺部は0で埋めている（図Ⅰ-24 a）。y軸はsequential modeで，z軸はcentric modeで撮像し（図Ⅰ-24 b），脂肪抑制パルスはz軸方向に1

```
parallel imaging
「Image Domain」
SENSE, ASSET, SPEEDER, mSENSE
「k-space Domain」
SMASH (Simultaneous acquisition of spatial Harmonics)
GRAPPA (Generalized autocalibrating partially parallel acquisitions)

    SMASH 法から GRAPPA 法への変遷
  SMASH
      ↓   auto calibration signal (ACS) 採用
  Auto SMASH
      ↓   ACS を k-space の中心に
  VD-Auto SMASH
      ↓   uncombined image の採用
  GRAPPA
```

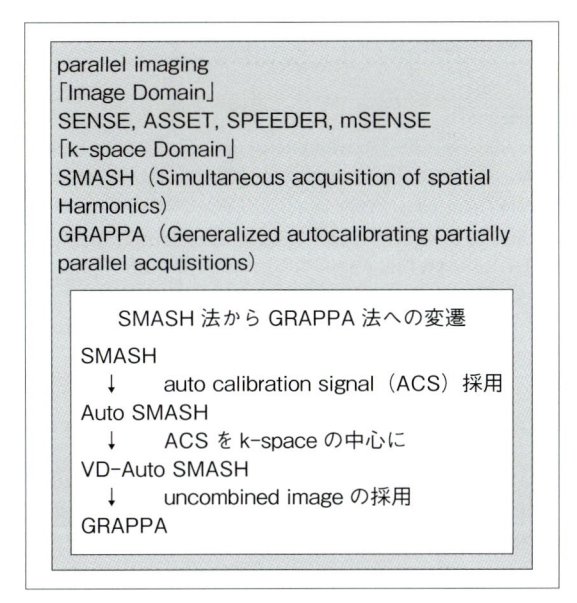

図Ⅰ-23　パラレルイメージングでの2種類の再構成法

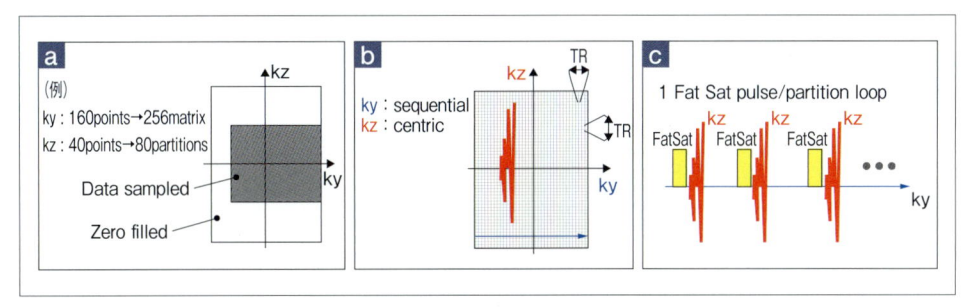

図Ⅰ-24　VIBE 法のデータ収集方法と撮像時間短縮の工夫

a：Reduced sampling points，b：Phase encode order，c：Quick Fat Sat。(Siemens 社より提供)

ループするごとに1回入れている(図Ⅰ-24 c)。また，脂肪抑制をさらに確実にするために，TE を(3T では) 1.22 ms と最小の opposed phase に設定している。slab 厚 150〜170 mm で，再構成 slice 厚3 mm でスライス数は50〜57に及ぶが撮像時間は20秒程度である。この方法では，コントラストの中心となるのは撮像開始後6秒程度であり，症例によりパラメータを変化させるとモニタ上にコントラストの中心時間が表示されるため，タイミングが最も重要な動脈優位相のタイミング設定に利用できる。

　VIBE は前述したように Gd-EOB-DTPA 造影 MRI において中心的な撮像方法である。プロトコール例として国立がん研究センター中央病院でのルーチンの撮像方法を表Ⅰ-4に示す。Gd-EOB-DTPA 造影 MRI において静脈注射後の早期相では細胞外液性造影剤として作用するため，ダイナミック撮像により血管分布(vascularity)といった肝血流動態の把握が可能である。ただし，ダイナミック撮像法で用いる3D-GRE 法は単に薄い撮像ができるというだけではなく，vascularity の正確な評価のために腫瘍や血管に到達した造影剤の濃度に応じた信号強度を示す。つまり，CT にお

表Ⅰ-4 国立がん研究センター中央病院でのルーチン撮像法

1. Localizer
2. breath hold HASTE coronal （TR/TE/FA/ETL＝1,000/56/120/256，thickness/gap＝7/1.4 mm，matrix＝224×320，ave＝1，GRAPPAx2，BW＝600：通常のSSFSE，localizerに使用）SAR＝1.0～1.3
3. breath hold gradient recalled echo T1WI axial （TR/TE/FA＝120/2.46/66，thickness/gap＝7/1.4 mm，matrix＝320×180，ave＝1，GRAPPAx2，BW＝270：通常の2D-GRE T1WI in-phaseのみ）SAR＝1.5～1.8
4. VIBE axial（pre）：以下VIBEは同一パラメーター （TR/TE/FA＝3.68/1.22/10，thickness＝3 mm，matrix＝256×192，ave＝1，GRAPPA×2，BW＝490，全肝でslab厚＝150～170）SAR＝1.4～1.7
5. 造影剤の注入 （Gd-EOB-DTPA 0.1 ml/kgを2 ml/secで注入，生食20 mlを2 ml/secでフラッシュ） Care bolus（2 s間隔，coronal viewで下行大動脈を含めスキャンし，腹部下行大動脈に達したところで動脈相開始．TR/TE/FA＝44.4/1.42/25，thickness＝60 mm，matrix＝256×180，ave＝1）
6. VIBE axial，動脈優位相，門脈相（70 sec），中間相（180 sec）
7. respiratory triggered fat suppressed Turbo spin echo T2WI axial （TR/TE/ETL/FA＝3000～4000/70～78/11～13/120，thickness/gap＝7/1.4mm，matrix＝384×202，ave＝1，GRAPPAx2，BW＝350：通常の肝撮影と同様，2D-PACE併用，SPACEなし）SAR＝1.5～1.8
8. Diffusion weighted imaging（DWI）b＝0/800 m/sec （EPI TR/TE/FA＝3500/76～80/90，thickness/gap＝7/1.4 mm，matrix＝128×96，ave＝1，GRAPPAx2，BW＝2440，CHESS併用）SAR＝1.3
9. VIBE axial 10分後
10. VIBE coronal 15分後（axialと同じslab厚）
11. VIBE axial 20分後

1～11で約40分。

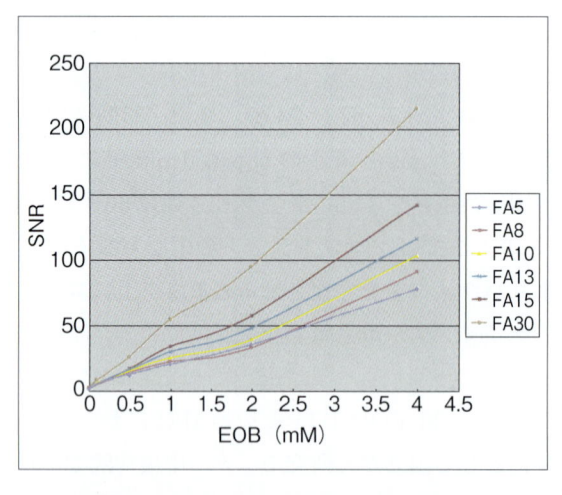

図Ⅰ-25 3D-GRE（VIBE）におけるGd-EOB-DTPA溶液濃度の違いによる線形性

0/0.1/0.5/1.0/2.0/4.0 mM濃度のEOB溶液ファントムの各FA（flip angle）における濃度とSNRの線形性（personal data）使用装置：Magnetom Avanto（1.5T）VIBE sequence（TR/TE＝3.8/1.5 msec，FA＝5～30°）

けるヨード造影剤濃度とX線吸収値（CT値）と同様の血液中の造影剤濃度と信号強度との間に線形性が得られるかが必要不可欠な条件であるが，Siemens社の主な3D-GRE法であるVIBEにおいては各FAにおいて線形性が保たれているのが筆者らのphantom studyでも示された（図Ⅰ-25）。

2｜実際の撮像プロトコールの運用と最近の進歩

表Ⅰ-4に沿って実際の撮像プロトコールの運用と注意点，およびSiemens社製MRIの最新の技術について述べる。

1)～2)：HASTE（またはTrue FISP）sequence 冠状断を撮像するが，大きいFOVでも各スライスわずか1秒弱の息止めで撮像でき，良好なコントラスト分解能をもったsequence である。肝臓から上腹部の全体像が把握でき，特に水のコントラストがよいため，全体像と胆道系の異常の把握に有用である。肝臓は肝硬変の進行具合などによる頭尾方向のサイズの個人差が大きいため，これを先に撮像して正確なlocalizerとして使用できるメリットがある。一方，大きなETL(echo train length)を用いるため肝実質と肝腫瘍のコントラストは不良で，描出能は不良である。

3)：肝臓の画像診断では，造影前に2D-GRE法によるT1強調像のin-phase, opposed-phaseの撮像は肝実質または腫瘍内の脂肪化の程度を把握するために有用であり必須である。dual echoにより1回の撮像で同時に取得できる。SiemensではVIBE法による高速な撮像も可能となり，Dixon法を用いたin-phase, opposed-phase, water image, fat imageの4種類の画像の収集が同時に可能である（図Ⅰ-26）。

4)～6)：ダイナミック撮像におけるVIBEは前述のとおりであるが，EOB造影剤は容量が少ないため動脈優位相では通常のGd-DTPA造影ダイナミック撮像よりもさらにk-spaceのコントラスト収集中心に肝腫瘍へのEOB造影剤の到達を合わせる必要があり，bolus tracking法（Siemensでは"Care bolus"と呼ぶ）が必須と考える。個体差も大きいため，筆者らは大動脈を観察しながら息止めとスキャン開始までの時間を計算し手動で撮像開始している。造影剤の注入速度については2 ml/secを超えるとボーラス性はよくなるが，濃度ピークが狭すぎてタイミングがとり難くなり，かつk-space内での急激な濃度変化により起こる特有のアーチファクトが生じやすくなる。逆に注入速度を下げすぎると，もともとGd濃度の少ないEOB造影剤では造影効果の低下を招く恐れがある。対策としては動脈優位相の多時相撮像，注入時間固定法などの有用性の報告があるが，十分量の生理食塩水の後押しがあれば1～2 ml/sec程度の注入速度が妥当かと思われる。門脈相，中間相は固定タイミングとしているが，この時点ですでに肝細胞への取り込みが始まっていることに留意が必要である。

7)～8)：肝細胞相撮像まで時間があるため，T2強調像と拡散強調像を撮像している。肝腫瘍のMRI診断においては，T2強調像は必須でないとの報告[2]もあるが，比較的小さいETLを使用した脂肪抑制T2強調画像および拡散強調画像は有用との報告も多く[3,4]，標準的には省くことのできないsequenceとの認識が強い。T2短縮効果もあるEOB造影後にT2系の画像を撮ることの是非には議論があるが，筆者らのデータでもADC，T2強調像でのコントラストへの影響はきわめて少なく，検査時間短縮からも同様にEOB造影後にT2系の画像を撮る施設がほとんどであろう。

9)～11)：造影剤注入後10分，15分，20分のタイミングで肝細胞相をVIBE sequenceで撮像している。施設によっては検査時間短縮のため15分または10分後で

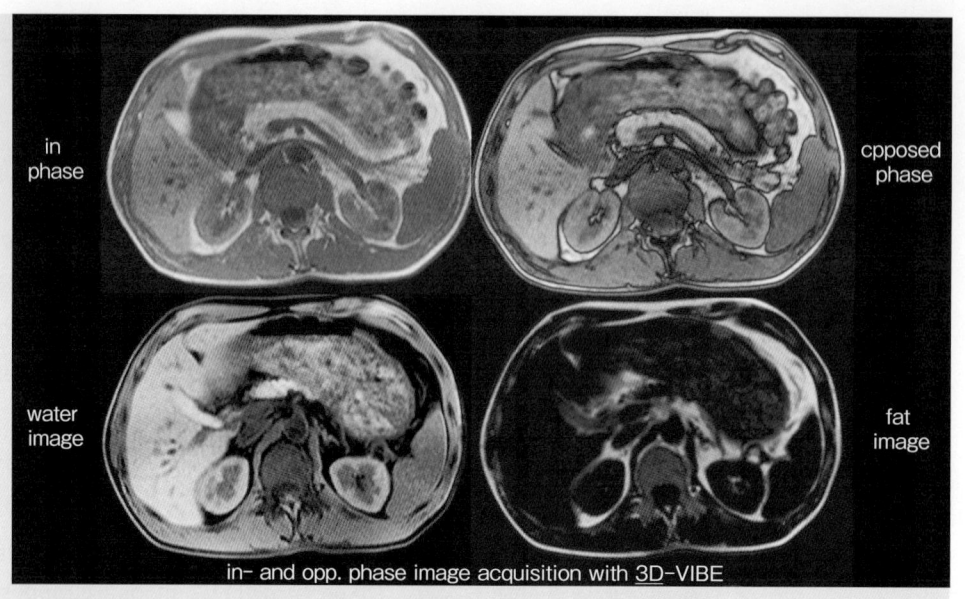

図I-26　Dixon法併用VIBEによる4種類のT1強調画像の同時収集

(提供：Siemens社)

切り上げている場合もあろうが，転移性肝腫瘍の場合，背景肝はほとんどの場合正常肝であり10分後まででも診断能としては十分であったが[5]，背景肝がほとんど硬変肝であるHCCの場合，肝機能によって徐々に造影効果が上昇する場合があり20分後までの撮像をルーチンとしている(図I-27)。

VIBEに関しては近年，DynaVIBEという新技術が導入され，息止めのズレを補正する新技術も導入され始めている(図I-28)。

3│高磁場MRIによる撮像について

Gd-EOB-DTPA造影MRIは静磁場強度が1.5TのMRI装置(Siemens社では，Magnetom Avanto，Aeraといった機種)でも薄く高速なVIBE sequenceの撮像が可能で，十分な診断能を有する画像が得られるが，Gd-EOB-DTPAは，わが国の承認用量の0.025 mmol/kgでは従来のGd-DTPAと比較しておよそ1/2(Gdの量は1/4であるがT1緩和能は約2倍であるため，結果的にはT1短縮効果は1/2)のT1短縮効果しかもたないため，確かに動脈優位相といったダイナミック造影では視覚的にも造影効果が弱い印象である。よって，近年導入の進んでいる3T-MRIを使用することによってそのdisadvantageを補完できる可能性を考え，筆者らは積極的に3T-MRIによるGd-EOB-DTPA造影MRIを導入当初から行っている。

体幹部用3T-MRIの導入当初は，磁場強度の不均一性やRF penetrationの低下によって起こるアーチファクトが問題となり，画像の安定性としては1.5T-MRIに劣っていたが[6]，T1短縮効果を呈するGdに対するadvantageは明確であった[6,7]。RFの均一性はSiemens社では"TimTX™"など送信RFを多チャンネル化することにより向上してきており，また，磁場強度の均一度は"TrueForm™"という技術により

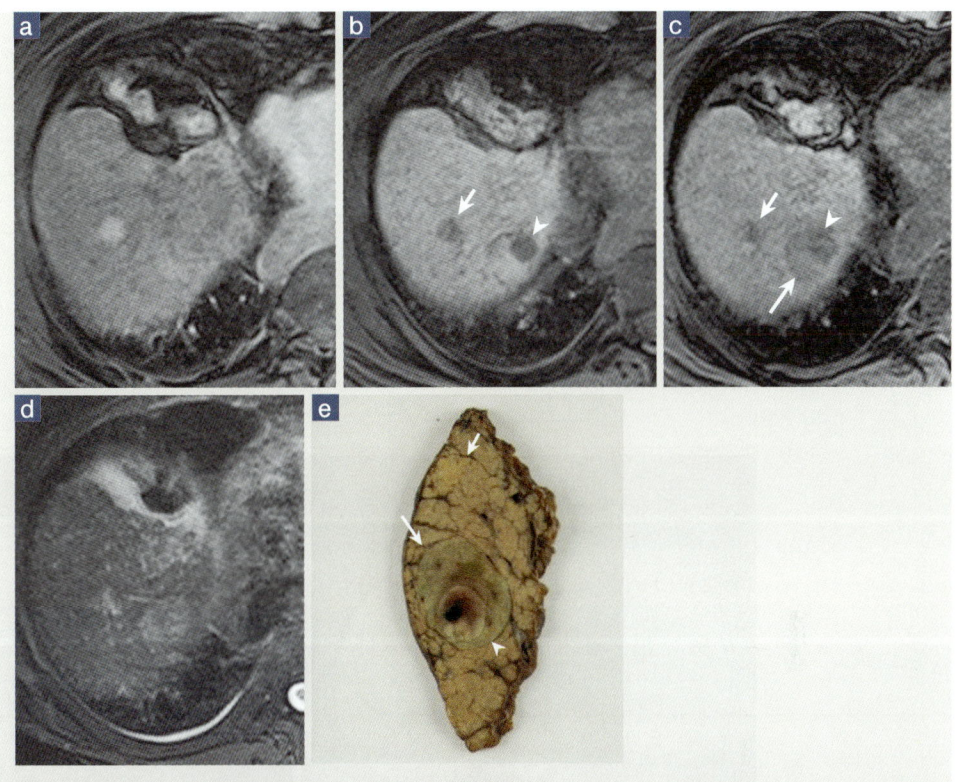

図Ⅰ-27 多中心性発生と思われた肝細胞癌症例

a：造影前，b：動脈優位相，c：肝細胞相（20分後），d：脂肪抑制T2強調像，e：固定後病理像
動脈優位相（b）でhypervasclarな結節が2か所指摘できる。肝細胞相（c）では周囲肝実質より低信号（短矢印および矢頭）で，長矢印部分はEOB造影剤の取り込みを認める。手術後の病理マクロ像（e）では高分化肝細胞癌（短矢印）と，周囲に胆汁産生を伴った部分（長矢印）と内部にnodule in nodule typeの部分（矢頭）を認める中分化肝細胞癌を認めた。

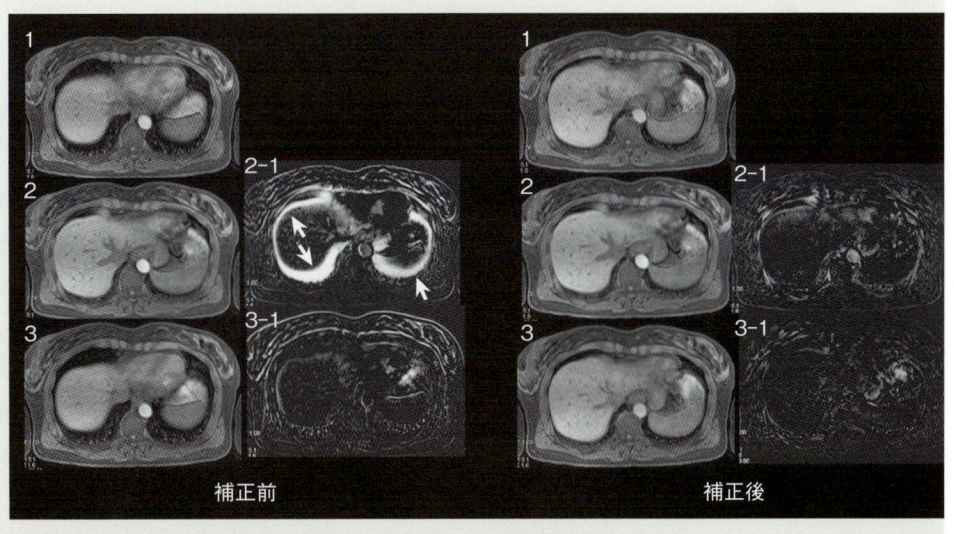

図Ⅰ-28 syngo DynaVIBE™（Siemens）
肝臓ダイナミックスタディにおける各フェーズの息止めのズレが補正されている。

（提供：Siemens社）

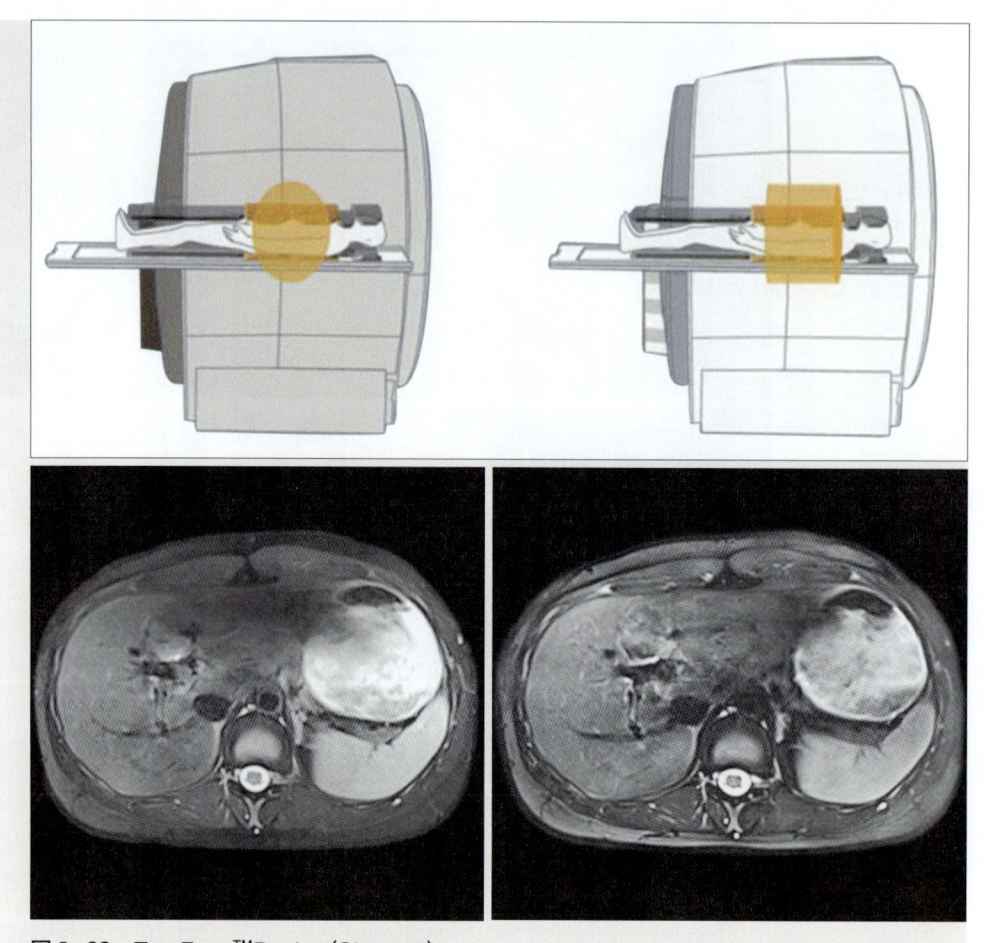

図Ⅰ-29 TrueForm™ Design（Siemens）

DSV（従来の球形：左上）と TrueForm RF（円筒形：右上）の磁場均一範囲の違い
肝臓における脂肪抑制 T2 強調像の DSV（左下）と TrueForm RF（右下）での実際の画像における磁場均一範囲の違いによるアーチファクトの相違。

（提供：Siemens 社）

体幹部の形状に近い円筒形で磁場強度の均一度が保障されるようになってきている。Siemens 社が先駆けた被験者の圧迫感が少ないガントリー開口径が 70 cm の open bore 装置でも同様のアプリケーションが搭載され，いまや 1.5T と比べ遜色のない均一性が得られている（図Ⅰ-29）。加えて前述した動きの補正技術，3T 以上の高磁場化とともに送信・受信コイルの多素子化が進歩してきており，32 チャンネル受信コイルも臨床応用され，パラレルイメージングによる高倍速化の恩恵を受けることから，時間分解能の向上，3T-MRI でより問題となるモーションアーチファクトや SAR（specific absorption rate）の低減が期待される。

Gd-EOB-DTPA 造影 MRI は卓越したコントラスト分解能が最大の特徴といえるが，その診断能の向上には VIBE のような等方性ボクセルのボリュームデータを高空間・高時間分解能で撮像できる sequence が必須である。今後は形態情報のみならず

機能や代謝情報への応用も期待される。

【引用文献】

1) Hecht EM, Holland AE, Israel GM, et al：Hepatocellular carcinoma in the cirrhotic liver：gadolinium-enhanced 3D T1-weighted MR imaging as a stand-alone sequence for diagnosis. Radiology 239：438-447, 2006
2) Hussain HK, Syed I, Nghiem HV, et al：T2-weighted MR imaging in the assessment of cirrhotic liver. Radiology 230：637-644, 2004
3) Kim YK, Lee YH, Kim CS, et al：Added diagnostic value of T2-weighted MR imaging to gadolinium-enhanced three-dimensional dynamic MR imaging for the detection of small hepatocellular carcinomas. Eur J Radiol 67：304-310, 2008
4) Xu PJ, Yan FH, Wang JH, et al：Added value of breathhold diffusion-weighted MRI in detection of small hepatocellular carcinoma lesions compared with dynamic contrast-enhanced MRI alone using receiver operating characteristic curve analysis. J Magn Reson Imaging 29：341-349, 2009
5) Sofue K, Tsurusaki M, Tokue H, et al：Gd-EOB-DTPA-enhanced 3.0 T MR imaging：quantitative and qualitative comparison of hepatocyte-phase images obtained 10 min and 20 min after injection for the detection of liver metastases from colorectal carcinoma. Eur Radiol 21：2336-2343, 2011
6) Tsurusaki M, Semelka RC, Zapparoli M, et al：Quantitative and qualitative comparison of 3.0T and 1.5T MR imaging of the liver in patients with diffuse parenchymal liver disease. Eur J Radiol 72：314-320, 2009
7) Ramalho M, Herédia V, Tsurusaki M, et al：Quantitative and qualitative comparison of 1.5 and 3.0 Tesla MRI in patients with chronic liver diseases. J Magn Reson Imaging 29：869-879, 2009

（鶴崎正勝）

3 ▶ Philips

　肝腫瘍の鑑別，描出，病期診断には，高速撮像可能なヘリカルCTやMRIを用い，造影剤を急速静注して経時的に全肝を撮像するダイナミック・スタディが必須である[1,2]。

　EOBは静脈注入後の早期相では細胞外液性造影剤として作用するため，Gd-DTPAと同様にダイナミック撮像により肝や肝腫瘍の血流動態の把握が可能となる[3,4]。Gd-EOB-DTPAは，高いT1緩和能を有しており，T1強調画像での撮像が中心となる。ただし，Gd-EOB-DTPAは前述のとおり，トータルとして約1/2のT1短縮効果しかない。また，体重当たりの用量も0.1 ml/kgとGd-DTPAの半分しかないため，動脈相における大動脈の濃染時間が短く，ダイナミック撮像の特に動脈相の撮像法を最適化することが多血性肝細胞癌の動脈濃染を評価するうえで重要である[4,5]。一方後期相では，Gd-EOB-DTPAは静注後時間経過とともにEOB基を利用し，有機アニオントランスポーターを介して肝細胞に取り込まれる[6]。実際，造影剤投与後1分程度から肝細胞へと取り込まれ始め，肝細胞相（hepatobiliary phase）といわれる静注後約

15〜20分では肝実質が高信号を示し，肝細胞機能がなく濃染されない肝腫瘍との間に十分な腫瘍-肝コントラストが得られる。肝細胞相での肝腫瘍検出能は非常に高い。

このようにGd-EOB-DTPAは血流診断と肝細胞機能診断の両面から肝腫瘍の描出，質的診断に迫ることができるが[3〜5]，このときに用いられる撮像法として時間，空間分解能に優れたPhilips(enhanced-T1 High Resolution Isotropic Volume Examination；e-THRIVE)やLAVAなどの3DFT(次元フーリエ変換)-T1強調画像が用いられる。コントラスト分解能の高いGd-EOB-DTPAと3DFT-T1強調画像を組み合わせた肝ダイナミックMRIの診断能は非常に高く，従来の肝腫瘍診断に用いられていたダイナミックMDCTやGd-DTPAを用いたダイナミックMRI，SPIO造影MRIを凌駕する[7〜9]。

本項では，e-THRIVEなどのPhilips社製のMRI装置でGd-EOB-DTPA造影MRIを行うときに用いる撮像法について，その特徴や有用性について記述する。

1│Gd-EOB-DTPA造影MRIの撮像法

a. ダイナミック撮像パルス系列(表Ⅰ-5)

Gd-EOB-DTPAを用いたダイナミック多相撮像は多血性肝細胞癌などの診断に非常に有用である。撮像系列としては，e-THRIVEなどの3DFT-T1強調画像が用いられる(図Ⅰ-30)[5, 10]。e-THRIVEは3DFT-gradient echo法による脂肪抑制T1強調画像高速撮像法である。この撮像法により，ダイナミックMRIに必要不可欠な息止めで撮影可能なT1強調系の高空間分解能画像が得られる。e-THRIVEでは，脂肪抑制法にSPAIRパルスといわれる超選択的な180度(IR)パルスを用いることによって，脂肪の信号をより選択的に抑制しており，造影剤のコントラストを増強するとともに，脂肪組織からのアーチファクトを抑えている(図Ⅰ-30)。

3DFT像では，inner loopとouter loopといわれる2方向のphase encode stepがあるが，これは空間分解能，つまり同方向のマトリックスの数であり，3DFT像の撮像時間はphase encode step×TR(繰り返し時間)ということになる。これが3DFT撮像法の撮像時間が長い理由であるが，e-THRIVEではこれら2方向のphase encode両方でハーフ・フーリエ法を用いており(図Ⅰ-31)，撮像時間を3割程度短くしている。さらにSENSE(sensitivity encoding)法といわれるパラレルイメージング技術によっても，撮像時間を短縮している。撮像時間の短縮はつまり高速撮像ということであるが，短縮された時間の一部を高分解能化にまわすことによって，e-THRIVEでは呼吸停止可能時間内での高分解能画像を可能にしている[11]。

Gd-EOB-DTPAによるダイナミックMRIでは，特に動脈相でtruncation artifact，marginal high intensity，blurring，motion artifactなどのような画質を低下させるアーチファクトが起こる可能性がある。truncation artifactは，前述のようにGd-EOB-DTPAでは動脈相における大動脈の濃染時間が短いために，K-spaceのデータを収集中に大きく信号が変化することによって起こる。このアーチファクトを低下させるには，大動脈の信号変化が少ない間，つまり短い時間で撮像するか，位相方向の

表 I-5　Gd-EOB-DFTPA MRI 撮像プロトコール造影手技（ダイナミック撮像）

MRI 撮像条件，造影手技
• Gyroscan Intera Nova（1.5 T）（Philips）or Achieva（3.0 T）（Philips）
・Body phased-array coil
・Image Sequences for fat-suppressed 3D-T1 TFE 　-1.5 T 　　TR/TE, 4.5 m/2.2 ms；flip angle, 10°；SENSE factor, 1.8；slice thickness, 5 mm；slice interval, -2.5 mm；matrix, 512×512×2.50 mm；reconstructed voxel size, 0.73×0.73×2.50 mm；fat saturation, +；field of view, 375 mm；breath held for 17.7 s 　-3.0 T 　　TR/TE, 4.5 ms/1.4 ms；flip angle, 10°；SENSE factor, 1.9；slice thickness, 3 mm；slice interval, 1.5 mm；matrix, 512×512×1.50 mm；reconstructed voxel size, 0.68×0.68×1.50 mm；fat saturation, +；field of view, 350 mm；breath held for 19 s
・Contrast enhancement 　Gd-EOB-DTPA（EOB・primovist, Bayer）（0.1 ml/kg）i.v. at 2.0 ml/sec, Hepatobiliary phase image：20 min after i.v.

Philips 社製 1.5T および 3T MRI の protocol

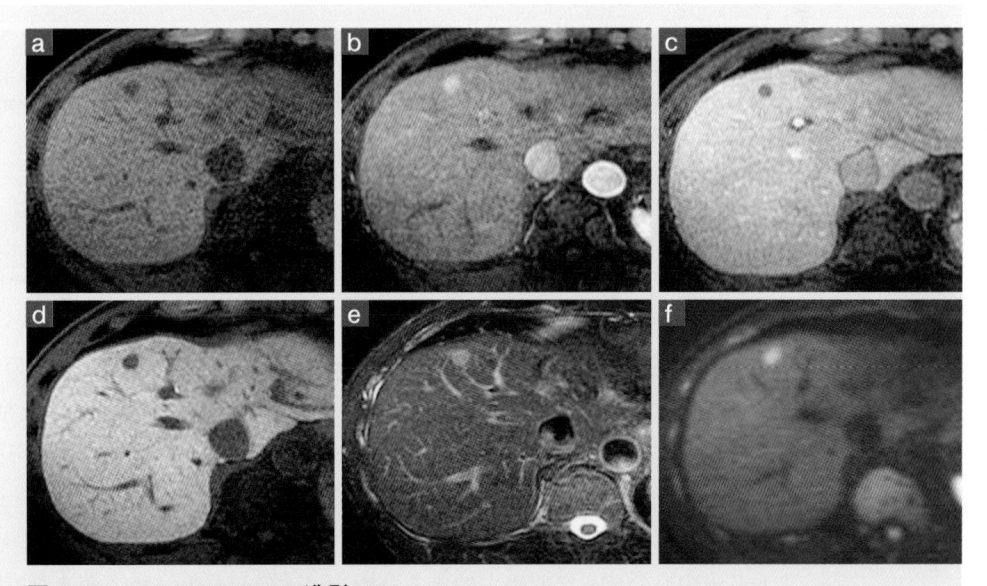

図 I-30　Gd-EOB-DTPA 造影 MRI

a：造影前 3DFT-T1 強調画像，**b**：3DFT-T1 強調画像動脈相，**c**：3DFT-T1 強調画像門脈相，**d**：3DFT-T1 強調画像肝細胞相，**e**：T2 強調画像（脂肪抑制併用），**f**：拡散強調画像（b=800）
1 cm 弱の大きさの多血性肝細胞癌の症例。肝 S4 に動脈相で早期濃染を示し，門脈相で washout がみられ，肝細胞相で造影剤取り込み低下を示す結節が認められる。T2 強調画像では淡い高信号を示し，拡散強調画像では拡散能低下を示している。典型的な肝細胞癌である。

　空間分解能を上げることが有効である。e-THRIVE は前述のように高速撮像法であり，その空間分解能を上げても十分短い時間での撮像が可能となる。短い時間の撮像は，患者の完全な呼吸停止（motion artifact の抑制）にも有利である。
　marginal high intensity や blurring は，k-space のデータ収集が centric ordering

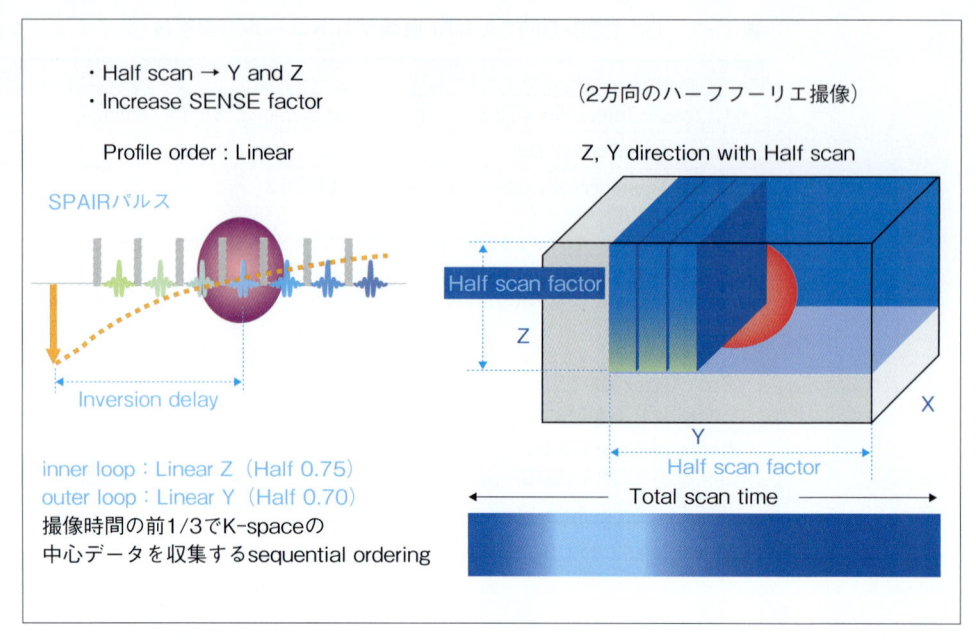

図Ⅰ-31　e-THRIVE のデータ収集

inner loop と outer loop の 2 方向の phase encode 両方でハーフ・フーリエ法を用いており，撮像時間を 3 割程度短くしている．さらに SENSE 法といわれるパラレルイメージング技術によっても，撮像時間を短縮している．

といわれる，最も signal-noise ratio（S/N 比）の高い k-space の中心データから順番に収集していく撮像法でよくみられるアーチファクトである．centric ordering では，IR パルス印加後，脂肪の信号が null point を通過するあたりから k-space の中心よりデータを収集していくために，k-space の辺縁の高周波成分のデータ収集が最後のほうになる．その頃には，IR パルスで倒した脂肪信号がかなり回復しており（**図Ⅰ-32**），高信号を示してしまう．高周波成分は辺縁のシャープさを強調する信号であるため，肝臓などの辺縁部分の信号が高くなってしまい，これを marginal high intensity と呼ぶ．また centric ordering では，spin に励起パルスをかけてまもなく k-space 中心のデータ収集が始まるため，spin の steady state がまだ安定しておらず，burring といわれる画像のブレが起こることがある（**図Ⅰ-33**）．また，motion artifact は体動により異なった周波数エンコードを受けてしまったためによる misregistration であり，truncation artifact, marginal high intensity や blurring を増幅する可能性もある．e-THRIVE で用いられている sequential ordering では truncation artifact, marginal high intensity や blurring などのアーチファクトは比較的軽度とされており，また前述のように呼吸停止容易な短時間撮像が可能なため motion artifact も少なく，e-THRIVE は Gd-EOB-DTPA 撮像 MRI に有効な撮像法といえる．

　Gd-EOB-DTPA 投与 15～20 分後に撮像する肝細胞相では，腫瘍の造影剤の取り込みの有無が重要な所見となる．肝細胞機能を有する肝実質は濃染されるのに対して，有さない腫瘍は低信号を示し，肝・腫瘍コントラストがつき，描出能が向上す

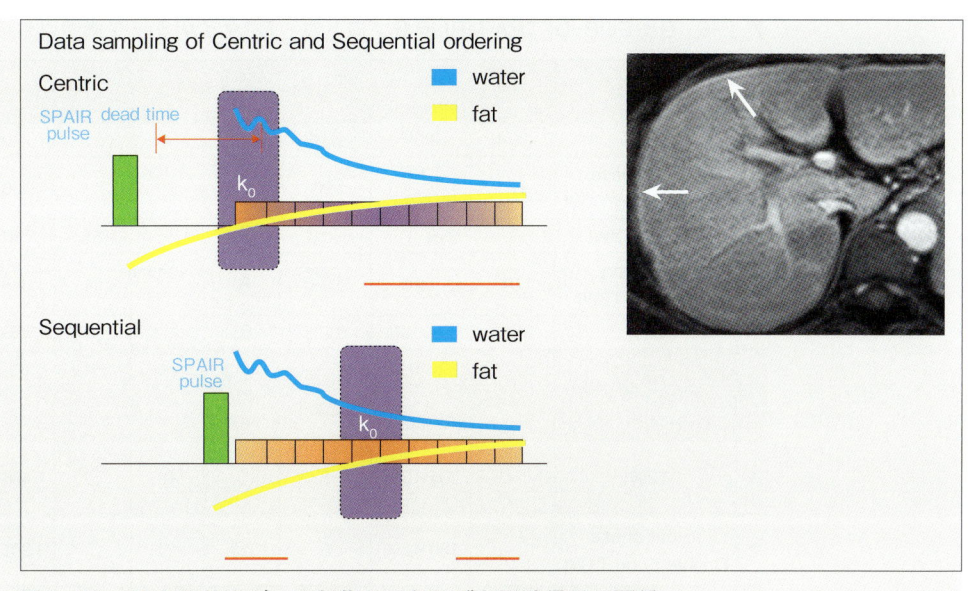

図Ⅰ-32　SPAIR 後のデータ収集タイミングと脂肪信号の関係

centric ordering では，IR パルス印加後，脂肪の信号が null point を通過するあたりから k-space の中心よりデータを収集していくために，k-space の辺縁の高周波成分のデータ収集が最後のほうになってしまう。その頃には，IR パルスで倒した脂肪信号がかなり回復しており，辺縁部に脂肪の信号が出てしまう（矢印）。

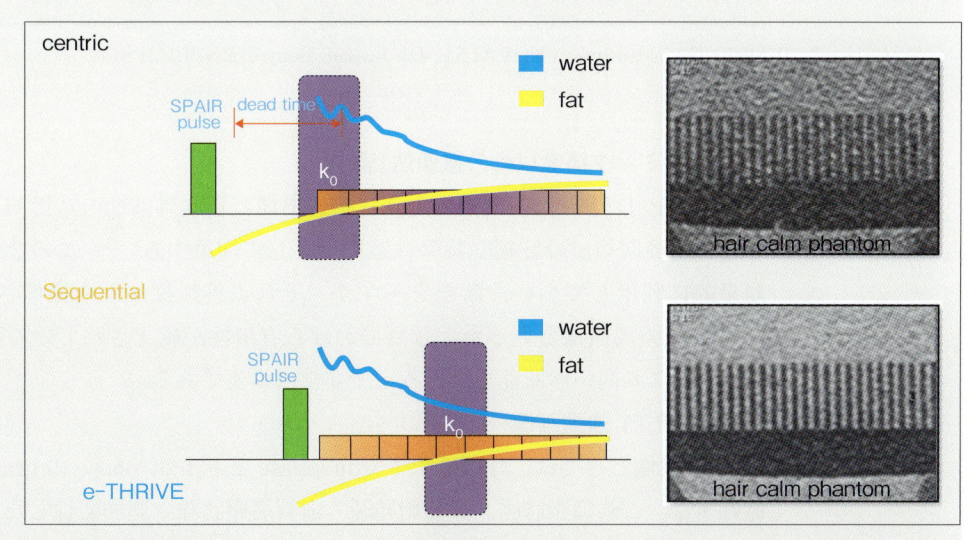

図Ⅰ-33　Burring

centric ordering では，spin に励起パルスをかけてまもなく k-space 中心のデータ収集が始まるため，steady state がまだ安定しておらず，Burring といわれる画像のブレが起こることがある。

る[3〜5, 10)]。e-THRIVE は薄いスライス厚を高い S/N 比で撮像可能な高速撮像法であり，横断像を得たうえに，画像を任意に冠状断像や矢状断像へと再構成でき，描出能の向上に寄与する。

表 I-6　Gd-EOB-DFTPA MRI 撮像プロトコール（ダイナミック撮像以外）

		Time (sec)	sequence	TR (msec)	TE (msec)	FA (°)	ETL	FOV (mm)	RFOV (%)	SENSE factor
1	T2WI	29.4	TSE	2,942	63	-	21	380	80	2
2	in-out phase Double Echo T1WI	17	FFE (in&out)	200	2.3/4.6	70	-	380	80	1.7
3	Heavily T2WI	15.5	SSH-TSE	644	80	-	81	380	80	2
4	Respiratory Triggering T2WI	1'01"	TSE	2,050	80	-	24	380	80	2
5	DWI	3'06"	SE-EPI	3,732	63			380	80	2

		Half scan factor	Matrix	Slice Thickness (mm)	Gap (mm)	Slice number	BreathHolding	Band Width	other
1	T2WI	-	204×256	8	2	19	○	438	
2	in-out phase Double Echo T1WI	-	180×256	8	0.8	24	○	1,201	
3	Heavily T2WI	0.64	307×384	8	0.8	24	○	510	
4	Respiratory Triggering T2WI	-	272×272	8	2	19	-	438	SPIR
5	DWI	0.6	160×160	8	1.0	25	-	1,248	b-factor 600

MRI：Gyroscan Intera NOVA1.5T, 4ch SENSE Body Coil（PHILIPS）

b. ダイナミック撮像以外の撮像法（表 I-6）

　Gd-EOB-DTPA は，前述のように造影早期に細胞外液性の造影剤として作用し，その後の後期相では肝細胞特異性造影剤として作用する[3~5]。この2つの作用機序を効果的に利用して高い診断能を示すが，それ以外に従来から撮像されている T1，T2，拡散強調画像といった，診断における有用性が確立されている画像も利用することが，より高い診断能を得るうえで非常に重要である。

(1) 造影前 T1 強調画像

　T1 強調像としては，呼吸停止下で in-phase と out-of-phase の gradient echo 像を撮像する。これは脂肪腫，骨髄脂肪腫，血管筋脂肪腫，脂肪変性した高分化肝細胞癌などの肝結節内の脂肪含有を評価でき，診断の補助となる。

(2) T2 強調画像，拡散強調画像

　Gd-EOB-DTPA は T1 短縮効果ほどではないが，弱い T2 短縮効果も有している。Gd-EOB-DTPA 投与後，肝実質や胆汁中に造影剤が移行し，その T2* 短縮効果の影響で肝実質の信号低下が軽度起こるが，T2 強調画像，拡散強調画像ともにかえって腫瘍・肝実質コントラストを向上するため，造影後の撮像は問題ないとされている。

(3) heavily T2 強調像など

　MRCP などに用いる heavily T2 強調像は造影前もしくは投与後 1.5 分以内に撮像

する。それ以降になると、胆汁中に造影剤が移行し胆汁のT2値が短縮し、胆管の信号低下のためMRCPの画質低下につながる。

(4) T1 mapping

ダイナミック相から肝細胞相おけるGd-EOB-DTPAの取り込み、排泄の動態は肝細胞機能の影響を受ける[12~14]。肝障害が進むと、投与20分後以上待っても肝の信号上昇は得られにくい。肝実質の濃染程度は総ビリルビン(TB)やインドシアニン・グリーン(ICG)の値と相関するとの報告もあり[12]、逆に区域別に造影効果を検討することで、臨床的に重要な区域肝機能を評価できる可能性がある[12~14]。しかし、MRIでは撮像ごとに同じ撮像法でも、撮像前のチューニングの有無によって信号強度が変化するため、定量的な計測が困難な場合が多い。筆者らは、組織の絶対的な値であるT1値を計測して造影能を定量的に評価している。T1値を肝臓の部位で調べる画像としてT1 mappingを用いている(図Ⅰ-34)が、これを得るためにはlook-locker sequenceで得られた画像データを専用のソフト(Philips社のPRIDE)で読み込む必要がある。このlook-locker sequence(図Ⅰ-35)はIR法を利用したもので、IRパルス後の縦緩和の間に連続してデータを収集し、T1値を計測する[15]。

c. MRI装置の磁場強度

近年、わが国では3テスラMRIの臨床導入が急速に進んでいる。腹部領域では誘電効果による信号低下や磁化率効果にも注意を払う必要があるが、装置の進歩や撮像パルス系列(非常に短いTEの3DFT-T1強調像)の開発で、腹部領域にも積極的に利用できるようになってきている。Philipsの3T装置では、1.5Tに比して十分なS/N比の向上があり、さらに32 channel coilによるS/N比向上もはかられている。前述のように、Gd-EOB-DTPA造影MRIでは高速に高空間分解能の画像を撮像する必要があり、これらはともにS/N比に不利な条件であるが、上記の3T-MRIでは、十分なS/N比が担保されている。

Gd-EOB-DTPA造影MRIに筆者らが用いているPhilips社製MRI撮像法について述べた。上記の撮像法を用いることで良好なGd-EOB-DTPA造影MR像を得ることができる。

【引用文献】

1) Kim T, Murakami T, Oi H, et al：Detection of hypervascular hepatocellular carcinoma by dynamic MRI and dynamic spiral CT. J Comput Assist Tomogr 19：948-954, 1995
2) Yoshimitsu K, Honda H, Jimi M, et al：Correlation of three-dimensional gradient echo dynamic MR imaging with CT during hepatic arteriography in patients with hypervascular hepatocellular carcinomas：preliminary clinical experience. J Magn Reson Imaging 13：258-262, 2001
3) Huppertz A, Balzer T, Blakeborough A, et al：Improved detection of focal liver lesions at MR imaging：multicenter comparison of gadoxetic acid-enhanced MR images with intraoperative findings. Radiology 230：266-275, 2004
4) Jung G, Breuer J, Poll LW, et al：Imaging characteristics of hepatocellular carcinoma

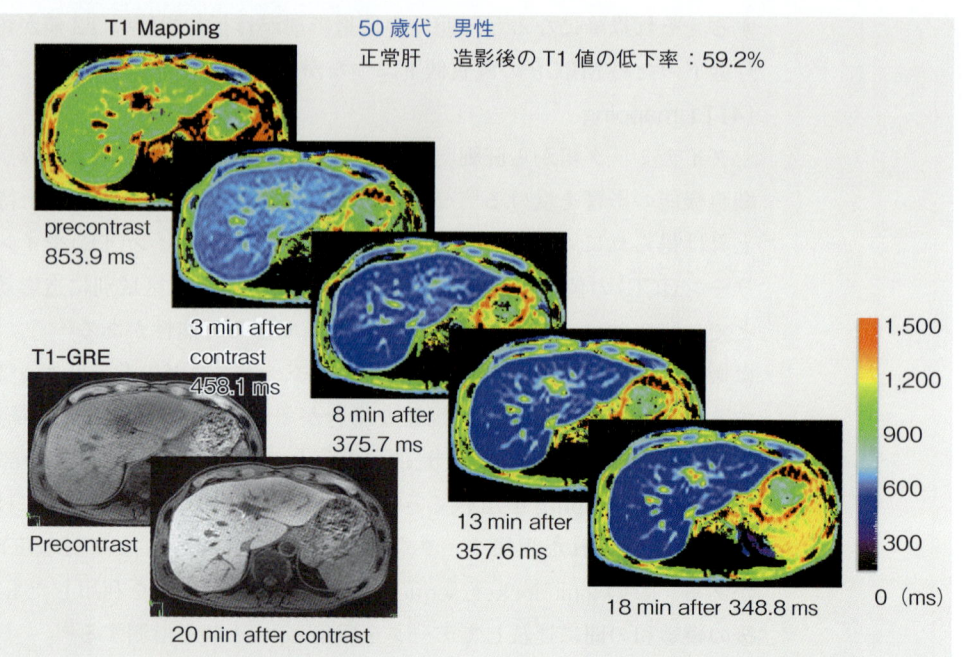

図Ⅰ-34 T1 mapping images
ROIをMap上の肝の上に置くことによって，同部のT1値が測定できる．
(Katsube T, Okada M, Kumano S, et al：Invest Radiol 46：277-283, 2011. p278, Fig.1 より転用)

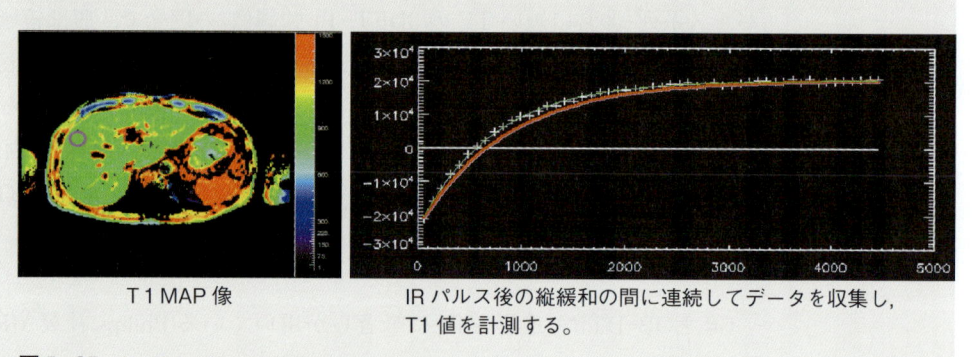

図Ⅰ-35 look-locker sequence

using the hepatobiliary contrast agent Gd-EOB-DTPA. Acta Radiol 47：15-23, 2006
5) Vogl TJ, Kummel S, Hammerstingl R, et al：Liver tumors：comparison of MR imaging with Gd-EOB-DTPA and Gd-DTPA. Radiology 200：59-67, 1996
6) Narita M, Hatano E, Arizono S, et al：Expression of OATP1B3 determines uptake of Gd-EOB-DTPA in hepatocellular carcinoma. J Gastroenterol 44：793-798, 2009
7) Di Martino M, Marin D, Guerrisi A, et al：Intraindividual comparison of gadoxetate disodium-enhanced MR imaging and 64-section multidetector CT in the Detection of hepatocellular carcinoma in patients with cirrhosis. Radiology 256：806-816, 2010
8) Park G, Kim YK, Kim CS, et al：Diagnostic efficacy of gadoxetic acid-enhanced MRI in the detection of hepatocellular carcinomas：comparison with gadopentetate dimeglumine. Br J Radiol 83：1010-1016, 2010

9) Okada M, Imai Y, Kim T, et al：Comparison of enhancement patterns of histologically confirmed hepatocellular carcinoma between gadoxetate- and ferucarbotran-enhanced magnetic resonance imaging. J Magn Reson Imaging 32：903-913, 2010
10) Huppertz A, Haraida S, Kraus A, et al：Enhancement of focal liver lesions at gadoxetic acid-enhanced MR imaging：correlation with histopathologic findings and spiral CT-initial observations. Radiology 234：468-478, 2005
11) Kim KA, Herigault G, Kim MJ, et al：Three-dimensional contrast-enhanced hepatic MR imaging：comparison between a centric technique and a linear approach with partial Fourier along both slice and phase directions. J Magn Reson Imaging 33：160-166, 2011
12) Kim T, Murakami T, HasuikeY, et al：Experimental hepatic dysfunction：evaluation by MR with Gd-EOB-DTPA. J Magn Reson Imaging 7：683-688, 1997
13) Tsuda N, Okada M, Murakami T. Potential of gadolinium-ethoxybenzyl-diethylenetriamine pentaacetic acid (Gd-EOB-DTPA) for differential diagnosis of nonalcoholic steatohepatitis and fatty liver in rats using magnetic resonance imaging. Invest Radiol 42：242-247, 2007
14) Katsube T, Okada M, Kumano S, et al：Estimation of Liver Function Using T1 Mapping on Gd-EOB-DTPA-enhanced Magnetic resonance imaging. Invest Radiol 46：277-283, 2011
15) Shin W, Gu H, Yang Y：Fast high-resolution T1 mapping using inversion-recovery Look-Locker echo-planar imaging at steady state：optimization for accuracy and reliability. Magn Reson Med 61：899-906, 2009

〔村上卓道，岡田真広〕

3. EOBの取り込み・排泄トランスポーター

1 肝細胞の薬物および内因性物質のトランスポーター（総論）

近年，肝細胞膜の種々のトランスポーターが同定され（図I-36），それらの基質特異性や遺伝子多型についても明らかになってきている[1〜3]。本項ではこれらを総論的に概説し，Gd-EOB-DTPAの肝輸送に関わるトランスポーターについても簡単に述べる。

1│肝取り込みトランスポーター

a. OATP（organic anion transporting polypeptide）ファミリー

各種の有機アニオンの取り込みを行うトランスポーターで，OATP1B1とOATP1B3が主なものである。OATP1B1（*SLCO1B1*）は以前，OATP-C，OATP2，LST-1と呼ばれたもの，OATP1B3（*SLCO1B3*）は以前，OATP-8，LST-2と呼ばれたもので，ともに東北大学の阿部高明，海野倫明らによって最初に同定されたトランスポーターである[4,5]。最近，これまで原因が不明であった体質性黄疸であるRotor症候群が，OATP1B1とOATP1B3の両者の遺伝子異常により起こることが報告された[6]。

OATP1B1とOATP1B3はアミノ酸レベルのホモロジーは80％と高く，その基質にはオーバーラップがある。胆汁酸，スルフォブロモフタレイン（BSP），エストラジ

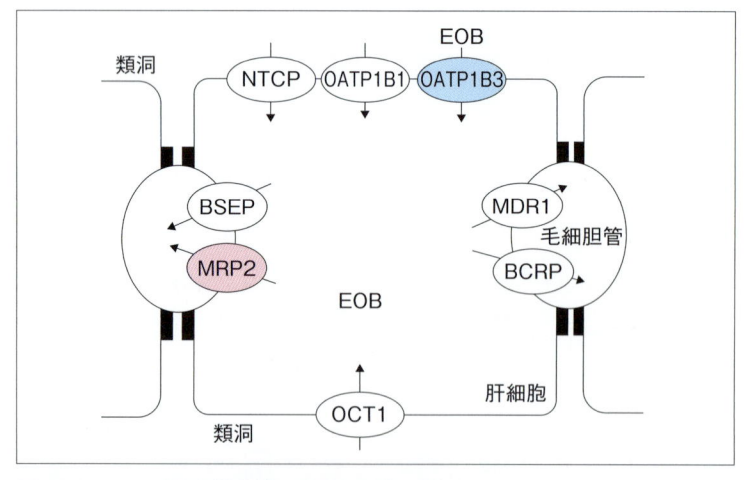

図I-36　ヒト肝の代表的トランスポーター

取り込みトランスポーターとして，OATP1B1（*SLCO1B1*），OATP1B3（*SLCO1B3*），NTCP（*SLC10A1*），OCT1（*SLC22A1*）が，毛細胆管膜トランスポーターとして，MRP2（*ABCC2*），BSEP（*ABCB11*），BCRP（*ABCG2*），P-gp（*ABCB1*）がある。
EOBはOATP1B3により肝細胞に取り込まれ，MRP2により毛細胆管に排泄される。

オール-17β-グルクロナイド，多くのスタチンなどは両者に共通の基質であり，リファンピシン，シクロスポリン，HIV治療薬のリトナビルやロピナビルなどは共通の阻害薬である。エストロン-3-サルフェート，ビリルビンとそのグルクロナイドはOATP1B1に特異的な基質と，コレシストキニンやジゴキシンはOATP1B3に特異的な基質と考えられている。同じARBでも，バルサルタンやオルメサルタンは両者に共通の基質であるが，テルミサルタンはOATP1B3に特異的な基質と考えられている。Gd-EOB-DTPAもOATP1B3に特異的で，これにより肝細胞に取り込まれる（図Ⅰ-36）。

OATP1B1については，各種スタチンをはじめとして，その遺伝子多型が薬物動態に影響を与えることが知られているが，Gd-EOB-DTPAのトランスポーターであるOATP1B3についての詳細は不明である。

b. NTCP (Na$^+$/taurocholate cotransporting polypeptide)

遺伝子名は*SLC10A1*であり，Na$^+$，K$^+$-ATPaseによるNa$^+$取り込みに共役した2次性能動輸送を行う胆汁酸に特異的なトランスポーターである。ジヒドロエピアンドロステロン-サルフェート（DHEAS），エストロン-3-サルフェート，BSP，ロスバスタチンやオルメサルタンなどもNTCPの基質になる[2,7]。

c. OCT1 (organic cation transporter 1)

遺伝子名は*SLC22A1*であり，分子量の小さい水溶性の有機カチオンの肝取り込みを行う。抗ウイルス薬のアシクロビル，ガンシクロビル，H$_2$受容体拮抗薬のファモチジンや，ラニチジン，経口糖尿病薬のメトホルミンなどが基質となる。

2 | 肝排泄トランスポーター

すべて毛細胆管膜に局在し，ATPの加水分解による1次性能動輸送を行うトランスポーターである。

a. MRP2 (multidrug resistance protein 2)

以前はcMOATとも呼ばれており，遺伝子名は*ABCC2*である。EHBR（Eisai hyperbilirubinemic rat）などのMRP2欠損ラットでその機能が明らかにされ[8,9]，Dubin-Johnson症候群の原因がMRP2の遺伝子異常であることが判明した[10]。種々のグルクロン酸抱合体やグルタチオン抱合体などの有機アニオンの胆汁中排泄を行い，胆汁酸ではグルクロナイドとサルフェートが基質となる。有機アニオンの多くはOATPファミリーで肝に取り込まれ，MRP2で胆汁中に排泄され，両トランスポーターの基質特異性は類似している。

Gd-EOB-DTPAはMRP2によって毛細胆管に排泄される（図Ⅰ-36）。Dubin-Johnson症候群の患者にEOB-MRIを行うとどうなるか興味のあるところである。

b. BSEP (bile salt export pump)

以前はSPGP，cBATとも呼ばれており，遺伝子名は*ABCB11*である。アミノ酸抱合胆汁酸に特異的なトランスポーターであるが，プラバスタチンも基質となる。シクロスポリンA，リファンピシン，グリベンクラミドは阻害薬として知られている。

c. P糖蛋白（P-gp）

MDR1（*ABCB1*）とも呼ばれ，比較的脂溶性の高いカチオンや中性化合物の胆汁中排泄に関与する．ジゴキシンの他，イリノテカン，ドキソルビシン，ビンクリスチン，パクリタキセルなどの抗癌薬が基質となる．シクロスポリン，キニジン，ベラパミルが阻害薬として知られる．

d. BCRP（breast cancer resistance protein）

遺伝子名は*ABCG2*であり，硫酸抱合体などの種々の化合物の胆汁中排泄に関与する．フルオロキノロン類やサラゾスルファピリジンなどの抗菌薬やエトポシド，イマチニブなどの抗癌薬など多岐にわたる薬物が基質となる．MRP2やP糖蛋白の基質とのオーバーラップも多い．

【引用文献】

1) Giacomini KM, Huang SM, Tweedie DJ, et al：Membrane transporters in drug development. Nat Rev Drug Discov 9：215-236, 2010
2) 前田和哉：胆汁排泄とトランスポーター．日薬理誌 135：76-79, 2010
3) 楠原洋之，前田和哉，杉山雄一：薬物動態関連遺伝子多型による薬物動態の変動予測法の開発．杉山雄一，山下伸二，栗原千絵子（編）：創薬技術の革新：マイクロドーズからPET分子イメージングへの新展開，pp53-62，メディカルドゥ，2010
4) Abe T, Kakyo M, Tokui T, et al：Identification of a novel gene family encoding human liver-specific organic anion transporter LST-1. J Biol Chem 274（24）：17159-17163, 1999
5) Abe T, Unno M, Onogawa T, et al：LST-2, a human liver-specific organic anion transporter, determines methotrexate sensitivity in gastrointestinal cancers. Gastroenterology 120：1689-1699, 2001
6) van de Steeq E, Stránecký V, Hartmannová H, et al：Complete OATP1B1 and OATP1B3 deficiency causes human Rotor syndrome by interrupting conjugated bilirubin reuptake into the liver. J Clin Invest 122：519-528, 2012
7) Ho RH, Tirona RG, Leake BF, et al：Drug and bile acid transporters in rosuvastatin hepatic uptake：function, expression, and pharmacogenetics. Gastroenterology 130：1793-1806, 2006
8) Takikawa H, Sano N, Narita T, et al：Biliary excretion of bile acid conjugates in a hyperbilirubinemic mutant Sprague-Dawley rat. Hepatology 14：352-360, 1991
9) Paulusma CC, Bosma PJ, Zaman GJ, et al：Congenital jaundice in rats with a mutation in a multidrug resistance-associated protein gene. Science 271：1126-1128, 1996
10) Paulusma CC, Kool M, Bosma PJ, et al：A mutation in the human canalicular multispecific organic anion transporter gene causes the Dubin-Johnson syndrome. Hepatology 25：1539-1542, 1997

（滝川　一）

2 取り込みトランスポーター（各論）

EOBの特徴は従来のGd造影剤と同様のダイナミックスタディが可能であると同時に，投与1.5分後程度から徐々に肝細胞特異的に取り込まれ，約20分後には肝細

胞の造影効果が最高となる。この時相を肝細胞相(hepatobiliary phase)といい，肝腫瘍の検出に十分な腫瘍-肝細胞コントラストを得ることができる[1]。

さらには，Ichikawaらの報告によると，従来の画像診断の様式では鑑別困難であった肝細胞性結節も，EOBを用いることによりhigh grade dysplastic noduleとearly HCCとを鑑別することが可能である[2]。よって，EOBは肝血流診断と肝細胞機能診断の両面から肝細胞性結節の鑑別および質的診断ができる，画期的なMR造影剤であるといえる。その一方で，一部の肝細胞癌は肝細胞においてEOBを取り込み，周囲の肝細胞と比較して等信号または高信号の病変として描出されることが報告されている[3,4]。ラット肝細胞癌では，腫瘍の分化度が低下するにつれて肝細胞相での増強率が低下するとされているが[5]，ヒト肝細胞癌におけるEOB取り込みの機序は不明であった。筆者らは2009年に初めて，ヒト肝細胞癌において肝細胞膜輸送蛋白であるOATP1B3の発現の程度が，EOBを取り込む肝細胞癌の肝細胞相での造影効果と強く相関することを示した[6]。ここでは，筆者らの報告を紹介するとともに，EOBを肝細胞内に取り込む輸送蛋白に関してこれまでの文献を参照しながら解説する。

1│肝細胞膜輸送蛋白

物質は基本的に類洞側輸送蛋白を介して血中から肝細胞内に取り込まれ，毛細胆管側輸送蛋白を介して胆汁中に分泌される。現在までに報告されている類洞側肝細胞膜輸送蛋白を以下に記す。

a. OATPサブファミリー：OATP-A (OATP1A2)，OATP-B (OATP2B1)，OATP-C (OATP1B1)，OATP8 (OATP1B3)

胆汁酸，甲状腺・ステロイドホルモン，N-methylquinidineなどの有機カチオンなどの分子量が大きな両親媒性(親水性かつ疎水性)有機アニオンを輸送。これら内因性物質のほか，さまざまな外来性物質や薬剤の取り込みに寄与。これらOATPサブファミリーのうち，Gd-EOB-DTPA取り込みに関与するものはOATP1B3であることが筆者らの報告で示唆された[6]。

b. タウリン/グリシン抱合胆汁酸輸送(Na$^+$/taurocholate cotransporting polypeptide：NTCP)

c. 有機カチオン輸送(organic cation transporters：OCT)

なお，ABC輸送蛋白のメンバーであるMRP3も類洞側に発現する肝細胞膜輸送蛋白であるが，肝細胞保護のため有害物質を肝細胞から類洞内に逆輸送する働きをもつと報告されている[7]。

2│ヒト肝細胞癌におけるOATP1B3とMRP2発現とGd-EOB-DTPA取り込みについての検討

Gd-EOB-DTPAは，ラットにおける実験でOATP1により肝細胞に取り込まれ，MRP2により胆汁に排泄されることが報告されており[7]，ヒト正常肝細胞cell lineを

用いた実験ではOATP1B3を介して肝細胞内に取り込まれることが報告されていることをうけ[8]，筆者らはEOBを取り込む肝細胞癌の頻度とその取り込みに関与する臨床・病理学的因子について検討した．

a. 対象と方法

2008年5〜10月に京都大学附属病院で術前EOB-MRI検査後に肝切除術を受けた肝細胞癌患者25症例のうち，前治療として肝動脈塞栓療法もしくは経皮経肝エタノール注入療法を受けた3例を除いた22例を対象に後ろ向き検討を行った．肝細胞癌と診断された病変の信号増強比(enhancement ratio；ER) = (SI造影後 − SI造影前)/SI造影前(signal intensity；SI)を算出し，ER低値群(ER < 1)とER高値群(ER ≧ 1)の2群に分類して以下の項目について比較検討した．

①組織学的分化度
②HE染色にて胆汁色素の存在割合で層別化した胆汁産生能
③Western blot法によるOATP1B3蛋白発現量定量とERとの相関
④免疫染色法によるOATP1B3の発現部位の評価

b. 結果

EOB-MRI検査の肝細胞相で肝細胞癌に信号増強が認められた症例は6例(27.3%)(ER ≧ 1)であり，信号増強がみられなかった症例は16例(72.7%)(ER < 1)であった(図I-37)．

①組織学的分化度の比較

ER高値群はすべて中分化型腺癌であり，2群間に有意差を認めなかった(表I-7)．

②胆汁産生能の比較

胆汁を産生する肝細胞癌はER低値群で5例(31.3%)，ER高値群では4例(66.7%)に認められたが，両群間に有意差はみられなかった($P = 0.231$)．ER低値群で胆汁産生がみられた5例のうちの2例に高度な胆汁産生能がみられた一方で，ER高値群では胆汁産生能はすべて軽度であった(表I-7)．

③OATP1B3の発現量定量とERとの相関関係

非腫瘍部肝の組織学的診断は，正常肝($n=4$)，慢性肝炎($n=6$)，肝硬変($n=8$)，肝線維症($n=3$)，脂肪肝($n=1$)であり，組織間でのOATP1B3の発現に差はみられなかった．一方，ER低値の肝細胞癌ではOATP1B3の発現が低値であるのに比べて，ER高値の肝細胞癌ではOATP1B3の発現が有意に高値であり($1.34 ± 0.07$ vs. $0.34 ± 0.24$, $P < 0.001$；図I-38)，ERはOATP1B3の発現レベルと強い正の相関関係を示した(相関係数；0.91, $P < 0.001$)．

④OATP1B3の発現部位

パラフィン切片を用いた免疫染色では，OATP1B3の発現はER低値の肝細胞癌にほとんどみられなかったが，ER高値の肝細胞癌の腫瘍細胞膜に強く発現していることが示された(図I-39)．

c. 結論

EOBを取り込む肝細胞癌は27.3%にみられ，EOB肝細胞相での肝細胞癌の信号強

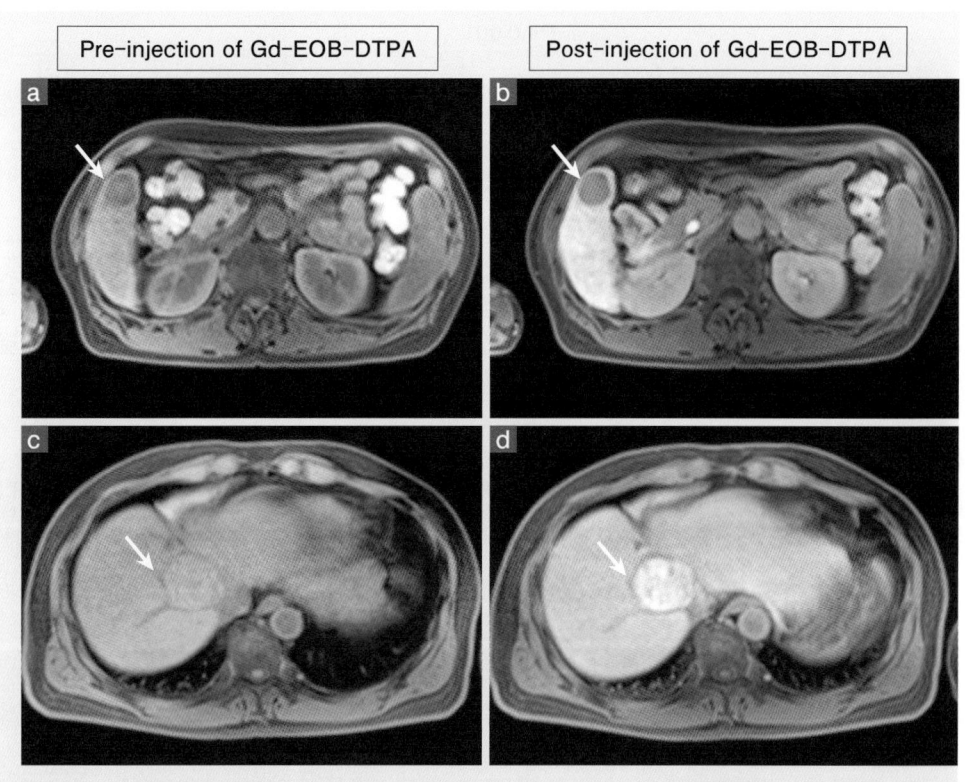

図Ⅰ-37 Gd-EOB-DTPA注入前(a, c), 注入後(b, d)のMRI肝細胞相の信号増強(矢印)

表Ⅰ-7 ER高値群および低値群の比較

	ER ≧ 1 (n = 6)	ER < 1 (n = 16)	P value
組織学的分化度			
高分化	0	3	
中分化	6	11	0.294
低分化	0	2	
胆汁産生能	4	5	0.231
軽度(< 5%)	4	2	
中等度(5〜25%)	0	1	
高度(> 25%)	0	2	

度はOATP1B3の発現量と強く相関しており，腫瘍の分化度や胆汁産生能とEOBの取り込みに関連性はみられなかった。ヒト肝細胞癌ではOATP1B3がEOBの取り込みに関与していることが示唆された。

3｜Gd-EOB-DTPAの肝細胞癌への取り込みに関するこれまでの報告

　2009年の筆者らの報告以降，Gd-EOB-DTPAを取り込む肝細胞癌の輸送蛋白に関する報告は日本を中心になされている(表Ⅰ-8)。これらの報告でいずれも共通しているものは，OATP1B3の発現がEOBを高集積する腫瘍で上昇していることであ

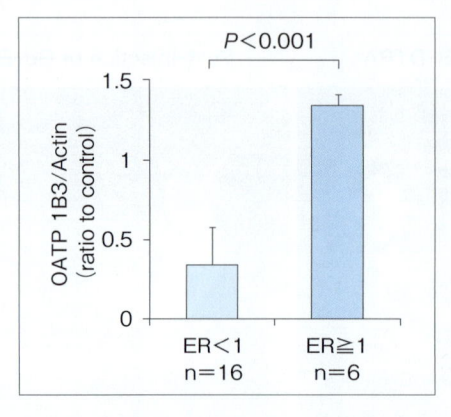

図Ⅰ-38 OATP1B3の信号増強比(ER)による発現レベルの差

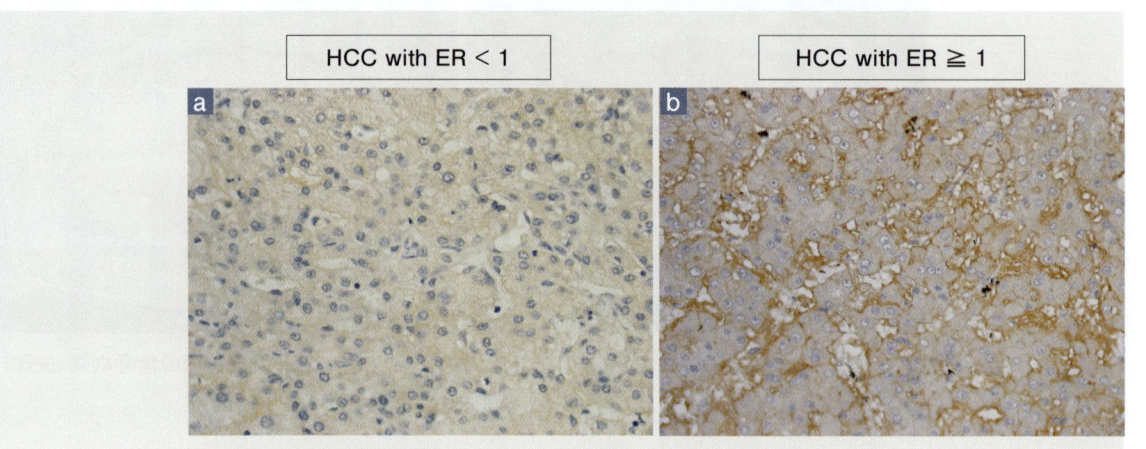

図Ⅰ-39 信号増強比(ER)によるOATP1B3の発現の強弱(免疫染色)

り，肝細胞癌ではOATP1B3がGd-EOB-DTPAの取り込みに密接に関与していることを示唆している。

一方，Kitaoらの報告においてABCトランスポーターファミリーのMRP3の発現が上昇していた。これに関して筆者らは，MRP3の上昇はOATP1B3の発現増加やMRP2の機能障害に伴う反応性の変化であり，OATP1B3と比較してGd-EOB-DTPAの取り込み増加への影響は少ないものと考察しているが，詳細は次項を参照いただきたい。

なお，EOBの取り込みと胆汁産生能の関係は一定の見解がない。OATP1B3は胆汁酸を細胞内に輸送するためOATP1B3高発現腫瘍では胆汁の産生能が促進される可能性はある。しかし，それ以外の取り込み輸送蛋白も胆汁酸の細胞内輸送にかかわっていることから，一概にOATP1B3高発現と胆汁産生能亢進を関連づけることは難しいように思われる。

なお，肝細胞相で高信号を呈する肝細胞癌をgreen hepatomaと呼ぶ傾向があるが，green hepatomaは腫瘍の肉眼所見上緑色調を呈する肝細胞癌のことであり，胆汁色素であるビリルビンがその要因と考えられる。EOBを取り込む肝細胞癌すべて

表 I-8 Gd-EOB-DTPA の肝細胞癌への取り込みに関するこれまでの報告

	Narita ら 2009	Kitao ら 2010	Tsuboyama ら 2010
症例数	22 例 22 結節	38 例 40 結節	25 症例 27 結節
EOB 高集積腫瘍の頻度（％）	6/22（27.3％）	8/40（20％）	5/27（18.5％）
解析したトランスポーターの種類	OATP1B3 MRP2	OATP1A2 OATP2B1 OATP1B1 OATP1B3 MRP1/2/3	OATP1B3 MRP2
EOB 高集積腫瘍で発現上昇していたトランスポーター	OATP1B3	OATP1B3 MRP3	OATP1B3
EOB-DTPA 高集積と胆汁産生能との関係	なし	傾向あり	あり
EOB-DTPA 高集積と分化度との関係	なし （すべて中分化型）	なし （中分化型が 88％）	なし （中分化型が 80％）

で胆汁産生能が亢進しているわけではないため，必ずしも green hepatoma と EOB 取り込み肝細胞癌は同義でないということに留意すべきである．

4｜Gd-EOB-DTPA の OATP1B3 を介した肝細胞癌への取り込みと今後の臨床的展望

　肝細胞癌は抗癌薬に対する感受性が低く，有効な化学療法が確立していないため，化学療法抵抗性であることが多い[9]．OATP1B3 は分子量が大きな両親媒性有機アニオンを輸送する以外にも，メトトレキサート[10]や，パクリタキセル[11]などの抗癌薬を細胞内に輸送することが知られている．つまり，OATP1B3 発現の上昇している肝細胞癌はこれらの薬剤を Gd-EOB-DTPA 同様細胞内に取り込む可能性があるため，EOB 取り込み増加肝細胞癌に対して，これらの薬剤を用いた化学療法により，その抗腫瘍効果が期待できるテーラーメイド医療が可能になるかもしれない．

【引用文献】

1) Hamm B, Staks T, Mühler A, et al：Phase I clinical evaluation of Gd-EOB-DTPA as a hepatobiliary MR contrast agent：safety, pharmacokinetics, and MR imaging. Radiology 195：785-792, 1995
2) Ichikawa T, Saito K, Yoshioka N, et al：Detection and characterization of focal liver lesions：a Japanese phase III, multicenter comparison between gadoxetic acid disodium-enhanced magnetic resonance imaging and contrast-enhanced computed tomography predominantly in patients with hepatocellular carcinoma and chronic liver disease. Invest Radiol 45：133-141, 2010
3) Huppertz A, Haraida S, Kraus A, et al：Enhancement of focal liver lesions at gadoxetic acid-enhanced MR imaging：correlation with histopathologic findings and spiral CT — initial observations. Radiology 234：468-478, 2005
4) Saito K, Kotake F, Ito N, et al：Gd-EOB-DTPA enhanced MRI for hepatocellular

carcinoma: quantitative evaluation of tumor enhancement in hepatobiliary phase. Magn Reson Med Sci 4: 1-9, 2005
5) Tsuda N, Kato N, Murayama C, et al: Potential for differential diagnosis with gadolinium-ethoxybenzyl-diethylenetriamine pentaacetic acid-enhanced magnetic resonance imaging in experimental hepatic tumors. Invest Radiol 39: 80-88, 2004
6) Narita M, Hatano E, Arizono S, et al: Expression of OATP1B3 determines uptake of Gd-EOB-DTPA in hepatocellular carcinoma. J Gastroenterol 44: 793-798, 2009
7) Borst P, Elferink RO: Mammalian ABC transporters in health and disease. Annu Rev Biochem 71: 537-592, 2002
8) Libra A, Fernetti C, Lorusso V, et al: Molecular determinants in the transport of a bile acid-derived diagnostic agent in tumoral and nontumoral cell lines of human liver. J Pharmacol Exp Ther 319: 809-817, 2006
9) Llovet JM, Bruix J: Systematic review of randomized trials for unresectable hepatocellular carcinoma: Chemoembolization improves survival. Hepatology 37: 429-442, 2003
10) Abe T, Unno M, Onogawa T, Tokui T, et al: LST-2, a human liver-specific organic anion transporter, determines methotrexate sensitivity in gastrointestinal cancers. Gastroenterology 120: 1689-1699, 2001
11) Smith NF, Figg WD, Sparreboom A: Role of the liver-specific transporters OATP1B1 and OATP1B3 in governing drug elimination. Expert Opin Drug Metab Toxicol 1: 429-445, 2005

(成田匡大)

3 排泄系トランスポーター(各論)

Gd-EOB-DTPA は肝細胞特異性 MR 造影剤であり，ヒトではおよそ半分が胆汁中に，そして残りの半分が尿中に排泄される。Gd-EOB-DTPA が肝細胞から胆汁中に排泄される機序としては以前よりトランスポーターが重要な役割を果たしていると考えられてきた[1]。図I-40 に肝細胞に発現している主な排泄系のトランスポーターを示す[2]。

ここでは肝臓における Gd-EOB-DTPA の排泄に関与するトランスポーターについて解説する。

1 | MRP2

MRP2 は ATP 結合ドメインを2つもつ膜蛋白質(ABC 蛋白質)ファミリーの1つである(図I-41)。肝細胞に多く発現しており，肝細胞でも胆管側の細胞膜に局在している[3～5]。主に抱合型ビリルビンやロイコトリエン，グルタチオンなどを肝細胞内から胆汁中に排泄する役割を有する。Dubin-Johnson 症候群ではこの MRP2 が欠損しているため，ビリルビンの胆汁排泄が障害される。

Mühler らは MRP2 が欠損している TR-ラットを用いた検討を行い，対照群においては投与された Gd-EOB-DTPA の約83％が糞便中に排泄されたのに対し，TR-ラット群においては糞便中への排泄はわずか5％であったと報告している[6]。この結

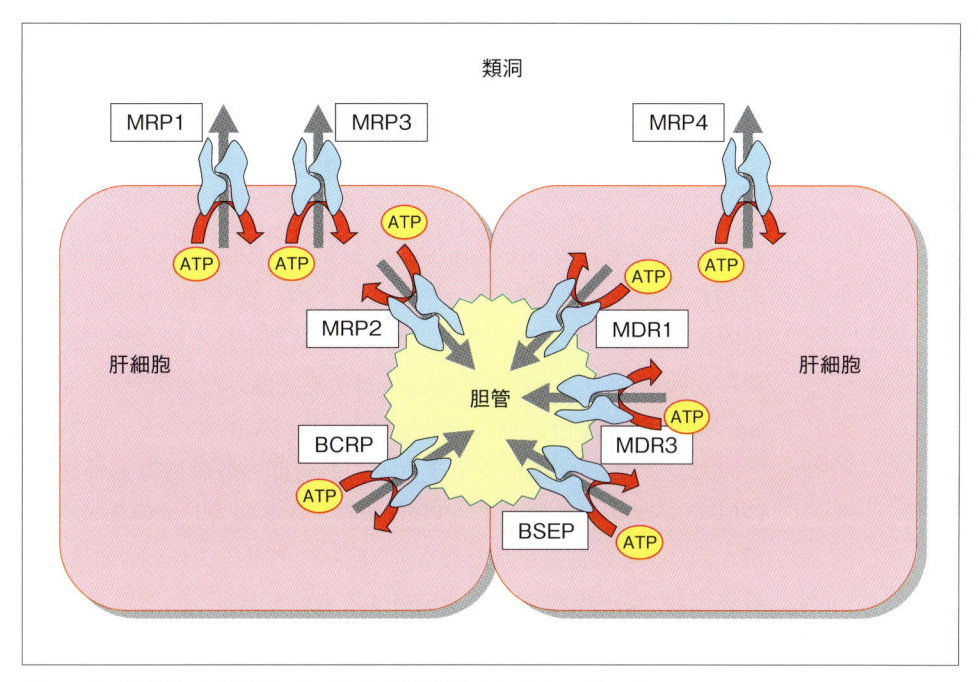

図Ⅰ-40 肝細胞に発現している主な排泄系のトランスポーター

(Pauli-Magnus C, Meier PJ：Hepatobiliary transporters and drug-induced cholestasis. Hepatology 44：778-787, 2006 より改変して引用)

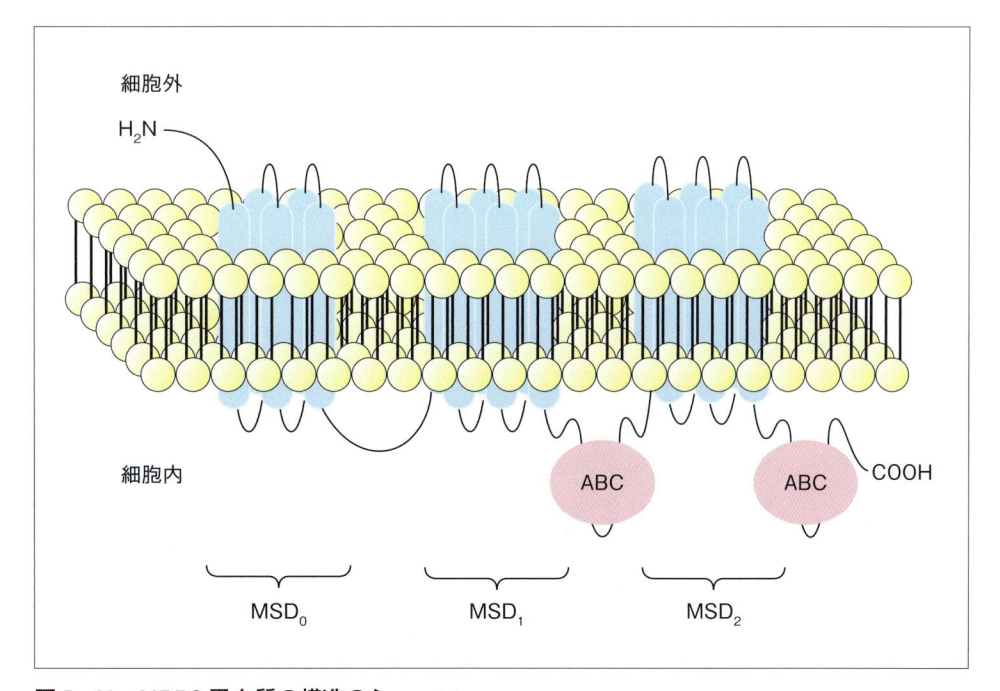

図Ⅰ-41 MRP2 蛋白質の構造のシェーマ

2つの ATP 結合カセットと3個のドメインからなる17回膜貫通型の蛋白質である。
ABC：ATP 結合カセット，MSD：膜貫通ドメイン
〔伊藤晃成，鈴木洋史：第2章 ABC トランスポーター MRP2. 乾 賢一(編)：薬物トランスポーター活用ライブラリー——機能・輸送基質から創薬・臨床応用まで，pp140-142，羊土社，2009 より改変して引用〕

果によりGd-EOB-DTPAの排泄においては肝細胞の胆管側膜に存在しているMRP2が重要な役割を果たしていることが証明された。また，TR－ラットにおいて肝細胞に一度取り込まれたGd-EOB-DTPAが1日後には対照群と同程度に肝から消失している結果からは肝細胞から類洞側に排泄する機序の存在が疑われた。

　その後，ShimizuらはLiver虚血モデルのラットを用いてGd-EOB-DTPAの排泄とATPとの関連について検討している[7]。この検討では右葉の肝動脈および門脈を一時的にクランプし，解除してから一定の時間をおいた後にGd-EOB-DTPA造影MRIを施行している。そして，クランプ時間が長くなるほど肝右葉におけるATPの濃度が低下し，Gd-EOB-DTPAの排泄が遅延したと報告している。この結果からはGd-EOB-DTPAの排泄においてはATPがエネルギーとして必要であることがわかった。また，Pascoloらもラットの胆管側の肝細胞原形質を用いた検討においてGd-EOB-DTPAの輸送がATPに依存すると報告している[8]。MRP2はATP加水分解エネルギーに依存した能動輸送を行っており，これらの知見はGd-EOB-DTPAの排泄におけるMRP2の関与を支持するものである。

　以上はラットの肝臓における検討であるが，Tsuboyamaらはヒトの肝細胞癌におけるトランスポーターの発現とGd-EOB-DTPA造影MRIの肝細胞相における信号強度の関連について検討したのでその結果を紹介する[9]。肝細胞相で等～高信号を示す肝細胞癌結節においてはGd-EOB-DTPAの取り込みのトランスポーターであるOATP1B1/3の発現が有意に増加していた。その一方で，全体でみると肝細胞相における肝細胞癌結節の信号とMRP2の発現には相関はみられなかった。しかしながら，MRP2の発現部位に注目して検討を行った結果，OATP1B1/3が発現している肝細胞癌のうち，偽腺管構造を有しかつ偽腺管構造側の細胞表面にMRP2が強く発現している結節は肝細胞相でより強い高信号を示すことがわかった（図Ⅰ-42）。このことはOATP1B1/3により腫瘍細胞内に取り込まれたGd-EOB-DTPAがMRP2を介して偽腺管構造内に排泄され，その内腔にGd-EOB-DTPAが貯留したためと考えられた。また，そのような偽腺管構造の内腔には胆汁色素も認められた。これらの結果はヒトにおいてもMRP2がGd-EOB-DTPAの胆汁排泄に関与していることを間接的に証明するものである。一方で，OATP1B1/3が発現している肝細胞癌のうち，MRP2の発現が弱い結節では肝細胞相での信号はそれなりに高信号で，しばしば細胞質内に胆汁色素の沈着を認め，逆に毛細胆管にMRP2が強く発現している結節においては信号が相対的に低くなるという結果も得られた。このことについては，中～低分化の肝細胞癌においては下流の胆管が存在しないので，Gd-EOB-DTPAがMRP2を介して毛細胆管から腫瘍外に排泄されたためとは単純には考えにくい。推測ではあるが，毛細胆管にMRP2が発現している結節ではGd-EOB-DTPAを細胞内から血中に排泄する別のトランスポーターも同時に増加しており，それにより血中への排泄が亢進するために相対的に低信号になるのかもしれない。

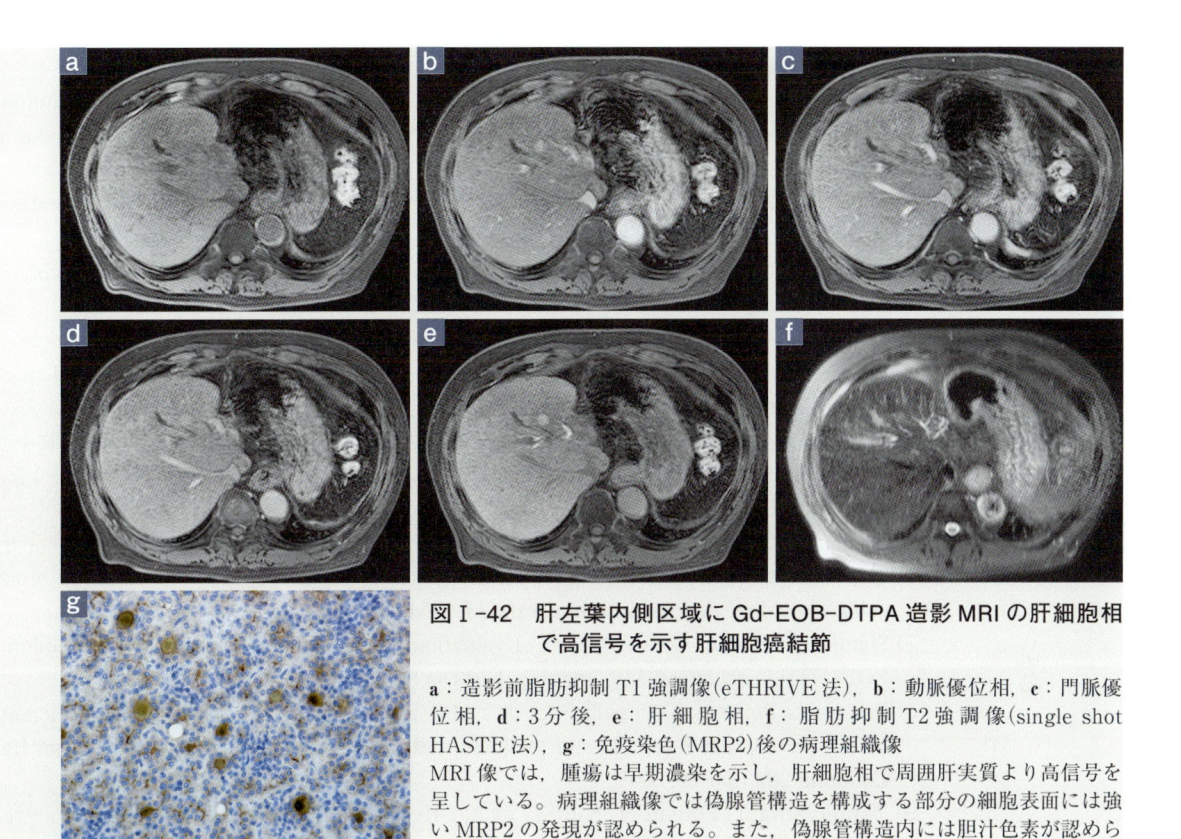

図Ⅰ-42 肝左葉内側区域にGd-EOB-DTPA造影MRIの肝細胞相で高信号を示す肝細胞癌結節

a：造影前脂肪抑制T1強調像（eTHRIVE法），b：動脈優位相，c：門脈優位相，d：3分後，e：肝細胞相，f：脂肪抑制T2強調像（single shot HASTE法），g：免疫染色（MRP2）後の病理組織像
MRI像では，腫瘍は早期濃染を示し，肝細胞相で周囲肝実質より高信号を呈している。病理組織像では偽腺管構造を構成する部分の細胞表面には強いMRP2の発現が認められる。また，偽腺管構造内には胆汁色素が認められる。

2 | MRP3

　MRP3は主に副腎，腎，小腸，結腸，膵，胆嚢の血管側に発現し，細胞内から血中への基質輸送を担っている。正常の肝細胞においてはあまり発現していないが，胆汁うっ滞やDubin-Johnson症候群においては発現が増加している。また，肝細胞癌，原発性卵巣癌，白血病などの腫瘍細胞においても発現している。KitaoらはPCR法による解析を行い，Gd-EOB-DTPA造影MRIの肝細胞相で等〜高信号を示す肝細胞癌においてはOATP8（OATP1B3）の発現とともにMRP3の発現も増加していたと報告している[10]。そして，MRP3の発現の増加はOATP8を介して細胞内に取り込まれたさまざまな基質を血中に排泄するための反応性の変化ではないかと考察している。さらに小林らは肝細胞癌でのGd-EOB-DTPAの類洞排泄におけるMRP3の関与の可能性についても言及している[11]。

　肝細胞から胆管あるいは類洞側に基質を輸送するトランスポーターにはMRP2やMRP3以外にもMRP4をはじめとする複数のトランスポーターがあり，それらがGd-EOB-DTPAの排泄にどのように関与しているかについては今後検討していく必要がある。

【引用文献】

1) Schuhmann-Giampieri G, Schmitt-Willich H, Press WR, et al：Preclinical evaluation of Gd-EOB-DTPA as a contrast agent in MR imaging of the hepatobiliary system. Radiology 183：59-64, 1992
2) Pauli-Magnus C, Meier PJ：Hepatobiliary transporters and drug-induced cholestasis. Hepatology 44：778-787, 2006
3) Chen ZS, Tiwari AK：Multidrug resistance proteins (MRPs/ABCCs) in cancer chemotherapy and genetic diseases. FEBS J 278：3226-3245, 2011
4) Kruh GD, Belinsky MG, Gallo JM, et al：Physiological and pharmacological functions of Mrp2, Mrp3 and Mrp4 as determined from recent studies on gene-disrupted mice. Cancer Metastasis Rev 26：5-14, 2007
5) 伊藤晃成, 鈴木洋史：第2章 ABCトランスポーター MRP2. 乾 賢一(編)：薬物トランスポーター活用ライブラリー──機能・輸送基質から創薬・臨床応用まで, pp140-142, 羊土社, 2009
6) Mühler A, Oude Elferink RP, Weinmann HJ：Complete elimination of the hepatobiliary MR contrast agent Gd-EOB-DTPA in hepatic dysfunction：An experimental study using transport-deficient, mutant rats. MAGMA 1：134-139, 1993
7) Shimizu J, Dono K, Gotoh M, et al：Evaluation of regional liver function by gadolinium-EOB-DTPA-enhanced MR Imaging. Dig Dis Sci 44：1330-1337, 1999
8) Pascolo L, Petrovic S, Cupelli F, et al：ABC protein transport of MRI contrast agents in canalicular rat liver plasma vesicles and yeast vacuoles. Biochem Biophys Res Commun 282：60-66, 2001
9) Tsuboyama T, Onishi H, Kim T, et al：Hepatocellular Carcinoma：hepatocyte-selective enhancement at gadoxetic acid-enhanced MR Imaging ─ correlation with expression of sinusoidal and canalicular transporters and bile accumulation. Radiology 255：824-833, 2010
10) Kitao A, Zen Y, Matsui O, et al：Hepatocellular Carcinoma：signal intensity at gadoxetic acid-enhanced MR Imaging ─ correlation with molecular transporters and histopathologic features. Radiology 256：817-826, 2010
11) 小林 聡, 北尾 梓, 松井 修, ほか：All About Gd-EOB-DTPA MRI 薬物トランスポーターからみた Gd-EOB-DTPA 造影 MRI. 臨床画像 27：302-309, 2011

（大西裕満, 坪山尚寛）

4. EOB-MRIによる肝機能評価

EOBは肝細胞相における高度な早期肝細胞癌の検出能を示すため,肝細胞癌のリスクをもつ患者のMRI検査として定着している。このGd-EOB-DTPA造影剤は経時的に肝細胞へ取り込まれ,肝実質のT1信号強度を漸増性に上昇させ,腎臓から尿として,あるいは胆道から胆汁として排泄される。つまり肝臓における肝細胞への取り込みと胆汁中への排泄という動態をみることができ,肝機能評価への適応も検討されている。慢性肝障害患者にとって,肝機能の評価は予後にも関連するため重要であるが,血液学的評価のみでは全肝機能しか評価できない。MRIを用いた肝機能評価は肝臓全体のみならず部分的肝機能評価(分肝機能評価)が可能であり,術前の残肝機能評価などにも有用である。つまり,血液生化学的評価とは別次元のものである。画像的肝機能評価として核医学検査も用いられるが,空間分解能の観点ではMRIが圧倒的に優位である。またMRIは肝腫瘍精査目的の延長上で肝機能を評価可能であるが,核医学検査では小さな肝腫瘍の評価は難しい。言い換えればMRIでは肝腫瘍の描出を行うと同時に肝機能評価も同時に行うことができ,有用である。

一方,2002年12月よりわが国で使用されているsuper paramagnetic iron oxide(SPIO)造影剤であるFerucarbotran(リゾビスト)は,すでに多くの肝機能評価に関する検討がある[1~5]。SPIO造影MRIは転移性肝癌の患者には有用であるが,早期肝細胞癌の検出という点ではGd-EOB-DTPA造影MRIよりも劣る[6]。SPIO造影剤はT2(T2*)短縮効果が主体であるため,T2* mapping(T2*値測定による肝機能評価)という手法で解析するのが有効である。一方,T1 mapping(T1値測定による肝機能評価)はT1短縮効果をもつGd-EOB-DTPA造影による評価に有用であるため[7],今後の画像的肝機能評価の中心になるであろう。

この項ではGd-EOB-DTPA造影MRIを用いた動物実験で得られている肝機能評価の可能性および臨床的な肝機能評価の実際に関して述べる。

1 | Child-Pugh分類やICG15分停滞率を用いた肝機能評価

肝機能評価として,臨床的にChild-Pugh分類(表I-9)が用いられることが多く,血清ビリルビン値,血清アルブミン値,プロトロンビン活性値,脳症の有無と程度,腹水の有無と程度で評価される。

ICG15分停滞率は肝機能評価因子として有用で,特に術後の死亡の予測因子として優れているとされ[8],Gd-EOB-DTPA造影MRIにおける増強効果と深い関係があるとされるが[9,10],実臨床上でICGを測定することは時間,手間がかかり困難なことも多い。

表Ⅰ-9　Child-Pugh分類

ポイント	1点	2点	3点
脳症	なし	GradeⅠ・Ⅱ	GradeⅢ・Ⅳ
腹水	なし	少量	中等量
血清ビリルビン値(mg/dl)	< 2.0	2.0〜3.0	> 3.0
血清アルブミン値(g/dl)	> 3.5	2.8〜3.5	< 2.8
プロトロンビン活性値(%)	70 <	40〜70	40 >

Note：各項目のポイントを加算しその合計点で分類する。Child-Pugh分類→ A：5〜6点，B：7〜9点，C：10〜15点

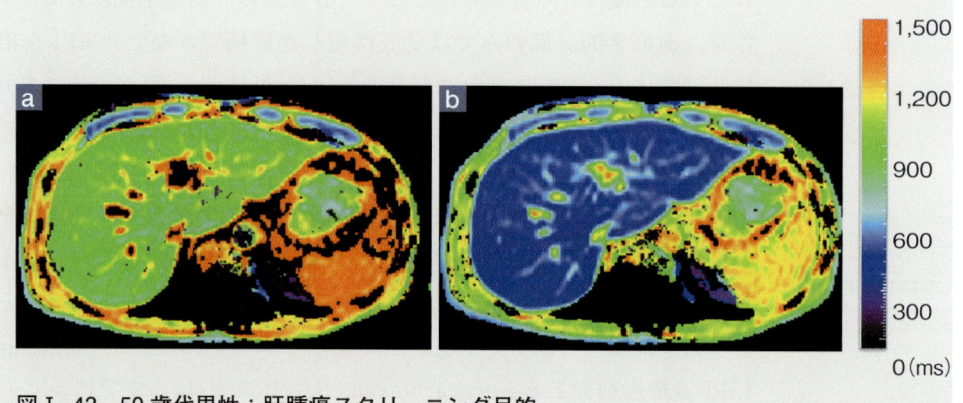

図Ⅰ-43　50歳代男性：肝腫瘍スクリーニング目的
a：造影前；肝実質のT1値は853 msを示した。造影前の肝実質のカラーマッピングは黄緑色が大半を占める。
b：造影後；造影後18分の肝実質のT1値は348 msを示した。T1値短縮率は59.2%になる。造影後の肝実質のカラーマッピングをみると濃い青を示している。

2│Gd-EOB-DTPA造影MRIのT1 mappingを用いた肝機能評価における基本事項

　Gd-EOB-DTPAは高いT1短縮効果をもつためT1強調画像で腫瘍の検出や血流評価を行うが，T1強調画像における信号値は，造影剤濃度と直線の関係を示さないこと，MRIの信号値は相対値であり，撮像時のチューニングやスケーリングによって毎回信号値が異なる（撮像ごとにウインドウレベルとウインドウ幅が異なり，経時的にバラつきが大きい）ことが知られている。それに対し，T1値はMRIのT1回復曲線における時定数であるため絶対値の評価であり，造影剤濃度と1/T1（T1の逆数はR1ともいう）は直線の関係を示す。以上より，Gd造影剤（Gd-EOB-DTPAを含む）を用いた造影効果の定量評価にはT1値が適している[11]。T1 mappingとはピクセルごとのT1値を画像上に表したものであり，たとえば肝のT1 mappingを得る場合には肝にT1値を投影した画像となる（図Ⅰ-43）。これによりT1値の分布を視覚的に把握できる。またT1値を計算し次式に当てはめると造影剤濃度も計算可能となる（表Ⅰ-10）。

表Ⅰ-10 T1値の測定式

$M(t) = M_0^* - (M_0 + M_0^*) \cdot \exp(-t/T_1^*)$	…………………	(1)
$1/T_1^* = 1/T_1 - 1/T_R \cdot \ln(\cos a)$ a = flip angle	…………………	(2)
$M_0^* = M_0 \cdot \dfrac{1 - \exp(-T_R/T_1)}{1 - \exp(-T_R/T_1^*)}$	…………………	(3)
$M_0^* = M_0 \cdot T_1^*/T_1$	…………………	(4)
$M(t) = M_0^* - (M_0 + M_0^*) \cdot \exp(-t/T_1^*)$ $T_1 = T_1^* \cdot \left(\dfrac{M_0 + M_0^*}{M_0^*} - 1\right)$	…………………	(5)

表Ⅰ-11 T1マッピングのためのMRパラメータ

MR imaging：3-Tesla(Achieva；Philips Medical System)
look-locker sequence： 　　multi-echo 2D fast field echo 　　TR/TE：12/1.7 ms, FA：7°, FOV：420×285 mm, 　　matrix：112×66, thickness：10 mm, acquisition time：1 phase＝145 ms, 31 phases, 　　acceleration factor：2

$$1/T1post = 1/T1pre + RC$$

（R：緩和度，C：造影剤濃度，post：造影後，pre：造影前）

ただし，T1値測定は以前より各施設で行われているものの，測定誤差の検討は十分にはなされておらず，また装置間での測定値の差が存在するため，多施設での比較・検討，標準化が必要であろう。

3｜動物実験におけるGd-EOB-DTPA造影MRIを用いた肝機能評価

　Gd-EOB-DTPA投与後の肝実質への取り込み，排泄の動態が研究されている。注目すべきは，この造影剤がトランスポーターを介して肝細胞へ取り込まれ，排泄されるため，肝機能を反映することである[12〜14]。動物実験では，Gd-EOB-DTPA造影後に肝実質性疾患の造影効果を検討することでNASHを通常の脂肪肝から識別できる可能性が示された[15,16]。また，Kimらは四塩化炭素(carbon tetrachloride；CCl_4)投与による障害肝ラットモデルにおいて，Gd-EOB-DTPA造影MRIにおける肝機能評価の可能性を示している[17]。すなわち肝細胞へのGd-EOB-DTPAの取り込みを反映する最大造影効果が低下し，肝細胞からの排泄の指標となる最大造影効果からの半減期(T1/2)が延長し，ビリルビン値やICGテストとも相関を示すとしている。またShimizuらはラットのischemia-reperfusion modelを用いて部分的肝機能評価の可能性を示した[18]。ほか肝移植後の拒絶モデルに対してGd-EOB-DTPAの造影の遷延がみられるとの報告がある[19]。

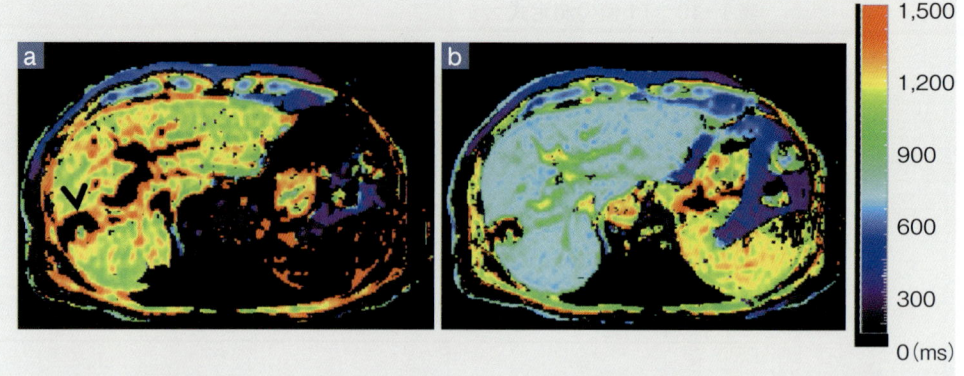

図I-44 70歳代男性：LCB（Child-Pugh B 8点）肝右葉のHCCに対してRFA施行

a：造影前；肝実質のT1値は1,021 msを示した。肝右葉の腫瘍（矢印）はRFA後のHCCである。造影前の肝実質のカラーマッピングは黄色ないし黄緑色が大半を占める。
b：造影後；造影後18分の肝実質のT1値は609 msを示した。T1値短縮率は40.3%になる。造影後の肝実質のカラーマッピングをみると薄い青を示している。

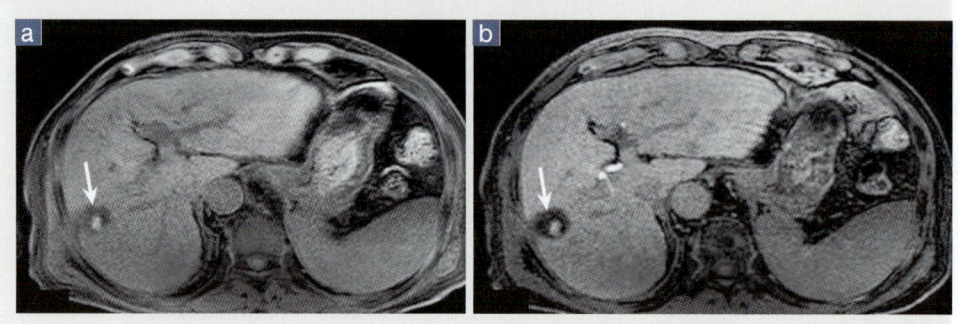

図I-45 70歳代男性：LCB（Child-Pugh B 8点）肝右葉のHCCに対してRFA施行（図I-44と同一症例）

a：造影前；肝実質のT1強調画像で，肝右葉の腫瘍（矢印）はRFA後のHCCである。
b：造影後20分；肝右葉のRFA後のHCCは肝実質のT1短縮効果によるコントラスト上昇がみられる（矢印）。T1 mapping（図I-44）で明らかであった造影前後の肝実質の造影効果の差は，T1強調画像での信号差としてははっきりしない。

4｜T1マッピングを用いた肝機能評価法

T1マッピングのソフトとしてPhilipsのPRIDEから起動するlook-locker sequenceがある。これはInversion recovery法を利用したもので詳細はShinらにより報告がある[20]。表I-10にT1値を計測するための手法を表した式を示す。

筆者らは3 Tesla-MRIを用いてGd-EOB-DTPA造影剤投与前後の肝実質のT1値の変化と肝機能との関係を検討している。撮像条件は表I-11に示す。

5｜肝障害患者におけるGd-EOB-DTPA造影MRIを用いた肝機能評価

Child-Pugh分類に基づき分類した群間においてGd-EOB-DTPA造影剤投与前・後のT1値よりT1値の短縮率〔（造影前T1値－造影後T1値）／造影前T1値×100〕

を測定したところ，群間の有意差を認めた．すなわちChild-Pugh分類に基づいた肝機能障害が進行するに従い，T1値の短縮率が低下を示した（図Ⅰ-44，45）[7]．Gd-EOB-DTPA造影剤投与前後のT1値の短縮率の評価は肝細胞への造影剤取り込みを示し，肝細胞に分布する造影剤濃度と直線関係にあるT1値（R1値）が肝機能評価への高い可能性を有していると考えられる．

6｜Gd-EOB-DTPA造影MRIを用いたT2*マッピング

T2*マッピングとは，前述のT1マッピングにおけるT1値のように，T2*値で計測したものであり，ピクセルごとのT2*値を画像上に表したT2*マッピングはT2*値の分布を視覚的に把握することに適している[21]．T2*値は鉄沈着による局所磁場の不均一の影響を受け，肝機能の評価に有用である[22]．**表Ⅰ-12**にT2*値を計測するための手法を表した式を，**表Ⅰ-13**に撮像条件を示す．

T2*マッピングもT1マッピングと同様に肝機能評価に有用な手法である．筆者らは，障害肝患者群におけるT2*マッピングを用いた肝機能評価の検討を1.5-Tesla（Gyroscan NOVA, Philips）で行ったが，この検討では，Child-Pugh scoreで分類した患者群の障害肝程度に応じて，T2*値の減衰率，すなわち〔（造影前T2*値－造影後T2*値）／造影前T2*値×100〕（%）が肝増強効果と関係した[23]．

おわりに

Gd-EOB-DTPA造影MRIにおいて，T1マッピングやT2*マッピングを用いた肝機能診断に関して概説した．Gd-EOB-DTPA造影MRIのように形態情報と機能情報を同時に得ることができる画像診断は医療経済的にみても有用といえる．臨床上で

表Ⅰ-12　T2*値の測定式

$M_{xy} = M_0 \cdot \exp\left(-\dfrac{t}{T_2}\right)$	(1)
$M_{xy} = M_0 \cdot \exp\left(-\dfrac{TE}{T_2}\right)$	(2)
$S_{(TE)} = KM_{xy} = KM_0 \cdot \exp\left(-\dfrac{TE}{T_2}\right)$	(3)
$A_{\Delta B_0}(TE) = S_0 \cdot \exp\left(-\dfrac{TE}{T_2^*}\right) \cdot \left\lvert \dfrac{\sin(v \cdot \Delta B_0/2 \cdot TE)}{v \cdot \Delta B_0/2 \cdot TE} \right\rvert$	(4)

表Ⅰ-13　T2*マッピングのためのMRパラメータ

MR imaging：1.5-Tesla（Gyroscan NOVA；Philips Medical System）
T2*-weighted gradient-echo sequence： multi-echo 2D fast field echo TR/TE：246/Δ2.3 ms, FA：30°, FOV：296×370 mm, matrix：256×256, thickness：10 mm, acquisition time：16.5 sec.

造影MRI画像をみていく際に，肝機能が悪い(すなわち肝造影効果が不良である)と肝腫瘍と肝実質とのコントラストがつかず，肝腫瘍検出能が下がり偽陰性を増加させる。肝細胞癌のリスクが高い患者は，背景肝として慢性肝炎や肝硬変が存在することが多いため，時に肝細胞造影効果が不良な症例が存在する。よって肝腫瘍のみならず，その周囲の肝実質の造影効果(肝機能評価)も考慮した検討が必要になる。

　Gd-EOB-DTPA造影MRIのT1マッピングは肝臓の領域ごとに肝機能評価を解析することができ，かつ高い早期肝細胞癌検出能を有するため，肝細胞癌あるいは転移性肝癌をもつ患者の治療法の決定や治療前後での肝機能評価への応用が期待できる。今後，臨床応用に向け，画像的肝機能評価の研究を多施設で進め，T1値測定の標準化を行う必要がある。

【引用文献】

1) Elizondo G, Weissleder R, Stark DD, et al：Hepatic cirrhosis and hepatitis：MR imaging enhanced with superparamagnetic iron oxide. Radiology 174：797-801, 1990
2) Tanimoto A, Yuasa Y, Shinmoto H, et al：Superparamagnetic iron oxide-mediated hepatic signal intensity change in patients with and without cirrhosis：pulse sequence effects and Kupffer cell function. Radiology 222：661-666, 2002
3) Murakami T, Kim T, Takamura M, et al：Evaluation of regional liver damage by magnetic resonance imaging with superparamagnetic iron oxide in rat liver. Dig Dis Sci 46：148-155, 2001
4) Kato N, Ihara S, Tsujimoto T, Miyazawa T：Effect of resovist on rats with different severities of liver cirrhosis. Invest Radiol 37：292-298, 2002
5) Yamashita Y, Yamamoto H, Hirai A, et al：MR imaging enhancement with superparamagnetic iron oxide in chronic liver disease：influence of liver dysfunction and parenchymal pathology. Abdom Imaging 21：318-323, 1996
6) Okada M, Imai Y, Kim T, et al：Comparison of enhancement patterns of histologically confirmed hepatocellular carcinoma between gadoxetate-and ferucarbotran-enhanced magnetic resonance imaging. J Magn Reson Imaging 32：903-913, 2010
7) Katsube T, Okada M, Kumano S, et al：Estimation of liver function using T1 mapping on Gd-EOB-DTPA-enhanced magnetic resonance imaging. Invest Radiol 46：277-283, 2011
8) Lau H, Man K, Fan ST, et al：Evaluation of preoperative hepatic function in patients with hepatocellular carcinoma undergoing hepatectomy. Br J Surg 84：1255-1259, 1997
9) Takao H, Akai H, Tajima T, et al：MR imaging of the biliary tract with Gd-EOB-DTPA：Effect of liver function on signal intensity. Eur J Radiol 77：325-329, 2011
10) Motosugi U, Ichikawa T, Sou H, et al：Liver parenchymal enhancement of hepatocyte-phase images in Gd-EOB-DTPA-enhanced MR imaging：which biological markers of the liver function affect the enhancement？ J Magn Reson Imaging 30：1042-1046, 2009
11) Rosen BR, Belliveau JW, Vevea JM, et al：Perfusion imaging with NMR contrast agents. Magn Reson Med 14：249-265, 1990
12) Narita M, Hatano E, Arizono S, et al：Expression of OATP1B3 determines uptake of Gd-EOB-DTPA in hepatocellular carcinoma. J Gastroenterol 44：793-798, 2009
13) Kitao A, Zen Y, Matsui O, et al：Hepatocellular carcinoma：signal intensity at gadoxetic acid-enhanced MR Imaging — correlation with molecular transporters and histopathologic features. Radiology 256：817-826, 2010

14) Tsuboyama T, Onishi H, Kim T, et al：Hepatocellular carcinoma：hepatocyte-selective enhancement at gadoxetic acid-enhanced MR imaging — correlation with expression of sinusoidal and canalicular transporters and bile accumulation. Radiology 255：824-833, 2010
15) Tsuda N, Okada M, Murakami T：Potential of gadolinium-ethoxybenzyl-diethylenetriamine pentaacetic acid (Gd-EOB-DTPA) for differential diagnosis of nonalcoholic steatohepatitis and fatty liver in rats using magnetic resonance imaging. Invest Radiol 42：242-247, 2007
16) Tsuda N, Okada M, Murakami T：New proposal for the staging of nonalcoholic steatohepatitis：Evaluation of liver fibrosis on Gd-EOB-DTPA-enhanced MRI. Eur J Radiol 73：137-142, 2010
17) Kim T, Murakami T, Hasuike Y, et al：Experimental hepatic dysfunction：evaluation by MRI with Gd-EOB-DTPA. J Magn Reson Imaging 7：683-688, 1997
18) Shimizu J, Dono K, Gotoh M, et al：Evaluation of regional liver function by gadolinium-EOB-DTPA-enhanced MR imaging. Dig Dis Sci 44：1330-1337, 1999
19) Muhler A, Freise CE, Kuwatsuru R, et al：Acute liver rejection：evaluation with cell-directed MR contrast agents in a rat transplantation model. Radiology 186：139-146, 1993
20) Shin W, Gu H, Yang Y：Fast high-resolution T1 mapping using inversion-recovery Look-Locker echo-planar imaging at steady state：optimization for accuracy and reliability. Magn Reson Med 61：899-906, 2009
21) Dahnke H, Schaeffter T：Limits of detection of SPIO at 3.0 T using T2 relaxometry. Magn Reson Med 53：1202-1206, 2005
22) Gandon Y, Guyader D, Heautot JF, et al：Hemochromatosis：diagnosis and quantification of liver iron with gradient-echo MR imaging. Radiology 193：533-538, 1994
23) Katsube T, Okada M, Kumano S, et al：Estimation of liver function using $T2^*$ mapping on gadolinium ethoxybenzyl diethylenetriamine pentaacetic acid enhanced magnetic resonance imaging. Eur J Radiol 81：1460-1464, 2012

〔岡田真広，村上卓道〕

第5章 肝癌診断における拡散強調画像の意義

　拡散強調画像(diffusion weighted image；DWI)はMRIのコントラストの2本柱である T1強調画像(T1WI), T2強調画像(T2WI)とは異なる情報が得られる撮像方法である。単純化すると, DWIは水分子のブラウン運動の情報を画像化したものであり, 水分子の動きが制限された状態, すなわち拡散係数が低い水分子を検出する方法である。最初は頭部領域で有用性が提唱され, 脳虚血性疾患の超急性期でまだT2WIで所見のみられない時期の早期診断が可能とされ, 臨床的な有用性が明らかとなった。一方, 肝臓に関してはその有用性は高いものの[1,2], そのまま臨床応用するにはいくつかの問題が存在した。すなわち, ①磁化率の違いがみられる臓器である肺や腸管など臓器が隣接する, つまり空気による磁化率のアーチファクトの影響があること, ②呼吸や心拍動などの体動アーチファクトの影響が無視できず, 良好な画像が得られなかったことの2点である。しかし, 装置の進歩により呼吸補正や体動補正, パラレルイメージングの使用が可能となり, 各種アーチファクトに関してもある程度低減可能となっている[3]。さらに, 肝細胞特異性造影剤としてGd-EOB-DTPAが登場し, 肝細胞癌の検出能が飛躍的に向上した。EOB-MRI時代における, 肝癌診断にこの造影剤を必要としないDWIが与える意義に関して述べる。

1 | DWIの基礎知識

　DWIにおいて, 水分子のブラウン運動が多いと位相が不揃いになり, 信号が低下するような一対の傾斜磁場(motion probing gradient；MPG)を印加し, 水分子の拡散が制限された部位を相対的に高信号部位として描出する。MPG印加の強さはb値(b-valueないしはb-ファクター sec/mm^2)で示し, b値が高いほど, より拡散が強調された画像となる。

　DWIは通常, 脂肪抑制を併用しているため, 脂肪成分の含まれる腫瘍は信号強度が低下する。また, EPI法であり, 鉄沈着の影響も受けやすい。

　また, 組織を観察した場合, 細胞内外での水分子の拡散現象のほかに, 毛細血管内の血流も拡散と同様に低下させる要因となる。厳密にこれら2つを区別することはできないため, これら2つを合わせて「IVIM；intravoxel incoherent motion」と呼ばれる。しかし, 水の拡散速度から比べると毛細血管内の血流速度は速いため, 「b値」を大きくすることによって影響を排除することができる。生体内での純粋な拡散以外の毛細管流, 軸索流などの灌流現象の因子が関与する。そのためDWIではこの灌流現象も観測信号に寄与するため純粋な拡散現象と区別するために, 2つ以上のb値で

撮像し，「見かけの拡散係数(apparent diffusion coefficient；ADC)を計測することがある。ADC は mm^2/sec で表記される。また，ADC の分布を表したものは ADC マップと呼ばれる。

　肝臓に関してはアーチファクトとの兼ね合いで，装置により，b＝1000 では撮像できず，b＝500〜800 程度で撮像しなければならないこともあり，b 値によっては T2 の影響を受けていることを念頭におく必要がある。

2 | EOB-MRI 検査の影響

　本来は，DWI は非造影検査であるが EOB-MRI はダイナミック検査を行った後，肝細胞相を撮像するのは 20 分後となり，肝癌の検査対象となる多くは肝硬変合併例であり，肝細胞相を早い時間に撮像すると EOB の肝細胞への取り込みが不十分となりかねない。そこで，ダイナミック検査と肝細胞相の間に T2WI や DWI を撮像することも多い。EOB 造影前と造影後では DWI に関してコントラストが変化するかどうかに関して，ファントムにて血漿を用いて Gd-DTPA と Gd-EOB-DTPA の 2 造影剤の濃度を変化させて撮像したところ，臨床的な濃度では影響がみられなかった(図Ⅰ-46)。そこで，EOB 検査に関して，DWI は T2WI とともにどのタイミングで撮像しても構わないと考えられる。ただし，図Ⅰ-46 のごとくに濃度が高いと造影剤の影響が出るので，胆道系など肝細胞相の時相では EOB が高濃度に存在する部位に関しては，影響が出る。

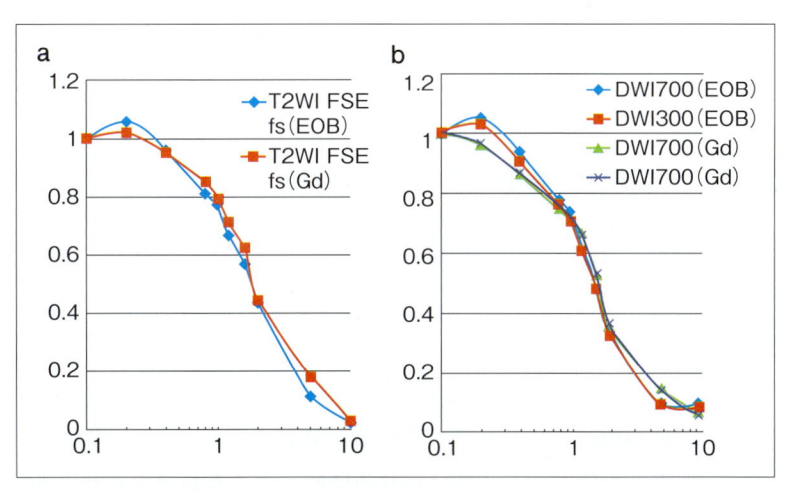

図Ⅰ-46　血漿希釈ファントムによる Gd 製剤でのモル濃度(mmol/l)ごとの T2 強調および拡散強調画像におけるコントラスト比(使用装置 EXCELART Vantage 1.5T，東芝)

a：T2WI，b：DWI ともに臨床的にみられる低濃度域ではコントラスト比に変化がみられず，Gd 製剤の影響は受けていない。Gd＝Gd-DTPA，EOB＝Gd-EOB-DTPA，FSE：fast spin echo，fs：fat suppression。DWI300：b 値＝300，DWI700：b 値＝700。

3 | DWIで検出される代表的な肝腫瘍性病変

DWIで検出される肝腫瘍性病変としては代表的な疾患は①多血性肝細胞癌，②胆管細胞癌，③転移性肝癌，④肝血管腫，⑤肝膿瘍，などが挙げられる．細胞密度が高いもしくは粘稠な液体であることが描出される理由とされている．

DWIには拡散強調の強さを示すb値という変数があり，頭部領域では，b値＝1000（sec/mm^2）がよいとされる．その理由はb＝1000では，脳脊髄液の信号が低下し，その影響を排除することができるからである．すなわち，DWIは，T2WIを元画像としているため，T2WIのコントラストが反映されるため，b値が低い場合，拡散低下がみられなくても，高信号を示すことがある（T2 shine through）．

しかしながら，アーチファクトの多い肝臓では低いb値で撮像せざることもまれではない．肝臓においてもb値が高いほうがよく，500以上，700〜800ぐらいはDWI画像としては必要である．b値が低いと，T2 shine throughの影響を受け，嚢胞などの自由水成分が高信号に描出されることがあり，注意が必要である．嚢胞ではb値の上昇に従い，信号強度が著明に低下し，b＝1000では描出されない．一方，肝血管腫はb＝1000で描出されるが，b＝50〜700よりも信号強度が低下する．これに対し，b値による信号強度の変化は肝細胞癌や転移性肝癌ではみられない．撮像原理と撮像条件より，脂肪沈着や鉄沈着があるとDWIでの描出に影響がみられ，描出能が低下すると考えられる．早期肝細胞癌は細胞密度が多血性肝細胞癌よりも低いことと，脂肪化の影響もあり，多くは描出されない．そこで，2種類のbファクターでDWIを撮像し，信号強度の変化より質的診断が可能となる．

また，ダイナミックCTなどで多血性肝細胞癌との鑑別が問題となる，A-PシャントはDWIでは描出されず，肝癌との鑑別には有用である．良性・悪性の鑑別には2種類以上のb値測定（b値300以下と500以上）による信号強度変化をみるのが簡便で推奨される（図Ⅰ-47〜49）．また，ADC値の測定も有用である．

4 | ADC（apparent diffusion coefficient）マップとADC値について

ADCマップは，2種類以上のMPG印加（bファクター）の異なる拡散強調画像からボクセルごとに計算されたADCの値を表示した定量画像である．DWIで高信号でありADCマップで低信号を示せば拡散係数の低下となり，組み合わせることで，T2 shine throughを除外でき，病変の検出には不向きであるも，病変の質的診断には有用である．ADC値測定にて定量化も可能であり，ある程度質的診断に有用とされ，肝細胞癌では分化度・悪性度の指標として有用とされている．DWI画像が改善するとその臨床的な意義は相対的に低下するものであるが，絶対値としての有用性はある（表Ⅰ-14，図Ⅰ-49〜51）[1,4〜8]．また，肝細胞癌は多段階発癌で，nodule in noduleを形成していることが多く，結節内部に低分化型が存在すると最小ADC値測定で，最も分化度の低い部分が検出でき，予後との関連性も報告がみられる[9]．

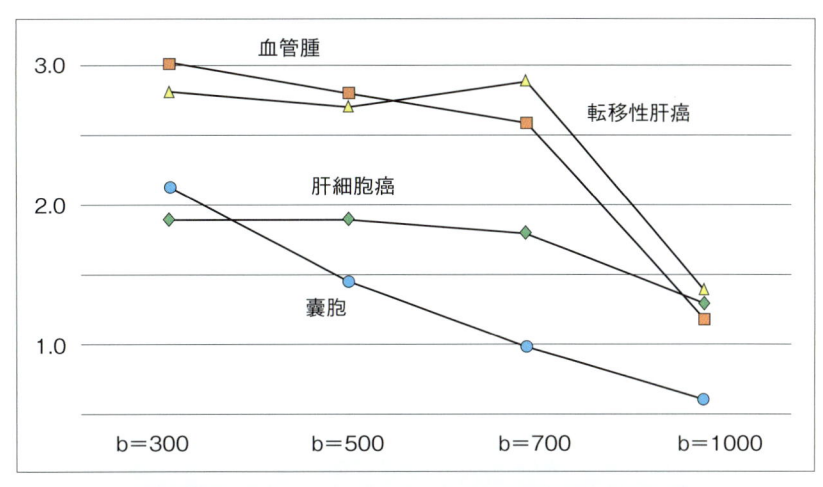

図Ⅰ-47　各種肝腫瘤性病変におけるコントラスト比のb値別の推移

コントラスト比＝肝腫瘍の信号強度／周囲非腫瘍部の信号強度である。視覚評価に近いものであり，b＝1000ではいずれも信号強度が大幅に低下し，この装置ではb＝700程度のMPG印加でないと厳しいことがわかる（使用装置 EXCELART Vantage 1.5T，東芝）。b値の比較は300〜700までであるが，肝囊胞はb＝300では高信号であるが，b値の上昇とともに急速に低下する。血管腫もb値の上昇とともにコントラスト比が低下するが，b＝700でも高信号であるのに対し，肝細胞癌，転移性肝癌ではb値の上昇でも高信号が変化しない。この装置ではb＝300と700の両者を撮像すると鑑別に有用ということがわかる。

5｜FDG-PETとの比較

　FDG-PETは一部の腫瘍を除く，全身の悪性腫瘍の検出，進行ステージ把握に威力を発揮している。DWIもDWIBSとして全身の悪性腫瘍のスクリーニング検査として放射線被曝のないFDG-PETとして用いることも提唱されている[3]。一方，FDG-PETは肝細胞癌ではその検出能は高くない。肝細胞癌では脱リン酸化酵素を有していることが多く，FDGが取り込まれても脱リン酸化酵素にて代謝されてしまい，癌部への貯留がみられないためである。低分化型以外では検出できないことも稀ではなく，肝細胞癌に関する有用性には限界がみられる（図Ⅰ-52）。脱リン酸化酵素を有さない，それ以外の胆管細胞癌や転移性肝癌などの悪性腫瘍では有用性が高い（図Ⅰ-53，54）。その診断能はアーチファクトの大幅な低減化が図られているDWIとはほぼ同等となる。一方，肝細胞癌ではDWIが検出には優り，逆に良性疾患であり，DWIで検出される肝血管腫はFDG-PETでは描出されない。

6｜DWI画質改善策

　DWIは装置による画像の違いが著しい。理想的にはbファクター1000で心臓の影響のある左葉横隔膜直下や空気の影響のある右葉横隔膜直下や腸管と接する右葉下端などでもアーチファクトなく良好な検出能が求められる。対応策としては，2D-Prospective Acquisition CorrEction（PACE）併用（シーメンス）やeDWI（GE）などが挙げられる。2D-PACEは横隔膜の動きを2次元的に把握し，呼吸の変化にも対応する優

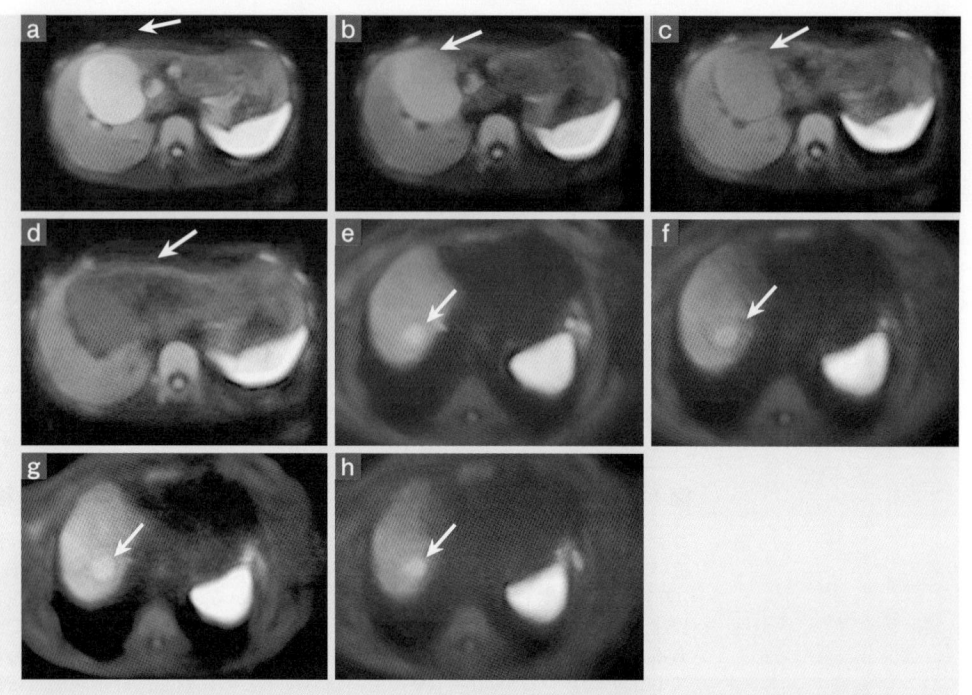

図Ⅰ-48　b値の違いによるDWIの変化（使用装置 EXCELART Vantage 1.5T，東芝）

a～dは肝囊胞で，a：b＝300，b：b＝500，c：b＝700，d：b＝1000．e～hは肝細胞癌で，e：b＝300，f：b＝500，g：b＝700，h：b＝1000．肝囊胞はb値の上昇とともに信号強度が急速に低下し，b＝700では高信号とはならないが，肝細胞癌ではb値の影響は少ない．

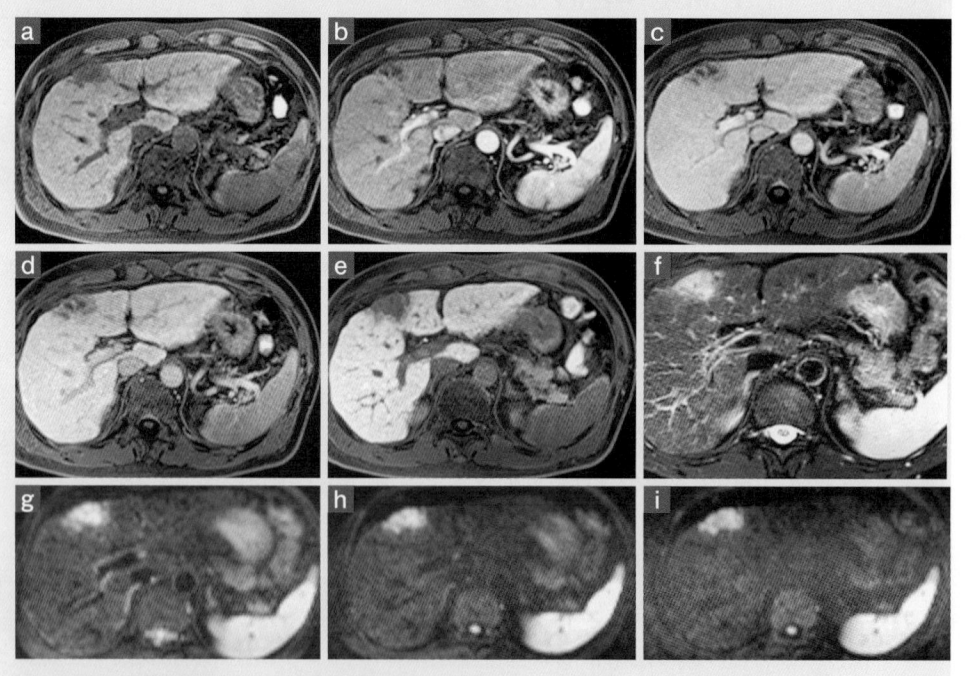

図Ⅰ-49　胆管細胞癌症例（使用装置 Magnetom AVANTO 1.5T，Siemens）

DWIはb値によらず，高信号．ダイナミックMRIでは濃染することなく，内部b不均一に造影される．a：T1WI，b：ダイナミックMRI動脈相，c：ダイナミックMRI門脈相，d：ダイナミックMRI 3分後，e：肝細胞相，f：T2WI，g：DWI・b＝50，h：DWI・b＝500，i：DWI・b＝1000．

表 I-14 各種肝腫瘍における ADC 値の報告一覧

	Namimoto	Kim	Taouli	Brunged	Goutsoylanni	Parkih	自験例
文献	(1)	(4)	(5)	(6)	(7)	(8)	
症例数	51	126	66	102	38	53	121
結節数	59	79	52	204	37	211	231
b ファクター	30/1200	≦ 846	≦ 500	30/300/800	0/50/500/1000	0/50/500	0/700
ADC 値							
正常肝	0.69	1.02	1.83	1.24	1.25〜1.31	not applicable	1.21
肝細胞癌	0.99	0.97〜1.28	1.33	1.05	1.38	1.31	1.10
血管腫	1.95	2.04〜2.10	2.95	1.92	1.90	2.04	1.94
囊胞	3.05	2.91〜3.03	3.63	3.03	2.55	2.54	3.10
転移性肝癌	1.15	1.06〜1.11	0.94	1.22	0.99	1.50	1.00
良性腫瘍	1.95	2.49	2.45	not applicable	2.55	2.55	1.83
悪性腫瘍	1.04	1.01	1.08	not applicable	1.04	1.39	1.09
ADC 値悪性							
カットオフ値	not applicable	1.60	1.50	1.63	1.47	1.60	1.44
感度(%)	not applicable	98	84	90	100	74	82
特異度(%)	not applicable	80	89	86	100	77	80

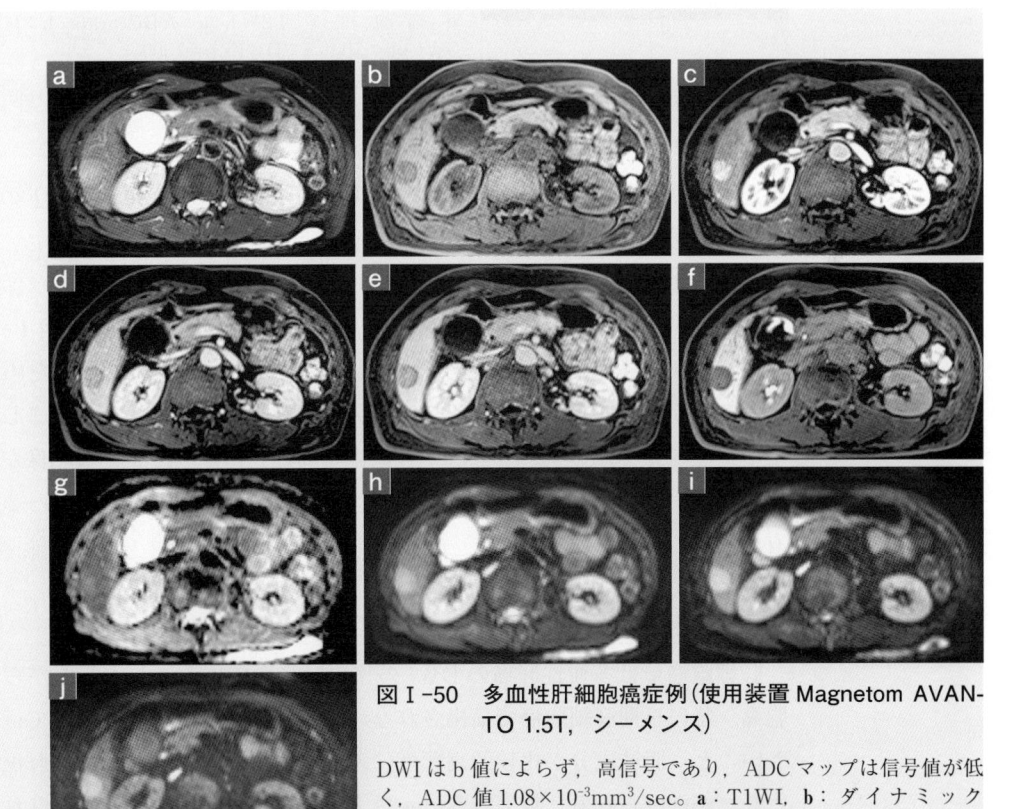

図 I-50 多血性肝細胞癌症例（使用装置 Magnetom AVANTO 1.5T, シーメンス）

DWI は b 値によらず，高信号であり，ADC マップは信号値が低く，ADC 値 $1.08 \times 10^{-3} \mathrm{mm}^3/\mathrm{sec}$。a：T1WI，b：ダイナミック MRI 動脈相，c：ダイナミック MRI 門脈相，d：ダイナミック MRI 3 分後，e：肝細胞相，f：T2WI，g：ADC map，h：DWI・b＝50，i：DWI・b＝500，j：DWI・b＝1000。

図Ⅰ-51 肝血管腫症例(使用装置Magnetom AVANTO 1.5T, シーメンス)

DWIはb値によらず, 高信号, ADCマップは高信号, ADC値 1.73×10⁻³mm³/sec。a：T1WI, b：ダイナミックMRI動脈相, c：ダイナミックMRI門脈相, d：ダイナミックMRI 3分後, e：肝細胞相, f：T2WI, g：ADC map, h：DWI・b=50, i：DWI・b=500, j：DWI・b=1000。

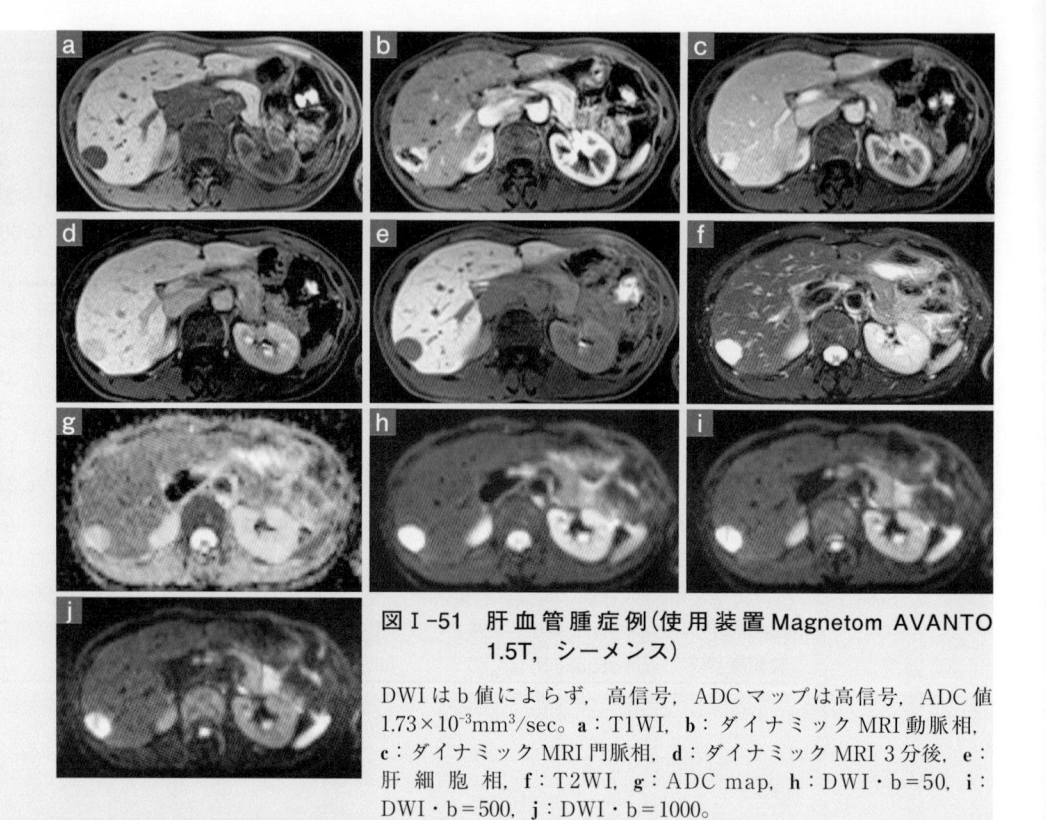

れたアプリケーションであり, 心臓直下のモーションアーチファクトの出やすい部位の描出にも優れている(図Ⅰ-55, 56)。

eDWIは3軸同時MPGパルス印加が可能であり, これにてテトラ印加を行うと, 3Tにおいてもアーチファクトの少ない良好な画像が得られる(図Ⅰ-57)。DWIはアーチファクトが多く, b値を1000まで上げると信号が減弱するため, 息止めよりはある程度加算回数を増やせる自由呼吸で, 呼吸同期での撮像が望ましいが, 呼吸が不安定な状態ではいずれも方法でも撮像時間延長ばかりで良好な画像が得られず, その際には, 部位による限界はあるものの, 息止め撮像も短時間(10～20秒)であり, 有用である。

7│肝細胞癌のDWI検出能と分化度診断

肝細胞癌では多血性肝癌のDWIの検出は良好である。しかしながら, 乏血性肝細胞癌, 特に早期肝細胞癌で描出されないことが多い。その理由としては, 腫瘍径が小さいこと, 脂肪成分が比較的高頻度にみられる, 細胞密度が多血性肝癌よりは低いことなどが挙げられる。腫瘍径5mm以上で組織学的に分化度が診断されている肝癌の検出率を表Ⅰ-15に示す。

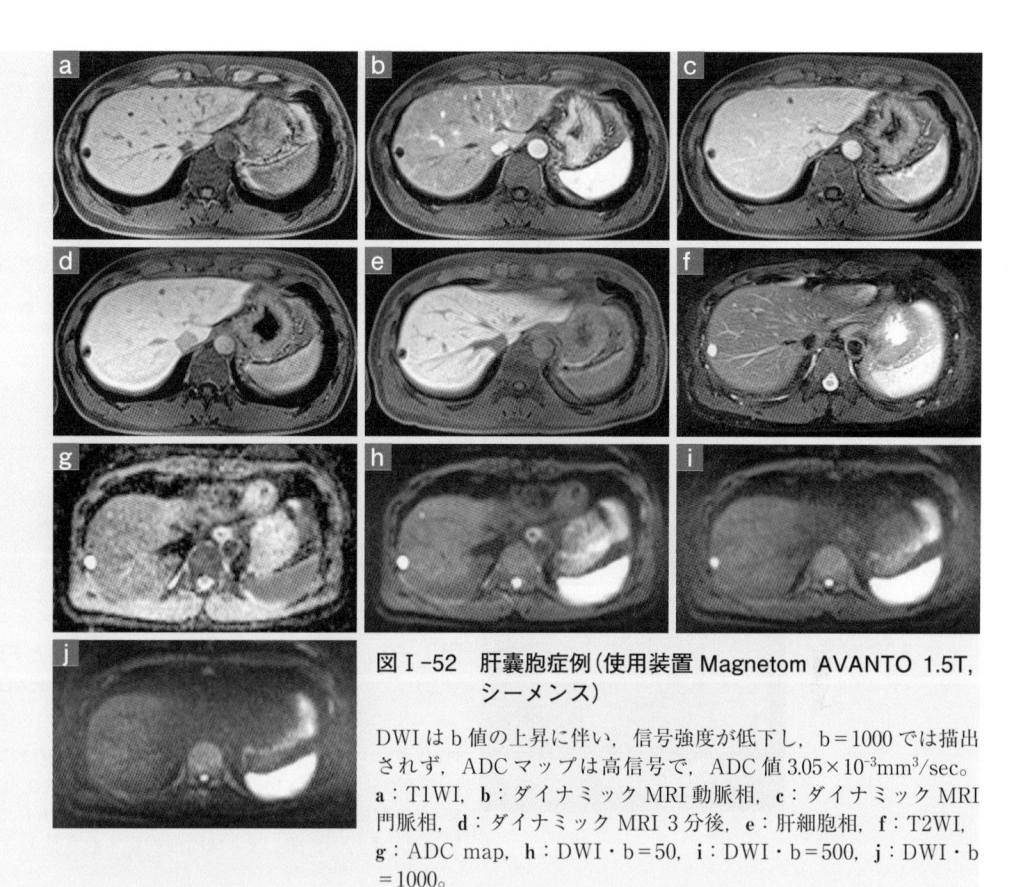

図Ⅰ-52 肝嚢胞症例（使用装置 Magnetom AVANTO 1.5T, シーメンス）

DWI は b 値の上昇に伴い，信号強度が低下し，b＝1000 では描出されず，ADC マップは高信号で，ADC 値 3.05×10^{-3} mm^3/sec。
a：T1WI, b：ダイナミック MRI 動脈相，c：ダイナミック MRI 門脈相，d：ダイナミック MRI 3 分後，e：肝細胞相，f：T2WI, g：ADC map, h：DWI・b＝50, i：DWI・b＝500, j：DWI・b＝1000。

8 | EOB-MRI との相補性

　EOB-MRI では診断に苦慮するいくつかのケースがある。①多血性肝細胞癌（図Ⅰ-58）：繰り返し撮像できる肝細胞相に対して，ダイナミック検査は繰り返しができない。そこで，タイミング不良や呼吸停止不良により，本来，多血性肝細胞癌として描出されるはずの病変が非多血性とされてしまうことがあり，DWI で高信号結節として描出された場合には多血性肝細胞癌の可能性が高まる。ダイナミック MRI は短時間撮像のため，スラブ厚が厚いので，また，コントラストが不十分のこともあり，小病変では多血性が非多血性となってしまう危険がある。② high flow hemangioma（図Ⅰ-59）：ダイナミック MRI と肝細胞相のみでは多血性肝細胞癌と同じパターンであることが多い。とくに結節径が 20 mm 以下では血管腫のうち，high flow hemangioma が 25％ を占める。血管腫は従来の造影検査にて遅延性の造影効果を確認することが確定診断につながっていたが，EOB においてはダイナミック MRI は平衡相は存在しない。120〜180 秒ではすでに肝細胞へと EOB が取り込まれ始め，肝細胞相へと移行していく，中間相とでも呼ぶべき時相となり，バックグラウンドの肝機能により低・等・高信号のいずれもありうるため，多血性肝細胞癌と誤診しやすく注意が必要である。T2WI と DWI でともに高信号であることが重要な鑑別点になる（図Ⅰ-56）。

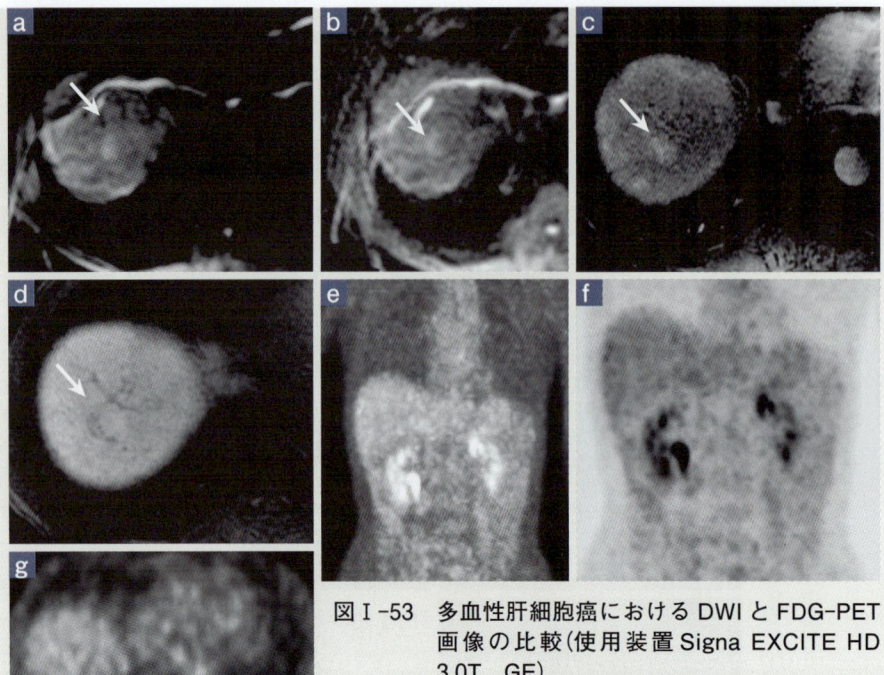

図I-53 多血性肝細胞癌におけるDWIとFDG-PET画像の比較（使用装置Signa EXCITE HD 3.0T，GE）

DWIをはじめとするEOB-MRIでは肝細胞癌は描出されているが，a：DWI・b＝500，b：DWI・b＝1000，c：ダイナミックMRI動脈相，d：肝細胞相．FDG-PETではe：冠状断面，f：MIP像，g：横断面のいずれも描出されない。

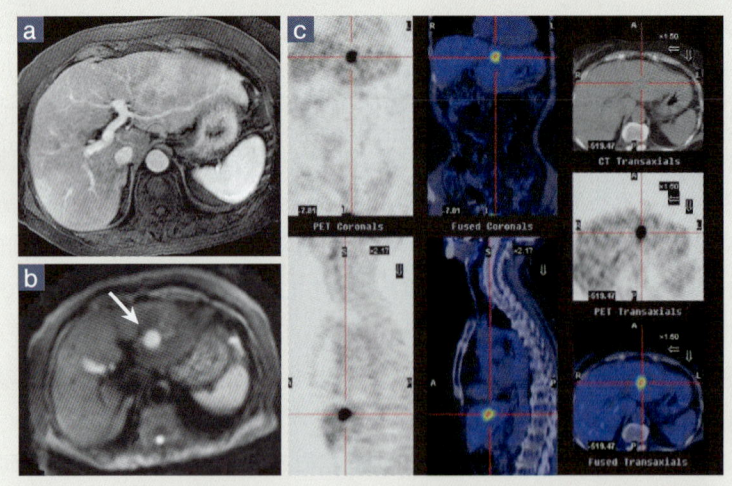

図I-54 胆管細胞癌におけるDWIとFDG-PET画像の比較（使用装置Signa EXCITE HD 3.0T，GE）

DWIでもFDG-PETでも描出されている。a：ダイナミックMRI動脈相，b：DWI・b＝500，c：FDG-PET，SUVmax15.3

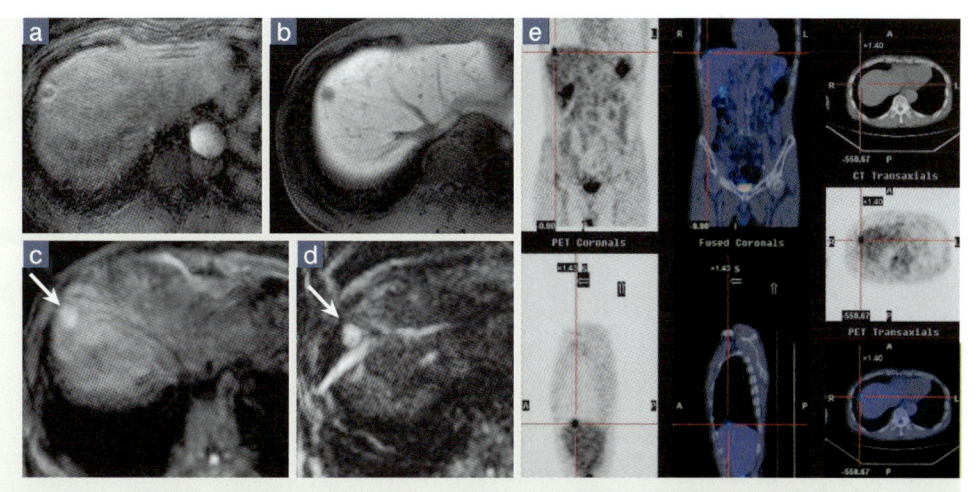

図Ⅰ-55　大腸癌肝転移における DWI と FDG-PET 画像の比較（使用装置 Signa EXCITE HD 3.0T, GE）

DWI でも FDG-PET でも描出されている。**a**：ダイナミック MRI 動脈相，**b**：肝細胞相，**c**：DWI・b＝500，**d**：DWI・b＝1000，**e**：FDG-PET，SUVmax15.3

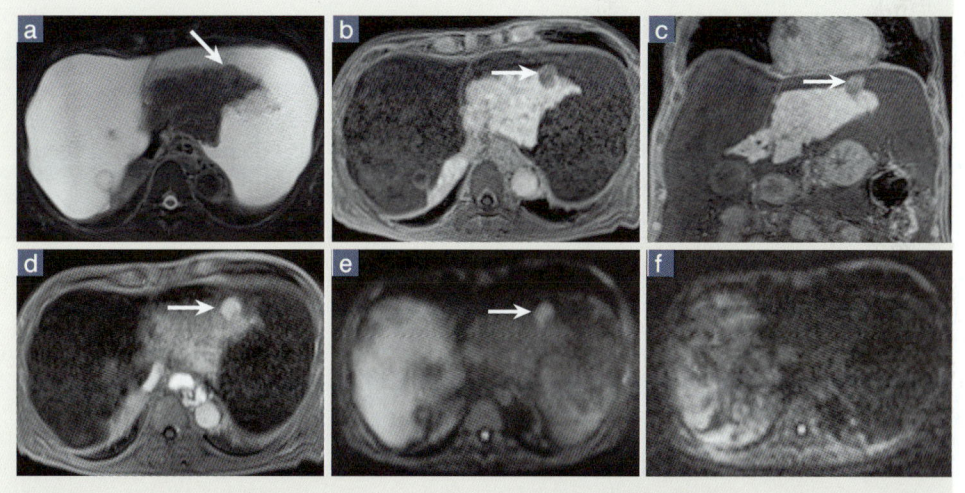

図Ⅰ-56　2D-PACE 併用 DWI が有用であった肝細胞癌（使用装置 Magnetom AVANTO 1.5T，シーメンス）

腹水が大量に貯留して，多血性肝癌は心臓直下に存在している。息止めの DWI では描出できないが 2D-PACE 併用 DWI では描出可能である。**a**：T2WI，DWI・b＝500，**b**：肝細胞相横断面，**c**：肝細胞相冠状断面，**d**：ダイナミック MRI 動脈相，肝細胞相，FDG-PET では **e**：2D-PACE 併用 DWI（b＝1000），**f**：息止め DWI（b＝1000）

おわりに

　EOB-MRI では確かに肝細胞相で早期肝細胞癌の検出率が大幅に向上しているが，逆に，鑑別に苦慮する病変も少なくない。そこで，DWI を加えることで，質的診断が向上すると考える。装置間で DWI には大きな差があることは否めないが，各装置の限界を考慮して使用すると，EOB-MRI に DWI は T2WI とともに相補的であり，

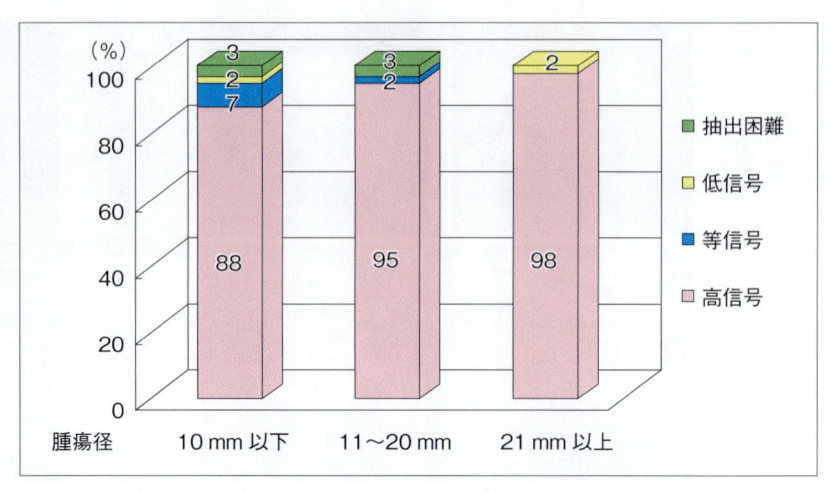

図Ⅰ-57　2D-PACE併用DWIにおける腫瘍径別の多血性肝細胞癌検出能

全体(n=124)では直径は5〜30 mmにおける検出能は94％であり，直径10 mm超ではほとんど検出可能である。

表Ⅰ-15　肝細胞癌の組織学的分化度別のDWI検出率比較

組織分類	n	腫瘍径*(mm)	DWI検出率(％)
早期肝細胞癌	35	11(5〜35)	6
高分化型肝細胞癌	56	14(5〜38)	93
中分化型肝細胞癌	132	18(6〜42)	97
低分化型肝細胞癌	21	19(12〜33)	100

＊：中央値(range)，＊＊：p<0.001

不可欠な検査である。

【引用文献】

1) Namimoto T, Yamashita Y, Sumi S, et al：Focal liver masses；Characterization with diffusion-weight echo-planer MR imaging. Radiology 204：739-744, 1997
2) Ichikawa T, Haradome H, Hachiya J, et al：Diffusion-weighted MR imaging with a single-shot echoplanar sequence；Detection and characterization of focal hepatic lesions. AJR 170：275-282, 1998
3) Takahara T, Imai T, Yamashita T, et al：Diffusion Weighted Whole Body Imaging with Backbround Body Signal Supression (DWIBS)；Technical Improvement Using Free Breathholding, STIR and High Resolution 3D Display. Radiation Medicine 22：275-282, 2004
4) Kim T, Murakami T, Takahashi S, et al：Diffusion-weighted single-shot echo-planar MR imaging for liver disease. AJR 173：393-398, 1999
5) Taouli B, Vilgrain V, Dumont E, et al：Evaluation of liver diffusion isotropy and characterization of focal hepatic lesions with two single-shot echo-planar MR imaging sequences：prospective study in 68 patients. Radiology 226：71-78, 2003
6) Bruegel M, Holzapfel K, Gaa J, et al：Characterization of focal liver lesions by ADC

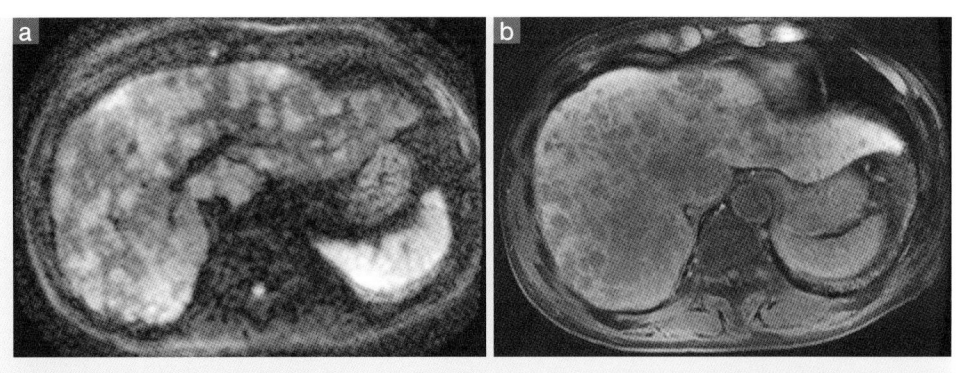

図 I -58　eDWI にて DWI の検出部位差が減少している多発性肝細胞癌（使用装置 Signa Optima 3.0T, GE）

肝内に多発する肝細胞癌であるが，左葉・右葉でも部位差なく DWI で癌が描出されている。
a：eDWI・b＝1000，b：肝細胞相。
（総合南東北病院，濱田晃市氏より提供）

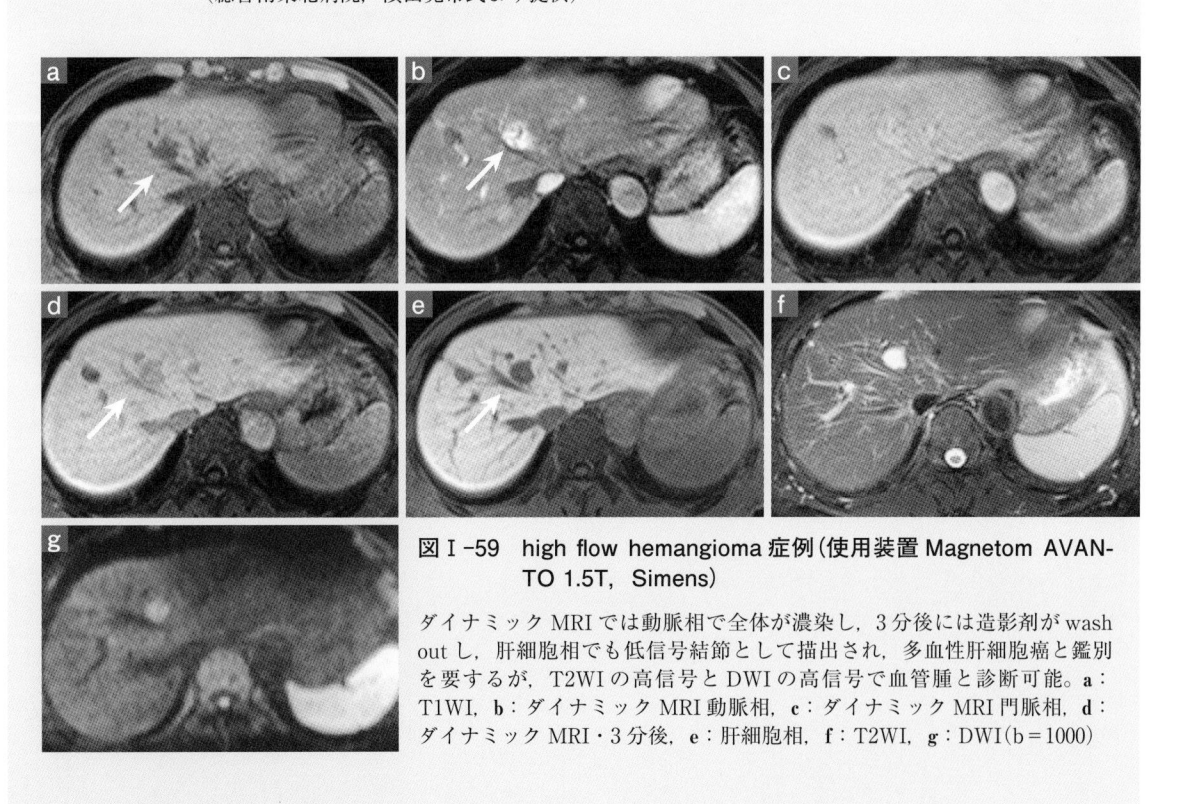

図 I -59　high flow hemangioma 症例（使用装置 Magnetom AVANTO 1.5T, Simens）

ダイナミック MRI では動脈相で全体が濃染し，3 分後には造影剤が wash out し，肝細胞相でも低信号結節として描出され，多血性肝細胞癌と鑑別を要するが，T2WI の高信号と DWI の高信号で血管腫と診断可能。a：T1WI，b：ダイナミック MRI 動脈相，c：ダイナミック MRI 門脈相，d：ダイナミック MRI・3 分後，e：肝細胞相，f：T2WI，g：DWI（b＝1000）

  measurements using a respiratory triggered diffusion-weighted single-shot echo-planar MR imaging technique. Eur Radiol 18：477-483, 2008
7) Gourtsoyianni S, Papanikolaou N, Yarmenitis S, et al：Respiratory gated diffusion-weighted imaging of the liver：value of apparent diffusion coefficient measurements in the differentiation between most commonly encountered benign and malignant focal liver lesions. Eur Radiol 18：486-492, 2008
8) Parikh T, Drew SJ, Lee VS, et al：Focal Liver lesion detection and characterization with diffusion-weighted MR imaging：comparison with standard breath-hold T2-

weighted imaging. Radiology 246：812-822, 2008
9) Nakanishi M, Chuma M, Higo S, et al：Relationship between diffusion-weighted magnetic Resonance Imaging and Histological Tumor Grading of Hepatocellular Carcinoma. Surgical Oncology 17：2066-2068, 2011

〔斎藤　聡〕

第6章 EOB-MRIによる肝細胞癌の診断

1. dynamic CTとの比較

1 | EOB-MRI, dynamic CT 両モダリティの比較

　dynamic CTでは単純CTの撮影後，通常は動脈相，門脈相および平衡相の撮影が施行され，動脈相で濃染し，門脈相〜平衡相にて染まり抜ける病変を古典的肝細胞癌と診断することができる。EOB-MRIではdynamic CT同様にdynamic studyが可能であり，早期濃染および染まり抜けを呈する病変を肝細胞癌と診断することができる[1]。さらに染まり抜けが明瞭ではない場合も，肝胆道相にて染まり抜けを同定することで肝細胞癌の診断が可能である（図Ⅰ-60）。それゆえ，dynamic CTと比較して同等ないしより高い病変検出率が報告されており，特に1〜1.5 cm未満の小病変での有用性が報告されている[2〜4]。

2 | EOB-MRI での pitfall

a. AP shunt などの偽病変

　AP shuntなどの偽病変でも肝胆道相にて染まり抜けを呈することがあることが報告されており，肝細胞癌と混同しないよう注意が必要である。偽病変による肝胆道相での染まり抜けは通常の肝細胞癌で認められる肝胆道相での染まり抜けと比較すると

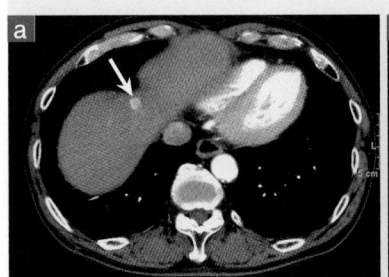

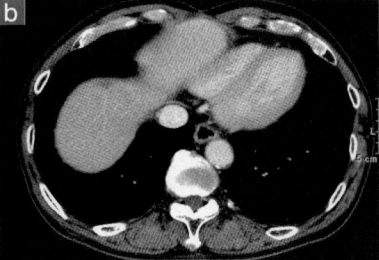

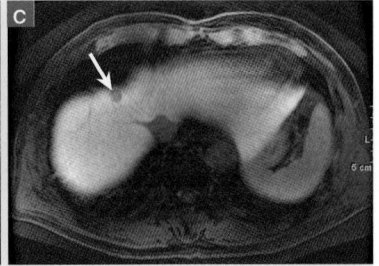

図Ⅰ-60　67歳男性，多発古典的肝細胞癌

CT動脈相(a)では，肝S8部分切除後であり，断端に接して円形早期濃染域が認められるが，CT遅延相(b)では，同部位には明らかな染まり抜けは指摘できない。EOB-MRI肝胆道相(c)においては，同病変は明瞭に染まり抜けており，肝細胞癌と診断できる。

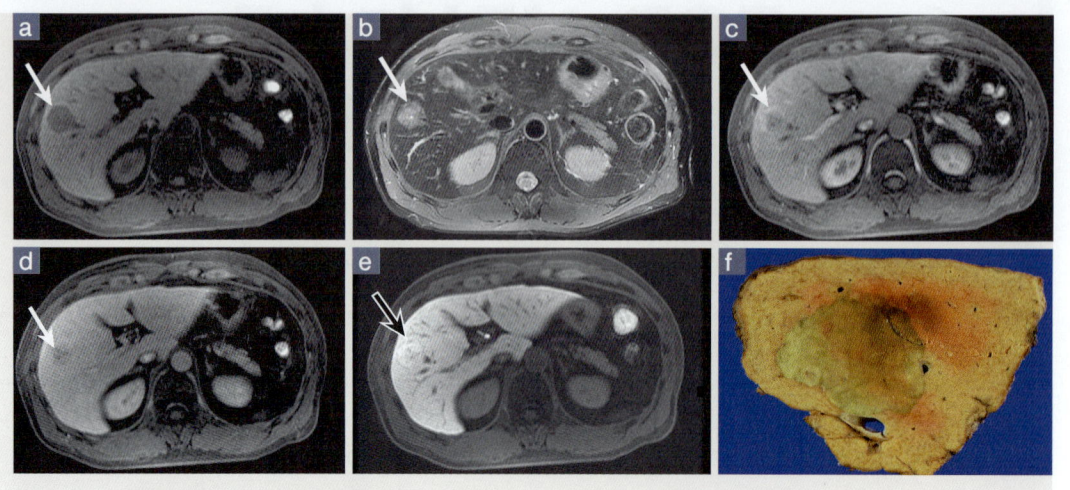

図Ⅰ-61　56歳男性，肝S5肝細胞癌

造影前脂肪抑制T1強調像(a)では，肝S5に円形低信号腫瘤が認められ，T2強調像(b)では，周囲肝実質より軽度高信号を呈している。dynamic study(c, d)においては，不均一な早期濃染および染まり抜けが認められており，肝細胞癌を疑わせる所見である。EOB-MRI肝胆道相(e)においては，周囲肝実質はほぼ同程度のEOBの取り込みを呈している。肉眼所見(f)にて緑色の腫瘍が認められ，病理学的には高分化肝細胞癌であった。

弱いことが多く[5]，また早期濃染の大きさと比すると肝胆道相での染まり抜けは小さいことが多い。

b. green hepatoma

dynamic CTでは典型的な古典的肝細胞癌の像を呈する病変であっても，EOB-MRIの肝胆道相にて周囲肝実質と同等ないしそれ以上のEOBの取り込みを呈する病変が経験されることがある(**図Ⅰ-61**)[6]。これは胆汁産生能を有する肝細胞癌で認められる所見であり，分化度の高い肝細胞癌であることが多い。このような肝細胞癌はgreen hepatomaと呼ばれており[7]，EOB-MRI上の所見では限局性結節性過形成(FNH)や肝細胞腺腫との鑑別が問題となる。green hepatomaとFNHの所見にはoverlapがあり，必ずしも鑑別は容易ではないが，MRIではgreen hepatomaはT2WIで高信号を呈しやすいことや，内部信号がFNHより不均一になりやすいことなどを用いて，総合的な判断が必要である。小さく内部出血の少ない肝細胞腺腫とgreen hepatomaとの鑑別はきわめて困難と考えられるが，基礎疾患や常用薬剤などの有無など患者背景を考慮するのが重要となってくるであろう。

c. 視覚的なpitfall

現在ほとんどの施設では，EOB-MRIの肝胆道相の画像を脂肪抑制T1強調画像をベースとして撮影していることと思われる。肝臓は他臓器や腹壁と接している部位を除けば，基本的には腹腔内脂肪に包まれている。脂肪抑制T1強調画像では周囲脂肪の信号が抑制されるために肝臓は概ね低信号に取り囲まれることになる。そのため，肝胆道相の画像にて肝の辺縁部に強く染まり抜ける結節が認められる場合は，周囲脂肪とのインターフェースがはっきりせず(**図Ⅰ-62**)，見落としの原因となりがちであ

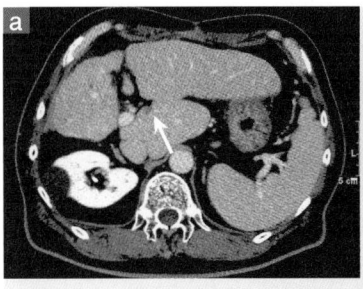

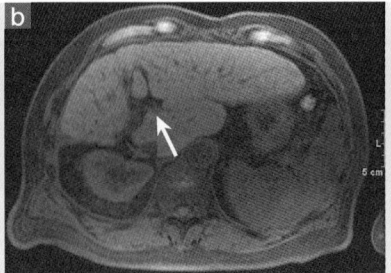

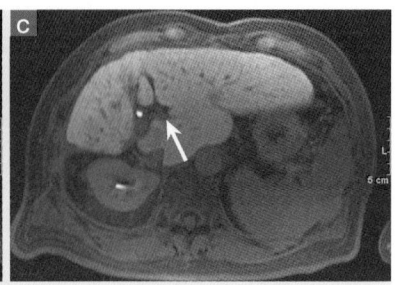

図Ⅰ-62　59歳男性，多発性肝細胞癌

CT遅延相(a)では，S1に染まり抜け結節が明瞭に認められる。同病変は造影前脂肪抑制T1強調像(b)にても低信号結節として同定できるが，EOB-MRI肝胆道相(c)では，肝門部の脂肪と信号差が少なく，非常に見落としやすい病変である。

るので注意が必要である。

【引用文献】

1) Huppertz A, Haraida S, Kraus A, et al：Enhancement of focal liver lesions at gadoxetic acid-enhanced MR imaging：correlation with histopathologic findings and spiral CT-initial observations. Radiology 234：468-478, 2005
2) Ichikawa T, Saito K, Yoshioka N, et al：Detection and characterization of focal liver lesions：a Japanese phase III, multicenter comparison between gadoxetic acid disodium-enhanced magnetic resonance imaging and contrast-enhanced computed tomography predominantly in patients with hepatocellular carcinoma and chronic liver disease. Invest Radiol 45：133-141, 2010
3) Haradome H, Grazioli L, Tinti R, et al：Additional value of gadoxetic acid-DTPA-enhanced hepatobiliary phase MR imaging in the diagnosis of early-stage hepatocellular carcinoma：comparison with dynamic triple- phase multidetector CT imaging. J Magn Reson Imaging 34：69-78, 2011
4) Akai H, Kiryu S, Matsuda I, et al：Detection of hepatocellular carcinoma by Gd-EOB-DTPA-enhanced liver MRI：comparison with triple phase 64 detector row helical CT. Eur J Radiol 80：310-315, 2011
5) Motosugi U, Ichikawa T, Sou H, et al：Distinguishing hypervascular pseudolesions of the liver from hypervascular hepatocellular. Radiology 256：151-158, 2010
6) Saito K, Kotake F, Ito N, et al：Gd-EOB-DTPA enhanced MRI for hepatocellular carcinoma：quantitative evaluation of tumor enhancement. Magn Reson Med Sci 4：1-9, 2005
7) Okuda K：Hepatocellular carcinoma：Clinicopathological aspects. J Gastroenterol Hepatol 12：S314-318, 1997

（赤井宏行，大友　邦）

2. dynamic MRI との比較（Gd-DTPA）

1｜Gd-EOB-DTPA 造影剤と Gd-DTPA 造影剤との比較

表Ⅰ-16 に Gd-EOB-DTPA 造影剤と Gd-DTPA 造影剤の物理化学的特性を示す[1～3]。加えて、Gd-EOB-DTPA 造影剤は、Gd-DTPA 造影剤と比べて高い T1 緩和度を有する。その理由として Gd-EOB-DTPA 造影剤は Gd キレートであるガドキセト酸の分子量が細胞外液性 Gd-DTPA 造影剤のそれと比較して大きいことが挙げられる。さらに Gd-EOB-DTPA 造影剤は静脈内投与後、可逆性のわずかな蛋白結合を示すことで一時的に高分子化される。高分子化された造影剤に水和した水分子は、高分子化された造影剤のゆっくりした回転運動を感知することにより、水分子の緩和時間を左右する回転相関時間が延長するため、緩和度の増大を示すものと考えられる[4]。血漿中での T1 緩和度は Gd-DTPA 造影剤では 4.9/mmol/sec であるのに対し、Gd-EOB-DTPA 造影剤では 8.7/mmol/sec である[5]。

Gd-EOB-DTPA 造影剤の臨床投与量は 0.025 mmol/kg であり、Gd 換算では Gd-DTPA 造影剤の投与量 0.1 mmol/kg の 1/4 である。Gd-EOB-DTPA 液の Gd 濃度は 0.25 mmol/ml と、Gd-DTPA 造影剤の 0.5 mmol/ml の 1/2 であるため、投与される造影剤液量は Gd-DTPA 造影剤の 1/2 となる。また造影剤の血漿中の T1 緩和度と臨床投与量との積で、dynamic study における造影効果を推測すると、Gd-EOB-DTPA 造影剤では Gd-DTPA 造影剤の約 44％の造影効果になると推測される。

前述した理由により Gd-EOB-DTPA 造影剤では動脈相の撮像タイミングは Gd-DTPA と比較してより重要となる。的確なタイミングがとらえられない場合、多血性病変を乏血性病変と誤る可能性や、的確なタイミングで撮像された動脈相であっても、背景に求肝性門脈血流減少が存在する場合は腫瘍濃染をとらえられない可能性も出てくる。よって Gd-EOB-DTPA 造影剤では動脈相における腫瘍濃染を評価する前に、まず撮像タイミングと背景肝について十分に吟味する必要がある。以上より Gd-EOB-DTPA 造影 MRI は Gd-DTPA 造影 MRI よりも動脈相の的確なタイミングをとらえることが難しいといえる。

Gd-EOB-DTPA 造影剤は投与後 1 分程度から肝細胞へ取り込みが始まる。そのた

表Ⅰ-16　Gd-EOB-DTPA 造影剤と Gd-DTPA 造影剤の物理化学的性質

	Gd-EOB-DTPA	Gd-DTPA
浸透圧（Osm/kg H_2O）	0.688	1.96
粘稠度（mPa・s, 37℃）	1.19	2.9
pH	6.8～8.0	6.8～7.8
熱力学的安定度定数	23.5	22.1
条件付安定度定数（pH 7.4）	18.7	17.7

め Gd-DTPA 造影剤を用いた dynamic MRI における門脈相や平衡相に一致する時相であっても，Gd-EOB-DTPA 造影剤はすでに肝細胞へある程度取り込まれているため，肝の見かけの信号は Gd-DTPA 造影剤使用時に比べて高くなる。さらに Gd-DTPA 造影剤を用いた dynamic MRI では肝細胞癌の被膜の濃染は遅延相で視認できるが，Gd-EOB-DTPA 造影 MRI では，この時相ではすでに肝の信号が上昇しており，被膜の濃染との信号差がつきにくいため，被膜を視認しづらい結果となる。

　Gd-EOB-DTPA 造影剤の最大の特徴は投与後 10～15 分後（肝機能低下例はさらに長時間の場合もあり）に撮像される肝細胞造影相である。肝細胞造影相での肝細胞癌の検出能は非常に高く，筆者らの検討[6]では CTAP/CTHA をゴールドスタンダードとして診断された小さな典型的肝細胞癌においても肝細胞造影相での検出率は 10 mm 以下で 100％，11～20 mm で 98.3％，21～30 mm で 96.3％と非常に良好な検出能であった。前述したとおり，Gd-EOB-DTPA 造影 MRI の動脈相での造影効果は Gd-DTPA 造影剤よりも低く，その撮像タイミングも含め，診断には注意が必要であるが，肝細胞造影相で病変を同定してから動脈相を確認する，などの工夫を行うことによりわずかな血流増加の検出も可能となり，最近では臨床使用上さほど大きな問題はないと考えている。しかし，多血性のいわゆる典型的肝細胞癌の中には薬物トランスポーターの関係から肝細胞造影相で高信号となる結節もあり，病変の同定には十分な注意が必要である。

2 | 症例提示

　以下に Gd-DTPA 造影 MRI，Gd-EOB-DTPA 造影 MRI および CTAP/CTHA が同時期（1 カ月以内）に施行され，肝細胞癌と診断された 2 例を提示する。Gd-DTPA 造影 MRI と Gd-EOB-DTPA 造影 MRI の所見を比較した場合，dynamic study ではいずれの症例とも動脈相において Gd-DTPA 造影 MRI のほうが濃染所見である高信号が強く認められたが，Gd-EOB-DTPA 造影 MRI の肝細胞造影相で結節の存在診断を行い，dynamic study の評価をした場合，撮像タイミングが適切であれば Gd-EOB-DTPA 造影 MRI でも動脈血流の評価（多血性もしくは乏血性であるかの）は十分に可能であると考えられた。

　各モダリティの撮像条件は以下の通りである。

　Gd-DTPA 造影 MRI は GE 社製 SIGNA TwinSpeed 1.5T を使用した。マグネビスト®は 0.2 ml/kg を 3.0 ml/秒で注入し，後押し用の生理食塩水は 20 ml を 3 ml/秒で注入した。造影前 T1 強調画像は FSPGR（fast spoiled GRASS）の dual echo 法にて in phase および opposed phase と FSE（fast spin echo）の T2 強調画像（脂肪抑制）を，dynamic study は FSPGR の 2D 収集にて動脈 2 相，門脈相，後期相の計 4 相を撮像し，造影後は FSPGR にて T1 強調画像（脂肪抑制）を撮像した。

　Gd-EOB-DTPA 造影 MRI は PHLIPS 社製 Achieva 1.5T Nova を使用した。EOB-MRI は 0.1 ml/kg を 1.5 ml/秒で注入し，後押し用の生理食塩水は 35 ml を 2 ml/秒で注入した。造影前 T1 強調像は FFE（fast field echo）の dual echo 法にて in phase

およびopposed phaseを，dynamic studyはTFE（turbo field echo）の3D収集にて動脈2相，門脈相，後期相の計4相を撮像し，造影後はTSE（turbo spin echo）法にてT2強調像，TFEの3D収集にて肝細胞造影相の順に撮像し，dynamic studyの撮影を開始するタイミングはBolus Trak法を用い，腹部大動脈の濃染を確認後とし，肝細胞造影相は15分後に撮像した。dynamic studyの動脈相で濃染所見が認められるものを高信号，濃染が認められないものを等信号，さらに低下しているものを低信号に分類し，肝細胞造影相では周囲肝実質と比較して低信号，等信号，高信号と分類した。

CTAP/CTHAは東芝社製X vision Real（IVR-CT/Angio system）を使用し，CTAPは造影剤70 mlを2 mml/秒で注入し，造影開始30秒後より1相をスライス厚7 mmで撮像，CTHAは造影剤25 mlを1.2 ml/秒で注入し，造影開始10秒後と50秒後より各1相をスライス厚7 mmで撮像した。CTAPは周囲肝実質と比較して低吸収，等吸収，高吸収，CTHAは造影開始10秒後に周囲肝実質より血流の増加が認められるものを高吸収とし，等吸収そして低吸収と分類した。

【症例1】
67歳男性。C型肝硬変（Child-Pugh分類A）にて定期通院中に超音波検査で肝S4に腫瘤性病変を指摘され精査となる。

Gd-DTPA造影MRIでは肝S4に13 mmのdynamic studyの動脈相で高信号の所見を呈する腫瘤性病変が認められた。同腫瘤性病変はdynamic studyの後期相では等信号で，さらにT1強調像およびT2強調像でも等信号であった（図Ⅰ-63）。

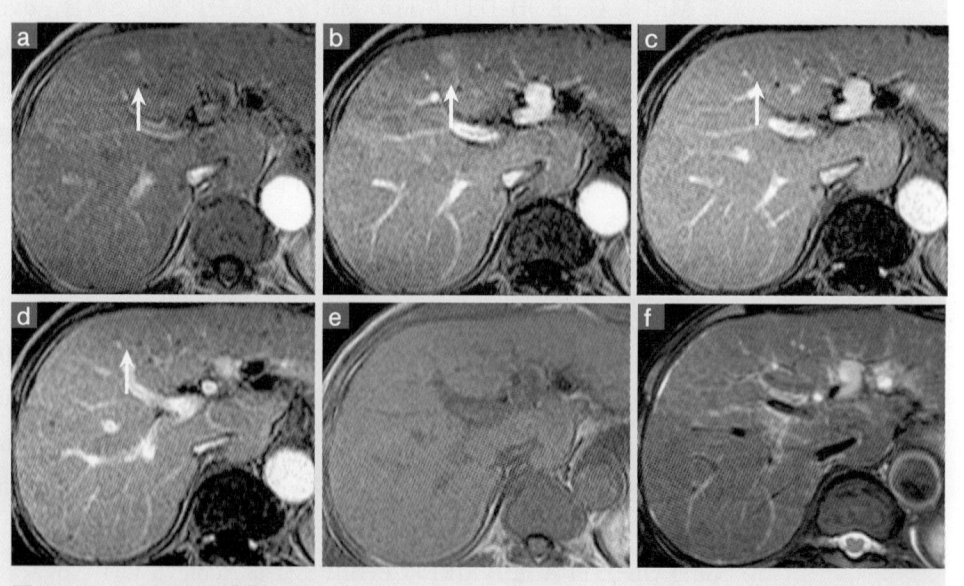

図Ⅰ-63　Gd-DTPA造影MRI
a：動脈相早期，b：動脈相後期，c：門脈相，d：後期相，e：T1強調像，f：T2強調像

Gd-EOB-DTPA 造影 MRI では肝 S4 の腫瘍性病変は dynamic study の動脈相で軽度の高信号を呈し，さらに肝細胞造影相では軽度の低信号の所見であった(図Ⅰ-64)。

　アンギオ CT では CTAP で淡い低吸収で，CTHA では淡い高吸収の所見であった(図Ⅰ-65)。その後，肝切除術が施行され，病理学的に被膜を有さない高分化型肝細胞癌と診断された。

【症例2】

　73歳女性。C 型肝硬変(Child-Pugh 分類 A)で，肝細胞癌再発に対する肝動脈化学塞栓療法(TACE)を繰り返されている。フォローの Gd-DTPA 造影 MRI で肝 S7 に再発が疑われ精査となる。

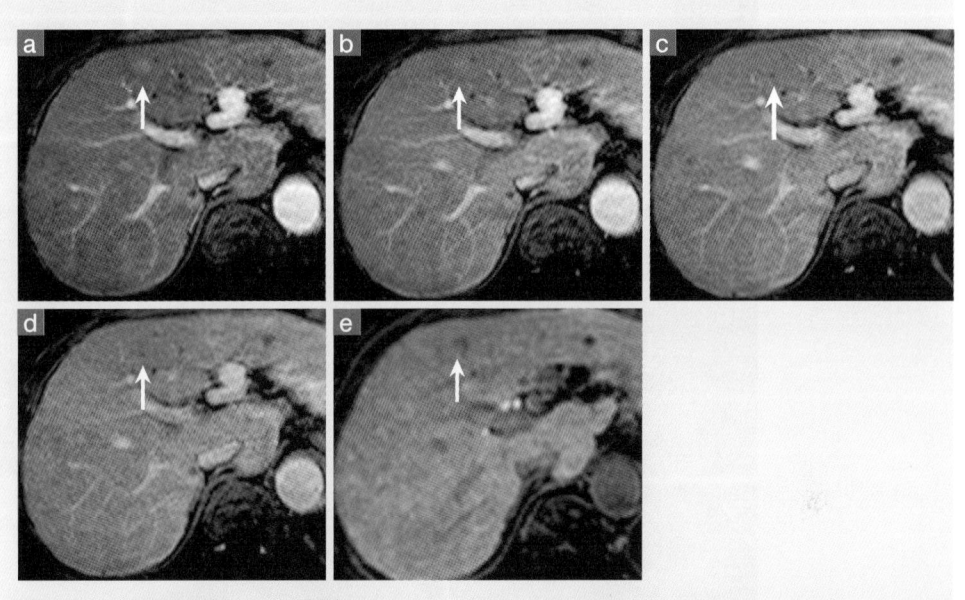

図Ⅰ-64　Gd-EOB-DTPA 造影 MRI
a：動脈相早期，b：動脈相後期，c：門脈相，d：後期相，e：肝細胞造影相

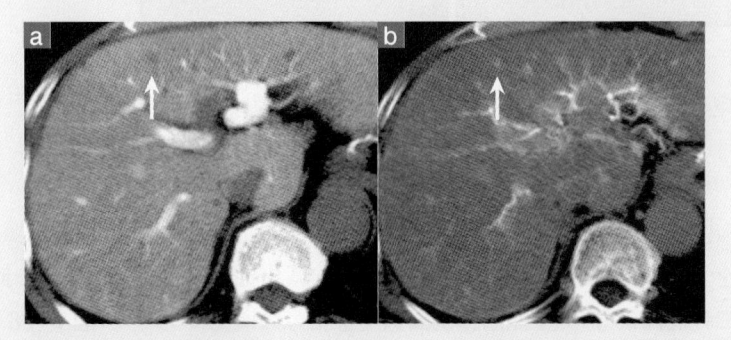

図Ⅰ-65　アンギオ CT
a：CTAP，b：CTHA

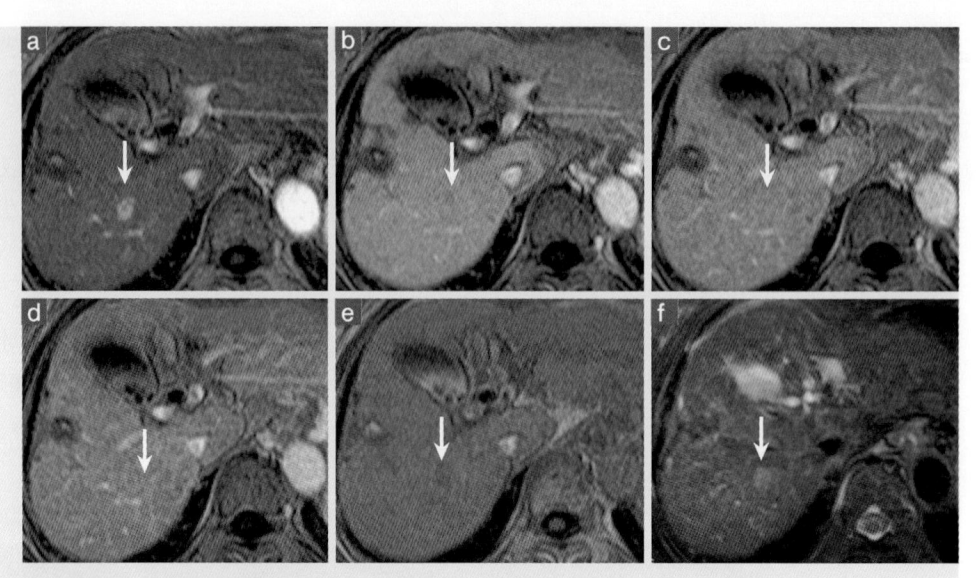

図Ⅰ-66　Gd-DTPA造影MRI
a：動脈相早期，b：動脈相後期，c：門脈相，d：後期相，e：T1強調像，f：T2強調像

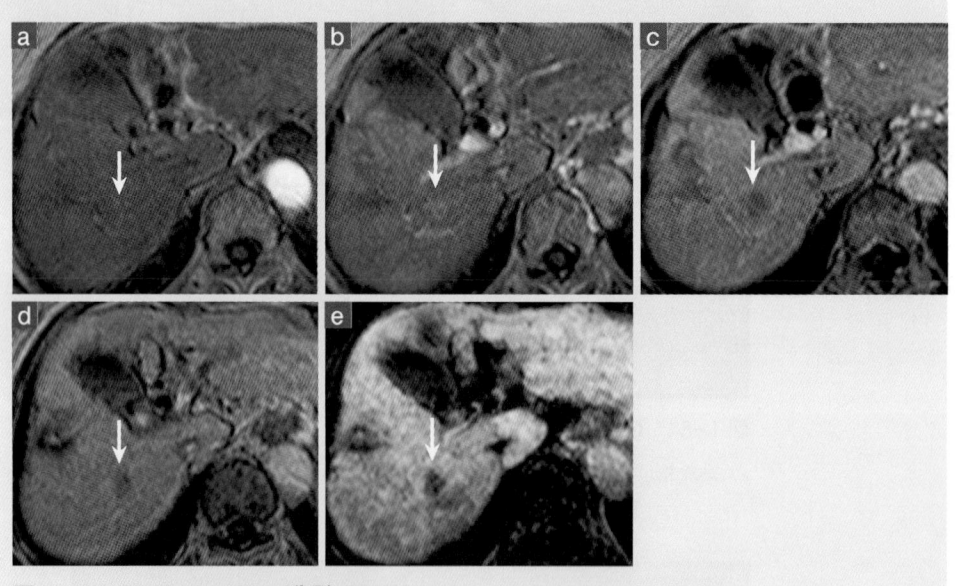

図Ⅰ-67　Gd-EOB-DTPA造影MRI
a：動脈相早期，b：動脈後期相，c：門脈相，d：後期相，e：肝細胞造影相

　Gd-DTPA造影MRIでは肝S7に15 mmのdynamic studyの動脈相で高信号の所見を呈する腫瘤性病変が認められた。同腫瘤性病変はT1強調像で低信号，T2強調像で軽度高信号，T1脂肪抑制画像で等信号の所見であった(図Ⅰ-66)。
　Gd-EOB-DTPA造影MRIでは肝S4の腫瘤性病変はdynamic studyの動脈相で軽度の高信号を呈し，さらに肝細胞造影相で低信号の所見であった(図Ⅰ-67)。

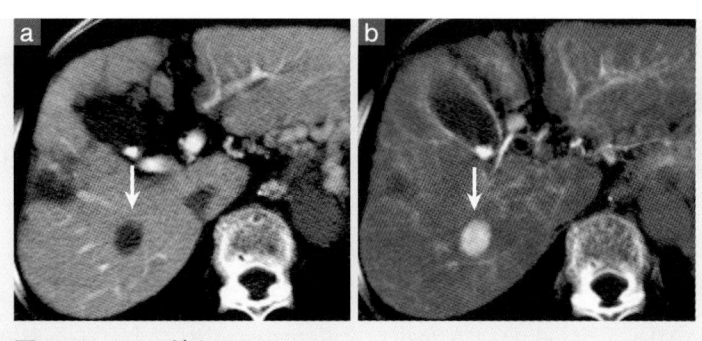

図Ⅰ-68　アンギオCT
a：CTAP，b：CTHA

　アンギオCTではCTAPで低吸収，CTHAでは高吸収の所見であり（図Ⅰ-68），TACEが施行された。

【引用文献】

1) Bellin MF：MR contrast agents, the old and the new, European. J Radiol 60：314-323, 2006
2) Bongartz G：Imaging in the time of NFD/NSF：do we have to change our routines concerning renal insufficiency? MAGMA 20：57-62, 2007
3) Schmitt-Willich H, Brehm M, Ewers CL, et al：Synthesis and Physicochemical Characterization of a New Gadolinium Chelate：The Liver-Specific Magnetic Resonance Imaging Contrast Agent Gd-EOB-DTPA. Inorg Chem 38：1134-1144, 1999
4) 渡部徳子：スピンラベルと造影剤．田坂 晧（編）：放射線医学大系，特別巻2，磁気共鳴診断，P67，中山書店，1986
5) Cavagna FM, Maggioni F, Castelli PM, et al：Gadolinium chelates with weak binding to serum proteins. A new class of high-efficiency, general purpose contrast agents for magnetic resonance imaging. Invest Radiol 32：780-796, 1997
6) 多田俊史，熊田　卓，豊田秀徳，ほか：Gd-EOB-DTPA造影MRI・微小肝細胞癌の検出能について．臨床画像 27：310-317, 2011

（多田俊史，熊田　卓）

3. SPIO-MRI との比較

　超常酸化鉄造影剤(superparamagnetic iron oxide；SPIO)造影 MRI やペルフルブタン(ソナゾイド®)造影超音波(US)post-vascular phase(Kupffer phase)では Kupffer 細胞機能評価により肝腫瘍の存在診断を行い，肝細胞癌の検出さらには分化度診断にも有用である[1〜5]。肝細胞特異性 MRI 造影剤である Gd-EOB-DTPA は，従来の dynamic MDCT や Gd-DTPA を用いた dynamic MRI などによる血流診断と肝細胞機能診断の両面から肝腫瘍の描出，質的診断が可能である[1, 2, 6〜9]。

　本項では，肝細胞癌および dysplastic nodule における EOB-MRI 肝細胞造影相と SPIO-MRI を比較検討したので[7]，その結果を概説する。

1 | 多段階発癌における SPIO 造影 MRI の造影効果

　図 I -69 に肝細胞癌および dysplastic nodule における組織分化度と SPIO 造影 MRI 造影効果の関係を示す[3]。既報のごとく腫瘍部信号値/非腫瘍部信号値の比を造影前後で求めその比を SPIO intensity ratio として，腫瘍部への SPIO の取り込みを評価した[3]。図 I -70 の症例のように典型的な多血性中・低分化型肝細胞癌では SPIO の取り込みは低下し，SPIO 造影 MRI では高信号を呈した。高分化型肝細胞癌に比し，中・低分化型肝細胞癌で SPIO の取り込みは有意に低下していた。このように，肝細胞癌において Kupffer 細胞機能でみた SPIO-MRI の造影効果は分化度の推定に有用であった。一方，高分化型肝細胞癌の中で，特に早期肝細胞癌において，

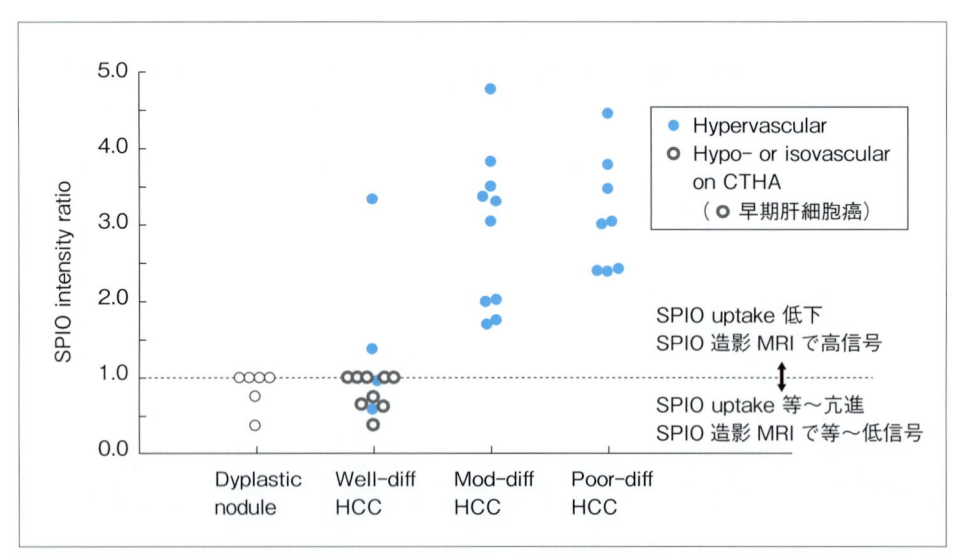

(Imai Y, Murakami T, Yoshida S, et al：Superparamagnetic iron oxide-induced magnetic resonance images of hepatocellular carcinoma：Correlation with histological grading. Hepatology 32：205-212, 2000 より改変して引用)

図 I -69　肝細胞癌および dysplastic nodule における組織分化度と SPI-MRI 造影効果

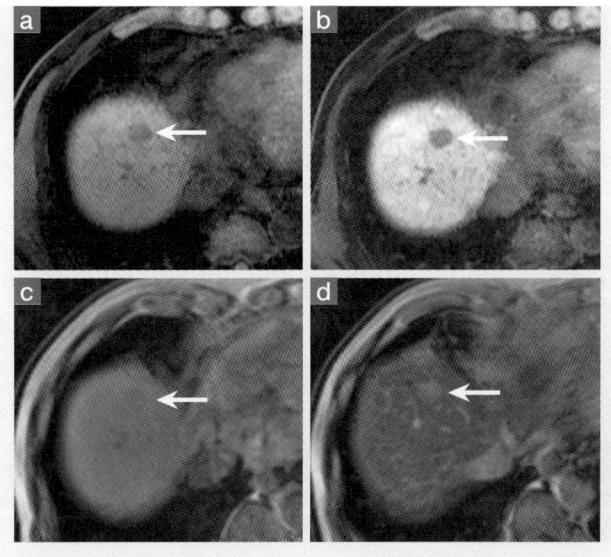

図Ⅰ-70 多血性中分化型肝細胞癌症例

a：EOB-MRI 造影前 3D-T1 強調画像, b：EOB-MRI 肝細胞造影相, c：SPIO-MRI 造影前 T2*強調画像, d：SPIO-MRI 造影後 T2*強調画像.
中分化型肝細胞癌の典型例で, 腫瘍部は SPIO-MRI で高信号を示す. EOB-MRI では造影前 3D-T1 強調画像ですでに淡い低信号を示し, 肝細胞造影相では明瞭な低信号結節として認められる.

(Okada M, Imai Y, Kim T, et al：Comparison of Enhancement Patterns of Histologically Confirmed Hepatocellular Carcinoma Between Gadoxetate-and Ferucarbotran-enhanced Magnetic Resonance Imaging. J Magn Reson Imaging 32：903-913, 2010 より改変して引用)

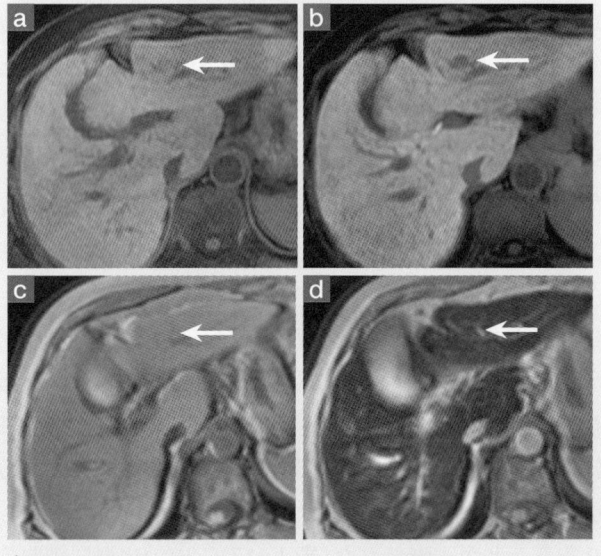

図Ⅰ-71 乏血性高分化型肝細胞癌症例（早期肝細胞癌と考えられる）

a：EOB-MRI 造影前 3D-T1 強調画像, b：EOB-MRI 肝細胞造影相, c：SPIO-MRI 造影前 T2*強調画像, d：SPIO-MRI 造影後 T2*強調画像.
腫瘍部での SPIO の取り込みを反映し, SPIO-MRI で等信号を示す. EOB-MRI 肝細胞造影相で, 比較的明瞭な低信号を示している. 本結節は US B-mode でも描出は不良で, Sonazoid 造影 US Kupffer 相でも検出できなかった.

(Okada M, Imai Y, Kim T, et al：Comparison of Enhancement Patterns of Histologically Confirmed Hepatocellular Carcinoma Between Gadoxetate-and Ferucarbotran-enhanced Magnetic Resonance Imaging. J Magn Reson Imaging 32：903-913, 2010 より改変して引用)

SPIO-MRI において SPIO の取り込みが非腫瘍部より同等あるいは亢進し, 高信号を示さない結節が存在する（図Ⅰ-71）. dysplastic nodule では, 少数例ではあるが検討した全結節で非腫瘍部と比較し, 等信号あるいは低信号を呈した（図Ⅰ-72）.

　図Ⅰ-69 の結果より, 肝細胞癌における SPIO の Kupffer への取り込みは, 肝細胞癌の多段階発癌の過程で多血化するとほぼ同じ時期か, やや遅れて低下すると考えられる.

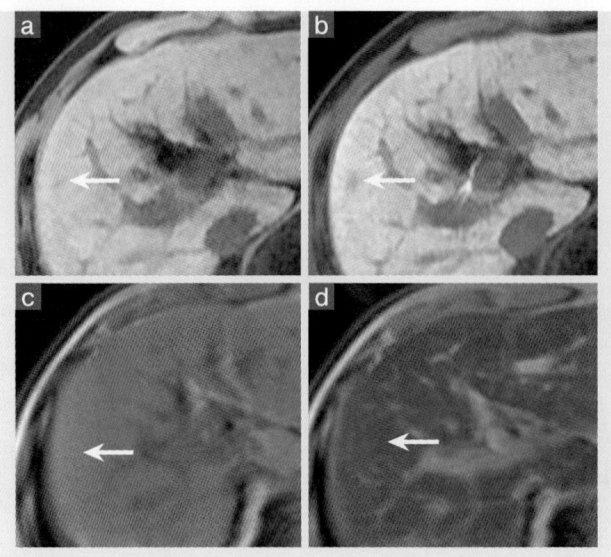

図Ⅰ-72 dysplastic nodule 症例

a：EOB-MRI造影前3D-T1強調画像，b：EOB-MRI肝細胞造影相，c：SPIO-MRI造影前T2*強調画像，d：SPIO-MRI造影後T2*強調画像．
SPIO-MRIで等信号を示し，Kupffer細胞機能が保たれていることを示唆する．EOB-MRI肝細胞造影相では非常に淡い低信号として描出された．

(Okada M, Imai Y, Kim T, et al：Comparison of Enhancement Patterns of Histologically Confirmed Hepatocellular Carcinoma Between Gadoxetate-and Ferucarbotran-enhanced Magnetic Resonance Imaging. J Magn Reson Imaging 32：903-913, 2010 より改変して引用)

2｜肝細胞癌およびdysplastic noduleにおけるEOB-MRIとSPIO-MRIの検出率の比較

　筆者らは肝細胞癌およびdysplastic noduleと病理組織学的に診断された36人の患者における高分化型肝細胞癌22結節，中・低分化型肝細胞癌15結節，dysplastic nodule 4結節に対し，EOB-MRIとSPIO-MRIの両方を施行し造影パターンを比較検討した[7]．

　表Ⅰ-17に示す通り，EOB-MRIでは高分化型肝細胞癌(早期肝細胞癌を含む)の20/22(91％)，中・低分化型肝細胞癌の13/15(87％)で低信号を示した(図Ⅰ-70，71)[7]．高分化型肝細胞癌と中・低分化型肝細胞癌においてEOB-MRI肝細胞造影相で低信号を示す結節を詳細に比較検討すると，淡い低信号を示す結節が高分化型肝細胞癌において中・低分化型肝細胞癌に比し多く，肝細胞造影相で肝細胞癌の分化度の推定がある程度可能であることが示唆された(表Ⅰ-17)．中分化型肝細胞癌では1結節はEOB-MRI肝細胞造影相で高信号を示し，このような結節ではEOBの肝細胞膜におけるトランスポーターであるOATP1B3(OATP8)の発現が亢進していると考えられる[10, 11]．dysplastic noduleではEOB-MRI肝細胞造影相で2/4(50％)が等信号，2/4(50％)が低信号を示したが，いずれもきわめて淡い低信号を示した(図Ⅰ-72)．

　表Ⅰ-18にSPIO-MRIの造影パターンを示す[7]．中・低分化型肝細胞癌はすべてSPIO-MRIで低信号を示したが，早期肝細胞癌を含む高分化型肝細胞癌では14/22(64％)で等信号を示した(図Ⅰ-70，71)．高分化型肝細胞癌の中で，7結節が高信号を示したが6結節は淡い高信号と判定された(表Ⅰ-18)．dysplastic noduleではすべてが等信号を示した．図Ⅰ-72にdysplastic noduleの1例を提示しているが，SPIO-

表I-17　肝細胞癌の組織分化度別のEOB-MRI肝細胞造影相の造影パターン

組織	n	等信号	淡い低信号	明瞭な低信号	高信号
高分化型肝細胞癌	22	2(9%)	19(86%)	1(5%)	0(0%)
中・低分化型肝細胞癌	15	1(7%)	3(20%)	10(66%)	1(7%)

(Okada M, Imai Y, Kim T, et al：Comparison of Enhancement Patterns of Histologically Confirmed Hepatocellular Carcinoma Between Gadoxetate-and Ferucarbotran-enhanced Magnetic Resonance Imaging. J Magn Reson Imaging 32：903-913, 2010 より引用)

表I-18　肝細胞癌の組織分化度別のSPIO-MRIの造影パターン

組織	n	等信号	淡い高信号	明瞭な高信号	低信号
高分化型肝細胞癌	22	14(64%)	6(27%)	1(5%)	1(5%)
中・低分化型肝細胞癌	15	0(0%)	9(60%)	6(40%)	0(0%)

(Okada M, Imai Y, Kim T, et al：Comparison of Enhancement Patterns of Histologically Confirmed Hepatocellular Carcinoma Between Gadoxetate-and Ferucarbotran-enhanced Magnetic Resonance Imaging. J Magn Reson Imaging 32：903-913, 2010 より引用)

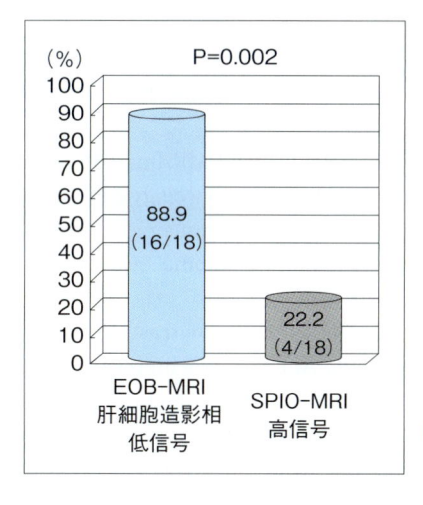

図I-73　早期肝細胞癌のEOB-MRI肝細胞造影相とSPIO-MRIによる検出の比較

MRIで等信号を示し，Kupffer細胞機能が保たれていることを示唆し，CD68によるKupffer細胞染色においても腫瘍部，非腫瘍部のKupffer細胞数は同等であった。EOB-MRI肝細胞造影相では非常に淡い低信号として描出された。

　生検ではあるが，早期肝細胞癌と診断された18結節の造影効果をEOB-MRI肝細胞造影相とSPIO-MRIで比較した。図I-73に示すように，EOB-MRI肝細胞造影相では約90%において低信号結節として検出されたのに対し，SPIO-MRIでは18結節中4結節22%で高信号，しかも非常に淡い高信号として検出されたにすぎず，有意にEOB-MRI肝細胞造影相の早期肝細胞癌の検出がSPIO-MRIより高率であった。

　以上のように，早期肝細胞癌の多くでKupffer細胞機能が維持されており，SPIOが腫瘍内に取り込まれる結果，SPIO-MRIでは高信号結節として検出されない。本項では触れていないが，SPIO-MRIと同様，Kupffer細胞機能をみるSonazoid造影

US Kupffer 相においても，多くの早期肝細胞癌は非腫瘍部と等エコーとなり，SPIO-MRI と同様検出されない[1]。また，dysplastic nodule でも，SPIO-MRI 同様，Sonazoid 造影 US Kupffer 相で defect となることはない。一方，前述したように，EOB-MRI 肝細胞造影相では dysplastic nodule の一部で淡い低信号，早期肝細胞癌のほとんどで低信号結節として検出され，肝細胞癌の検出において EOB-MRI が SPIO-MRI より優れていることが明らかとなった。

おわりに

　高分化型肝細胞癌，特に早期肝細胞癌の多くを SPIO-MRI では検出できず，EOB-MRI 肝細胞造影相と比較し，早期肝細胞癌を含めた肝細胞癌の検出においては SPIO-MRI が劣ることが明らかとなった。加えて，EOB-MRI は多血性肝細胞癌の診断にも有用であることも報告されており，肝特異性造影剤として，EOB-MRI が腎不全例を除いては，SPIO-MRI にとって変わっている。世界的にも肝特異性造影剤としては EOB-MRI が用いられ，SPIO-MRI は使用されていない。

【引用文献】

1) 今井康陽，小来田幸世，井倉　技，ほか：肝細胞癌の画像診断の進歩．日消誌 108：916-927, 2011
2) Murakami T, Imai Y, Kim MJ, et al：US, CT and MR Imaging of Hepatocellular Carcinoma：Toward Improved Treatment Decisions. Oncology 81(Suppl 1)：86-99, 2011
3) Imai Y, Murakami T, Yoshida S, et al：Superparamagnetic iron oxide-induced magnetic resonance images of hepatocellular carcinoma：Correlation with histological grading. Hepatology 32：205-212, 2000
4) Kudo M, Hatanaka K, Kumada T, et al：Double-contrast ultrasound：a novel surveillance tool for hepatocellular carcinoma. Am J Gastroenterol 106：368-370, 2011
5) Korenaga K, Korenaga M, Furukawa M, et al：Usefulness of Sonazoid contrast-enhanced ultrasonography for hepatocellular carcinoma：comparison with pathological diagnosis and superparamagnetic iron oxide magnetic resonance images. J Gastroenterol 44：733-741, 2009
6) Ichikawa T, Saito K, Yoshioka N, et al：Detection and characterization of focal liver lesions：a Japanese phase III, multicenter comparison between gadoxetic acid disodium-enhanced magnetic resonance imaging and contrast-enhanced computed tomography predominantly in patients with hepatocellular carcinoma and chronic liver disease. Invest Radiol 45：133-141, 2010
7) Okada M, Imai Y, Kim T, et al：Comparison of Enhancement Patterns of Histologically Confirmed Hepatocellular Carcinoma Between Gadoxetate-and Ferucarbotran-enhanced Magnetic Resonance Imaging. J Magn Reson Imaging 32：903-913, 2010
8) Kogita S, Imai Y, Okada M, et al：Gd-EOB-DTPA-enhanced magnetic resonance images of hepatocellular carcinoma：correlation with histological grading and portal blood flow. Eur Radiol 20：2405-2413, 2010
9) Onishi H, Kim T, Imai Y, et al：Hypervascular Hepatocellular carcinomas：Detection with gadoxetate disodium-enhanced MR imaging and multiphasic multidetector CT. Eur Radiol 22：845-854, 2012

10) Tsuboyama T, Onishi H, Kim T, et al：Hepatocellular carcinoma：hepatocyte-selective enhancement at gadoxetic acid-enhanced MR imaging—correlation with expression of sinusoidal and canalicular transporters and bile accumulation. Radiology 255：824-833, 2010
11) Kitao A, Zen Y, Matsui O, et al：Hepatocellular carcinoma：signal intensity at gadoxetic acid-enhanced MR Imaging—correlation with molecular transporters and histopathologic features. Radiology 256：817-826, 2010

〔今井康陽，岡田真広〕

4. CTHA，CTAP との比較

1 | 肝細胞癌診断における CTHA，CTAP の意義

　　肝細胞癌の発生に関しては多段階発癌と de novo がある。多段階発癌では，境界病変から発癌した際に初めに画像でとらえられるのは門脈血流の低下であり，次いで動脈血流，門脈血流の低下である[1]。したがって，門脈血流の有無を評価することは結節の悪性度を知るうえで重要であり[2]，わが国では CTHA，CTAP が広く行われてきた。加えて，CTHA，CTAP は偽陽性所見が多いものの，腫瘍の検出能が高く，肝特異性 MRI 造影剤の出現前あるいは CT，MRI の機器の近年の著しい進歩前には非常に有効な検査方法であった。

2 | 境界病変の鑑別における CTHA，CTAP の診断能

　　門脈血流の保たれた結節は一般的に予後がよいと考えられている。これは，この門脈血流の保たれた結節群に早期肝細胞癌そして dysplastic nodule が含まれるためである[3]。一方，門脈血流が欠損した結節は，古典的肝細胞癌であり，動脈血流が増加し，予後は早期肝細胞癌と比較して明らかに不良である。したがって，動脈血流の増加していない結節の拾い上げは予後の改善につながり有効である。しかし，非侵襲的に動脈血流の増加していない結節の検出に有効な検査方法は Gd-EOB-DTPA の出現までなかった。最近の報告では，Gd-EOB-DTPA の肝細胞造影相が血管造影下 CT よりも早期肝細胞癌の診断に有効との報告もみられる[4]。

　　これらをふまえ，以下，自験例を挙げ説明していく[5]。

3 | CTHA，CTAP による血行動態と EOB-MRI の画像所見

a. 門脈血流は保持，動脈血流は周囲肝実質と等ないし低下した結節（図Ⅰ-74，75）

　　筆者らの 59 患者 82 結節の検討では，CTAP で等吸収，CTHA で等ないし低吸収域を示した結節は 26 結節存在し，dysplastic nodule 2，高分化型肝細胞癌 16，中分化型 7，低分化型 1 であった。肝細胞造影相では大部分が低信号を示し，dysplastic nodule のみ等信号であった。高信号を示した 1 結節は高分化型肝細胞癌であった。

　　これまでの報告では，門脈血流が保たれ，動脈血流が低下ないし，周囲肝実質と同程度の結節は早期肝細胞癌あるいは dysplastic nodule と診断され，両者の鑑別は困難であった[6]。

　　Gd-EOB-DTPA は門脈血流の保たれた結節も検出可能である[7]。早期肝細胞癌は，これまでの報告から肝細胞造影相で低信号を示すことが多いといえる（図Ⅰ-74，75）[4,5,8]。しかし，dysplastic nodule に関しては，肝細胞造影相での所見に一定の見解が得られていない。低信号から高信号まで，さまざまな信号強度を呈しているとする報告がある一方で[5,8]，低信号を示した dysplastic nodule は認められなかったとす

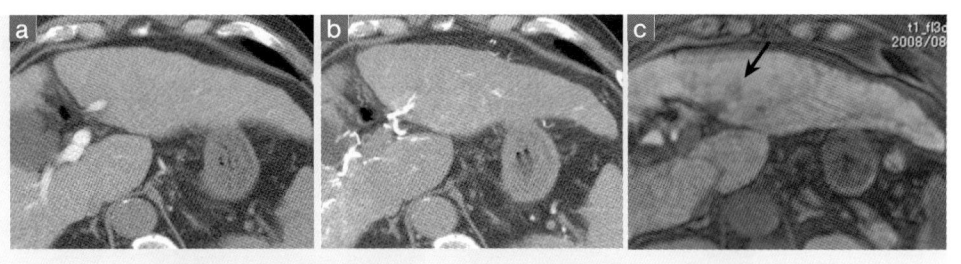

図Ⅰ-74　72歳男性，高分化型肝細胞癌

CTAP(a)，CTHA(b)では腫瘍は周囲肝実質と等吸収域であり，同定が困難である。EOB造影MRIの肝細胞造影相(c)では低信号の結節性病変が認められる。生検の結果，高分化型肝細胞癌であった。

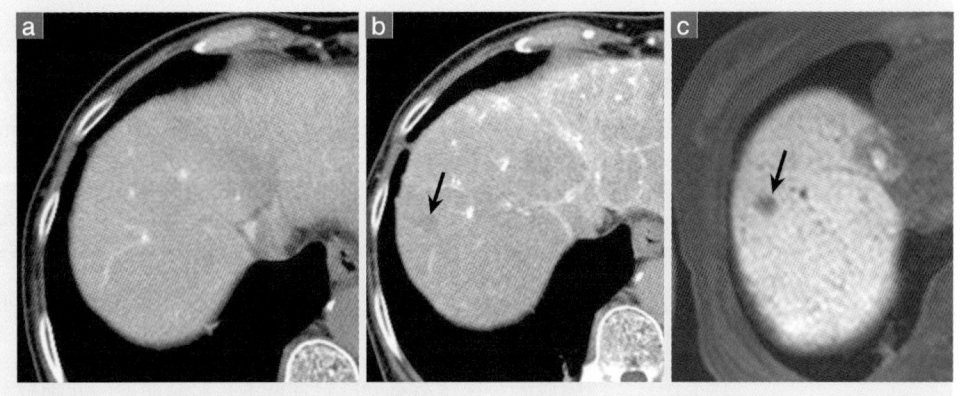

図Ⅰ-75　76歳女性，高分化型肝細胞癌

CTAP(a)では腫瘍は周囲肝実質と等吸収域を示しており，同定は困難である。CTHA(b)では周囲肝実質より，低吸収域を示している。EOB造影MRIの肝細胞造影相(c)では明瞭な低信号を示している。生検の結果，高分化型肝細胞癌と診断された。

る報告も認められる[4]。日本以外からの報告ではdysplastic noduleと早期肝細胞癌の病理学的診断の困難さから，あえてhigh-grade dysplastic noduleと早期肝細胞癌を区別せずに報告しているものもみられる[9]。

　このように血管造影下CT，Gd-EOB-DTPA両者ともに，明確にdysplastic noduleと早期肝細胞癌を区別することは困難な現状であり，微妙なオーバーラップがあると思われる。しかし，肝細胞癌の多段階発癌において，Gd-EOB-DTPAの集積の低下は，門脈血流の低下に先立つと示唆する報告も認められることから[8]，門脈血流が保持された結節においては，Gd-EOB-DTPAの肝細胞造影相での信号強度は組織学的gradeをある程度反映する可能性が示唆される[5]。

b. 門脈血流は軽度低下，動脈血流は周囲肝実質と比較し等ないし低下した結節（図Ⅰ-76）

　CTAPで門脈血流が軽度低下し，CTHAで等ないし低吸収域を示した結節は12結節認められた。内訳はdysplastic nodule 1，高分化型8，中分化型3であった。肝細胞造影相では等信号を示した1例を除き，すべて低信号を示した。

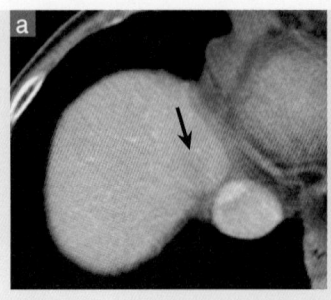

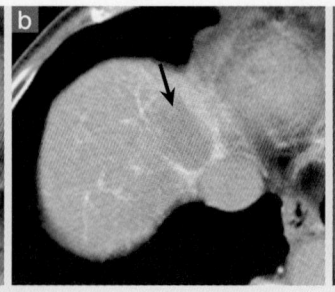

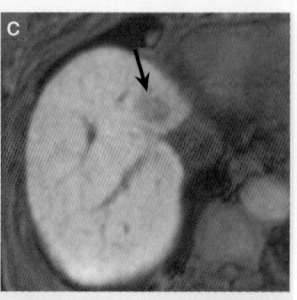

図Ⅰ-76 73歳女性. 高分化型肝細胞癌

CTAP（a）では腫瘍は周囲肝実質と比較して軽度, 低吸収域となっている。CTHA（b）では乏血性であり, 周囲肝実質と比較して低吸収を示している。EOB造影MRIの肝細胞造影相（c）では低信号に描出されている。生検の結果, 高分化型肝細胞癌であった。

血管造影下CTで, この血行動態を示す結節は, 前述の門脈血流が保持された結節から癌化が進んだ状態と考えられる[2]。しかし, 依然, dysplastic nodule, 早期肝細胞癌の区別が難しい領域である。

このような血行動態を示す腫瘍はほぼGd-EOB-DTPAの肝細胞造影相で低信号を示し, 肝細胞癌の可能性が高いといえる（図Ⅰ-76）[4,5]。Sanoらの検討では, このような血行動態を示し, Gd-EOB-DTPAの肝細胞造影相で低信号を示す結節は, 大部分が早期肝細胞癌であったと報告している[4]。

以上から, 門脈血流が保持あるいは軽度低下した結節で, 肝細胞造影相で低信号を示す結節は一部, dysplastic noduleが含まれることがあるが, 早期肝細胞癌の可能性が高いものと推測される。

c. 門脈血流は欠損, 動脈血流は周囲肝実質より増加した結節（図Ⅰ-77〜80）

CTAPで門脈血流が欠損し, CTHAで動脈血流が増加した結節は44結節あり, 高分化型8, 中分化型26, 低分化型10であった。大部分は肝細胞造影相で低信号を示し, 中分化型の1例は高信号, 高分化型の2例は等信号を示した。

血管造影下CTで, この血行動態を示すカテゴリーには一般的に古典的肝細胞癌が含まれる。そのため, 肝細胞造影相で大部分が低信号として描出される（図Ⅰ-77）。古典的肝細胞癌の検出能はCTHA/CTAPとGd-EOB-DTPA造影MRIと比較してほぼ同程度と考えられる[10]。

古典的肝細胞癌の診断においては, 動脈血流の増加を正しく評価する必要がある。Gd-EOB-DTPAは投与量が少ないため, dynamic MRIの動脈相の濃染が弱くなる可能性が指摘されてきている。最近では2 ml/sec以下の注入がringing artifactを避けるために推奨されており, なおかつモニタースキャンの併用が好ましいとされている。しかし, タイミングが合わないなどの理由から濃染がとらえられず, あやまって乏血性結節と評価される危険性が存在する（図Ⅰ-78）。また, 逆に, 乏血性腫瘍であることを正しく診断できない可能性もある。特に, 乏血性結節内に脱分化巣が出現した場合, 多血化するスピードが速くなることが知られており, 多血化した脱分化巣を

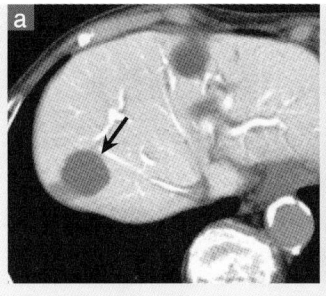

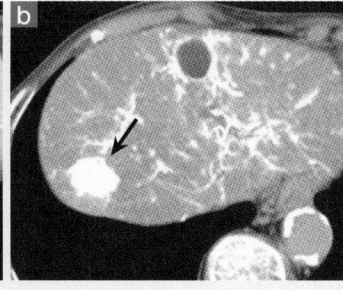

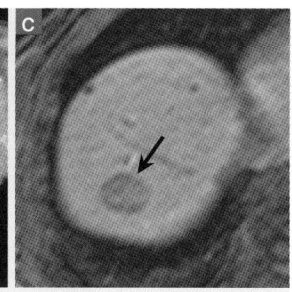

図 I-77　89歳女性，中分化型肝細胞癌

a：CTAP 腫瘍；perfusion defect を示している。
b：CTHA；腫瘍濃染が認められ，典型的な肝細胞癌の像である。
c：EOB 造影 MRI の肝細胞造影相；低信号に認められている。生検の結果，中分化型肝細胞癌であった。

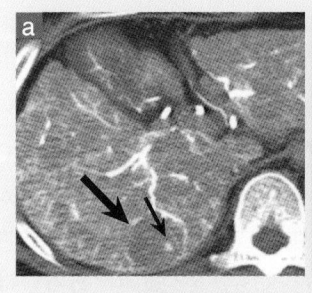

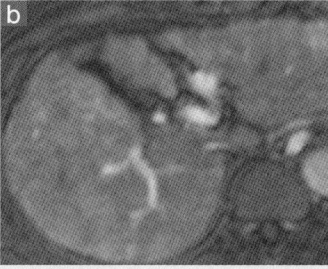

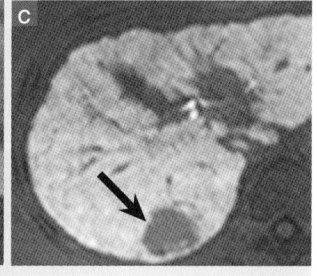

図 I-78　59歳女性．高分化型肝細胞癌

a：CTHA；乏血性腫瘍が認められ（大矢印），内部に小さな濃染像が認められる（小矢印）。
b：EOB 造影 MRI の動脈相；CTHA で認められた小さな濃染像は指摘できない。
c：肝細胞造影相；乏血性の領域を含めた腫瘍全体が低信号に描出されている。

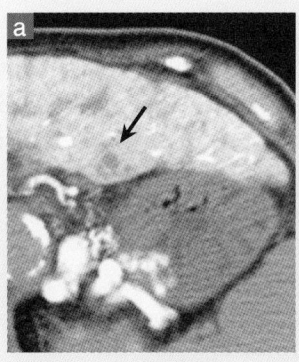

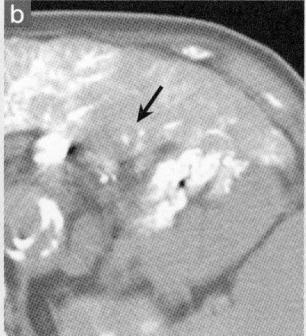

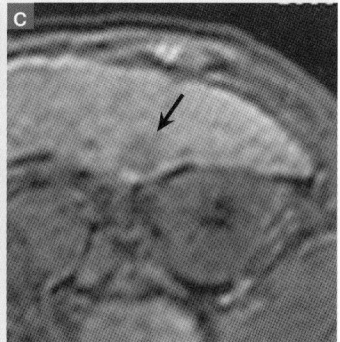

図 I-79　84歳女性，中分化型肝細胞癌

a：CTAP；腫瘍の中心部に門脈血流の低下した領域が認められる。
b：CTHA；低吸収域の腫瘍の中に小さな多血性の領域が認められる。
c：EOB 造影 MRI の肝細胞造影相；乏血性の領域を含め腫瘍は低信号を示している。生検の結果，中分化型肝細胞癌と診断された。

正しく評価することが肝要である（図 I-78, 79）。結節内血流に関しては，CTHA を用いない場合には，他のモダリティで可能な限り確認すべきと考える。

一方，CTHA で多血性，CTAP で門脈血流の欠損を示し，明らかに肝細胞癌の血

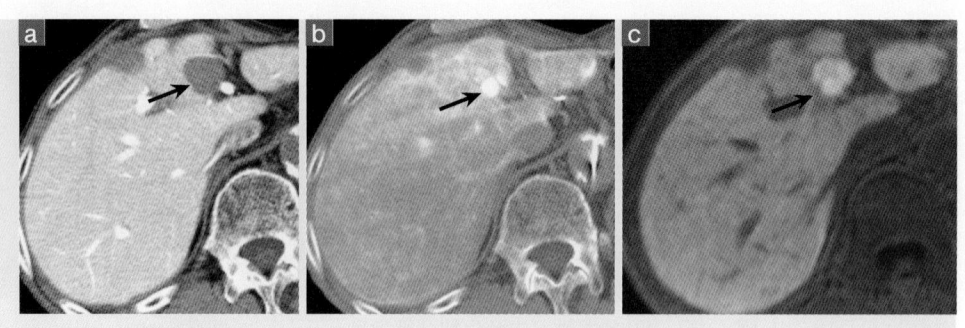

図Ⅰ-80　72歳男性
a：CTAP；perfusion defect を示した。
b：CTHA；腫瘍濃染が認められ，内部がモザイク状を呈している。
c：EOB 造影 MRI の肝細胞造影相；腫瘍は高信号を示しており，画像診断上，肝細胞癌と診断された。

行動態を呈しているにもかかわらず，肝細胞造影相で等～高信号を示す結節が存在することは，これまでも指摘されている（**図Ⅰ-80**）[7]。この原因としてはOATP13Bなどのレセプターの発現によるものと考えられている[11]。OATP13Bが発現する腫瘍は高～中分化型に多いとされ，ある程度，進行した腫瘍に多いと報告されている。したがって，肝細胞造影相で同定が困難であっても，T2強調像あるいは拡散強調像で同定されることが多い。そのため，撮像されたシークエンスをすべてチェックすることが肝要である。

おわりに

Gd-EOB-DTPA は早期肝細胞癌を含めた，肝細胞癌の検出の向上を実現し，その有用性が高まっている。その検出能はCTHA，CTAPを凌駕するものがあるが，腫瘍血流の検出の不確実性が，その有効性を減じている。今後，腫瘍血流の確実な検出が実現されれば，CTHA，CTAPを超えるものとなろう。

【引用文献】

1) Kudo M：Multistep human hepatocarcinogenesis：correlation of imaging with pathology. J Gastroenterol 44 Suppl 19：112-118, 2009
2) Hayashi M, Matsui O, Ueda K, et al：Correlation between the blood supply and grade of malignancy of hepatocellular nodules associated with liver cirrhosis：evaluation by CT during intraarterial injection of contrast medium. AJR Am J Roentgenol 172：969-976, 1999
3) Kojiro M, Roskams T：Early hepatocellular carcinoma and dysplastic nodules. Semin Liver Dis 25：133-142, 2005
4) Sano K, Ichikawa T, Motosugi U, et al：Imaging Study of early hepatocellular carcinoma：usefulness of gadoxetic acid-enhanced MR imaging. Radiology 261：834-844, 2011
5) Saito K, Moriyasu F, Sugimoto K, et al：Diagnostic efficacy of gadoxetic acid-enhanced MRI for hepatocellular carcinoma and dysplastic nodule. World J Gastroenterol 17：

3503-3509, 2011
6) Tajima T, Honda H, Taguchi K, et al：Sequential hemodynamic change in hepatocellular carcinoma and dysplastic nodules：CT angiography and pathologic correlation. AJR Am J Roentgenol 178：885-897, 2002
7) Saito K, Kotake F, Ito N, et al：Gd-EOB-DTPA enhanced MRI for hepatocellular carcinoma：quantitative evaluation of tumor enhancement in hepatobiliary phase. Magn Reson Med Sci 4：1-9, 2005
8) Kogita S, Imai Y, Okada M, et al：Gd-EOB-DTPA-enhanced magnetic resonance images of hepatocellular carcinoma：correlation with histological grading and portal blood flow. Eur Radiol 20：2405-2413, 2010
9) Golfieri R, Renzulli M, Lucidi V et al：Contribution of the hepatobiliary phase of Gd-EOB-DTPA-enhanced MRI to Dynamic MRI in the detection of hypovascular small (≤2 cm) HCC in cirrhosis. Eur Radiol 21：1233-1242, 2011
10) Mita K, Kim SR, Kudo M, et al：Diagnostic sensitivity of imaging modalities for hepatocellular carcinoma smaller than 2 cm. World J Gastroenterol 16：4187-4192, 2010
11) Narita M, Hatano E, Arizono S, et al：Expression of OATP1B3 determines uptake of Gd-EOB-DTPA in hepatocellular carcinoma. J Gastroenterol 44：793-798, 2009

（齋藤和博）

5. EOB-MRIで高信号を呈する結節群の取り扱い

　Gd-EOB-DTPAによるMRIは，その優れた肝腫瘍性病変の検出能と血流および質的診断能から画像診断において不可欠の造影剤であり，超音波検査に引き続き行われる肝画像検査の第一選択となってきている。肝細胞癌(HCC)を含めた肝悪性腫瘍は通常低信号を呈するが，時に等～高信号を示し診断に苦慮する症例も経験する。本項では肝細胞造影相で高信号を呈する結節に関して概説する。

1｜肝細胞相の造影機序とHCCの組織学的分化度との関連

　肝細胞造影相での信号強度はGd-EOB-DTPAの肝細胞への取り込みと肝細胞から毛細胆管への排出の度合いにより決定される。肝細胞への取り込み機序は受動拡散で取り込まれるほか，肝細胞膜上に存在する輸送蛋白であるorganic anion transporter(OATP)1B3(またはOATP8)を介して取り込まれる[1]。一方，肝細胞に取り込まれたGd-EOB-DTPAは胆管側肝細胞膜上の輸送蛋白multidrug resistance-associated protein(MRP)2やmultidrug resistance P-glycoproteins(MDR P-gps)を介し毛細胆管に排出される[2]。HCCでは，通常はOATP1B3(OATP8)などの輸送蛋白の発現が低下もしくは欠損しているため，Gd-EOB-DTPAを取り込まず肝細胞相では周囲肝実質と比べ低信号を呈する[3]。そしてその低信号のレベルはHCCの多段階発癌過程(異型結節，早期，高～低分化型HCC)の進展に伴い，取り込みtransporterであるOATP1B3(OATP8)の発現が段階的に低下し信号レベルがより低くなると報告されている[4]。

2｜等～高信号を呈するHCCの機序と病理組織との関連

　HCCでも肝細胞造影相で時に低信号にならず，等～高信号を呈する結節が存在し注意を要する(図Ⅰ-81)。高信号を示すHCCとして胆汁産生を伴うHCC(green hepatoma)や，前述した輸送蛋白の発現の多寡によりHCCが高信号を呈すると考えられている。green hepatomaでは胆汁産生を伴うHCCのため，腫瘍内からの胆汁排泄が不十分となった結果，肝細胞相で腫瘍内に胆汁とともに造影剤が停滞し，その排泄遅延から高信号を呈すると推定されている。

　図Ⅰ-82にgreen hepatomaの症例を示す。肝左葉に内部に高信号領域を有する低信号HCCを認め，結節の高信号領域と緑色調の領域は一致しOATP1B3(OATP8)の発現も認められEOBの取り込みが亢進し高信号結節を示したと考えられた。一方でHCC内のEOBを取り込む領域と緑色の領域は必ずしも一致しないという報告[5]もあり今後の検討が必要とされる。また，高信号結節の病理組織学的検討では胆汁産生の有無と高信号結節とは関連が認められず，したがって主な高信号の機序は取り込みトランスポーターのOATP1B3(OATP8)の高発現とする報告もある[4,5]。

　図Ⅰ-83の症例は当初，肝限局性結節性過形成(focal nodular hyperplasia：FNH)

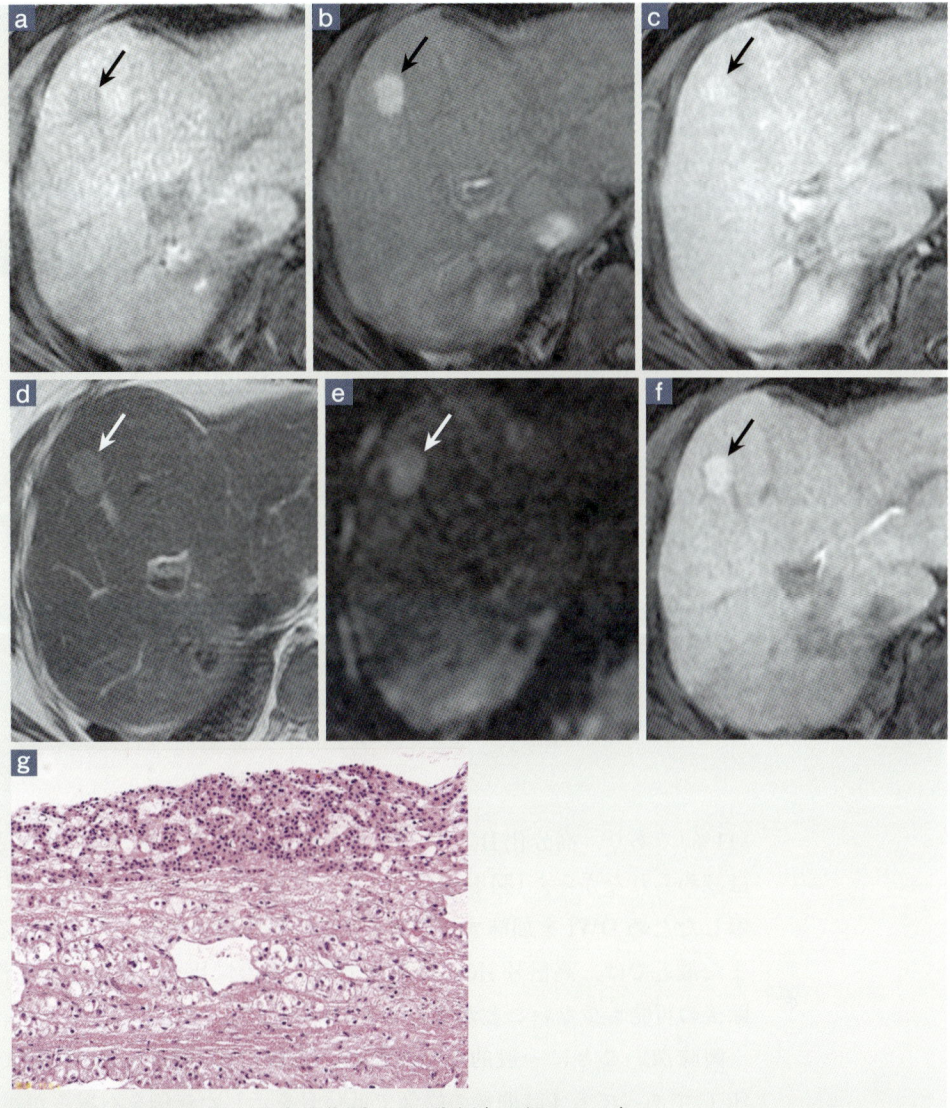

図Ⅰ-81　高信号を示した高分化型HCC症例（S8 径1.8 cm）

a：造影前（T1強調）；低信号結節，b：動脈相；高信号結節，c：平衡相；高信号結節，d：T2強調；高信号結節，e：拡散強調像；高信号結節，f：肝細胞相；高信号結節，g：高分化HCC

として経過観察されていたが腫瘍径増大をみたため外科切除となったHCC症例である。肝左葉に径約6 cm大の動脈相で濃染し平衡相で高信号，肝細胞相で等信号を示した。病理学的には高分化HCCであるがOATP1B3（OATP8）の発現は良好に認められた。

　高信号HCCは諸家の報告でも全体の10～30％弱で，癌の分化度の間に関連は認められないとする報告が多い[3,6,7]。実際，当施設での検討でも組織学的に診断されたHCC外科切除43症例46結節中，肝細胞造影相で等～高信号を示した結節は5結節

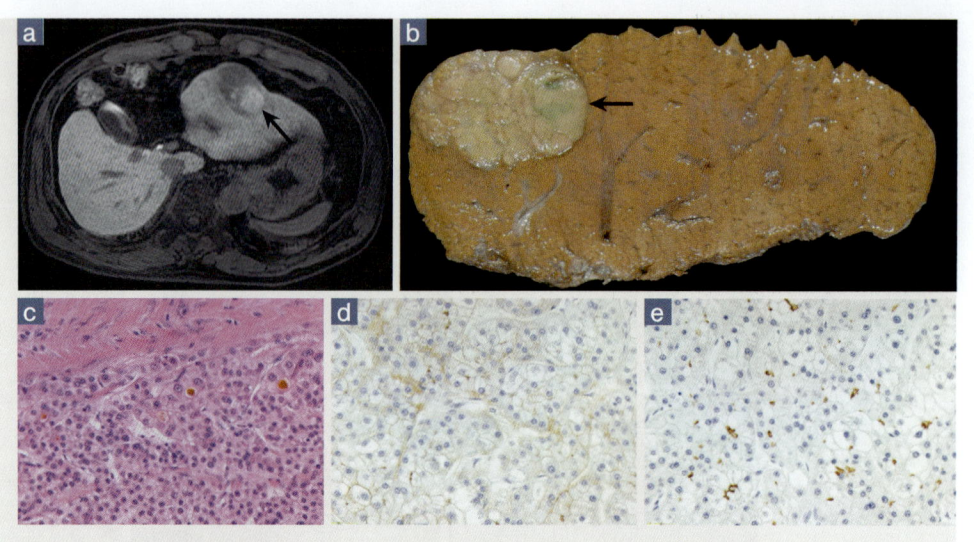

図Ⅰ-82 green hepatoma
a：EOB-MRI 肝細胞相；肝左葉に内部に高信号（矢印）を有する低信号結節をみる。
b：切除マクロ像；高信号領域とマクロ像の緑色調範囲（矢印）はほぼ一致している。
c〜e：病理組織像
c：HE 像；中分化型 HCC で内部に胆汁栓が散見される。
d：肝細胞膜上に OATP1B3（OATP8）発現が認められる。
e：MRP2 の発現が認められる。

(11％)であり，高分化 HCC 3 例，中分化 HCC 2 例と病理組織所見との明らかな関連は認められなかった（図Ⅰ-84）。この 5 結節中 3 結節は拡散強調像（DWI）で高信号を示したため DWI を加味することが HCC の診断率の向上に寄与すると考えられた。また最近では，高信号 HCC はそうでないものに比べ，生物学的悪性度も低く，肝切除後の再発も少ないことが報告されている[8]。

興味深いことに一般的な肝細胞相の撮像（造影剤注入後 20 分）では高信号を示す HCC であっても 4 時間後の撮像で低信号を示した症例を石塚らが報告している[9]。この要因として排泄トランスポーターである MRP2 の高発現により Ga-EOB-DTPA 排泄が過度に起こったと筆者らは推察しており，高信号結節の場合 4 時間後の撮像を追加することが有用であるとしている。今後，高信号結節の肝細胞相撮像時期も詳細に検討する必要があろう。

3 | HCC 以外の肝細胞相で高信号結節を示しうる病変

HCC 以外の肝細胞相で高信号を呈しうる病変に関しては FNH，肝細胞腺腫 adenoma，A-P shunt などの報告があり，これらはダイナミックスタディの所見や背景肝疾患の有無などで，ある程度鑑別可能であるが図Ⅰ-83 に示した HCC 症例もあるので注意が必要である。

また門脈圧亢進症における過形成性結節には辺縁部が高信号，中心部が低信号を示すチクワ状に濃染する結節が多いことを斎藤らが報告している[10]。その関連として，

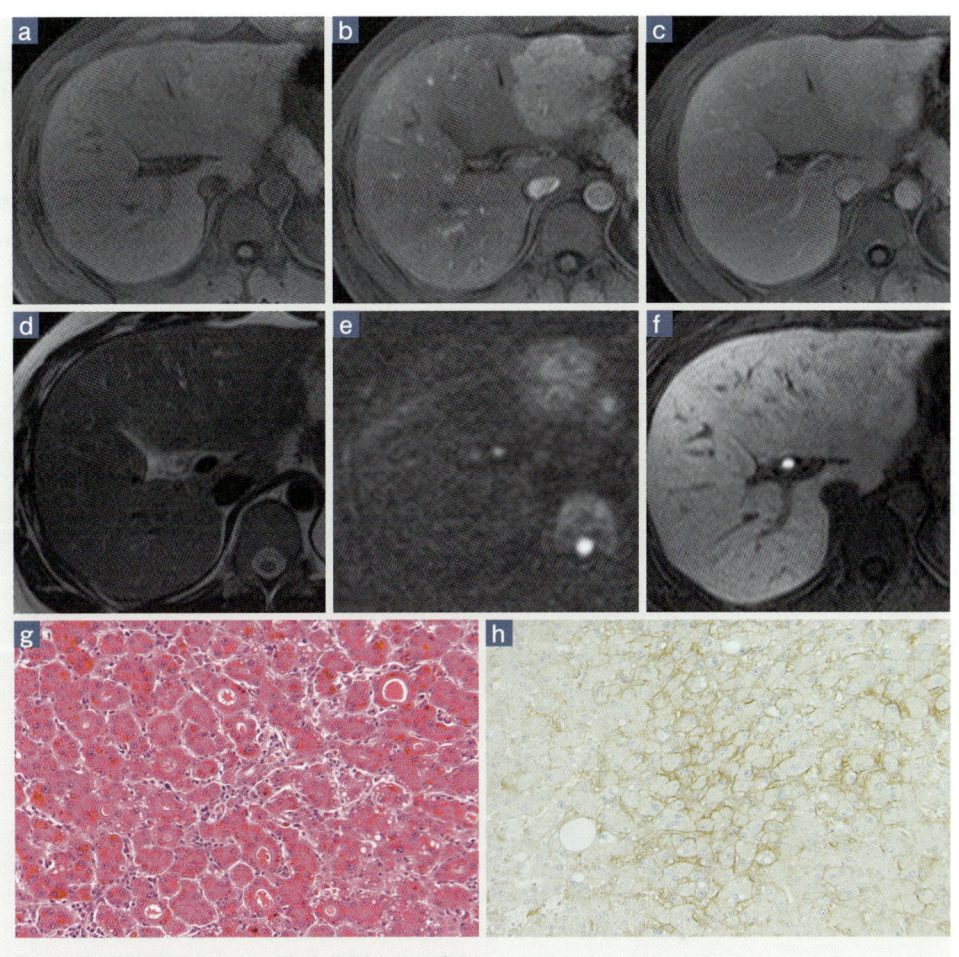

図 I-83　等信号を示した高分化型 HCC 症例

a〜f：EOB-MRI
a：造影前（T1 強調）；肝左葉の結節はほぼ等信号であった。
b：動脈相；肝左葉に分葉状の径約 6 cm 大の濃染する結節を認めた。
c：平衡相；同結節はやや高信号として認められた。
d：T2 強調；同結節は等信号であった。
e：拡散強調像；高信号結節として認められた。
f：肝細胞相；等信号であった。
g：HE 染色。高分化型 HCC。腫瘍細胞は胆汁産生が顕著で，胞体内の胆汁色素や偽腺管構造の内腔に胆汁栓が認められた。
h：肝細胞膜上に OATP1B3（OATP8）の発現が認められた。

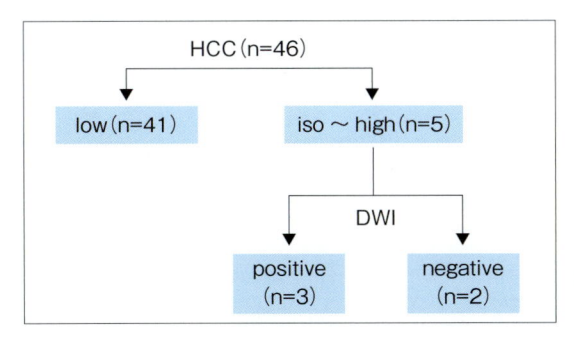

図 I-84　当院における HCC 肝細胞相所見の内訳

喜多らは，FNHでもしばしばドーナツ様の高信号結節を呈するが，CTAP濃染結節においても過形成結節は同様の画像を呈することがあるとしている[11]。

おわりに

HCCの約1～3割は肝細胞相で高信号を示すことに留意が必要である。また他に高信号結節を示す病変も存在するため，背景肝疾患の詳細な解析やダイナミックスタディはもとよりDWIなども含めた総合的な判断が診断率向上につながる。

【引用文献】

1) Leonhardt M, Keiser M, Oswald S, et al：Hepatic uptake of the magnetic resonance imaging contrast agent Gd-EOB-DTPA：role of human organic anion transporters. Drug Metab Dispos 38：1024-1028, 2010
2) Zollner G, Wagner M, Fickert P, et al：Hepatobiliary transporter expression in human hepatocellular carcinoma. Liver Int 25：367-379, 2005
3) Narita M, Hatano E, Arizono S, et al：Expression of OATP1B3 determines uptake of Gd-EOB-DTPA in hepatocellular carcinoma. J Gastroenterol 44：793-798, 2009
4) Kitao A, Matsui O, Yoneda N, et al：The uptake transporter OATP8 expression decreases during multistep hepatocarcinogenesis：correlation with gadoxetic acid enhanced MR imaging. Eur Radiol 10：2056-2066, 2011
5) Asayama Y, Tajima T, Nishie A, et al：Uptake of Gd-EOB-DTPA by hepatocellular carcinoma：radiologic-pathologic correlation with special reference to bile production. Eur J Radiol 80：e243-248, 2011
6) Huppertz A, Haraida S, Kraus A, et al：Enhancement of focal liver lesions at gadoxetic acid-enhanced MR imaging：correlation with histopathologic findings and spiral CT — initial observations. Radiology 234：468-478, 2005
7) Kim SH, Kim SH, Lee J, et al：Gadoxetic acid-enhanced MRI versus triple-phase MDCT for the preoperative detection of hepatocellular carcinoma. AJR Am J Roentgenol 192：1675-1681, 2009
8) Kitao A, Matsui O, Yoneda N, et al：Hypervascular hepatocellular carcinoma：correlation between biologic features and signal intensity on gadoxetic acid-enhanced MR images. Radiology 265：780-789, 2012
9) 石塚恵未，西 潤子，宮尾昌幸，ほか：GD-EOB-DTPAの肝細胞造影相4時間後にて肝細胞癌と評価しえた肝腫瘍の1例．臨床放射線 55：1272-1275, 2010
10) 斎藤 聡，川村祐介，平川美晴，ほか：GD-EOB-DTPA肝細胞相でチクワ状濃染結節を示す症例の検討．第16回肝血流動態イメージ研究会プログラム・抄録集．p61, 2010年1月30日
11) 喜多竜一，大崎往夫，大部 誠，ほか：CTAPにて濃染する結節の画像および病理組織学的検討．第18回肝血流動態イメージング研究会プログラム・抄録集．p73, 2012年1月28日

（中澤貴秀，國分茂博）

第7章 EOB-MRIの早期肝癌と異型結節(DN)の鑑別診断能

1. 早期肝癌の病理診断

1 分子病理

　ヒトの癌の多くは多段階的に発生・進展することが明らかとなってきており，慢性ウイルス性肝硬変を背景として発生する肝細胞癌(hepatocellular carcinoma)はそのよいモデルである。HBVやHCVの慢性ウイルス性肝炎に続発する肝硬変には，前癌状態として位置づけられる異型結節(dysplastic nodule)がみられることが知られており，これらが，上皮内癌〜微小浸潤癌に相当する早期肝細胞癌(early hepatocellular carcinoma)へと進行し，さらには早期肝細胞癌の中に進行肝細胞癌の結節がみられる，いわゆるnodule-in-nodule typeの肝細胞癌を経て，進行肝細胞癌へと至ると考えられている[1]。前癌病変である異型結節と，早期ではあるが明らかに癌としての性質をもつ早期肝細胞癌を鑑別することは，その後の治療戦略や予後予測，あるいは発癌プロセスの理解に際しても重要である。

　早期肝細胞癌の病理診断において，H&E像による形態診断が最も重要であることには論を俟たないが，異型の程度が弱く，肝臓病理医にとってもその診断は難しいことがある。特に生検材料においては，早期肝細胞癌の重要な診断指標となる間質浸潤部が採取されていないことも多く，両者の鑑別に難渋することも少なくない。

　細胞構造の変化以外に，癌化に伴って細胞内ではある種の蛋白質の発現の変化が認められ，これらの変化を免疫組織染色でとらえることが可能である。これらの早期肝細胞癌における遺伝子変化を調べるために，網羅的な遺伝子解析手法を取り入れた分子マーカーの探索も進められてきた。こうして発見された分子を含め，補助診断として現在では種々の分子病理マーカーが臨床診断に用いられている。この項ではこれらの早期肝細胞癌の分子病理マーカーについて概説し，最後にGd-EOB-DTPA造影MRI，Sonazoid造影超音波の画像と関連する分子マーカーについても簡単に述べる。

1 | 一般的な分子病理マーカー

　まず，臨床で広く用いられている3種のマーカー(図Ⅰ-85)について概説し，最後にこれらを組み合わせて用いることによる診断能の変化について述べる。

a. heat shock protein 70 (HSP70)

　heat shock proteins (HSP)は細胞ストレス環境下で発現が増加する分子群であり，

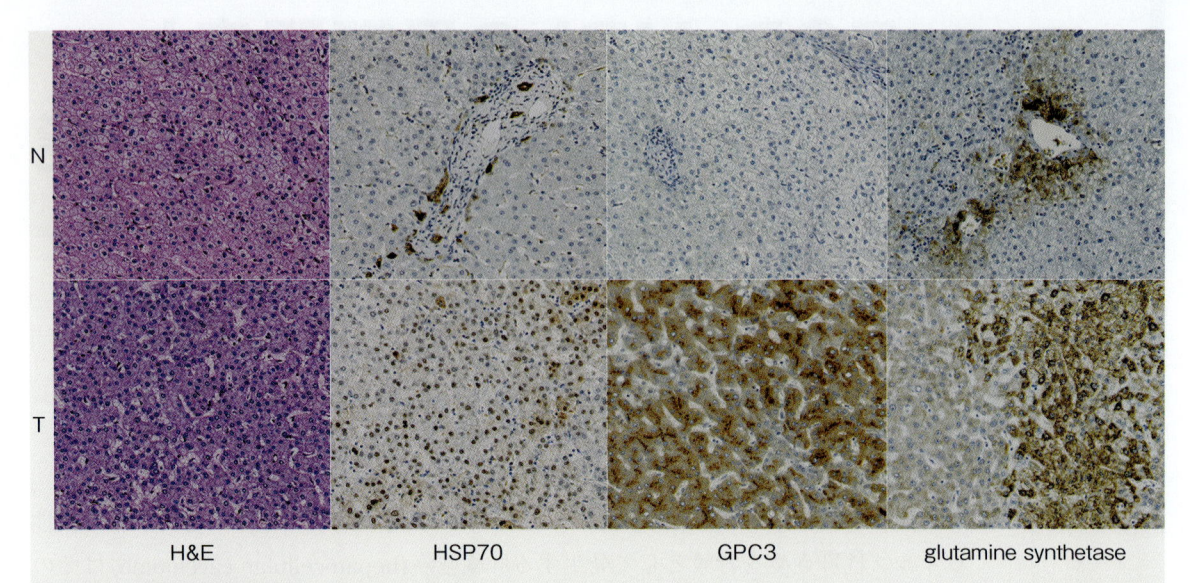

図Ⅰ-85　早期肝細胞癌

背景肝（N）に比べ，細胞密度が増加し，細胞異型，構造異型を示す腫瘍細胞が，増殖している（H&E像）。HSP70免疫染色では，腫瘍部の細胞の核に濃染を示し，細胞質にも軽度の染まりが認められる。背景肝では胆管上皮の染まりがみられ，内在性コントロールとなる。GPC3免疫染色では腫瘍部の細胞質に染まりを示し，毛細胆管側にはより強い染まりが認められる。glutamine synthetase免疫染色では背景肝でも中心静脈周囲の少数の細胞に染まりが認められるが，腫瘍部ではより広範に強い染まりが認められる。

その分子サイズにより6つのファミリーに分けられている。heat shock protein 70（HSP70）は約70kDの蛋白質であり，さまざまな癌種で高発現することが知られている。早期肝細胞癌マーカーとして，nodule-in-nodule typeを示す肝細胞癌の早期肝細胞癌部，進行肝細胞癌部，および非癌部を用いたcDNA microarrayによる網羅的遺伝子解析から見出された分子の1つである[2]。免疫染色では核および細胞質に染まるパターンを呈し，胆管上皮が内在性のコントロールとなる。HSP70は軽度異型結節（low grade dysplastic nodule）ではほとんど発現がみられず，高度異型結節（high grade dysplastic nodule）ではわずかな発現を示すのみに対し，早期肝細胞癌になると発現が亢進し，進行肝細胞癌へと至るにつれより強い発現が認められるようになる。

b. glypican-3（GPC3）

glypican-3（GPC3）はグリピカンファミリーに属する分子で，細胞膜に結合するヘパラン硫酸プロテオグリカンであり，主として細胞の増殖に関与すると考えられている。正常組織では胎児期の肝臓や胎盤に発現している。GPC3は肝細胞癌の血清学的および免疫組織学的マーカーであることが知られており[3]，免疫染色上は細胞質および，あるいは細胞膜上に発現するパターンを示す。軽度異型結節ではGPC3の発現はみられず，高度異型結節ではごく一部に陽性となるものがあるが，小型の肝細胞癌では多くで陽性を示すようになり，HCCの診断に有用とされている[4]。GPC3の腫瘍内

での発現分布は不均一であることが多く，特に生検材料の場合にはサンプリングエラーを防ぐためにも他のマーカーと併せて使用することが望ましい。

c. glutamine synthetase（GS）

glutamine synthetase（GS）は，グルタミン酸とアンモニアからアデノシン3リン酸（adenosine triphosphate；ATP）依存性にグルタミンを合成する反応を触媒する酵素であり，成人の正常肝においては中心静脈周囲の少数の肝細胞にのみ発現している。その合成産物であるグルタミンはプリン，ピリミジンなどの核酸の原材料となるほか，腫瘍細胞の主要な栄養源の1つとされている。GSはまた，Wnt/β-catenin シグナルのターゲット分子の1つとされ[5]，肝細胞癌において発現の亢進がみられることが知られている[6]。免疫染色上は細胞質に均一に発現するパターンを示す。免疫染色による検討では，異型結節，早期肝細胞癌，進行肝細胞癌と，多段階発癌の進行につれてGSの発現も段階的に増加することが報告されている[7]。正常肝においても中心静脈周囲に約8％発現しているため，10％以上を陽性と判断することが多い。

d. 複数マーカー使用による診断能の向上

HSP70単独，GPC3単独，GS単独での異型結節と肝細胞癌の鑑別診断能は，感度/特異度は順に，78％/95％，69％/91％，59％/86％，であるのに対し，これら3つのうちいずれか2つが少なくとも陽性とした場合の感度/特異度は72％/100％と上昇し，おのおの単独で用いるよりも，HSP70，GPC3，GSの3つのマーカーを組み合わせることで早期肝細胞癌をより正確に検出できるとされ，3種を併用することが勧められている[8]。通常，当院ではHSP70とGPC3を主として用いている。

2｜新たな分子病理マーカー

上述の3種のマーカーの他にも早期肝細胞癌の新たな分子病理マーカーの探索が行われており，ここではそのうちの2つについて概説する。

a. cyclase-associated protein 2（CAP2）

cyclase-associated protein（CAP）はもともと酵母におけるrasの下流のシグナル伝達分子として見出された分子であるが，単量体のアクチンとも結合し細胞骨格機能や細胞の極性の形成にも関与している。ヒトでは少なくとも2つのアイソフォーム（CAP1/2）が知られており，そのうちCAP2は上述のHSP70と同様の網羅的遺伝子解析から見出された分子である。免疫染色では細胞質に染まるパターンを示し，硬変肝における再生結節の辺縁部分にも部分的な弱い発現が認められるが，早期肝細胞癌，進行肝細胞癌と悪性化が進むにつれて，その発現強度および範囲が段階的に増強する[9]。さらに，CAP2は早期肝細胞癌にみられる間質浸潤部分で特に強い発現を示すため，異型結節と早期肝細胞癌の鑑別に有用と考えられる（図Ⅰ-86）。

b. Bmi-1

"Stemness gene"の1つとされるBmi-1は，ポリコームグループに属し，クロマチン修飾というエピジェネティック機構を介して，細胞の自己複製能の保持や細胞増殖に関与する遺伝子である。Bmi-1は，テロメラーゼ逆転写酵素と癌抑制遺伝子で

あるp16の発現を制御し，細胞の不死化と腫瘍形成能を促進することが知られている．リンパ腫や肝細胞癌を含むいくつかの固形癌でその発現亢進が示されている．肝細胞癌の免疫染色では，核内にドット状の強い染まりが認められる（図Ⅰ-87）．Bmi-1は特に早期肝細胞癌や高分化型肝細胞癌で強い発現がみられることが示されている[10]．また，排泄系のトランスポーターの1つであるATP-binding casette transporter B1（ABCB1）が，Bmi-1の下流分子の1つである可能性が示唆されており，発癌早期の段階でこのような薬剤耐性トランスポーターの発現変化が起こってい

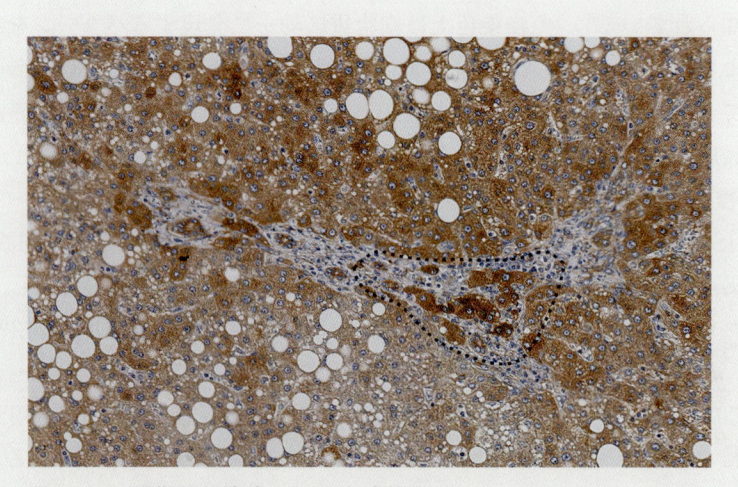

図Ⅰ-86 早期肝細胞癌 CAP2 免疫染色
腫瘍部の細胞質に染まりがみられるが，間質浸潤部（点線囲み）ではより強い染まりが認められる．

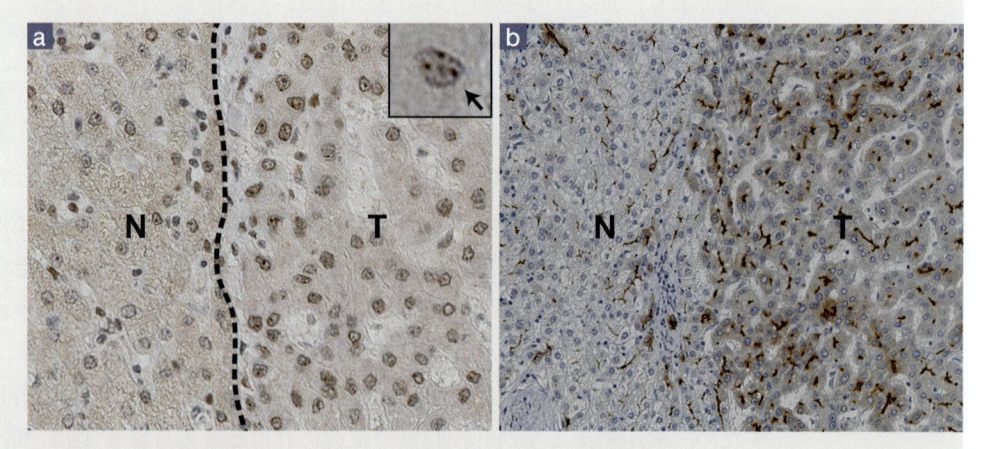

図Ⅰ-87 早期肝細胞癌（a）Bmi-1 免疫染色（b）ABCB1 免疫染色
a：腫瘍部（T）では核内にドット状の染まりが認められる（右上囲み，矢印）が，背景肝（N）ではそのような所見は不明瞭である（点線：境界部）．
b：ABCB1 染色では，毛細胆管に染まりが認められるが，背景肝（N）に比し，腫瘍部（T）での染まりが強い（点線：境界部）．

ることは，同じく排泄系のトランスポーターである ABCG2 が肝細胞癌の癌幹細胞マーカーとされている点とも相通ずるところがあり，興味深いところである。

3 | Gd-EOB DTPA 造影 MRI, Sonazoid 造影超音波画像に関連する分子マーカー

早期肝細胞癌のマーカーとは異なるが，Gd-EOB DTPA 造影 MRI, Sonazoid 造影超音波画像に関連する免疫組織学的マーカーについても簡単に述べる。

a. organic anion transporter 1B3（OATP1B3）

Gd-EOB-DTPA 造影 MRI 肝細胞相での HCC における増強効果は，細胞膜トランスポーターである，organic anion transporter 1B3（OATP1B3）の発現とよく相関することがわかってきた。免疫染色では，細胞膜全周性の染まりを示し，正常肝の中心静脈周囲に発現が認められる。軽度異型結節，高度異型結節，早期肝細胞癌，進行肝細胞癌と徐々にその発現頻度が低下することが示されており[11]，高度異型結節のごく一部，早期肝細胞癌の多くで発現の低下がみられており，Gd-EOB-DTPA 造影 MRI での早期肝細胞癌の高い検出能につながっていると考えられる。画像所見の解析から

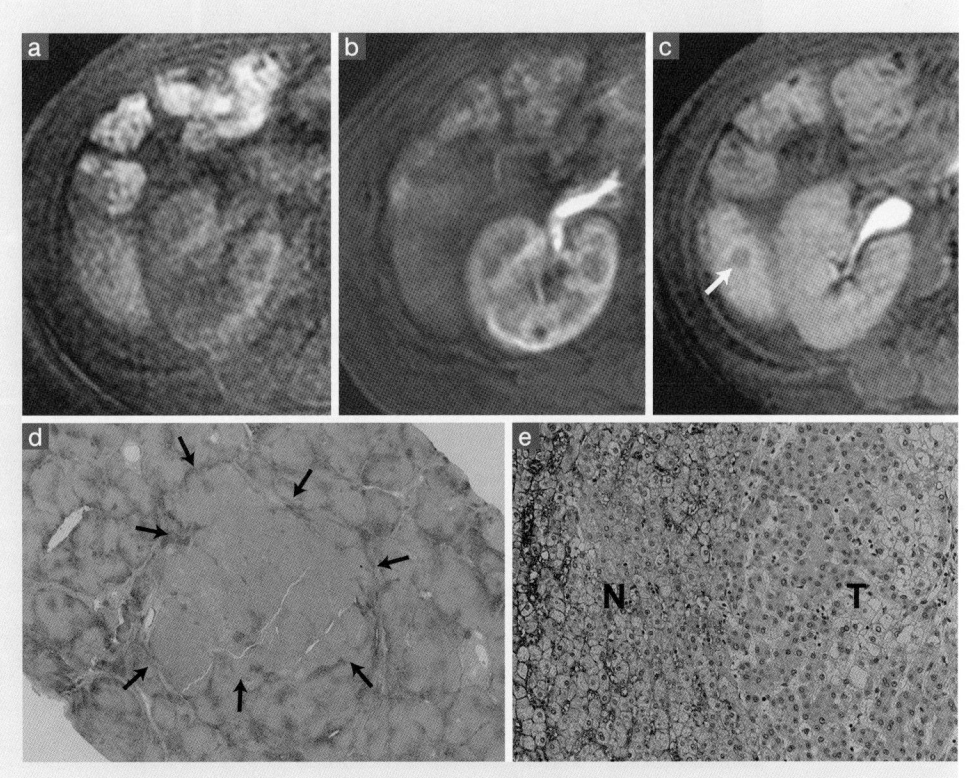

図Ⅰ-88　早期肝細胞癌（a：MRI 脂肪抑制 T1 強調画像 非造影，b：動脈優位相，c：肝細胞相 d：OATP1B3 免疫染色 ルーペ像，e：OATP1B3 免疫染色 強拡大像）

a〜c：腫瘍は造影前には指摘できず，動脈優位相での濃染も認められないが，肝細胞相では明瞭な欠損像として認識される（矢印）。
d, e：背景肝では中心静脈周囲の細胞の膜上に染まりを示すが（e：N），腫瘍部では発現の低下が認められる（d：矢印，e：T）。

始まり，細胞内の特定の分子の変化を捉えるに至った点では非常に趣深い。ただし，多段階発癌における OATP1B3 の関与については詳細はいまだ不明な点もあり，今後の検討が望まれる。こちらに関しては他項も参照されたい（図Ⅰ-88）。

b. CD68

Sonazoid® は直径 2〜3μm のマイクロバブルであり，後期相において Kupffer 細胞に取り込まれるため，網内系造影剤としての側面ももつ。抗マクロファージ抗体である，抗 CD68 抗体による免疫染色で，類洞内皮に接する星芒形あるいは紡錘形の細胞として検出される。CD68 を用いた検討では，腫瘍径の増大および分化度が減じるにつれ，腫瘍内の Kupffer 細胞の密度は少なくなっていくが，小型の HCC では背景肝とほぼ同等であり，異型結節では背景肝と同等もしくは高いことが示されており[12]，Kupffer image での両者の鑑別の難しさを物語っている（図Ⅰ-89）。

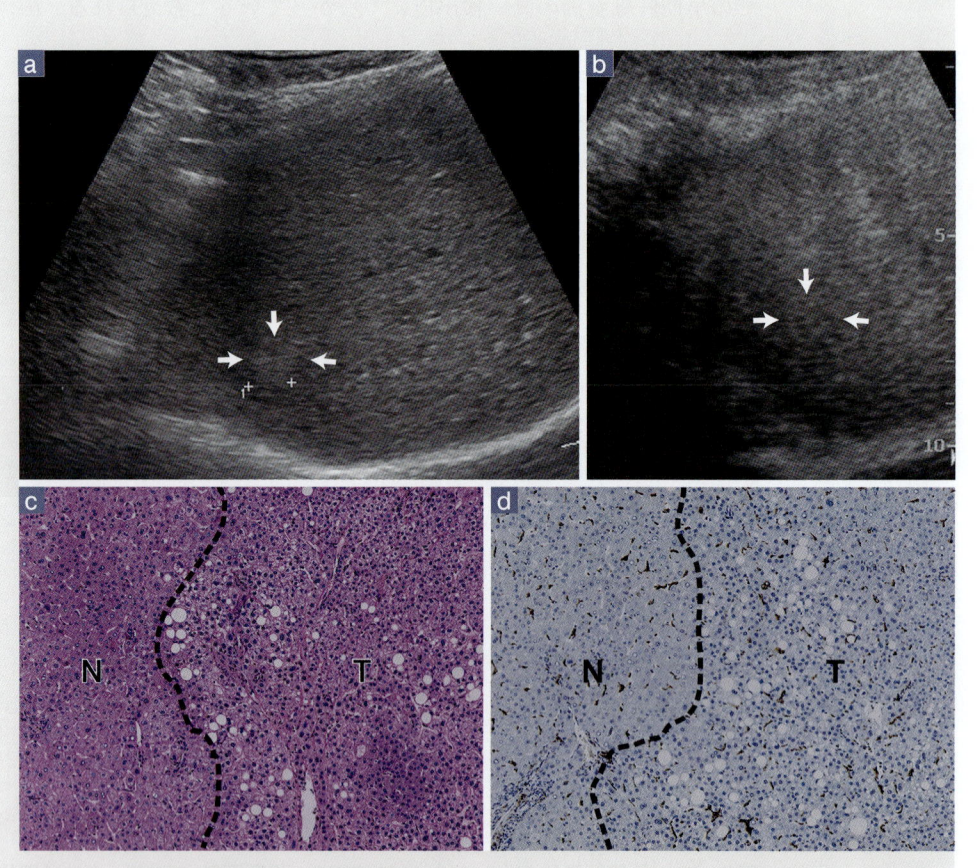

図Ⅰ-89　早期肝細胞癌（a：超音波 B モード画像，b：Sonazoid 造影超音波 Kupffer 相，c：H&E 染色，d：CD68 免疫染色）

a, b：造影前の B モード像において腫瘍はわずかな高エコーを示す病変として認識可能であるが（矢印），造影後の画像では背景肝と等エコーとなり同定が難しい（矢印）。
c, d：腫瘍部（T）では背景肝（N）に比して細胞密度の増加が認められるが，CD68 陽性の紡錘状を示す Kupffer 細胞の数はほぼ同等である（点線：境界部）。

おわりに

　早期肝細胞癌と異型結節の鑑別は，熟練した肝臓病理医にとっても，困難な場合がある。H&Eによる形態診断が最も重要ではあるが，HSP70，GPC3，GSなどの分子マーカーを補助診断として用いることで，より精度の高い診断が可能となる。これら周知の分子マーカーのほかにも，最近ではCAP2やBmi-1といった早期肝細胞癌の新しい分子マーカーの探索も進み，その有用性が示されている。CD68によるKupffer細胞染色とSonazoid造影超音波，さらにはOATP1B3とGd-EOB-DTPA造影MRIなど，腫瘍内の特定の細胞の変化やさらには細胞内の特定の分子の変化をもとらえることのできる画像診断技術も出現し，病理診断と画像診断はますます近いものになってきている。本項が今後の臨床および研究の一助となれば幸いである。

【引用文献】

1) Sakamoto M, Effendi K, Masugi Y : Molecular diagnosis of multistage hepatocarcinogenesis. Jpn J Clin Oncol 40 : 891-896, 2010
2) Chuma M, Sakamoto M, Yamazaki K, et al : Expression profiling in multistage hepatocarcinogenesis : identification of HSP70 as a molecular marker of early hepatocellular carcinoma. Hepatology 37 : 198-207, 2003
3) Capurro M, Wanless IR, Sherman M, et al : Glypican-3 : a novel serum and histochemical marker for hepatocellular carcinoma. Gastroenterology 125 : 89-97, 2003
4) Libbrecht L, Severi T, Cassiman D, et al : Glypican-3 expression distinguishes small hepatocellular carcinomas from cirrhosis, dysplastic nodules, and focal nodular hyperplasia-like nodules. Am J Surg Pathol 30 : 1405-1411, 2006
5) Cadoret A, Ovejero C, Terris B, et al : New targets of beta-catenin signaling in the liver are involved in the glutamine metabolism. Oncogene 21 : 8293-8301, 2002
6) Christa L, Simon MT, Flinois JP, et al : Overexpression of glutamine synthetase in human primary liver cancer. Gastroenterology 106 : 1312-1320, 1994
7) Osada T, Sakamoto M, Nagawa H, et al : Acquisition of glutamine synthetase expression in human hepatocarcinogenesis : relation to disease recurrence and possible regulation by ubiquitin-dependent proteolysis. Cancer 85 : 819-831, 1999
8) Di Tommaso L, Franchi G, Park YN, et al : Diagnostic value of HSP70, glypican 3, and glutamine synthetase in hepatocellular nodules in cirrhosis. Hepatology 45 : 725-734, 2007
9) Shibata R, Mori T, Du W, et al : Overexpression of cyclase-associated protein 2 in multistage hepatocarcinogenesis. Clin Cancer Res 12 : 5363-5368, 2006
10) Effendi K, Mori T, Komuta M, et al : Bmi-1 gene is upregulated in early-stage hepatocellular carcinoma and correlates with ATP-binding cassette transporter B1 expression. Cancer Sci 101 : 666-672, 2010
11) Kitao A, Matsui O, Yoneda N, et al : The uptake transporter OATP8 expression decreases during multistep hepatocarcinogenesis : correlation with gadoxetic acid enhanced MR imaging. Eur Radio 21 : 2056-2066, 2011
12) Tanaka M, Nakashima O, Wada Y, et al : Pathomorphological study of Kupffer cells in hepatocellular carcinoma and hyperplastic nodular lesions in the liver. Hepatology 24 : 807-812, 1996

〈上野彰久，坂元亨宇〉

2　早期肝細胞癌の形態病理

　近年の各種画像診断の進歩に伴い，慢性肝疾患を背景とした肝の小結節性病変が数多く指摘されるようになり，これらに関する病理学的な取り扱いが常に問題とされてきた。肝癌のほとんどは前癌病変の有無にかかわらず高分化な状態で発生し，肉眼的には境界不明瞭な小結節状の形態を呈する。さらに発育・進展の過程で腫瘍の組織分化度とvascularityと悪性度が密接に関連する点が特徴的であり，最近では他臓器でいわれる早期癌に相当するものが明確になってきた。これを受け最新の「原発性肝癌取扱い規約」[1]では早期肝癌とその類似病変の分類や診断基準が国際基準[2～3]とほぼ同化して確立された。本項では主に早期肝癌の形態病理について概説する。

1│肉眼形態

　早期肝癌は発生から発育の過程で高分化な肝癌組織が背景の慢性肝炎や肝硬変の構築を大きく破壊することなく増殖し，腫瘍内に既存の門脈域や線維性隔壁を取り残し，その増殖先端部では非癌肝細胞索と連続して置換性に進展するため膨張性発育に乏しく，非癌部との境界に明瞭な線維性被膜の形成がみられない（10 mm前後の段階，図Ⅰ-90 a）。この結果，肉眼的に小結節境界不明瞭型を呈するが，腫瘍径の増大とともに内部により分化度の劣る癌組織が発生する脱分化現象が生じると結節内結節像を呈する（15 mm前後の段階，図Ⅰ-90 b）。脱分化した内部の中～低分化型癌組織は辺縁の高分化型癌組織より増殖能が高く膨張性に発育し，外側の高分化型癌組織を置換あるいは圧排，さらに腫瘍径を増大させることにより多くが非癌部との境界に線維性被膜を形成し境界明瞭な癌結節へと進展する（20 mm前後の段階，図Ⅰ-90 c）。

　一方で前癌病変とされる異型結節（dysplastic nodule；DN）は肉眼的に慢性肝病変（多くが肝硬変）の再生結節と比較して際立った小結節であり境界は比較的明瞭である。再生結節の中には時として周囲の再生結節より際立った大再生結節（large regenerative nodule；LRN）も経験されるが，これは組織形態的に背景肝実質と比べて同様であり過形成の変化はほとんどみられず，前癌病変であるDNとは異なるが肉眼的に両者を識別するのは困難である（図Ⅰ-90 d, e）。DNは病理形態学的に軽度異型結節（low-grade DN；LGDN）と高度異型結節（high-grade DN；HGDN）に分けられる。HGDNは早期肝癌と同様にRLNやLGDNと比べて有意に結節径が大きく[4]，境界がやや不明瞭となることが多い（図Ⅰ-90 f）。肉眼的にHGDNと早期肝癌を識別することは困難であり，両者は組織形態によって識別され間質浸潤[5,6]の有無が両者の鑑別の一助になることがある。

2│組織形態

　初期の小さな肝癌は腫瘍全体が高分化型肝癌で構成されるが，これは細胞異型の乏しい好酸性に富む小型の肝細胞の単一な増殖からなり，N/C比の増大や細胞密度の増加，2～3層の細索状配列や小型の偽腺管構造で形態的に特徴づけられ増殖先端部

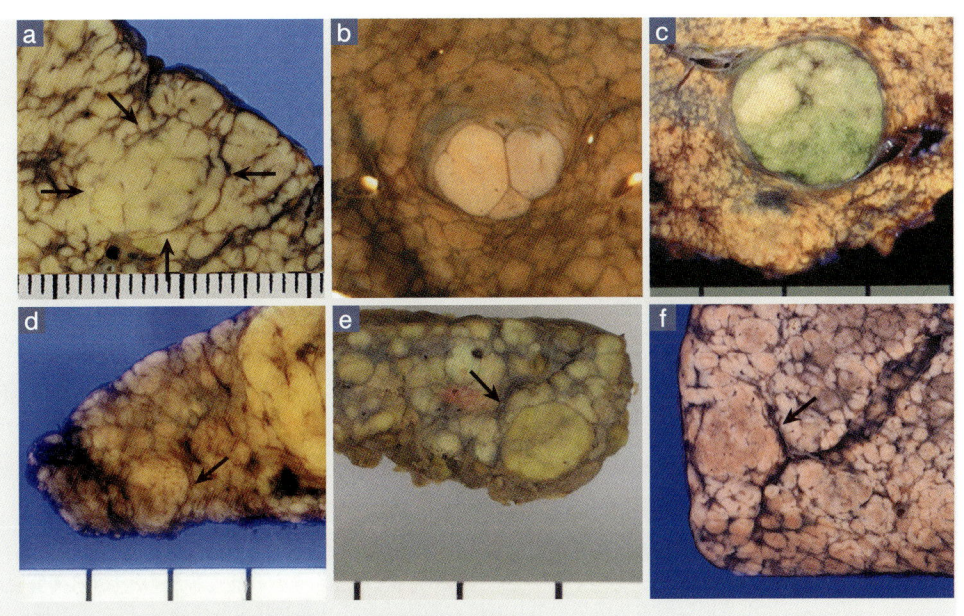

図 I-90　小肝癌，大再生結節，異型結節の肉眼像

a：C 型肝硬変を背景として径 10 mm 前後の境界不明瞭な肝腫瘤が認められる（早期肝癌）。腫瘤内にはやや不明瞭ながら既存の肝構築がうかがわれる。
b：結節内結節像を呈する肝癌。内部は境界明瞭な癒合白色結節からなり，外側には境界やや不明瞭な早期肝癌成分を認める。
c：膨張性発育する境界明瞭な径 2 cm 前後の肝腫瘤（進行肝癌）がみられ，非腫瘤部との境界に明瞭な線維性被膜の形成が認められる。
d：大再生結節（LRN）；境界明瞭で周囲の再生結節より際立っている。
e：軽度異型結節（LGDN）；境界明瞭で周囲の再生結節より大きい。LRN との鑑別は困難。
f：高度異型結節（HGDN）；境界がやや不明瞭で早期肝癌との肉眼的な区別はつかない。

では背景の肝細胞索と置換するように増殖するため非癌部との境界に明瞭な被膜の形成はみられない（図 I-91 a, b）。また細胞増殖能は中分化型肝癌ほど高度ではないため腫瘍細胞の増殖に伴い背景の肝構築を完全には破壊せず結節内部に既存の門脈域を種々の程度に含むため腫瘍は門脈血と動脈血によって栄養される（図 I-91 c）。しかし，癌細胞の門脈域内への浸潤（間質浸潤）に伴い単位面積あたりの門脈域数は非癌部と比較すると平均で約 25％ と減少するため[7]，門脈血，動脈血とも減少し腫瘍部はより慢性的な乏血状態に陥っている。肝癌の脂肪化が腫瘍径 10〜15 mm の段階で約 40％ と最も高頻度に認められることからも，この高分化型肝癌における脂肪化の大きな原因は腫瘍の阻血環境によるものと考えられており，言い換えれば脂肪化は初期の肝癌の形態学的特徴の 1 つともいえる（図 I-91 e）[8]。また腫瘍細胞の胞体の淡明化もよくみられる所見の 1 つであるが中分化型肝癌に認められる淡明化（clear cell change）とはやや異なり，高分化型にみられる淡明化は，しばしば核の類洞様血液腔側への偏位や胞体の腫大が乏しいスリガラス様の明調化を示す（図 I-91 f）。

前癌病変である異型結節は組織学的に以下の 2 つに大別する（図 I-90）。

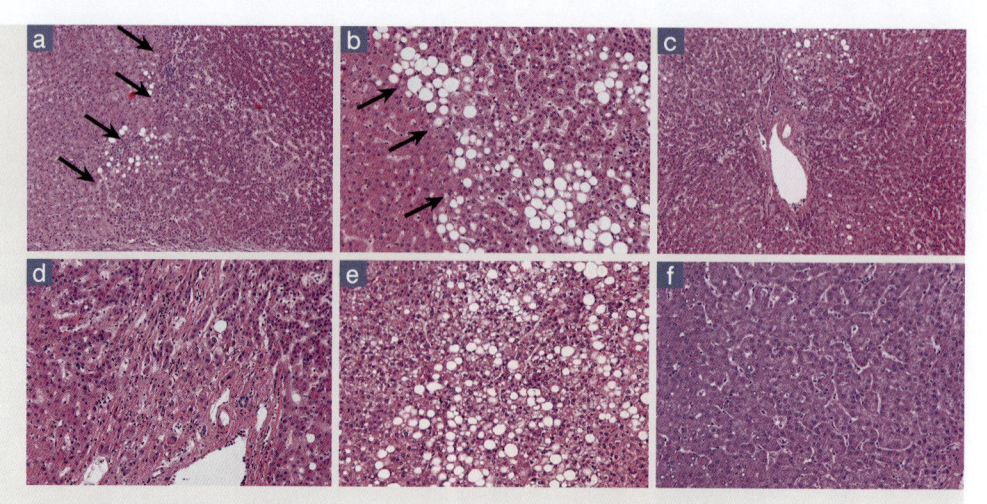

図Ⅰ-91　早期肝癌の組織像
癌細胞が細索状構造を呈し非癌部との境界(矢印)では，背景の肝細胞索と置換性に移行するため被膜の形成がみられない(a, b)。結節内部に門脈域を含み腫瘍細胞の浸潤像(間質浸潤)を認める(c, d)。不規則な細索状構造を呈し高度の脂肪化を伴う高分化型肝癌(e)。核が類洞様血液腔側に偏位し胞体のスリガラス様明調化を伴う高分化型肝癌(f)。

a. 軽度異型結節(low-grade dysplastic nodule；LGDN)

周囲肝組織に比して細胞密度の軽〜中等度(2倍程度)の増大はあるが，構造異型はみられない。

細胞はやや小型になるため核胞体比が軽度増加し，核は軽度の大小不同を示す。また，索状構造が周囲肝細胞より目立つ。

b. 高度異型結節(high-grade dysplastic nodule；HGDN)

部分的に細胞密度の高度(2倍以上)な部分を有する。あるいは，わずかの構造異型を有する結節で，癌か否かの判定が困難な境界病変(borderline lesion)といえるものである。

門脈域や背景の線維性隔壁内に浸潤する異型細胞が認められる場合には間質浸潤像ありと評価し，高度異型結節ではなく早期肝癌と診断する。

前述のように腫瘍径の小さな初期の肝癌は肉眼的には境界不明瞭型を呈し，組織学的には均一な高分化型肝癌で構成され，vascularityも乏しく生物学的悪性度は比較的低く肝内転移や門脈腫瘍栓を形成することはきわめて例外的であり，臨床的予後も良好である[9]。これらのことから肉眼的に境界不明瞭型を呈する高分化型肝癌は現時点で臨床的に診断可能な最も早期の段階の肝癌であることから早期肝癌と定義されている[1]。

3│小結節性病変におけるKupffer細胞

肝の小結節性病変におけるKupffer細胞の局在についての病理学的な検討[4, 10]では，LRNやDNでは結節内のKupffer細胞数は背景肝組織のそれと比べて有意差はみら

れないが同等か増加傾向にあるのに対して、高分化型肝癌では結節内部の Kupffer 細胞数は背景肝組織のそれと比べて同等〜軽度減少している。一方、中〜低分化な進行肝癌では結節内部の Kupffer 細胞数は背景肝組織と比べて有意に減少し、かつその程度も高分化型肝癌と比べると高度である。ここで述べる高分化型肝癌の中には境界不明瞭型のものと境界明瞭な単純結節型に近いものが含まれている可能性があるが、これらは Kupffer 細胞数の低下が高度ではないため超音波造影剤による後血管相（Kupffer 細胞相）で周辺肝組織とのコントラストが明瞭とならず等エコー像を呈するものが多く含まれる。

4｜小結節性病変における血管構築

前項で述べたように、癌細胞の門脈域内への浸潤に伴い門脈域数は非癌部と比較すると減少するため門脈血、動脈血とも減少し、腫瘍部はより慢性的な乏血状態に陥っている。また本来肝臓実質は門脈血流優位であるため、動脈血流は門脈血流の低下より影響を受けやすく、先行して低下する可能性が高い。一方、慢性的な乏血状態のなか腫瘍の増殖に伴う動脈性の新生血管は腫瘍径の増大や脱分化とともに発達してくる[11]が、腫瘍径の小さな高分化型肝癌では主に既存の門脈域周囲を hot area として小型の動脈性血管や類洞様血液腔の発達（sinusoidal capillarization）が生じてくる。小結節病変におけるその発達の程度は RLN、LGDN、HGDN、高分化型肝癌となるに従って増加してくる（図Ⅰ-92）[4]。

しかし、多くの早期肝癌は CT や MRI などの画像に反映するほどに動脈性腫瘍血管の発達はみられないため一般的に乏血性を示す。最近の第二世代超音波診断用造影剤の注射用ペルフルブタン（Sonazoid）を使用した術中超音波診断などでは後血管相（Kupffer 細胞相）で明瞭な欠損像が得られないような早期肝癌において早期動脈相で腫瘍内部に流入する線状〜網状の血流をしばしば認めるが、このような動脈性血流の介在は早期肝癌にみられる小型の unpaired artery を反映する所見と考えられる（図Ⅰ-93）。

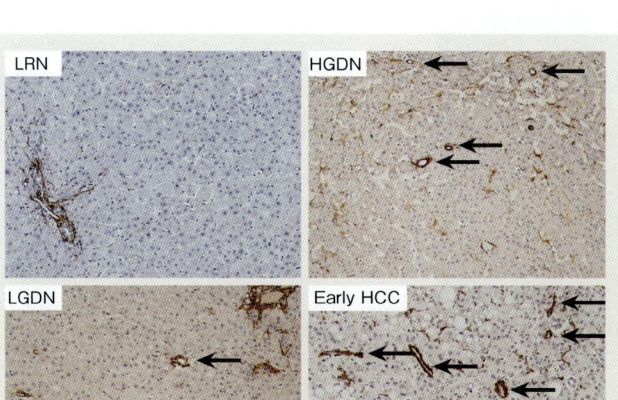

図Ⅰ-92 再生結節，異型結節（LGDN，HGDN），早期肝癌における unpaired artery の比較

大再生結節，異型結節，早期肝癌となるに従い，unpaired artery が数多く認められてくる。

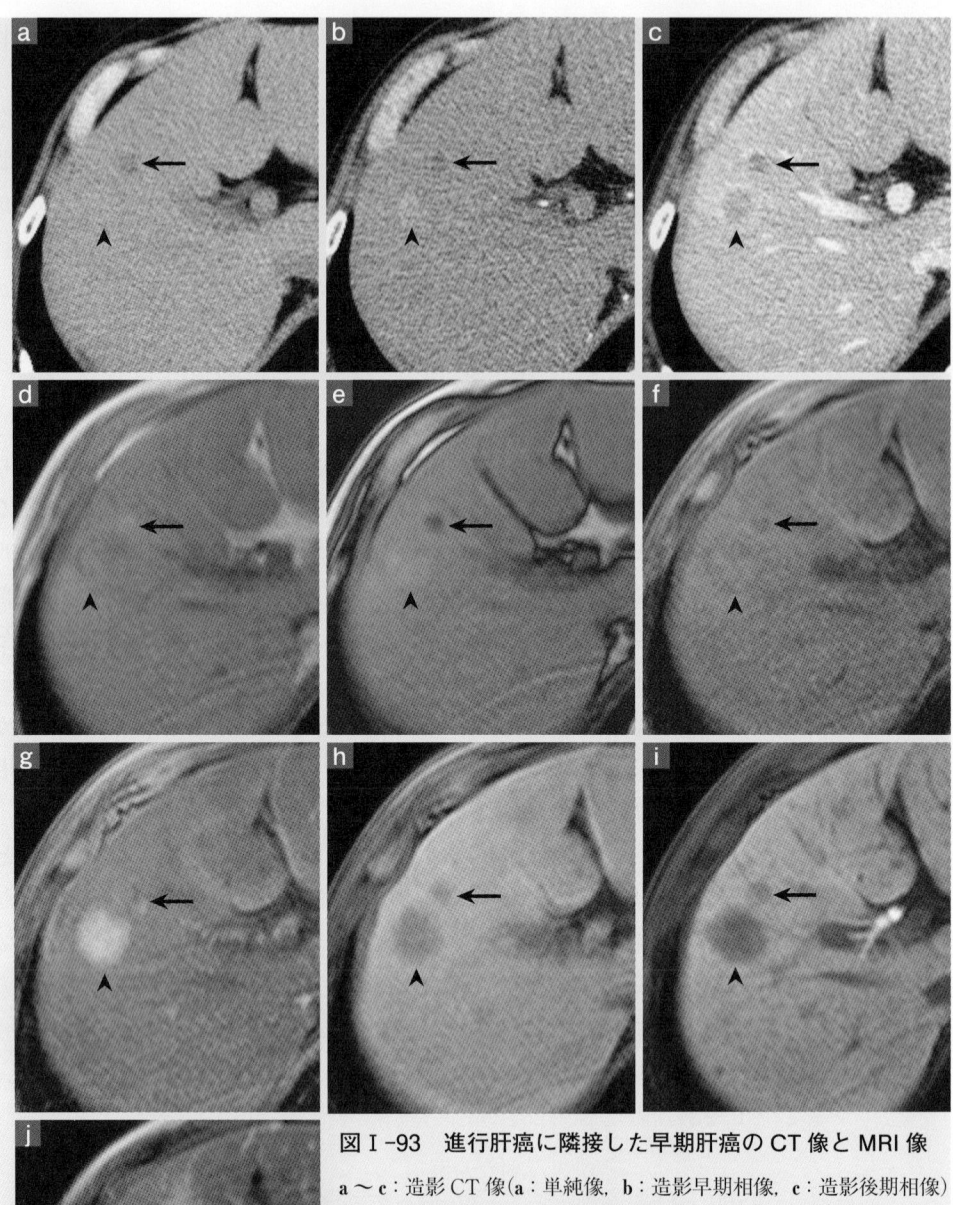

図Ⅰ-93 進行肝癌に隣接した早期肝癌のCT像とMRI像

a～c：造影CT像（a：単純像，b：造影早期相像，c：造影後期相像）
d～j：MRI像，f～i：Gd-EOB-DTPA造影MRI（3Dグラディエントエコー法による脂肪抑制T1強調像）：〔d：T1強調像 in phase，e：T1強調像 opposed phase（out of phase），f：造影前像，g：造影早期相像，h：造影後期相像，i：肝細胞相像，j：造影後脂肪抑制T2強調像〕

進行肝癌（矢頭）はCT，MRIの造影早期相像で造影効果を認め，造影後期相像で洗い出しを認める。EOB-MRIの肝細胞相像は低信号である。造影後脂肪抑制T2強調像は高信号である。一方，早期肝癌（9×7 mm）（矢印）は造影早期相像の造影効果に乏しい。また，造影後脂肪抑制T2強調像では指摘できず，T1強調像ではin phaseで軽度高信号を呈し，opposed phaseでは信号低下を認め，脂肪を含有する結節であることが示唆される。

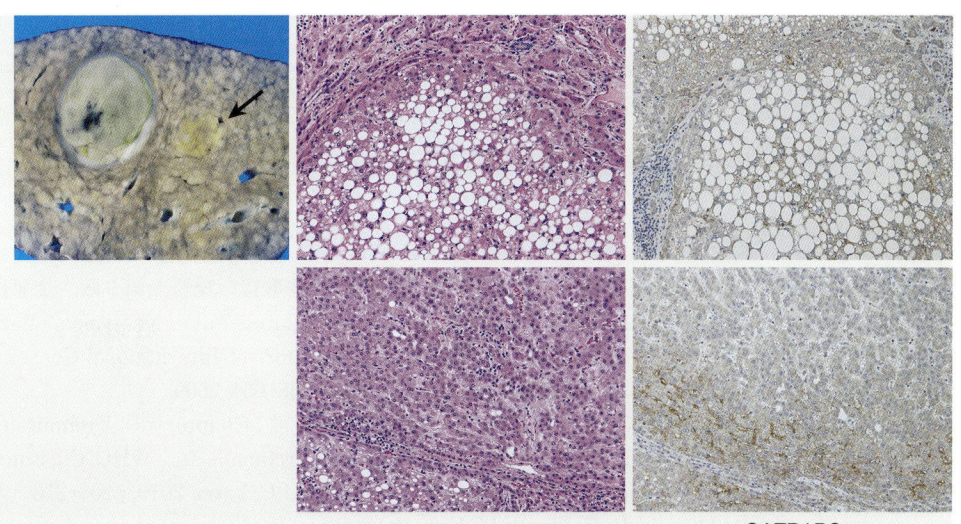

図Ⅰ-94　進行肝癌に隣接した早期肝癌の肉眼像と組織像

明瞭な被膜形成を伴う境界明瞭な進行肝癌と境界不明瞭でやや黄色調を帯びる早期肝癌（→）。
高度の脂肪化を伴い細索状〜小型の偽腺管構造を呈する高分化型肝癌で腫瘍細胞ではOATP1B3の膜発現の低下を明瞭に認める。

5 | Gadolinium-ethoxybenzyl-diethylene-triamine-pentaacetic acid 造影 MRI（EOB-MRI）と病理像の比較

　筆者らの施設で早期肝癌22切除結節とEOB-MRI所見の比較を行ったところ，21結節（95.5％）が肝細胞相で病変が指摘された。そのうちの16結節（76.2％）が均一な低信号結節（低信号）で（**図Ⅰ-93**），残りの5結節（23.8％）は低信号の中に等信号領域を含む結節（低＋等信号）であった。

　EOB-MRIで指摘できなかった早期肝癌は肝外側区域の被膜直下に存在した径6×3 mmの最小早期肝癌であった。おそらく存在部位やサイズによる描出不能結節であったものと考えられる。これらの全22結節についてOATP1B3に対する抗体を用いて免疫組織学的に検討した結果，画像で均一な低信号を示した16結節のうち10結節（62.5％）が結節全体に比較的均一な膜発現低下を認め（**図Ⅰ-94**），残りの6結節（37.5％）が不均一な膜発現低下を認めた。低＋等信号の5結節はいずれも膜発現低下領域と膜発現等領域が明瞭に識別できる結節であった。低信号16結節のうち10結節（62.5％）に脂肪化がみられ，低＋等信号5結節のうち2結節（40％）に脂肪化が認められた。

　これらのことから肝癌組織における脂肪化自体がOATP1B3の膜発現の多寡にかかわらず造影剤の細胞内への取り込みに対して抑制的に働く可能性も示唆される[12]。脂肪化は初期の肝癌の形態的な特徴の1つであることからも低信号結節は小さなものでも経過観察が必要な病変と考えられる。

おわりに

　早期肝癌の定義や分類に関して国際的なコンセンサスが得られその概念が診断や治療のアルゴリズムのなかにも取り込まれてきている。今後の診断や治療に対して早期肝癌の画像診断や臨床病理学的な特徴を考慮した対応が望まれる。

【引用文献】

1) 日本肝癌研究会：臨床・病理：原発性肝癌取扱い規約，第5版．金原出版，2008
2) International Consensus Group for Hepatocellular Neoplasia：Pathologic diagnosis of early hepatocellular carcinoma：A report of International Consensus Group for Hepatocellular Neoplasia. Hepatology 49：658-664, 2009
3) Theise ND, Curado MP, Franceschi S, et al：Chapter 10：Tumours of the liver and intrahepatic bile ducts；Hepatocellular carcinoma. In：WHO Classification of Tumours of the Digestive System,(4th Edition). IARC, Lyon, 2010, p205-216
4) Miyaaki H, Fujimoto M, Kurogi M, et al：Pathological study on small nodular lesions in hepatitis C virus-related cirrhosis. ONCOLOGY REPORTS 14：1469-1474, 2005
5) Kondo F, Kondo Y, Nagato Y, et al：Interstitial tumor cell invasion in small hepatocellular carcinoma. Evaluation in microscopic and low magnification view. J Gastroenterol Hepatol 9：604-612, 1994
6) Nakano M, Saito A, Yamamoto M, et al：Stromal in vasion and blood vessel wall invasion in well differentiated hepatocellular carcinoma. Liver 17：41-46, 1997
7) 中島　収：肝癌の形態発生と進展．小林絢三(編)：消化器病　UP TO DATE-Consensus & Controversies, pp22-26，永井書店，1996
8) Kutami R, Nakashima Y, Nakashima O, et al：Pathomorphologic study on the mechanism of fatty change in small hepatocellular carcinoma of humans. J Hepatol 33：282-289, 2000
9) Takayama T, Makuuchi M, Hirohashi S, et al：Early hepatocellular carcinoma as an entity with a high rate surgical cure. Hepatology 28：1241-1246, 1998
10) Tanaka M, Nakashima O, Wada Y, et al：Pathomorphological study of Kupffer cells in hepatocellular carcinoma and hyperplastic nodular lesions in the liver. Hepatology 24：807-812, 1996
11) 枝光　理：肝細胞癌腫瘍血管に関する病理学的研究―主に血管数について．肝臓 33：15-20, 1992
12) 中島　収，隈部　力：Gd-EOB-DTPA造影MRIが肝腫瘍性病変の病理診断にもたらす問題点．病理と臨 29：196-197, 2011

（中島　収，隈部　力）

3　門脈域浸潤の意義

　肝細胞癌の診断において"画像診断"と"病理組織診断"は車の両輪のごとく両者の進歩によりまっすぐに進んでいる。従来の診断が血流動態の評価であったのが，近年登場してきたMRI用造影剤であるGd-EOB-DTPAは，肝細胞機能を直接反映する機能イメージ製剤であり，肝癌診療におけるBreakthroughとなっている。

　EOB-MRIの肝細胞相で低信号影として指摘された病変が病理組織学的にどのような病変なのか，端的にいうと癌なのかどうかが大きなテーマとなっている。そのよう

な現状における"門脈域浸潤の意義"について考えを説明する。

1｜門脈域浸潤の意義

a. 悪性の指標

1）境界病変との鑑別，悪性の客観的評価

ここで対象とするのは早期肝細胞癌なので，説明は肝細胞結節にしぼる。肝細胞の結節性病変の組織分類は1994年にInternational Working Groupで提案された分類[1]が一般的である。主病変は①再生・過形成結節（regenerative-hyperplastic nodule；HN）と②腫瘍性結節（neoplastic nodule）であり，そのどちらかはっきりしない病変の分類として③異型結節dysplastic nodule（DN）を設けた。「原発性肝癌取扱い規約」[2]では肉眼的，組織学的に類似し鑑別が必要な境界病変として，早期の高分化肝細胞癌（早期肝細胞癌），異型結節，大再生結節が挙げられている。それらの所見として細胞異型や構造異型，N/C比の増大，細胞密度の増大があるが，大抵の結節ではこれらでは決定的な鑑別はできない。結節内に存在する門脈域に浸潤していることがある。この所見は癌の特徴である破壊性，浸潤性増殖であり悪性の客観的指標と解釈されて早期肝細胞癌と診断される。

2）早期肝細胞癌の組織診断レベル

表Ⅰ-19に示すように，早期肝細胞癌の組織診断は細胞異型や構造異型による癌の形態に基づくレベルⅠ，癌細胞の行動である門脈域浸潤に基づくレベルⅡ，後述するductular reactionの減少，消失に基づくレベルⅢ，間質線維分解酵素（matrixmetallo proteinase；MMP-1）の免染陽性によるレベルⅣがある。レベルにより診断精度が異なるので，癌を否定する際にはどのレベルまで検討した結果であるかを示すことが望ましい。

b. 早期肝細胞癌の意義

1）原発性肝細胞癌（primary hepatocellular carcinoma）

通常，肝細胞癌は発生すると早期肝細胞癌といわれる時期があり，細胞異型の乏しい癌細胞が置換性，浸潤性発育するので境界不明瞭結節を形成する。結節が2～3 cmになる頃に中心側に脱分化により異型の強い癌細胞の巣ができる[3~6]。この巣が膨張性発育して周囲に線維被膜を形成し，早期肝細胞癌の部分は圧迫されてみられなくなる。この結節が進行期肝細胞癌である。

表Ⅰ-19 組織診断のlevelとstaining

Level	所見	Stainings
Ⅰ	CAT, SAT	HE
Ⅱ	stromal invasion	VB
Ⅲ	ductular reaction	CK7
Ⅳ	enzyme transformation	MMP-1

2）肝内転移と多中心性発癌

早期肝細胞癌は後述のように血管内浸潤しないので血行性転移はしないと考えられている。それゆえ，早期肝細胞癌が認められる結節は原発性肝細胞癌として扱われ，小さくても早期肝細胞癌の部分がない結節は肝内転移の可能性が高いと考えられている。複数の早期肝細胞癌が認められる症例は多中心性発癌（multicentric carcinogenesis）と考えられている。このように門脈域浸潤は肝細胞癌の原発ということも証明することになる。

2│門脈域浸潤の"組織像"

a. 診断基準となる組織像の準備

病理組織診断は基準となる組織像を自分の知識として持っていて，検体の組織に基準と一致する所見があるとその組織診断を下す。早期肝細胞癌の組織診断ではこの多彩な門脈域浸潤の基準となる組織像[7, 8]を準備しておくことが重要である。

b. 門脈域浸潤像の多彩性

門脈域浸潤像には次の3型がある[7]。

①完全門脈域への浸潤：肝動脈，門脈域，胆管の三つ組みがはっきりと確認できる門脈域への浸潤（図Ⅰ-95）

②不完全門脈域への浸潤：三つ組みが不明瞭であるが門脈域とわかる部分への浸潤

以上はHEでも判別できるが，HEでは門脈域であったことの判別が困難な門脈域浸潤があり（図Ⅰ-96 a），③門脈域浸潤痕跡と呼んでいる。

c. ビクトリアブルー染色の有用性

上述のように浸潤が門脈域全体におよぶと門脈域の認識が困難となることが多い。そのような場合，ビクトリアブルー染色では陽性線維は門脈域や古い線維化に認められるが，小葉内や新しい線維化部分では陰性である。門脈域浸潤部では癌細胞の間，周辺に細かく陽性線維が認められる（図Ⅰ-97，98）。痕跡のような場合でも血管とわ

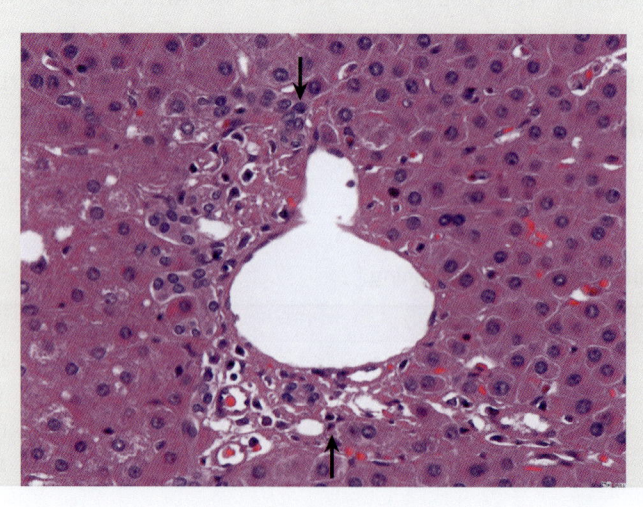

図Ⅰ-95 完全門脈域浸潤

門脈域の左半分には肝動脈や胆管，膠原線維が認められるが，右半分（矢印から矢印へ時計回り）に右方から癌細胞が浸潤し膠原線維などは不明瞭になっている（HE染色）。

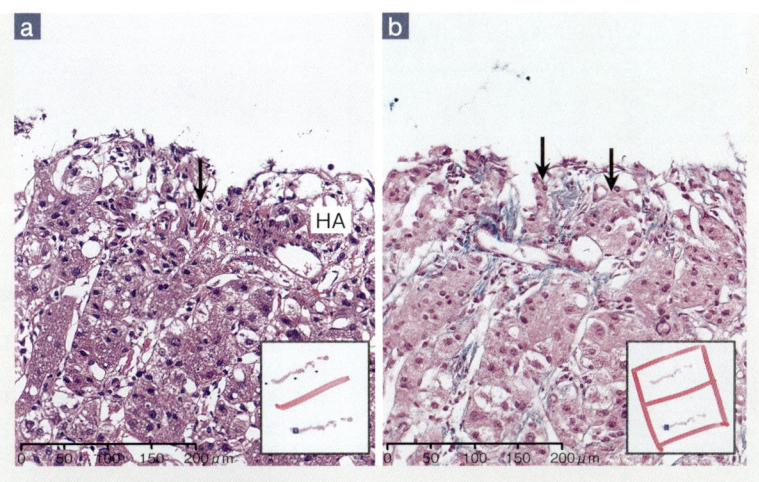

図Ⅰ-96　浸潤の認識困難例
a：生検肝組織片の辺縁に肝動脈(HA)とわずかの膠原線維(矢印)が認められる。
b：門脈域浸潤が疑われ，ビクトリアブルー染色では陽性線維の間に癌細胞(矢印)が認められ浸潤であることがわかる。門脈域浸潤の痕跡の所見。

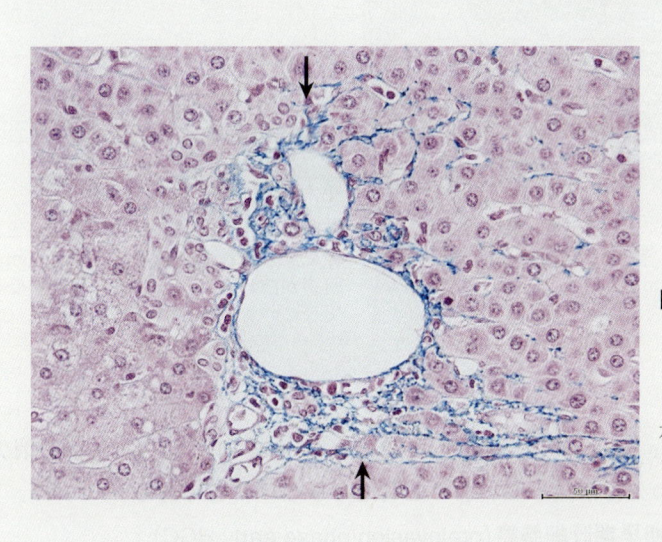

図Ⅰ-97　図Ⅰ-95のビクトリアブルー染色による門脈域浸潤像

ビクトリアブルー染色でみると，右半分では浸潤癌細胞の間にビクトリアブルー陽性線維が認められる。

ずかの陽性線維を指標にすると門脈域浸潤が確認される(**図Ⅰ-96 b**)[7]。

d. 偽浸潤との鑑別

　慢性肝炎では門脈域が線維化で拡大する。その線維化に周辺の肝細胞が巻き込まれて，一見門脈域浸潤のようにみえることがあるので，鑑別が重要である。癌の浸潤では癌細胞が遊離し単細胞となって浸潤するのでビクトリアブルー陽性線維が細かく癌細胞の間に認められる。それに対し，巻き込まれた肝細胞はビクトリアブルー陽性線維が保たれた索状構造の周辺に認められるので詳細にみれば鑑別がつく。もっと簡単な鑑別方法は浸潤部では門脈域周辺に伸びる ductular reaction が減少，消失しているのでそれを指標とする方法である(**図Ⅰ-99**)[9]。しかし，この方法の弱点は非癌肝

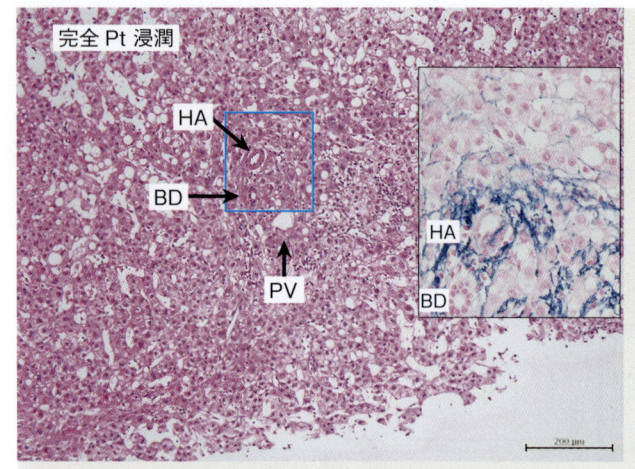

図Ⅰ-98 ビクトリアブルー染色による陽性線維
生検肝組織片であるが，肝動脈（HA），胆管（BD），門脈（PV）が認められ門脈域と認識されるが，門脈域全体が浸潤で占められ膠原線維は不明瞭となっている。挿入図はビクトリアブルー染色で浸潤癌細胞の間に細かく陽性線維が認められる。

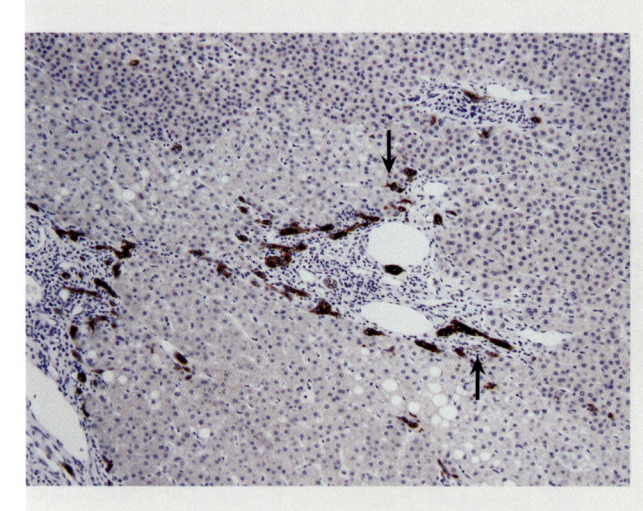

図Ⅰ-99 偽浸潤との鑑別
CK-7（サイトケラチン7）を染めると左半分の門脈域辺縁や少し離れた門脈域の辺縁に ductular reaction の細胆管が認められる。一方，浸潤を受けた右半分では消失している（図Ⅰ-95と同じ部分）。

に ductular reaction が十分量認められ，それを対照として減少，消失を評価するので非癌肝の条件が揃っていないと利用できないことである。

e. 未浸潤期早期肝細胞癌（preinvasion phase early HCC）

早期肝細胞癌の診断には門脈域浸潤が決め手のようであるが，門脈域に接しているが未だ浸潤していない段階の癌があるので，それを ductular reaction の減少を目印に診断ができる。それを未浸潤期早期肝細胞癌と呼んでいる[10]。

3│門脈域浸潤の機序

a. 肝組織の臓器特異的構造

早期肝細胞癌の門脈域浸潤には肝臓という臓器の組織学的特異構造が大きく関与している。肝細胞は上皮性細胞であるが，基底膜のない細胞である。限界板の肝細胞は間質の膠原線維（Ⅰ型が主）と直に接している。

b. 間質線維分解酵素Ⅰ型（matrixmetalloproteinase-Ⅰ：MMP-1）

　癌細胞が線維組織内に浸潤する機序の1つに間質線維分解酵素の活性化がある。間質線維分解酵素は分解する基質により多種の型がある。肝細胞が癌化した場合は基底膜（Ⅳ型膠原線維）がないのでⅠ型膠原線維を分解するだけで間質に浸潤することができる（腺癌の癌細胞は基底膜を分解してから間質に浸潤するのでMMP-2, 7, 9などが必要である）。早期肝細胞癌ではMMP-1が活性化しているが，MMP-2, 7, 9は活性化していない[11]。早期肝細胞癌の中に生じた脱分化巣の細胞はMMP-1は活性化していない（容易には門脈域に浸潤できない）。

c. 血管壁浸潤（vessel wall invasion）

　早期肝細胞癌の癌細胞はMMP-1の活性はあるが，MMP-2, 7, 9の活性はないので血管に浸潤しても内皮細胞下までで（内皮細胞下には基底膜がある）血管内には浸潤できないので血管壁浸潤と呼んでいる[2]。内皮直下で増殖し血管内に内皮で被われ乳頭状に伸びだす像を認めることはある。物理的に乳頭部が遊離すると腫瘍栓を形成することになるので，転移もあり得る。今までに1例早期肝細胞癌の転移の報告がある[12]。

おわりに

　早期肝細胞癌は細胞異型が乏しく超高分化型癌などといわれるのに間質浸潤するとか，浸潤するのに血管浸潤はしないなど，他の臓器の癌の態度とはかなり異なる特異な癌であるが，"癌"なのである。組織診断の根拠として重要な"門脈域浸潤"であるが多彩な組織像を呈するので，十分理解しておかないと"癌"を見逃すことになるのでくれぐれも注意していただきたい。

【引用文献】

1) International Working Party：Terminoloby of nodular hepatocellular lesion. Hepatology 22：983-993, 1995
2) 日本肝癌研究会（編）：早期肝細胞癌とその類似病変の診断基準．臨床・病理 原発性肝癌取扱い規約, pp43-44, 金原出版, 2009
3) 中野雅行, 斉藤明子, 高崎 健, ほか：初期肝細胞癌の発生・進展の病理．肝臓 31：754-762, 1990
4) Nakano, Saito A, Yamamoto M, et al：Stromal and blood vessel wall invasion in well-differentiated hepatocellular carcinoma. Liver 17：41-46, 1997
5) 中野雅行：早期肝細胞癌．中沼安二, 坂元亨宇（編）：肝癌, pp30-35, 文光堂, 2010
6) 中野雅行：早期肝細胞癌．肝・胆道系症候群（第2版）Ⅱ肝臓編（下）. pp119-122, 日本臨牀, 2010
7) 中野雅行, 吉田篤史, 清水弘仁, ほか：肝生検における早期肝細胞癌の門脈域浸潤組織像の多彩性．Liver Cancer 18：53-58, 2012
8) 中野雅行：間質浸潤．病理と臨床 28（臨増）：164-165, 文光堂, 2010
9) Park YN, Kojiro M, Tommaso LD, et al：Ductular reaction is helpful in defining early stromal invasion, small hepatocellular carcinomas, and dysplastic nodules. Cancer 109：915-923, 2007

10) 中野雅行：早期肝細胞癌の病理診断．—門脈域未浸潤の早期肝細胞癌：preinvasive early HCC —肝臓フォーラム '11 記録集，pp46-62，医事出版社，2012
11) Okazaki I, Wada N, Nakano M, et al：Difference in gene expression for matrix metalloproteinase-1 between early and advanced hepatocellular carcinoma. Hepatology 25：580-584, 1997
12) Kim SR：A case of well differentiated minute hepatocellular carcinoma with extrahepatic metastasis. J Gastroenterol Hepatol 13：892-896, 1998

〈中野雅行〉

2. EOB-MRI による早期肝癌の診断能

1 ▶ 手術標本との対比

　従来，CT/MRI による肝細胞癌の画像診断は，細胞外液性造影剤である非イオン性ヨード造影剤もしくはガドリニウム造影剤を使用した多時相撮像や，CT during hepatic arteriography / CT during arterioportgraphy（CTHA/CTAP）による血流情報をもとに診断されてきた[1〜5]。特に，小さな多血性肝癌については CTHA/CTAP の診断能は非常に優れており，肝癌治療前の評価には欠かせないものとなっている。

　しかし，一方でダイナミック CT/MRI や CTHA/CTAP では，乏血性の高分化型肝癌，いわゆる早期肝癌の診断能には限界があった。乏血性結節はダイナミック CT の肝動脈優位相（いわゆる動脈相）や CTHA で病変部の造影効果が認められないので，画像上で視認しにくい。CTAP でも門脈血流が残存しているものが多く，検出能に限界があり，ましてや早期肝癌と異型結節の鑑別については困難であった。

　Gd-EOB-DTPA より先行して発売された超常磁性酸化鉄造影剤（SPIO）は，SPIO 造影剤を取り込む早期肝癌の症例が多く，早期肝癌と異型結節の鑑別には限界がみられた[6〜8]。

　2008 年 1 月に Gd-EOB-DTPA が臨床使用可能になってから，日常臨床における肝癌の画像診断は大きく変化した。Gd-EOB-DTPA は従来の細胞外液性造影剤による血流診断に加えて，肝細胞の機能を利用した新しい切り口での画像診断が可能である。これに加えて，近年の MRI の撮像技術の進歩により，3D シーケンスでの撮像が可能になったこともあり，Gd-EOB-DTPA 造影後の肝細胞相では低信号や高信号を呈する乏血性結節が多数検出されるようになり，その病理診断や取り扱いなどについて，臨床現場で混乱を招いた。

　筆者らは Gd-EOB-DTPA 造影 MRI（EOB-MRI）で指摘された乏血性結節のうち，肝切除によって標本が得られたものを対象として，画像所見と病理診断を対比したので，本項ではその結果をもとに EOB-MRI の早期肝癌診断能について述べる。

1｜早期肝癌と異型結節の画像所見

　EOB-MRI，ダイナミック CT，CTHA/CTAP の各モダリティにおける早期肝癌と異型結節の画像所見を表Ⅰ-20 に示す[9]。また，各モダリティにおける早期肝癌の画像を図Ⅰ-100〜102 に示し[9]，異型結節の EOB-MRI の画像を図Ⅰ-103 に示す。

a. 早期肝癌の画像所見

　早期肝癌は，MRI の T2 強調像において周囲肝組織と等〜低信号を呈するか，もしくは指摘できない症例が多い。多血性肝癌に典型的な軽度高信号を呈することは少ない。T1 強調像では，多血性肝癌に多くみられるような in-phase と opposed-phase のいずれも低信号を呈するものはほとんどない。結節内の脂肪成分を反映して，T1 強調像の in-phase と比較して opposed-phase で信号低下を認める結節は，その程度

表Ⅰ-20 早期肝癌と異型結節の画像所見

			早期肝癌(n=30)	異型結節(n=12)
EOB-MRI	T2WI	高信号	3/30(10)	0/12(0)
	T1WI (in/opposed phase)	いずれも低信号	0/30(0)	0/12(0)
		脂肪含有	16/30(53)	0/12(0)
		等～高信号	2/30(7)	5/12(42)
	肝動脈優位相	多血性濃染像	0/30(0)	0/12(0)
		nodule-in-nodule	4/30(13)	0/12(0)
	肝細胞相	低信号	29/30(97)	0/12(0)
ダイナミックCT	単純CT	低吸収	13/30(43)	0/12(0)
	肝動脈優位相	多血性濃染像	0/30(0)	0/12(0)
		nodule-in-nodule	3/30(10)	0/12(0)
	遅延相	低吸収	22/30(73)	4/12(33)
CTHA / CTAP	CTHA	多血性濃染像	0/30(0)	0/12(0)
		nodule-in-nodule	6/30(20)	0/12(0)
	CHAP	低吸収	11/30(37)	0/12(0)

( )内の数字は％。
(Sano K, Ichikawa T, Motosugi U, et al：Imaging study of early hepatocellular carcinoma：usefulness of gadoxetic acid-enhanced MR imaging. Radiology 261：834-844, 2011 より改変して引用)

が軽度なものも含めて約半数の症例に認められる。他に，T1強調像では指摘できないものも多く，in-phase と opposed-phase のいずれにおいても高信号を呈する結節も少なくない。また，表Ⅰ-20 には示していないが，拡散強調像ではほとんどの症例で指摘できない。Gd-EOB-DTPA 造影後の肝動脈優位相において，結節全体が濃染を示すいわゆる多血性肝癌の所見を呈するものは認められず，結節全体が乏血性の所見を示すか，もしくは結節内の一部のみに多血化巣(いわゆる"nodule-in-nodule"所見)がみられる。造影後20分で撮像する肝細胞相においては，多くの症例で低信号を呈するが，まれに周囲肝組織と比較して等～高信号を呈する結節も認められる。このように肝細胞相で周囲肝と等～高信号を呈し，結節全体が乏血性である場合には，異型結節との鑑別は難しい。

　ダイナミックCT の単純CT においては，内部に脂肪を含有している結節については，低吸収を呈するものが多いが，それ以外の結節では指摘できないことが多い。肝動脈優位相では EOB-MRI と同様であり，基本的に乏血性であるが，結節内の一部に多血化巣を認めるものもある。門脈相や遅延相では低吸収を呈することが多いが，小さな結節などでは指摘できないことも少なくない。

　CTHA では，EOB-MRI やダイナミックCT の肝動脈優位相と同様である。基本的には結節全体が濃染するものはみられず，結節全体が乏血性の所見を示すか，もしくは結節内の一部のみに多血化巣がみられる。結節全体が乏血性の場合，周囲肝と比較して等～低吸収となる。

　CTAP では約40％の症例において低吸収を呈する。この場合の低吸収の程度は淡

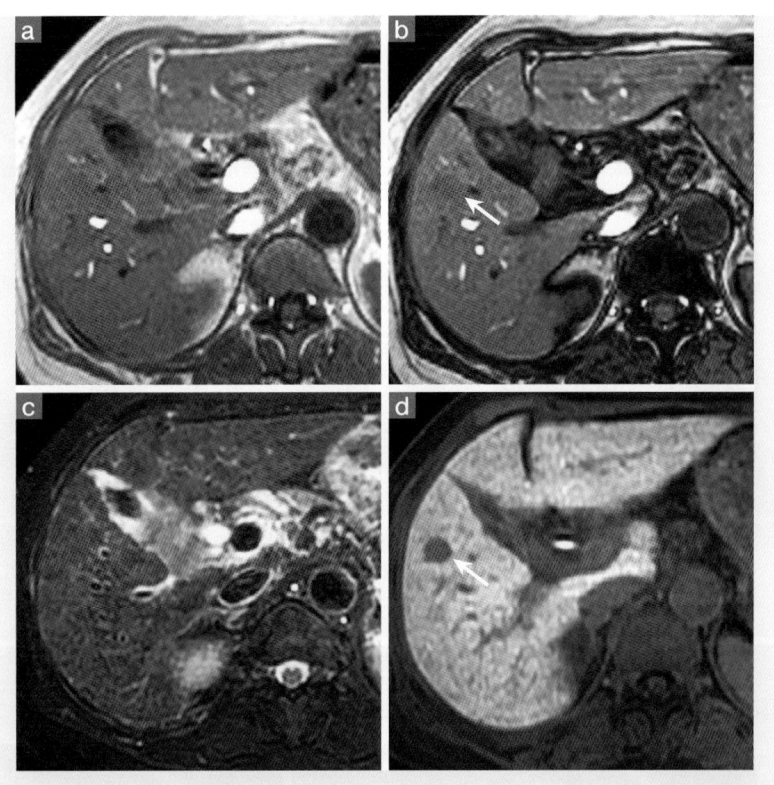

図Ⅰ-100　早期肝癌のEOB-MRI：80歳女性（図Ⅰ-100〜102は同一症例）

a：T1強調像 in-phase，**b**：T1強調像 opposed-phase，**c**：脂肪抑制T2強調像，**d**：Gd-EOB-DTPA造影後肝細胞相，矢印は結節を示す。
結節はT1強調像では in-phase と比較して，opposed-phase で軽度の信号低下を認め，脂肪含有が示唆される。脂肪抑制T2強調像では結節は指摘できない。Gd-EOB-DTPA造影後の肝細胞相では境界明瞭な低信号結節として認められる。
(Sano K, Ichikawa T, Motosugi U, et al：Imaging study of early hepatocellular carcinoma：usefulness of gadoxetic acid-enhanced MR imaging. Radiology 261：834-844, 2011 より改変して引用)

いものが多く，低吸収ながらもわずかな造影効果が認められることが多い。つまり，門脈血流が完全に消失している場合は少なく，門脈血流の軽度低下として描出されるものが多い。CTHAやCTAPでは，早期肝癌は多血性肝癌と比較すると，周囲肝とのコントラストが非常に弱いので，EOB-MRIなどの他のモダリティを参照しないと見逃しかねない。

b. 異型結節の画像所見

異型結節は，MRIのT2強調像や拡散強調像ではほとんど指摘できない。T1強調像でも半数以上は指摘できないが，視認できる場合には in-phase，opposed-phase のいずれにおいても高信号として描出されるか，opposed-phase のみに高信号として描出されることが多い。Gd-EOB-DTPA造影後の肝動脈優位相では染まりはみられず，指摘できないことが多い。肝細胞相では高信号を呈することが多いが，画像上で指摘できないものも少なくない。

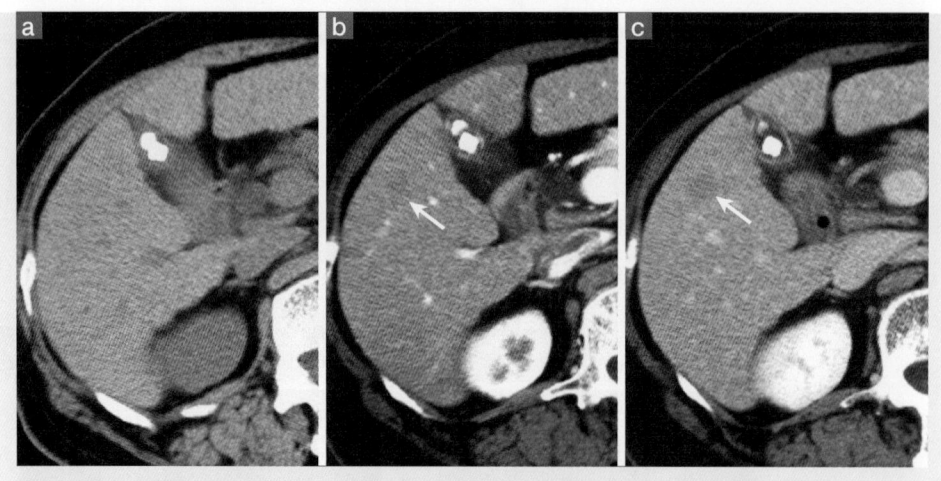

図Ⅰ-101　早期肝癌のダイナミックCT：80歳女性（図Ⅰ-100～102は同一症例）

a：単純CT，b：肝動脈優位相，c：遅延相：矢印は結節を示す。
単純CTでは結節を指摘できない。結節は肝動脈優位相では周囲肝実質と比較してわずかな低吸収域として認められ，明らかな動脈血流を認めない。遅延相ではより明瞭な低吸収域として認められる。
(Sano K, Ichikawa T, Motosugi U, et al：Imaging study of early hepatocellular carcinoma：usefulness of gadoxetic acid-enhanced MR imaging. Radiology 261：834-844, 2011 より改変して引用)

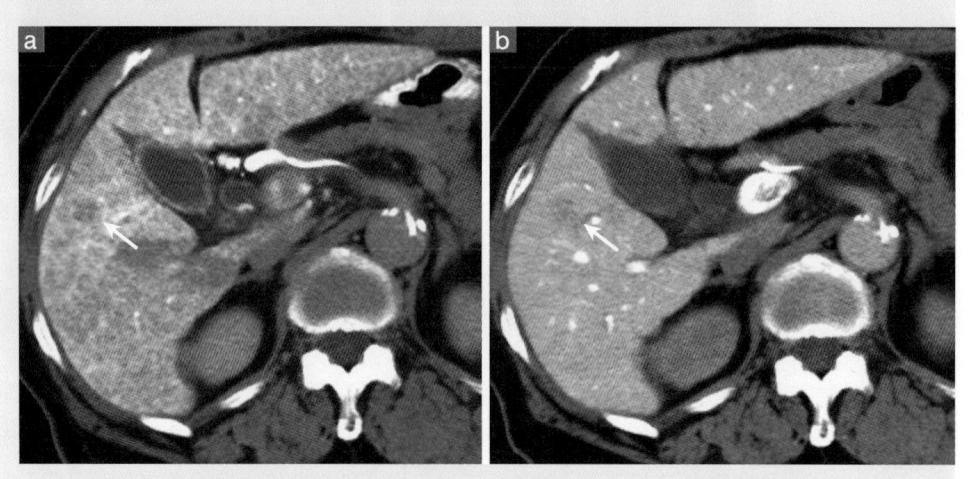

図Ⅰ-102　早期肝癌のCTHA，CTAP：80歳女性（図Ⅰ-100～102は同一症例）

a：CTHA，b：CTAP，矢印は結節を示す。
結節はCTHAで周囲肝実質より低吸収を呈しており，明らかな動脈血流を認めない。CTAPでは周囲肝実質と比較して，わずかに低吸収を呈しており，門脈血流がわずかに低下していることが示唆される。
(Sano K, Ichikawa T, Motosugi U, et al：Imaging study of early hepatocellular carcinoma：usefulness of gadoxetic acid-enhanced MR imaging. Radiology 261：834-844, 2011 より改変して引用)

　ダイナミックCTでは，典型的には遅延相でわずかに低吸収を呈するが，指摘できないことも多い。単純CTや肝動脈優位相ではほとんど指摘できない。
　CTHAでは周囲肝実質と比較して等～低吸収を示す。CTAPでは多くの症例が指

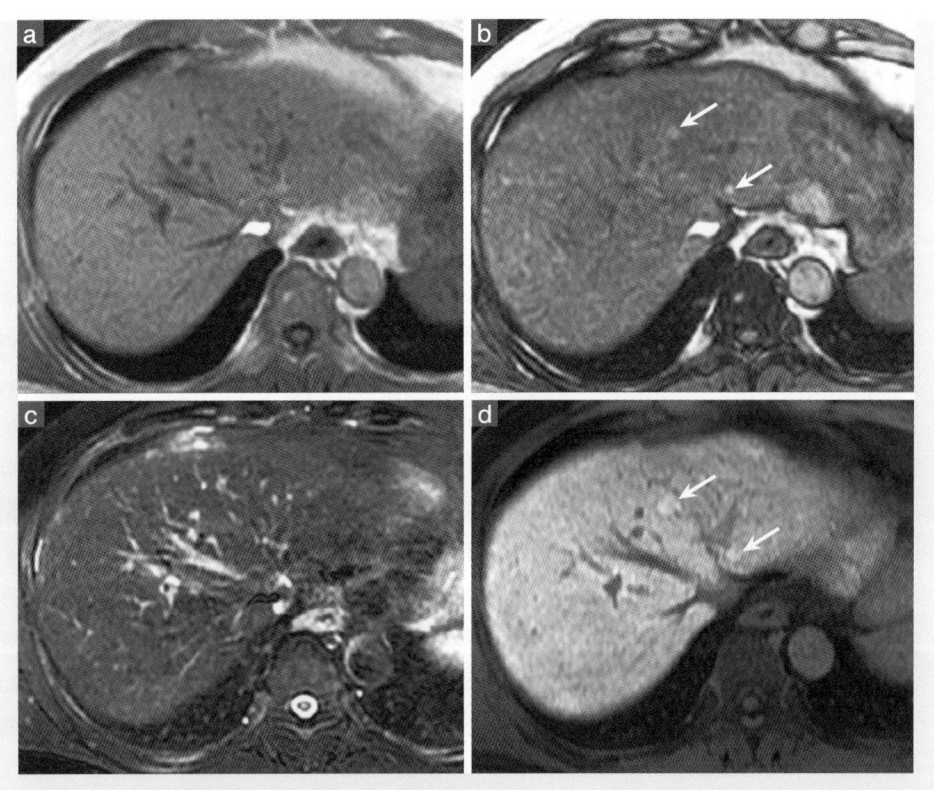

図 I-103　異型結節の EOB-MRI：65 歳男性

a：T1 強調像 in-phase，b：T1 強調像 opposed-phase，c：脂肪抑制 T2 強調像，d：Gd-EOB-DTPA 造影後，肝細胞相，矢印は結節を示す。
T1 強調像の in-phase では結節を指摘できないが，opposed-phase では周囲肝実質が軽度信号低下を認め，結節が相対的に高信号として描出されている。周囲肝実質は軽度脂肪肝が示唆される。脂肪抑制 T2 強調像では結節は指摘できない。Gd-EOB-DTPA 造影後の肝細胞相では高信号結節として認められる。

摘できないが，時に周囲肝実質と比較して高吸収を呈することがある。

2 ｜ EOB-MRI による早期肝癌と異型結節の鑑別能

早期肝癌と異型結節の鑑別という点において，早期肝癌を示唆する所見，つまり早期肝癌に対して特異度 100％ であった所見は**表 I-20** によると以下の通りである。

① MRI の T2 強調像での高信号所見（感度 10％）
② T1 強調像や単純 CT における脂肪検出，つまり opposed phase での信号低下（感度 53％）
③ Gd-EOB-DTPA 造影後肝細胞相での低信号所見（感度 97％）
④ 単純 CT での低吸収所見（43％）
⑤ ダイナミック CT や MRI の肝動脈優位相や CTHA での結節内多血化巣（10〜20％）
⑥ CTAP での低吸収所見（37％）

これらの所見は異型結節では認められない所見である。最も感度が高い画像所見はGd-EOB-DTPA造影後の肝細胞相での低信号所見であり，他の所見と比較して突出していることがわかる。

3 | EOB-MRIによる早期肝癌診断の問題点

上記に示したように，EOB-MRIは早期肝癌の画像診断において十分にgold standardになりうる検査である。しかし，EOB-MRIは早期肝癌検出能が高すぎるために，Gd-EOB-DTPA発売後3年以上経過した現在でも臨床現場で混乱をきたしている。EOB-MRIのみで指摘できるような早期肝癌に対する取り扱いについては，いまだにコンセンサスは得られておらず，施設ごとに取り扱いが異なる。また，肝臓病理医と一般病理医の乖離が目立っており，The International Consensus Group for Hepatocellular Neoplasia (ICGHN)によって提唱された早期肝癌の浸潤基準でもある間質浸潤[10]については，一般病理医に浸透しきれていないことも混乱の一因になっている。さらには，間質浸潤の診断方法・診断基準については肝臓病理医の間でもいまだに議論されており，肝臓病理医によって診断名が異なる症例も存在する。また，実際の臨床ではこのような早期肝癌は生検されることが多いが，生検では標本内に前述の間質浸潤の所見がないことも多く，早期肝癌と異型結節が病理では鑑別困難なことも多い。

今後の課題としては，まず早期肝癌の自然史を明らかにすることである。つまり，多血化の頻度や予後などを明らかにし，臨床的に悪性度を評価したうえで取り扱い方を検討することが重要となる。筆者らの検討では，画像上で早期肝癌が示唆されるようなEOB-MRI肝細胞相での低信号結節のうち，乏血性であった91症例254結節を経過観察したところ，平均観察期間約500日の時点で，約4割の99結節が多血化していた[11, 12]。しかし一方では，以前の治験時の症例において，多血化までに初回EOB-MRI検査から6～7年経過した症例も存在する。早期肝癌の自然史については今後も引き続き検討が必要である。

おわりに

EOB-MRIは早期肝癌の診断能が非常に高く，十分にgold standardになりうる検査である。今後は，早期肝癌の自然史を明らかにし，臨床的に悪性度を評価したうえで取り扱い方を検討することが重要となる。

【引用文献】

1) Matsui O, Kadoya M, Suzuki M, et al：Dynamic sequential computed tomography during arterial portography in the detection of hepatic neoplasms. Radiology 146：721-727, 1983
2) Matsui O, Takashima T, Kadoya M, et al：Dynamic computed tomography during arterial portography：the most sensitive examination for small hepatocellular carcinomas. J Comput Assist Tomogr 9：19-24, 1985

3) Matsui O, Kadoya M, Kameyama T, et al：Benign and malignant nodules in cirrhotic livers：distinction based on blood supply. Radiology 178：493-497, 1991
4) Hayashi M, Matsui O, Ueda K, et al：Correlation between the blood supply and grade of malignancy of hepatocellular nodules associated with liver cirrhosis：evaluation by CT during intraarterial injection of contrast medium. AJR 72：969-976, 1999
5) Ueda K, Matsui O, Kawamori Y, et al：Hypervascular hepatocellular carcinoma：evaluation of hemodynamics with dynamic CT during hepatic arteriography. Radiology 206：161-166, 1998
6) Imai Y, Murakami T, Yoshida S, et al：Superparamagnetic iron oxide-enhanced magnetic resonance images of hepatocellular carcinoma：correlation with histological grading. Hepatology 32：205-212, 2000
7) Yoo HJ, Lee JM, Lee JY, et al：Additional value of SPIO-enhanced MR imaging for the noninvasive imaging diagnosis of hepatocellular carcinoma in cirrhotic liver. Invest Radiol 44：800-807, 2009
8) Park HS, Lee JM, Kim SH, et al：Differentiation of well-differentiated hepatocellular carcinomas from other hepatocellular nodules in cirrhotic liver：value of SPIO-enhanced MR imaging at 3.0 Tesla. J Magn Reson Imaging 29：328-335, 2009
9) Sano K, Ichikawa T, Motosugi U, et al：Imaging study of early hepatocellular carcinoma：usefulness of gadoxetic acid-enhanced MR imaging. Radiology 261：834-844, 2011
10) International consensus group for hepatocellular neoplasia：Pathologic diagnosis of early hepatocellular carcinoma：a report of the international consensus group for hepatocellular neoplasia. Hepatology 49：658-664, 2009
11) Motosugi U, Ichikawa T, Sano K, et al：Outcome of hypovascular hepatic nodules revealing no gadoxetic acid uptake in patients with chronic liver disease. J Magn Reson Imaging 34：88-94, 2011
12) 佐野勝廣, 本杉宇太郎, 市川智章, ほか：EOB造影MRIの肝細胞相で低信号を呈する乏血性結節の転帰―多血化リスク因子についての検討. 第17回肝血流動態イメージ研究会記録集, pp23-26, 2012

〈佐野勝廣, 市川智章〉

2 生検標本との対比

　EOBは有機アニオントランスポーターであるOATP1B3(OATP8)を介して肝細胞に取り込まれEOB-MRI肝細胞造影相では肝細胞機能の評価が可能で, さらにdynamic撮像による肝腫瘍の血流動態の評価も可能な造影剤である[1~6]。本書におけるSPIO-MRIとの比較の項も含め, CTAPを含む他のいずれのmodalityより肝細胞癌の検出感度が高く, 肝細胞癌のスクリーニングにも有用であると考えられる。

　本項では, 肝細胞癌およびdysplastic noduleにおける組織分化度とEOB-MRI造影効果を比較検討し, EOB-MRIの肝細胞癌, 特に早期肝細胞癌診断における有用性について概説する。

1｜肝細胞癌およびdysplastic noduleの検索結節の分類

　69例(Child-Pugh分類A 65例, B 4例)の肝機能の比較的良好な症例において, 手術あるいは肝生検にて組織学的に診断した肝細胞癌75結節, dysplastic nodule 8

結節を対象に，EOB-MRI 肝細胞造影相の造影効果と組織分化度を対比検討した（表Ⅰ-21）[1]。肝細胞癌の内訳は，高分化型肝細胞癌 39 結節，中分化型肝細胞癌 23 結節，低分化型肝細胞癌 13 結節で，高分化型肝細胞癌の内 28 結節は画像的に少なくとも 2 つ以上の画像診断で乏血性であった。中・低分化型肝細胞癌は全結節多血性であった。dysplastic nodule と早期肝細胞癌の組織学的診断は，International Consensus Group for Hepatocellular Neoplasia (Hepatology 2009)に従った[7]。1 結節につき 3 ヶ所と非腫瘍部の needle core biopsy を行い対比検討した[1]。dysplastic nodule 8 結節の内 2 結節は 2 年間に 3 回，1 結節は 2 回の肝生検を行いいずれも dysplastic nodule の診断であった。乏血性高分化型肝細胞癌 28 結節はすべて肝生検が施行され，組織学的に早期肝細胞癌として矛盾しない結果であり，これら 28 結節を早期肝細胞癌として解析した。今回の検討では nodule-in-nodule type の肝細胞癌はこれら 28 結節に含まれていない。

2｜肝細胞癌の EOB-MRI 造影効果と検出率

表Ⅰ-21 に，EOB-MRI 肝細胞造影相での，dysplastic nodule および肝細胞癌での検出率を示す。図Ⅰ-104 の症例は古典的な多血性中分化型肝細胞癌で，EOB-MRI 肝細胞造影相で明瞭な低信号を示している。多血性肝細胞癌，中分化型肝細胞癌，低分化型肝細胞癌では低信号を示した症例が，それぞれ 82％（9/11），91％（21/23），100％（13/13）であった[1]。多血性高分化型肝細胞癌 2 結節，多血性中分化型肝細胞癌 2 結節で高信号を示したが，腫瘍への EOB の取り込みが亢進していると考えられる[8～10]。したがって，多血性肝細胞癌の全例が肝細胞造影相で低あるいは高信号結節として検出された。さらに早期肝細胞癌においても，28 結節中の 26 結節，93％が EOB-MRI 肝細胞造影相で低信号結節として検出可能であった（図Ⅰ-105～107）。

まとめると，EOB-MRI 肝細胞造影相では肝細胞癌 75 結節中で 69 結節が低信号，4 結節で高信号を示した。一方，dysplastic nodule 8 結節中 3 結節が肝細胞造影相で淡い低信号（図Ⅰ-108），2 結節高信号，3 結節で等信号を示した。dysplastic nodule 8 例中 7 例が肝生検による診断でありさらなる検討が必要であるが，肝細胞癌と dys-

表Ⅰ-21 肝細胞癌と dysplastic nodule における EOB-MRI 肝細胞造影相所見

	dysplastic nodule (n=8)	乏血性高分化型肝細胞癌 (n=28)	多血性高分化型肝細胞癌 (n=11)	中分化型肝細胞癌 (n=23)	低分化型肝細胞癌 (n=13)
高信号	2(25%)	0(0%)	2(18%)	2(9%)	0(0%)
等信号	3(38%)	2(7%)	0(0%)	0(0%)	0(0%)
低信号	3(38%)	26(93%)	9(82%)	21(91%)	13(100%)

＊早期肝細胞癌と考えられる。
(Kogita S, Imai Y, Okada M, et al：Gd-EOB-DTPA-enhanced magnetic resonance images of hepatocellular carcinoma：correlation with histological grading and portal blood flow. Eur Radiol 20：2405-2413, 2010 より改変して引用)

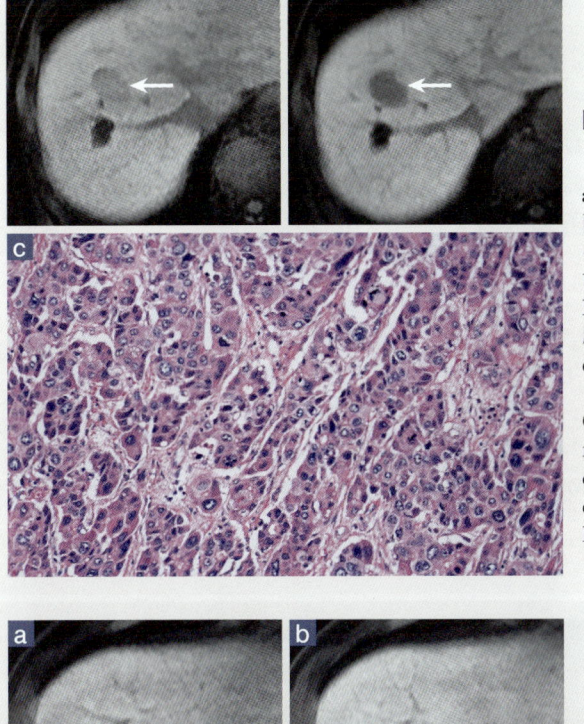

図I-104　中分化型肝細胞癌のEOB-MRI画像

a：EOB造影MRI造影前3D-T1強調画像，b：肝細胞造影相，c：手術標本，中分化型肝細胞癌（HE染色）。
古典的な多血性肝細胞癌である。EOB-MRI造影前で淡い低信号，肝細胞造影相で明瞭な低信号を示す。post-contrast EOB ratioは0.58。
（Kogita S, Imai Y, Okada M, et al：Gd-EOB-DTPA-enhanced magnetic resonance images of hepatocellular carcinoma：correlation with histological grading and portal blood flow. Eur Radiol 20：2405-2413, 2010 より改変して引用）

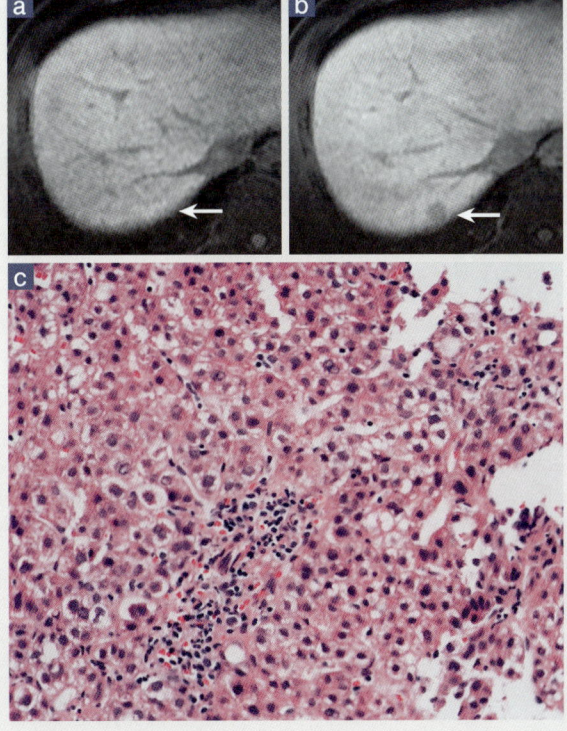

図I-105　早期肝細胞癌のEOB-MRI画像

a：EOB造影MRI造影前3D-T1強調画像，b：肝細胞造影相，c：肝生検像（HE染色）
生検ではあるが早期肝細胞癌と診断した。造影前で等信号，肝細胞造影相で淡い低信号を示す。post-contrast EOB ratioは0.81。

plastic noduleをEOB-MRI肝細胞造影相により完全に鑑別することは困難であった。ただし，肝細胞造影相で低信号を示したdysplastic nodule 3結節はいずれも淡い低信号であった[1]。Sanoらも早期肝細胞癌手術例30結節でEOB-MRI肝細胞造影相での検出率を検討し，97％で低信号結節として検出可能で，MDCT，CTHA，

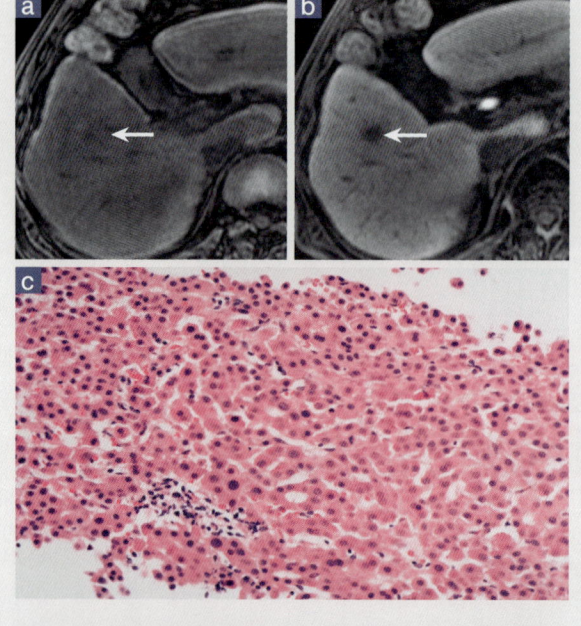

図 I-106 早期肝細胞癌の EOB-MRI 画像

a：EOB 造影 MRI 造影前 3D-T1 強調画像，**b**：肝細胞造影相，**c**：肝生検像（HE 染色）
生検ではあるが早期肝細胞癌と診断した。造影前で等信号，肝細胞造影相で淡い低信号を示す。post-contrast EOB ratio は 0.73。

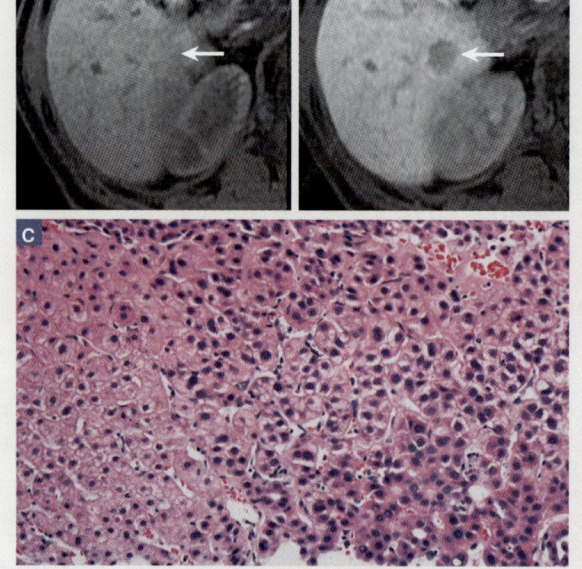

図 I-107 早期肝細胞癌の EOB-MRI 画像

a：EOB 造影 MRI 造影前 3D-T1 強調画像，**b**：肝細胞造影相，**c**：肝生検像（HE 染色）
背景肝と置換性増殖が見られる高分化型肝細胞癌で早期肝細胞癌と診断した。造影前で等信号，肝細胞造影相で淡い低信号を示す。post-contrast EOB ratio は 0.77。
(Kogita S, Imai Y, Okada M, et al：Gd-EOB-DTPA-enhanced magnetic resonance images of hepatocellular carcinoma：correlation with histological grading and portal blood flow. Eur Radiol 20：2405-2413, 2010 より改変して引用)

CTAP と比較し高い検出率であることを報告している[2]。また，dysplastic nodule の手術例 12 結節はすべて低信号を示さなかったと報告している。筆者らの肝生検例の結果と異なり，今後の検討課題と考えられた。

3│EOB-MRI による組織分化度の診断

次に腫瘍部と非腫瘍部の信号値を測定し，腫瘍部信号値／非腫瘍部信号値の比を造

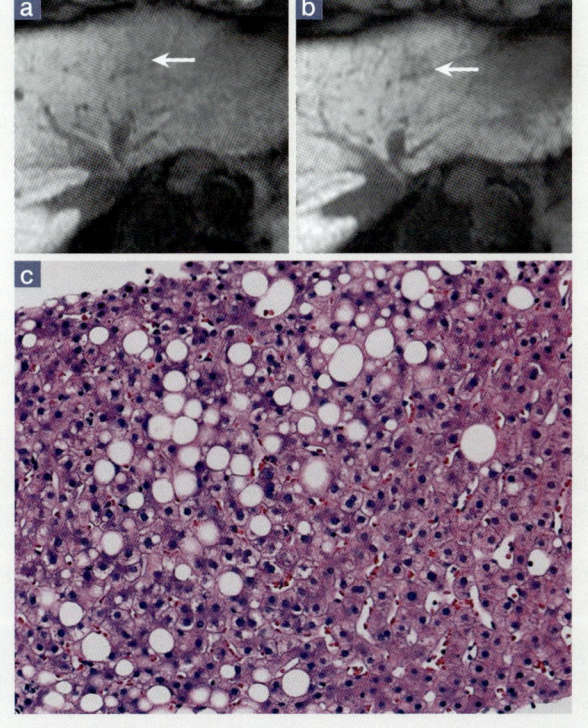

図Ⅰ-108 dysplastic nodule の EOB 造影 MRI 画像

a：EOB 造影 MRI 造影前 3D-T1 強調画像，b：肝細胞造影相，c：肝生検像（HE 染色）
本結節は約2年間の間に同意のうえ3回の肝生検が施行され，いずれも dysplastic nodule と診断された。腫瘍径にも変化がない。造影前で等信号，肝細胞造影相で淡い低信号を示す。post-contrast EOB ratio は 0.85。
(Kogita S, Imai Y, Okada M, et al：Gd-EOB-DTPA-enhanced magnetic resonance images of hepatocellular carcinoma：correlation with histological grading and portal blood flow. Eur Radiol 20：2405-2413, 2010 より改変して引用)

影前 3D-T1 強調画像(pre-contrast EOB ratio)と EOB-MRI 肝細胞造影相(post-contrast EOB ratio)で求め，組織分化度との関係を検討した[1]。図Ⅰ-109 a に造影前 3D-T1 強調画像の腫瘍部信号値／非腫瘍部信号値の比である pre-contrast EOB ratio を示す。pre-contrast EOB ratio は dysplastic nodule と高分化型肝細胞癌では平均値に差がなくほぼ1であり，中・低分化肝細胞癌で有意に低下した(pre-contrast EOB ratio の平均値：dysplastic nodule 1.09，高分化 1.01，中分化 0.84，低分化 0.72)。中・低分化型肝細胞癌ではほとんどの結節が造影前から低信号であった(図Ⅰ-104)。図Ⅰ-109 b に示すように，造影前の pre-contrast EOB ratio と比較し EOB 投与後 20 分の肝細胞造影相では，高・中・低分化型肝細胞癌において，post-contrast EOB ratio は同程度低下した。一方，dysplastic nodule では造影前後で腫瘍部信号値／非腫瘍部信号値の比に大きな変化は見られなかった。その結果，post-contrast EOB ratio は dysplastic nodule から高分化型肝細胞癌，中・低分化型肝細胞癌になるに従い組織分化度の低下とともに有意に低下し，肝細胞造影相は組織分化度をある程度反映すると考えられた(post-contrast EOB ratio の平均値：dysplastic nodule 1.00，高分化 0.79，中分化 0.60，低分化 0.49)(図Ⅰ-109 b)。特筆すべきは，造影前 3D-T1 強調画像において高分化型肝細胞癌 39 結節のうち 22 結節 56％が等信号，10 結節 22％が高信号を示したが，EOB-MRI 肝細胞造影相では早期肝細胞癌 28 結節を含む 39 結節中の 35 結節が低信号，2 結節が高信号となり，合計 39 結節中 37 結節 95％が検出可能となった。EOB-MRI 肝細胞造影相の肝細胞癌，特に早期肝細胞癌の

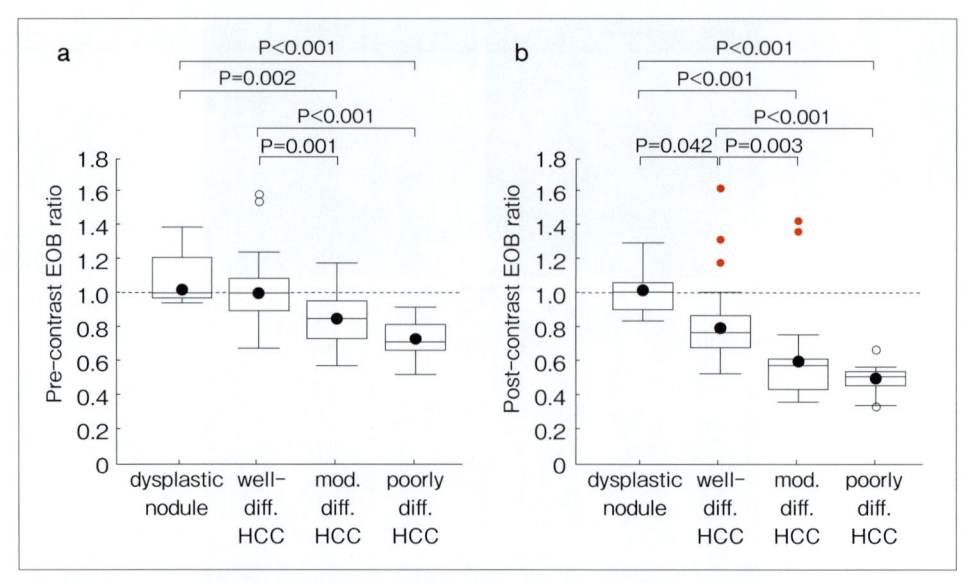

図Ⅰ-109 肝細胞癌および dysplastic nodule における pre-contrast EOB ratio (a) と post-contrast EOB ratio (b)

Box は 25〜75％，Box の中央線は中央値を示す．●は平均値，○ははずれ値を示す．Post-contrast EOB ratio における●ははずれ値で，かつ肝細胞造影相にて高信号の多血性高分化型肝細胞癌2結節と多血性中分化型肝細胞癌2結節を示す．
(Kogita S, Imai Y, Okada M, et al：Gd-EOB-DTPA-enhanced magnetic resonance images of hepatocellular carcinoma：correlation with histological grading and portal blood flow. Eur Radiol 20：2405-2413, 2010 より改変して引用)

検出における有用性を示す結果である．

おわりに

　肝細胞癌，特に早期肝細胞癌の検出においても EOB-MRI は高い検出率を示し，きわめて有用である．しかしながら，dysplastic nodule においても EOB-MRI 肝細胞造影相で淡い低信号を示す症例が存在し，早期肝細胞癌と完全に鑑別することは困難であった．現時点では早期肝細胞癌と dysplastic nodule の鑑別には肝生検，あるいは経過観察が必要と思われる[11〜13]．EOB-MRI 肝細胞造影相で低信号を示す乏血性結節で増大傾向にあるものは多血性肝細胞癌への移行率がきわめて高い[13]．今後 EOB-MRI 肝細胞造影相で検出される乏血性結節肝生検例の多数例での検討を行い，肝生検を用いた病理診断におけるコンセンサスと限界を明確にし，さらには経過観察例を含めた肝生検の適応・治療適応についての検討も必要であると考えられた．

　また，EOB-MRI 肝細胞造影相において dysplastic nodule から高分化型肝細胞癌，中・低分化型肝細胞癌になるに従い，組織分化度の低下とともに信号値は有意に低下し，肝細胞造影相は肝細胞癌の多段階発癌における組織分化度をある程度反映すると考えられた．

【引用文献】

1) Kogita S, Imai Y, Okada M, et al : Gd-EOB-DTPA-enhanced magnetic resonance images of hepatocellular carcinoma : correlation with histological grading and portal blood flow. Eur Radiol 20 : 2405-2413, 2010
2) Sano K, Ichikawa T, Motosugi U, et al : Imaging study of early hepatocellular carcinoma : usefulness of gadoxetic acid-enhanced MR imaging. Radiology 261 : 834-844, 2011
3) Okada M, Imai Y, Kim T, et al : Comparison of enhancement patterns of histologically confirmed hepatocellular carcinoma between gadoxetate-and ferucarbotran-enhanced magnetic resonance imaging. J Magn Reson Imaging 32 : 903-913, 2010
4) Onishi H, Kim T, Imai Y, et al : Hypervascular hepatocellular carcinomas : detection with gadoxetate disodium-enhanced MR imaging and multiphasic multidetector CT. Eur Radiol 22 : 845-854, 2012
5) 今井康陽, 小来田幸世, 井倉 技, ほか : 肝細胞癌の画像診断の進歩. 日消誌 108 : 916-927, 2011
6) Murakami T, Imai Y, Kim MJ, et al : US, CT and MR Imaging of hepatocellular carcinoma : toward improved treatment decisions. Oncology 81 (Suppl 1) : 86-99, 2011
7) International Consensus Group for Hepatocellular Neoplasia : Pathologic diagnosis of early hepatocellular carcinoma : A report of the international consensus group for hepatocellular neoplasia. Hepatology 4 : 658-664, 2009
8) Narita M, Hatano E, Arizono S, et al : Expression of OATP1B3 determines uptake of Gd-EOB-DTPA in hepatocellular carcinoma. J Gastroenterol 44 : 793-798, 2009
9) Tsuboyama T, Onishi H, Kim T, et al : Hepatocellular carcinoma : hepatocyte-selective enhancement at gadoxetic acid-enhanced MR imaging ─ correlation with expression of sinusoidal and canalicular transporters and bile accumulation. Radiology 255 : 824-833, 2010
10) Kitao A, Zen Y, Matsui O, et al : Hepatocellular carcinoma : signal intensity at gadoxetic acid-enhanced MR Imaging ─ correlation with molecular transporters and histopathologic features. Radiology 256 : 817-826, 2010
11) Kumada T, Toyoda H, Tada T, et al : Evolution of hypointense hepatocellular nodules observed only in the hepatobiliary phase of gadoxetate disodium-enhanced MRI. AJR Am J Roentgenol 197 : 58-63, 2011
12) Motosugi U, Ichikawa T, Sano K, et al : Outcome of hypovascular hepatic nodules revealing no gadoxetic acid uptake in patients with chronic liver disease. J Magn Reson Imaging 34 : 88-94, 2011
13) Hyodo T, Murakami T, Imai Y, et al : Hypovascular nodules in patients with chronic liver disease : risk factors for development of hypervascular hepatocellular carcinoma. Radiology 266 : 480-490, 2013

〈今井康陽, 村上卓道〉

3. 非濃染結節における EOB-MRI 低信号結節と自然経過

gadolinium ethoxybenzyl diethylenetriamine pentaacetic acid（Gd-EOB-DTPA）の出現により，肝細胞造影相で肝細胞性結節の機能評価が可能となり，肝細胞癌の診断体系は大きな転換期を迎えた。肝細胞相での肝細胞性結節の信号強度は，薬物トランスポーターである organic anion transporting polypeptide（OATP）を主体とした Gd-EOB-DTPA の取り込みの程度で決定されると理解されている[1]。多段階発癌における Gd-EOB-DTPA 造影 MRI の肝細胞相での肝細胞結節の信号強度は分化度が低下するにつれて低下することが知られている[2]。それに伴い OATP1B3 の発現が有意に減少することも明らかとなってきた[3]。

一方，肝細胞造影相で低信号を示しかつ dynamic study で濃染を示さない乏血性肝細胞結節に肝切除もしくは生検を行い病理組織学的に検討するとほとんどが肝細胞癌であったとの報告もみられる[4,5]。しかし，なかには治療要求度の高くない結節も多く存在すると考えられ，治療のタイミングを決定するために，これらの肝細胞結節の自然経過，特に多血化を予測することは臨床上きわめて重要となる。

1 | 非濃染結節の経過[6]

対象は 2008 年 2 月より 2009 年 7 月までに当院にて肝細胞癌を疑い Gd-EOB-DTPA 造影 MRI が施行された 797 例中，繰り返し行われた 30 症例である。男性 19 例，女性 11 例で年齢中央値は 73 歳（58〜81）で，観察期間中央値は 5 ヶ月（3〜13）で，MRI の施行回数は 3 回（2〜9）であった。dynamic study で濃染所見が認められず，かつ肝細胞造影相で低信号を呈した，いわゆる乏血性結節は 49 結節認められ，結節径の中央値は 15 mm（8〜40）であった。また肝の他部位に典型的な肝細胞癌の併存が存在したのは 16 結節であった。

経過観察中に多血化が認められた多血群は 13 結節（26.5％），多血が認められなかった非多血群は 36 結節（73.5％）であった。各群における結節径は，多血群が 20 mm（12〜40），非多血群が 14 mm（8〜40）で，前者の結節径が大きかった（P＝0.0260）。対象全体の多血化率は 6 ヶ月で 27.6％，12 ヶ月で 43.4％であった（図 I-110）。次に，結節径を 10 mm，13 mm，15 mm，18 mm，20 mm をカットオフ値として多血化についてのハザード比を求めると，15 mm が最も高値となった〔3.177（1.1711〜2.466）〕。15 mm を境に 2 群に分けると 6 ヶ月，12 ヶ月の多血化率はそれぞれ 15 mm 未満群（29 結節）で 16.9％，16.9％で，15 mm 超群（20 結節）では 43.3％，77.3％と後者で高率となった（Log rank test, P＝0.0147）（図 I-111）。また，結節径の増大も多血化群では 4 mm（0〜8），非多血化群では 1 mm（−8〜13）で，前者が有意に高値であった（P＝0.0153）。

2 | 多血化時の結節の濃染パターン

多血化時の結節の dynamic study での濃染パターンについて検討した。結節全体

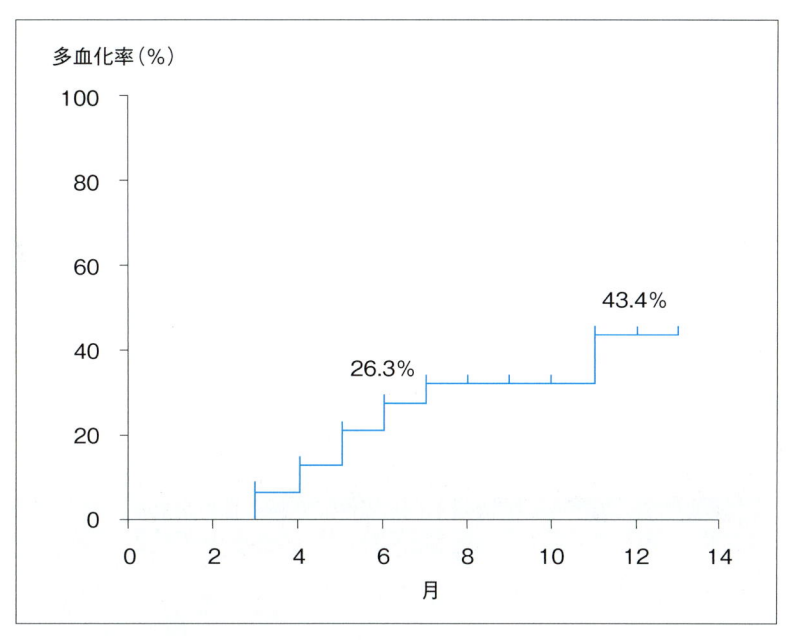

図Ⅰ-110　多血化に関与する因子

(Kumada T, Toyoda H, Tada T, et al：Evolution of hypointense hepatocellular nodules observed only in the hepatobiliary phase of gadoxetate disodium-enhanced MRI. AJR Am J Roentgenol 197：58-63, 2011 より引用)

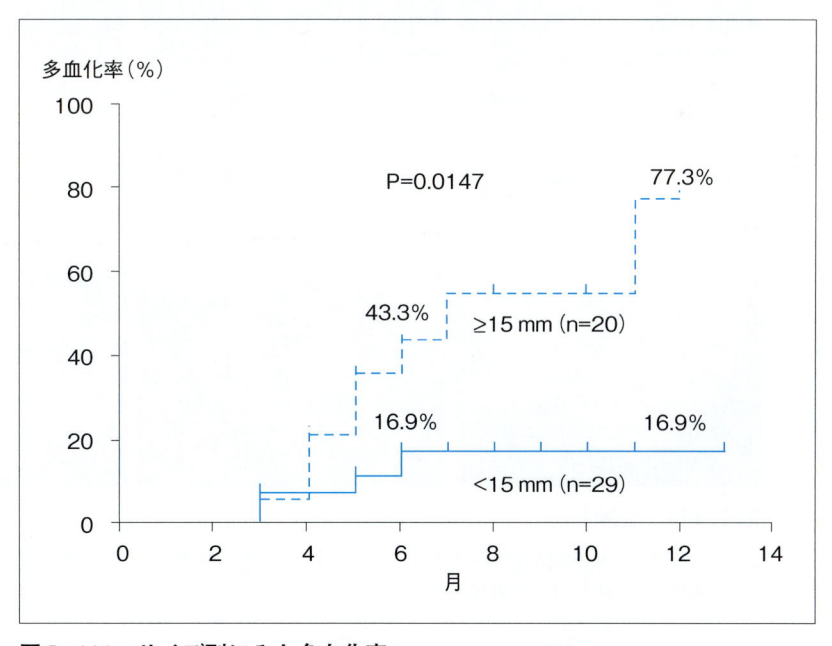

図Ⅰ-111　サイズ別にみた多血化率

(Kumada T, Toyoda H, Tada T, et al：Evolution of hypointense hepatocellular nodules observed only in the hepatobiliary phase of gadoxetate disodium-enhanced MRI. AJR Am J Roentgenol 197：58-63, 2011 より引用)

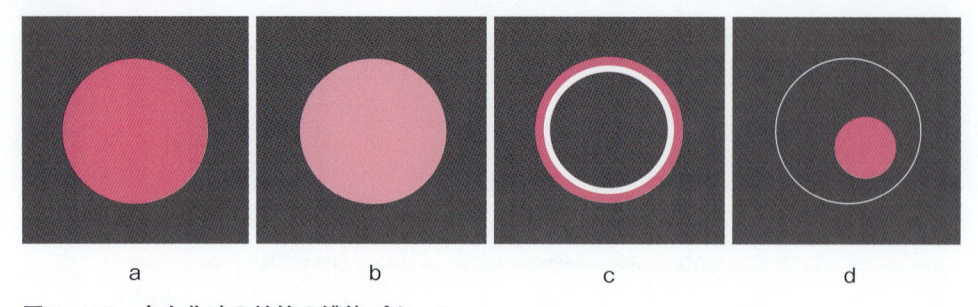

図Ⅰ-112　多血化時の結節の濃染パターン
a：whole；強く濃染，b：weak；やや強く濃染，c：peripheral；辺縁部の濃染，d：spot；一部濃染

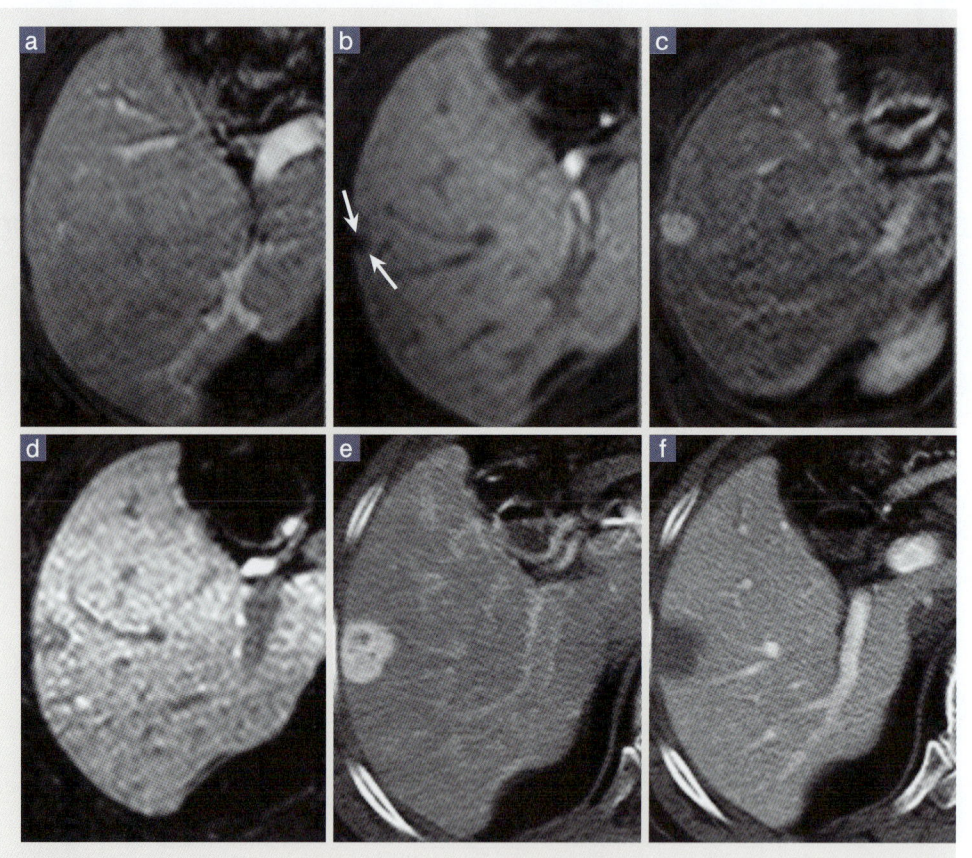

図Ⅰ-113　症例1
a：初回動脈相，b：初回肝細胞造影相(矢印)，c：多血化時動脈相，d：多血化時肝細胞造影相，e：多血化時CTHA，f：多血化時CTAP

が周囲肝実質に比し明らかに強く濃染された場合を「whole」，結節全体が肝実質よりやや強く濃染された場合を「weak」，結節の辺縁部のみ濃染された場合を「peripheral」，結節の一部に濃染を認めた場合を「spot」の4型に分類した(図Ⅰ-112)。

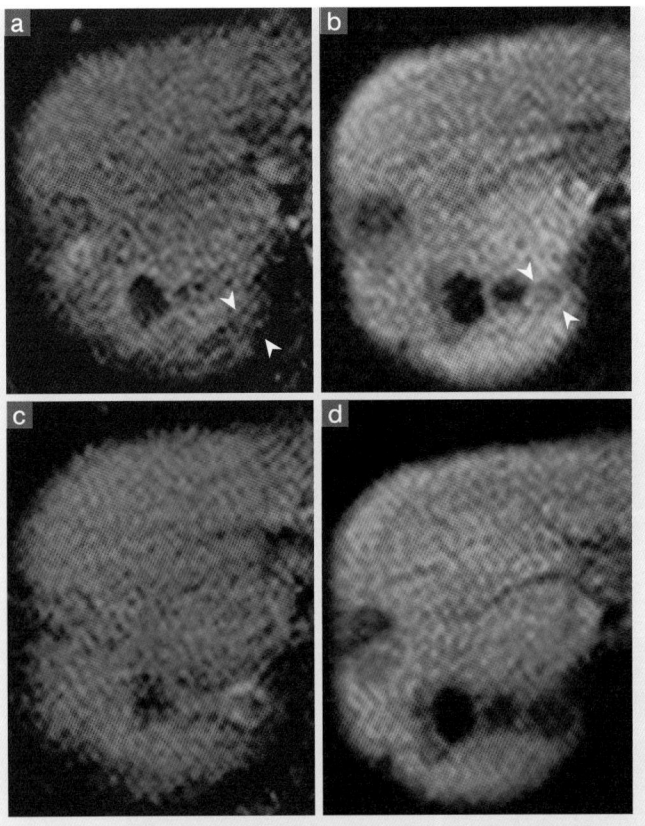

図Ⅰ-114 症例2

a：初回動脈相（矢頭），b：初回肝細胞造影相（矢頭），c：多血化時動脈相，d：多血化時肝細胞造影相

「whole」は63％，「weak」は8％，「peripheral」は23％，「spot」は15％であった。次に，実際の症例を示す。

　症例1（図Ⅰ-113, whole）の初回検出時の結節径は8 mm（S6）で，初回のdynamic-studyでは明らかな期濃染は認めなかったが，肝細胞造影相では境界明瞭なhypo-intensityとして描出された。6ヶ月後，同結節はdynamic-studyにて結節全体に強いに濃染を示した。肝細胞造影相では，初回に比べサイズの増大が確認された。3ヶ月後に施行され肝動脈造影下CT（CTHA）ではdynamic-studyでの濃染に類似する濃染を認め，同結節は経動脈性門脈造影下CT（CTAP）で血流欠損像を示した。

　症例2（図Ⅰ-114, peripheral）の初回検出時の結節径（S7）は9 mmで初回のdynamic-studyでは明らかな初期濃染は認めなかったが，肝細胞造影相では境界不明瞭なhypo-intensityとして描出された。4ヶ月後，同結節はdynamic-studyにて結節辺縁に濃染を認めた。肝細胞相では，初回に比べ辺縁の明瞭化，サイズの増大が確認された。

　症例3（図Ⅰ-115, spot）の初回検出時の結節径は15 mmで初回のdynamic-studyでは明らかな初期濃染は認めなかったが，肝細胞造影相では境界明瞭なhypo-intensityとして描出された。5ヶ月後，同結節はdynamic-studyにて結節内に複数の結節様濃染を示した。なお肝細胞相での結節径は軽度増大を認めた。

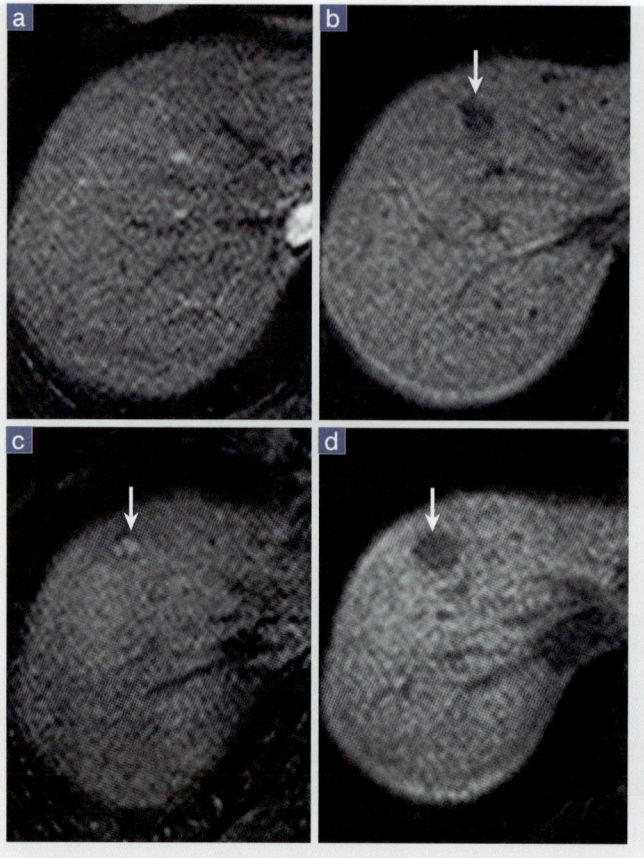

図Ⅰ-115 症例3
a：初回動脈相，b：初回肝細胞相，c：多血化時動脈相，d：多血化時肝細胞相

表Ⅰ-22 多血化に関与する因子（Cox比例ハザードモデル）

	ハザード比	95％信頼区間	P値
腫瘍径15 mm以下（n=29）/超（n=20）	2.03137	1.09571〜3.76603	0.0244
肝細胞癌併存あり（n=16）/なし（n=33）	1.57614	0.39471〜6.29381	0.5195
T1強調画像で低信号（n=5）/非低信号（n=44）	1.49623	0.22342〜10.0201	0.6779
T2強調画像で高信号（n=4）/非高信号（n=45）	3.10060	0.58017〜16.5703	0.1857

3｜多血化（悪性化）に関与する因子

　表Ⅰ-22に示すように，経過観察開始時の因子として結節径15 mm以下と15 mm超，肝細胞癌併存ありと併存なし，T1強調画像で低信号と非低信号，T2強調画像で高信号と非高信号の4因子を投入してCox比例ハザードモデルで多変量解析を行った。結節径15 mm以下/超の項目がハザード比：2.03137，95％信頼区間：1.09571〜3.76603，P＝0.0244で多血化に関与する因子として選択された。

　Motosugiらも同様の検討を行い〔経過観察期間296日（57〜621日）〕[7]，結節径が10 mmを超える，あるいは脂肪が存在する結節の多血化のリスクが高いと結論づけ

ている。対象とした結節が 8.4 mm（3〜26 mm）と筆者らの対象より小さく経過観察期間も長いことがカットオフ値が小さくなった原因と考える。

一方，Kobayashi らは，CTHA および CTAP で多血性 foci を認めた症例を検討し[8]，19.2％が肝細胞造影相で等信号を示し，これらの結節も同様に多血性肝細胞癌に移行するため，Gd-EOB-DTPA 造影 MRI の肝細胞相の限界があり血管造影下 CT と併用することが望ましいと強調している。

おわりに

非濃染結節の現在の考え方について示した。サイズの大きい非濃染結節は早く多血化し，小さい非濃染結節は多血化までに時間がかかると考えるのが妥当であろう。そして，サイズにかかわらず非濃染結節はいずれ悪性化（多血化）のリスクがきわめて高いため慎重な経過観察を要することには異論はないであろう。今後，長期間の経過観察例が増加することで，サイズ以外の多血化予測因子が明らかとなってくることが期待される。

【引用文献】

1) 松井 修, 北尾 梓, 小林 聡, ほか：早期肝細胞癌（肝癌多段階発癌）の画像診断. 肝臓 52：415-428, 2011
2) Kitao A, Matsui O, Yoneda N, et al：The uptake transporter OATP8 expression decreases during multistep hepatocarcinogenesis：correlation with gadoxetic acid enhanced MR imaging. Eur Radiol 21：2056-2066, 2011
3) Tsuda N, Harada K, Matsui O：Effect of change in transporter expression on gadolinium-ethoxybenzyl-diethylenetriamine pentaacetic acid-enhanced magnetic resonance imaging during hepatocarcinogenesis in rats. J Gastroenterol Hepatol 26：568-576, 2011
4) Sano K, Ichikawa T, Motosugi U：Imaging study of early hepatocellular carcinoma：usefulness of gadoxetic acid-enhanced MR imaging. Radiology 261：834-844, 2011
5) 多田俊史, 熊田 卓, 豊田秀徳, ほか：肝細胞癌の診断における perfluorobutane 造影超音波と Gd-EOB-DTPA 造影 MRI の有用性に関する検討. 肝臓 51：99-106, 2010
6) Kumada T, Toyoda H, Tada T, et al：Evolution of hypointense hepatocellular nodules observed only in the hepatobiliary phase of gadoxetate disodium-enhanced MRI. AJR Am J Roentgenol 197：58-63, 2011
7) Motosugi U, Ichikawa T, Sano K, et al：Outcome of hypovascular hepatic nodules revealing no gadoxetic acid uptake in patients with chronic liver disease. J Magn Reson Imaging 34：88-94, 2011
8) Kobayashi S, Matsui O, Gabata T, et al：Gadolinium ethoxybenzyl diethylenetriamine pentaacetic Acid-enhanced magnetic resonance imaging findings of borderline lesions at high risk for progression to hypervascular classic hepatocellular carcinoma. J Comput Assist Tomogr 35：181-186, 2011

（熊田　卓，小川定信）

4. EOB-MRI の肝細胞相でのみ低信号を示す肝結節病変の取り扱い

1 内科の立場より

EOB-MRI の肝細胞相のみで低信号に検出される肝結節性病変が散見されるようになった。本項ではこれらの結節の取り扱いについて内科的立場から現時点でのコンセンサスを中心に述べる。

1｜EOB-MRI の肝細胞相でのみ低信号を示す肝結節はすべて癌なのか？

臨床の現場では EOB-MRI の dynamic study や造影 CT，造影 US においても血流変化が捉えられないにもかかわらず，EOB-MRI の肝細胞相でのみ低信号に描出される結節に遭遇することが少なからずある（図Ⅰ-116）。多血性結節が併存する場合には入院加療を行うのが当然であるが，血流変化がないこのような結節のみの場合に，入院精査を行うのか，外来で経過観察を行うのか判断に迷う場合がある。現在までのところ大多数の早期肝癌は EOB-MRI の肝細胞相で低信号を示し，大多数の dysplastic nodule は等～高信号を示すとの報告が多いが，一部所見に overlap があることも報告されている。これは生検診断のいわゆる pitfall であるサンプリングエラー

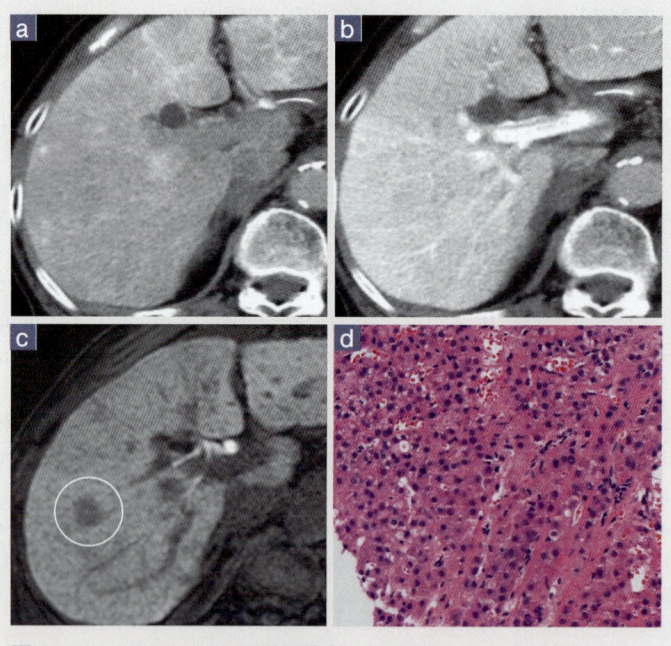

図Ⅰ-116 EOB-MRI の肝細胞相でのみ検出された症例

a：CTHA にて肝内に腫瘍を認めない。
b：CTAP にても肝内に腫瘍を疑う所見は認められない。
c：EOB-MRI の肝細胞相で，丸印に示す部位に低信号結節を認める。
d：生検結果は高分化肝癌であった。

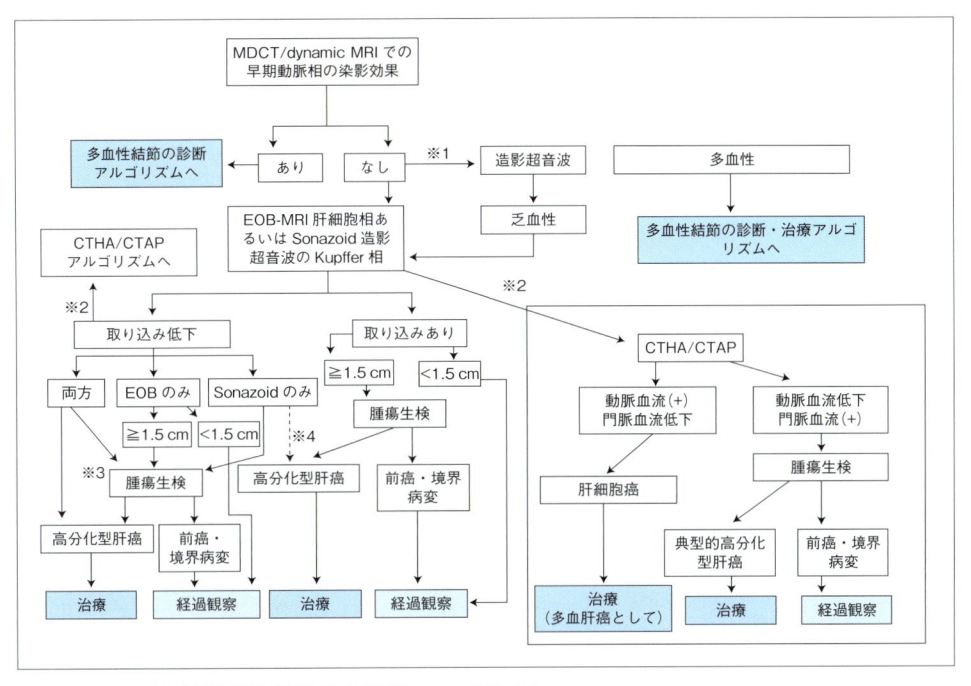

図Ⅰ-117　乏血性肝細胞性結節の診断アルゴリズム

※1：dynamic CT や dynamic MRI で乏血性結節の場合，動脈血流検出能がより鋭敏な造影超音波検査を行い，結節内血流の有無を検討することが望ましい。
※2：この場合には可能な施設では Optional に CTHA・CTAP を行うことが望ましい。ただし EOB-MRI で取り込みを認める結節についての CTHA・CTAP の価値は低いので推奨されない。
※3：この場合は，腫瘍生検は必須ではない。
※4：Sonazoid のみの取り込み低下で EOB の取り込みのないケースは稀である。
〔日本肝臓学会（編）：肝癌診療マニュアル第2版．医学書院，2010 より一部改変して引用〕

の問題，あるいは同じような細胞異型，構造異型を呈しても間質浸潤（storomal invasion）をサンプル内に見出し得なければ，早期肝細胞癌の診断に至ることは肝臓病理の専門といえども困難な場合が多いため，生検のみによる病理診断には限界がありunderestimate することを意味している[1~6]。実際切除標本で検討した市川らの検討では，dysplastic nodule は全例で肝細胞相において等信号を呈すると報告しており，この問題の解決には切除標本例と Gd-EOB-DTPA MRI の肝細胞相を対比したさらなる症例の集積が必須である。

2｜経過観察か精密検査かはどの時点で判断すべきか

　EOB-MRI の出現までは CTAP が最も肝細胞癌の多段階発癌の初期変化（血流動態の変化）をとらえられる方法であったが，EOB-MRI はより早期に画像変化をとらえることができ，有用性が高いことは間違いない。しかし，血流変化のないこれらの結節に対し，どの段階で精密検査や治療を考慮するかが大きな問題である。この問題を解決するためには，これらの結節の自然経過を観察することが重要である。自然経過に関して熊田らは，EOB-MRI の肝細胞相で低信号を呈する結節で，1.5 cm を超える

表Ⅰ-23 乏血性"肝細胞性結節"の定義，診断・治療指針

定義：乏血性肝細胞性結節とは，MDCTまたはdynamic MRIの動脈相で周囲の肝実質に比べて低吸収（低信号）ないし等吸収（等信号）を呈する結節性病変である。このような結節は平衡相で低吸収（低信号）域を呈することが多い。
診断と治療方針
1) 乏血性の場合，造影超音波やCTHAを行うことによって，多血性であることが判明することがある。その場合は，進行癌ないしnodule-in-nodule typeの肝細胞癌などが考えられ，治療対象となる。
2) CTHAなど観血的検査ができない場合，Gd-EOB-MRIの肝細胞相や造影超音波Kupfferイメージを用いて，細胞への取り込みの有無から鑑別診断することが可能である。取り込みがなければ治療が必要。 取り込みがあれば，フォローアップまたは針生検とする。Gd-EOB-MRIのほうが造影超音波Kupffer相より早期肝癌の診断能が高い。
3) Gd-EOB-MRIや造影超音波ができない場合は，定期的なMDCTないしGd-EOB-MRIやSonazoid造影超音波によるフォローアップを行う。肝細胞相で低吸収あるいはKupffer相で取り込み低下となったり動脈濃染がみられた時点で治療の対象とする。

1），2），3）に基づく診断による治療後の患者の予後に差があるか否かについて，科学的な根拠は得られていない。
〔日本肝臓学会（編）：肝癌診療マニュアル第2版．医学書院，2010より引用〕

結節はそれ以下の結節に比し半年後，1年後の多血化率が有意に高いと報告している[7]。この結果より，現時点ではEOB-MRIでのみ低信号を示す結節に関しては1.5 cmを境に経過観察を行うか，精密検査を行うかを判断するのが妥当と考えられる。2010年に改変された肝癌診療ガイドラインの乏血性結節のアルゴリズム[8]においても，低信号結節で1.5 cm以上のものは高率に多血化するため，生検を行い病理診断を得ることとなっている。その結果，癌と診断すれば治療を行い，前癌・境界病変と診断した場合には経過観察を行う。1.5 cm未満のものに関しては経過観察を行うとしている（図Ⅰ-117，表Ⅰ-23）[9]。

3 | EOB-MRIの肝細胞相でのみ低信号を示す肝結節病変の取り扱い―内科医が注意すべきこと

　癌の早期発見やステージングを正確に行うことが内科医に求められる最も重要な事柄である。EOB-MRIの肝細胞相のみで低信号を示す結節は，前述したように肝癌の多段階発癌のより早期の段階の結節と考えられる。内科医はこれらの結節の多血化を予見し，注意深く経過観察を行う必要がある。また，EOB-MRIの肝細胞相はコントラスト能に優れ，結節を容易に検出しやすい。低信号結節を認めた場合には，MRIの他の撮像法や他の画像検査をもう一度注意深く見返し，多血化の所見が他の画像所見で見落とされてないか再度確認する。そうすることによって結節内部の微細な多血化した部分を新たに確認できる場合があり，正確な術前ステージングを行うことが可能となる。

【引用文献】

1) Kojiro M, Nakashima O：Histopathologic evaluation of hepatocellular carcinoma with a

special reference to small early stage tumor. Semin Liver Dis 19：287-296, 1999
2) Kojiro M：Diagnostic discrepancy of early hepatocellular carcinoma between Japan and West. Hepatology Res 37：S249-S252, 2007
3) Nakano M：Saito A, Yamamoto M, et al：Stromal invasion and blood vessel wall invasion in well differentiated hepatocellular carcinoma. Liver 17：41-46, 1997
4) Park YN, Kojiro M, Di Tommaso L, et al：Ductular reaction is helpful in defining early stromal invasion, small hepatocellular carcinomas, and dysplastic nodules. Cancer 109：915-923, 2007
5) International consensus group for hepatocellular neoplasia：Pathologic diagnosis of early hepatocellular carcinoma：a report of the international consensus group for hepatocellular neoplasia. Hepatology 49：658-664, 2009
6) Desmet VJ：East-west pathology agreement on precancerous liver lesions and early hepatocellular carcinoma. Hepatology 49：355-357, 2009
7) Kumada T, Toyoda H, Tada T et al：Evolution of hypointense hepatocellular nodules observed only in the hepatobiliary phase of gadoxetate disodium-enhanced MRI. AJR AM J Roentgenol 197：58-63, 2011
8) Observed Only in the Hepatobiliary Phase of Gadoxetate Disodium?Enhanced MRI. AJR Am J Roentgenol 197：58-63, 2011
9) 日本肝臓学会（編）：肝癌診療マニュアル第2版．医学書院，2010

（井上達夫，工藤正俊）

2 外科の立場より

　肝特異的MRI用造影剤ガドリニウム-エトキシベンジル-ジエチレントリアミン五酢酸（Gd-EOB-DTPA）は，細胞外液への灌流と肝細胞特異性の両方の特徴を備えている。腫瘍の血流動態診断のみならず，肝細胞特異的な取り込みの評価により肝腫瘍の鑑別診断に有用で，肝細胞癌（HCC）の画像診断体系を変えるとさえいわれている[1]。

　EOB-MRIは，画像診断のなかでも最も鋭敏に初期の癌化の過程をとらえられる[2]。報告では，前癌病変はEOBの取り込みが認められるが，早期HCCのほとんどがEOB-MRIの肝細胞相では低信号を示す[3]。一方，肝切除に必要な画像として，EOB-MRIは腫瘍の質的診断，小病変や早期病変の検出，肉眼型の推定，転移形式の推定に有用と考えられるが，MD-CTで指摘されず，EOB-MRI肝細胞相でのみ低信号を示す肝結節の取り扱いに関しては一定の見解はない。肝切除予定の患者で，古典的肝癌に加えてEOB-MRIでのみ低信号を示す肝結節が同定された場合の治療方針に関して述べる。

1｜EOB-MRIの早期肝癌と異型結節（DN）の鑑別

　早期HCCとDNの鑑別において有用であった画像所見は，①腫瘍内多血化巣（nodule-in-nodule）の同定，②T2強調像で高信号，③脂肪変性，④門脈血流低下，⑤EOB-MRI肝細胞相で低信号とされ，そのうちEOB-MRI肝細胞相で低信号の所見が最も感度が高いことから，EOB-MRIは境界病変の鑑別において最も優れたモダ

リティとされる[3]）。さらに，手術症例のみを対象とした検討では，硬変肝にみられる肝細胞性結節において EOB-MRI 肝細胞相で低信号となる結節はすべて早期 HCC であるとの主張もあるが，乏血性腫瘍でありながらすでに肝細胞性での取り込み低下がみられる結節は，基本的に早期 HCC の可能性が高いものの DN も否定できないという意見もある。早期 HCC の病理診断の確立や生検組織を用いた早期 HCC と DN の鑑別など今後も画像診断に照らし合わせた検討が必要である。

2｜乏血性肝細胞性結節の診断と治療

初期の癌化の過程をとらえられるとされるのは EOB-MRI で，次に癌化の初期変化をとらえられるのは CTAP とされる。造影超音波による結節内動脈内血流の増加の検出は，癌化が明らかに進展した所見とされる。組織学的な診断，治療にはリアルタイムにみえることが重要な所見であることから，乏血性肝細胞性結節の診断と治療として以下のものが提案されている[4]）。

(1) 乏血性の場合，造影超音波や CTHA で多血性であると判明すれば，進行癌もしくは nodule-in-nodule type の肝細胞癌などが考えられ治療対象となる。

(2) CTHA など観血的検査ができない場合，EOB-MRI の肝細胞相や造影超音波 Kupffer イメージを用いて，細胞への取り込みの有無から鑑別診断することが可能である。取り込みがなければ治療が必要で，取り込みがあれば，フォローアップまたは針生検とする。EOB-MRI のほうが造影超音波 Kupffer 相より早期肝癌診断能が高い。

(3) EOB-MRI は造影超音波検査ができない場合は，定期的な MD-CT ないし EOB-MRI や造影超音波によるフォローアップを行う。肝細胞相での低吸収，Kupffer 相での取り込み低下，動脈濃染がみられた時点で治療の対象とする。

ただし，以上の治療方針に関して科学的な根拠が得られているわけではない。

3｜肝切除における EOB-MRI でのみ低信号を示す肝結節病変の転帰

早期 HCC の診断に Gd-EOB-DTPA は有用とされるが，EOB-MRI でのみ低信号を示す肝結節の取り扱いに関しては確立されたものはない。古典的肝癌に加えて，EOB-MRI でのみ低信号を示す肝結節を伴う場合の治療方針として，術中造影超音波検査にて確認できれば切除もしくは RFA を施行してきた。EOB-MRI でのみ低信号を示す肝結節に対する治療方針を確立する一助として，HCC 肝切除症例において EOB-MRI でのみ低信号を示す肝結節の転帰を検討した。

術前の MD-CT に加えて EOB-MRI をルーチン化（図Ⅰ-118）した 2009 年から 2 年間の HCC 肝切除症例 120 例のうち MRI が施行不可であった 4 例を除いた 116 例を対象とした。

肝切除標的病変に加えて，MD-CT で指摘されず EOB-MRI 肝細胞相でのみ低信号を示す肝結節は 15 例（13％）24 結節認めた（図Ⅰ-119）。15 例の内訳は HBV/HCV/nonB nonC，3/8/4 例，F1/2/3/4，1/2/4/8 例。そのうち 5 例 7 結節は同時切除（2 例

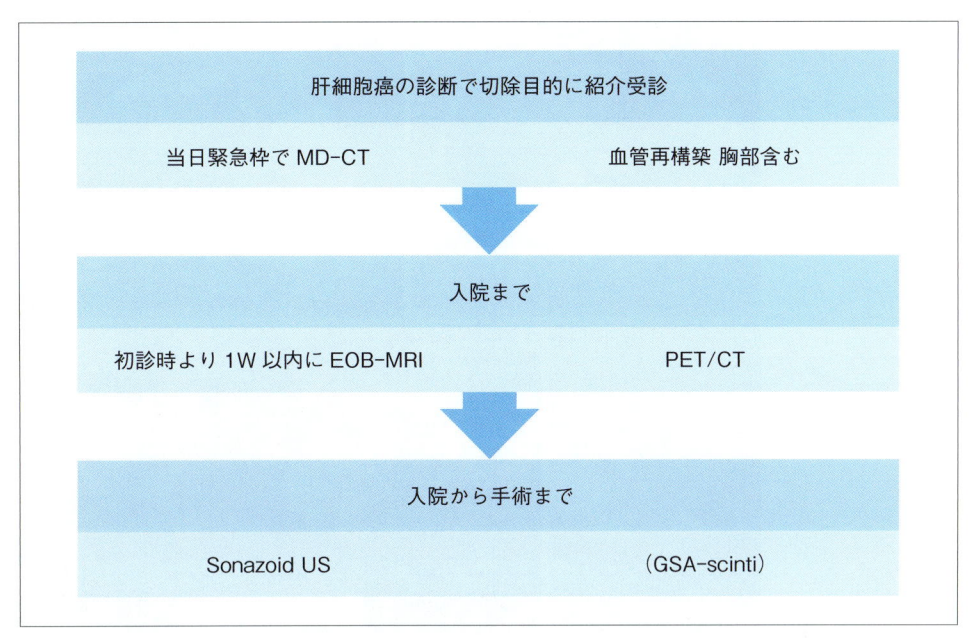

```
┌─────────────────────────────────────────────────┐
│         肝細胞癌の診断で切除目的に紹介受診        │
│                                                 │
│  当日緊急枠でMD-CT          血管再構築 胸部含む  │
│                      ↓                          │
│                    入院まで                      │
│                                                 │
│  初診時より1W以内にEOB-MRI      PET/CT          │
│                      ↓                          │
│                 入院から手術まで                 │
│                                                 │
│     Sonazoid US              (GSA-scinti)       │
└─────────────────────────────────────────────────┘
```

図 I-118　当科における肝切除術前画像診断

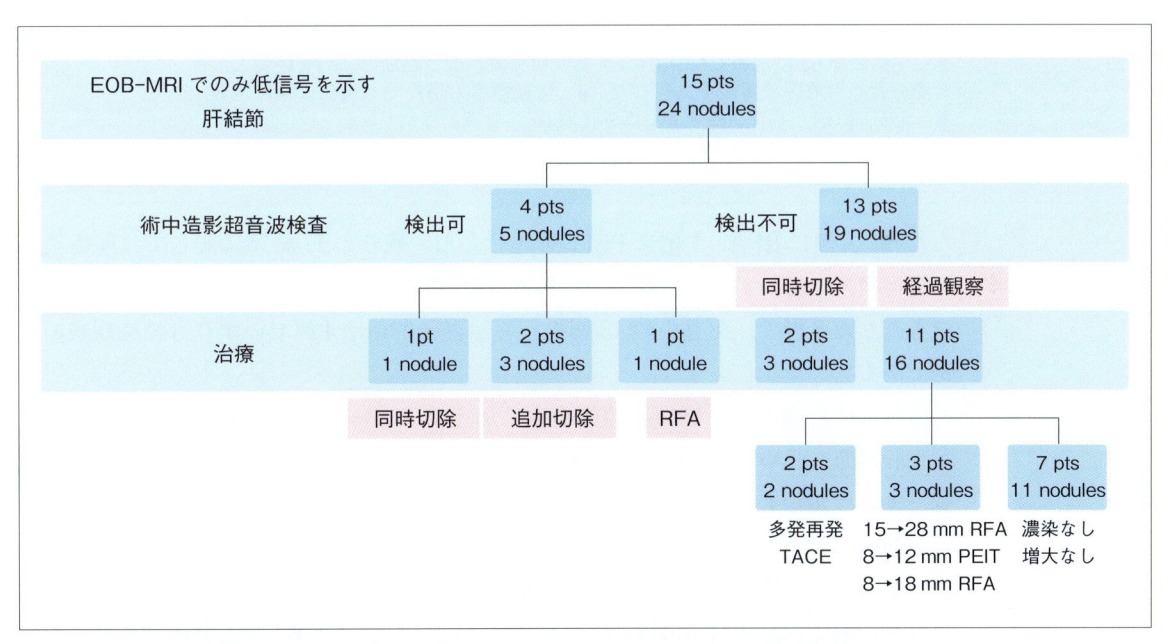

```
EOB-MRIでのみ低信号を示す      15 pts
肝結節                        24 nodules

                    ┌──────────┴──────────┐
術中造影超音波検査  検出可              検出不可
                   4 pts                13 pts
                   5 nodules            19 nodules
                                    ┌────┴────┐
                                  同時切除  経過観察
治療    1 pt    2 pts   1 pt      2 pts    11 pts
        1 nodule 3 nodules 1 nodule 3 nodules 16 nodules
        同時切除 追加切除  RFA
                              ┌──────┬──────┐
                           2 pts   3 pts   7 pts
                           2 nodules 3 nodules 11 nodules
                           多発再発  15→28 mm RFA  濃染なし
                           TACE    8→12 mm PEIT  増大なし
                                   8→18 mm RFA
```

図 I-119　HCC 肝切除症例における EOB-MRI でのみ低信号を示す肝結節の転帰

は別部位の切除を付加), 1 例 1 結節は肝機能不良にて RFA を追加した。上記 8 結節のうち, 4 結節は HCC（高分化 3 例, 低分化 1 例）, 1 結節は再生結節と診断されたが, 3 結節は標本でも病変指摘困難であった。同時切除し高分化型 HCC と診断された症例を図 I-120 に示す。経過観察となった 11 例 16 結節のうち, 2 例は術後多発再発をきたし TACE 施行, 3 例は腫瘍の増大（15 → 28, 8 → 12, 8 → 18 mm）を認め

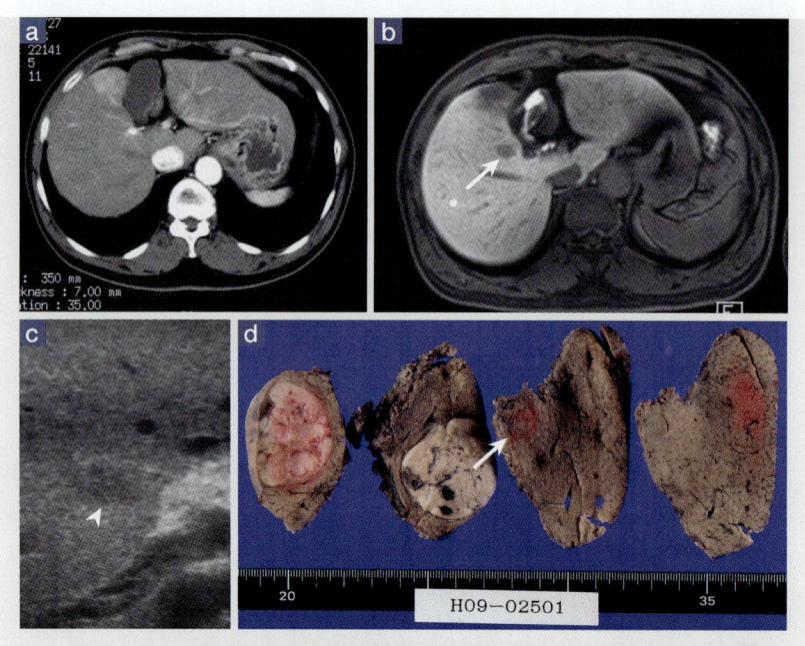

図Ⅰ-120 古典的肝癌に加えて，EOB-MRIでのみ低信号を示す肝結節を伴い同時切除した症例

a：MD-CTでは主腫瘍以外に多血性結節を認めなかった。b：EOB-MRIで低信号を示す結節をS5に認めた（矢印）。c：術中超音波検査で結節（矢頭）を確認し，同病変を含めた前区域切除を施行した。d：切除標本の切片でも腫瘍は確認困難であったが（矢印），病理組織検査で高分化型HCCと診断された。

たため，2例にRFA，1例にPEITを施行した。残りの11結節に関しては腫瘍濃染や腫瘍増大を認めず，経過観察中である（観察期間中央値835日）。死亡例は肝外再発をきたした3例で，生存中の12例のうち無再発生存は4例でいずれも経過観察の症例である。

　これらの結果より，肝切除標的病変に加えてEOB-MRI肝細胞相でのみ低信号を示す肝結節を認めても，肝切除の方針を変えることなく，術中造影超音波検査にて確認できれば切除もしくはRFAを追加する方針でよいと考えられる。患者の短期予後は主腫瘍に依存するので，古典的HCCの治癒切除を目指すべきである。EOB-MRI肝細胞相でのみ低信号を示す肝結節が術中に確認できなくても，腫瘍の増大を待っての術後治療で上記肝結節のコントロールは可能である。今後，上記結節が多発する場合の取り扱いや長期予後を検証する必要がある。

4｜肝移植におけるEOB-MRIでのみ低信号を示す肝結節病変の扱い

　生体肝移植の保険適応はHCCの場合，背景肝が非代償性肝硬変であること，術前の画像上肝癌の大きさ，数がミラノ基準[5]内であること（腫瘍個数1個で最大径5cm，腫瘍個数3個以内で最大径3cm），肝外病変，血管侵襲がないこととされる。"術前画像において肝癌と判定される結節病変は，単純CTで撮影した画像において低吸収

域として描出され，造影CTで撮影した画像の動脈相において高吸収域として，門脈相において低吸収域として描出されるものをいい，これを典型的な肝癌と判定する。なお，非典型的な肝癌の場合は，最新の科学的根拠に基づく肝癌診療ガイドライン作成に関する研究班「肝癌診療ガイドライン」に基づき，肝癌と診断された場合に限る"と記載されている。したがって，EOB-MRIでのみ低信号を示す肝結節病変はHCCの個数には含めない。移植の適応基準として，腫瘍の大きさと数のほかに血管侵襲や分化度さらには悪性度の指標としてAFP，PIVKA-IIといった腫瘍マーカーを加味する。つまり，EOB-MRIでのみ低信号を示す早期HCCはいわゆる「がんもどき」であって肝内，肝外に転移するものではないと考えるのが妥当である。

おわりに

早期胃癌の診断能力の向上は胃癌5年生存率の向上に寄与したものと思われる。進行胃癌に早期胃癌を合併しても胃全摘出術を施行すればよいが，進行HCCに早期HCCを合併したからといって肝全摘出はできない。初発の早期HCCの症例と古典的HCCに早期HCCを合併した症例では，同じ早期HCCでも治療の意義は大きく異なる。

肝切除にEOB-MRIはoptionではなく必須検査であると考えるが，術前にEOB-MRIで非多血性結節がみつかっても大きな治療方針の変更は不要である。術中造影超音波検査などを駆使して腫瘍が同定できれば術中に処理する。EOB-MRIが予後改善に寄与するか否かは現時点では不明である。

【引用文献】

1) 工藤正俊：肝細胞胆道系MRI造影剤は肝画像診断体系を変えるか？ 肝胆膵画像 11：477-483, 2009
2) Kudo M：2008 Okuda Lecture：Management of hepatocellular carcinoma：From the prevention to molecular targeted therapy. J Gastroen Hepatol 25：439-452, 2010
3) 佐野勝廣, 市川智章：乏血性肝細胞癌診断におけるGd-EOB-DTPAの有用性. 臨床画像 27：296-301, 2011
4) 日本肝臓学会（編）：肝癌診療マニュアル第2版. p59, 医学書院, 2010
5) Mazzaferro V, Regalia E, Doci R, et al：Liver transplantation for the treatment of small hepatocellular carcinoma in patients with cirrhosis. N Engl J Med 334：693-699, 1996

（波多野悦朗，石井隆道，田浦康二朗，上本伸二）

3 放射線科の立場より

Gd-EOB-DTPA（プリモビスト）が上梓されてから肝細胞癌の診断に大きなインパクトを与えつつある[1]。特に，他画像で指摘されず，肝細胞相のみで描出される結節の多くが早期の肝細胞癌であることが実証され[2~4]，肝細胞癌の診断と治療に大きな変化をもたらす可能性がある。ただし，これらには陥りやすい間違いが含まれている

可能性も危惧される．本項では，放射線科の立場から，肝細胞相での低信号結節の取り扱いについて考えてみたい．

1｜本当に肝細胞相のみで描出された結節か？

まず注意すべきは本当に肝細胞相のみで描出されたのかどうかをチェックすることが必須である点である．単純MRIでの信号強度や動脈相での濃染の有無が主なチェックポイントとなる．たとえば肝細胞相で低信号結節を呈していたとしても，造影前T1強調像in phaseで明瞭な低信号を呈したり，造影前T2強調像で明瞭な高信号を呈した場合，早期肝癌である可能性はほとんどないからである．また，動脈相で明瞭な濃染を認める場合も同様である．これらの撮像法で早期肝癌と考えて矛盾しない所見であることが肝要である[5, 6]．この意味では，筆者は肝細胞相を先に読影することは推奨しない．先に読影したとしても，発見された各結節の造影前MRIでの信号強度や動脈相での濃染の有無に十分注意する必要がある．

現実には，造影前T1強調像out of phaseで低信号を呈する結節も早期肝癌に属することがあると思われるので，造影前T1強調像in phaseで明瞭な低信号を呈する場合，造影前T2強調像で明瞭な高信号を呈する場合，および造影動脈相で明瞭な濃染を認める場合が，このカテゴリーとは別に議論されるべきと考える．これらには肝細胞癌のみでなく，良性病変が含まれている可能性があり，取り扱いは別に考える必要がある．本項は肝細胞相のみで低信号を呈する，または造影前T1強調像out of phaseと肝細胞相で低信号を呈する結節について考察することとする．

2｜単発か多発か？

前述のチェックをして，肝細胞相のみで低信号を示す結節が存在した場合には，それが単発か否かにより取り扱いは異なる．現実にはこれらの病変は多発病変の一部であることが多く，他に中分化肝癌が併発している場合はその治療が優先されるからである（図Ⅰ-121）．この意味でも，単純MRIでの信号強度や動脈相での濃染の有無を慎重にチェックすることの意義は大きい．肝細胞相のみで低信号を呈する結節が多発している場合は次項で合わせて考察したい．

また，本項には直接関係がないが，EOB-MRIで低信号を示さず，増大する結節も存在し（図Ⅰ-122）[7, 8]，欠損像だけにこだわらず，慎重に読影し，過去画像と比較することが重要である．

3｜本当にすぐ治療すべきか？

前述のごとくEOB-MRIでのみ低信号を示す肝結節病変が肝細胞癌である可能性が高いとしても，早期肝癌であることが多く，すぐ治療すべきかどうかはまだ議論の余地がある．多施設のデータでは44％に経過観察で画像上の変化がないことが知られており[9]，すぐ治療しなくてもよいという意見も根強いからである[10]．また，EOB-MRIでのみ低信号を示す肝結節病変でも，非癌組織であり，早期肝癌でなかっ

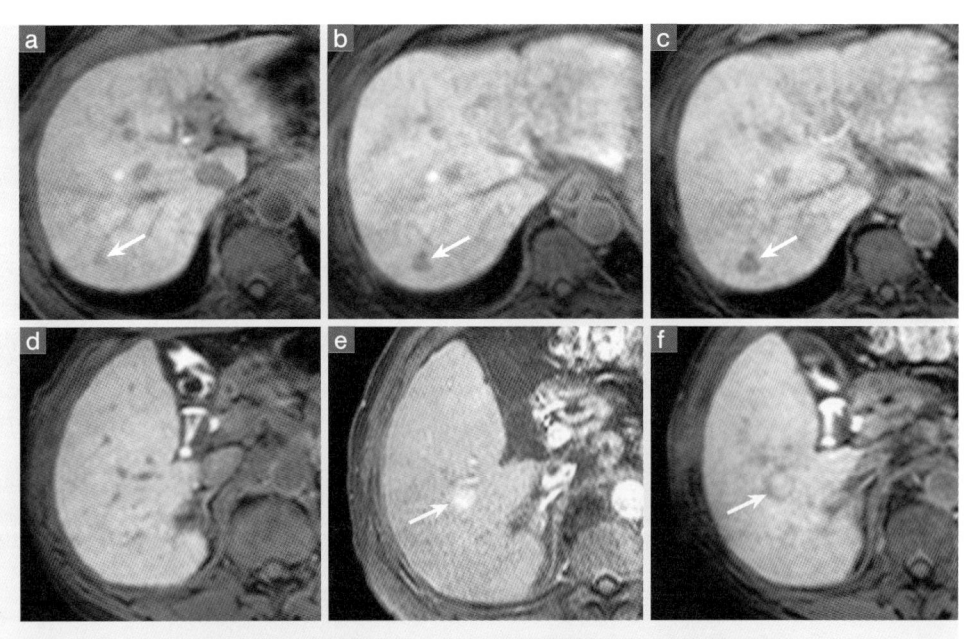

図Ⅰ-121　低信号結節の経過観察中に多血性結節が発見された肝細胞癌症例
a：初回 EOB 肝細胞相(S7)；小さな欠損像を認め，経過観察となった。
b：8ヵ月後 EOB 肝細胞相(S7)；欠損像はやや増大しており，高分化肝癌の可能性があると考えたが，経過観察された。
c：1年後 EOB 肝細胞相(S7)；欠損像はさらにやや増大しており，高分化肝癌の経過として矛盾しない。
d：初回 EOB 肝細胞相(S6)；明らかな欠損像などは認められない。
e：1年後 EOB 動脈相(S6)；小さな濃染像が出現している。
f：1年後 EOB 肝細胞相(S6)；動脈相での濃染部はほぼ周囲肝と等信号を呈し，一部に高信号域を伴う。

たという報告も散見される。したがって，筆者は現時点では慎重な経過観察が EOB-MRI でのみ低信号を示す肝結節病変の取り扱いとしては妥当であると考える。そのうえで，増大や多血化などの脱分化が示唆される所見が生ずれば，積極的な治療の対象となる。多発病変でも同様である。

　いずれにしても，これらの症例は肝細胞癌の超危険群であることは間違いなく，経過観察期間としては筆者は CT と MRI を交互に3ヶ月ごとに施行することを推奨している。動脈相での濃染が弱い結節や左葉の病変などは MRI で見逃される可能性があるからである。どのモダリティにも長所と短所があるので，1つのモダリティに固執するべきでない。プリモビスト造影 MRI もその例外ではあり得ない。併せて，US をさらに頻回にする必要があることは論を俟たない。

　本項では放射線科の立場から，肝細胞相での低信号結節の取り扱いについて筆者の考えを述べた。Gd-EOB-DTPA（プリモビスト）の臨床応用から数年が経過し，ほぼその診断的有用性も確立されてきたと考えるが，肝細胞相での低信号結節の生物学的な悪性度に関しては疑問点も多く，これから取り扱いが変化する可能性もある。今後の研究に発展に期待したい。

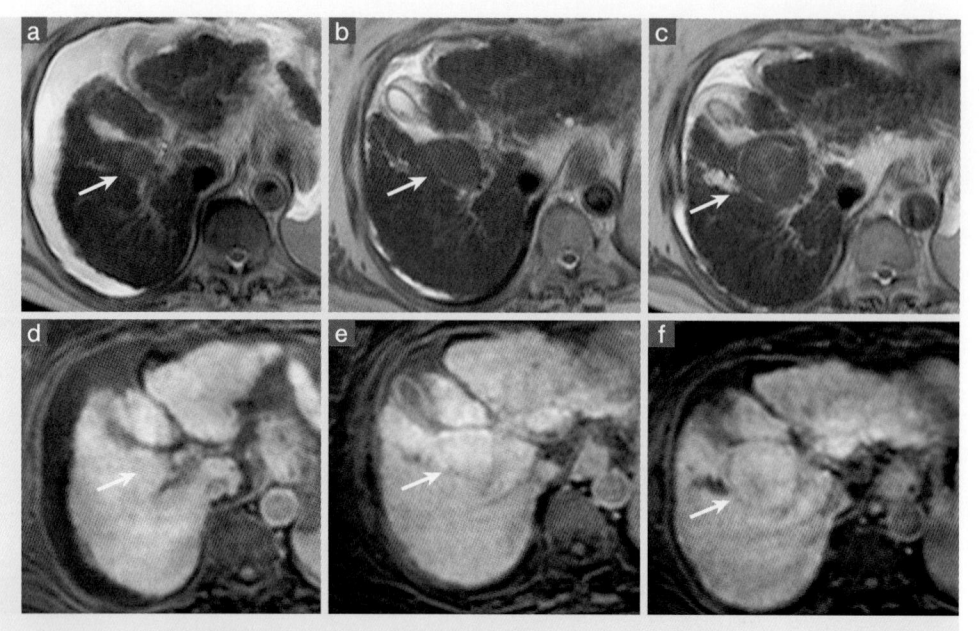

図Ⅰ-122 等信号結節のまま増大した肝細胞癌症例

a：初回 T2 強調像；S5 に小さな高信号域を認めた。
b：4 ヵ月後 T2 強調像；腫瘍は肝とほぼ等信号となっており，読影時に見逃された。レトロスペクティブにみるとやや増大しているようにみえる。
c：10 ヵ月後 T2 強調像；腫瘍は著明に増大し，被膜様構造も出現し，肝細胞癌と診断した。
d：初回 EOB 肝細胞相；T2 強調像での高信号部は周囲肝と等信号を呈している。
e：4 ヵ月後 EOB 肝細胞相；前回同様腫瘤部は周囲肝と等信号を呈している。
f：10 ヵ月後 EOB 肝細胞相；腫瘤部はほぼ周囲肝と同等の取り込みを示し，辺縁にリング状の低信号帯を伴っていることで腫瘍と認識できる。

【引用文献】

1) Ichikawa T, Saito K, Yoshioka N, et al：Detection and characterization of focal liver lesions：a Japanese phase Ⅲ, multicenter comparison between gadoxetic acid disodium-enhanced magnetic resonance imaging and contrast-enhanced computed tomography predominantly in patients with hepatocellular carcinoma and chronic liver disease. Invest Radiol 45：133-141, 2010
2) Sano K, Ichikawa T, Motosugi U, et al：Imaging study of early hepatocellular carcinoma：usefulness of gadoxetic acid-enhanced MR imaging. Radiology 261：834-844, 2011
3) Motosugi U, Ichikawa T, Sano K, et al：Outcome of hypovascular hepatic nodules revealing no gadoxetic acid uptake in patients with chronic liver disease. J Magn Reson Imaging 34：88-94, 2011
4) Granito A, Galassi M, Piscaglia F, et al：Impact of gadoxetic acid(Gd-EOB-DTPA)-enhanced magnetic resonance on the non-invasive diagnosis of small hepatocellular carcinoma：a prospective study. Aliment Pharmacol Ther 37：355-363, 2013
5) Willatt JM, Hussain HK, Adusumilli S, et al：MR Imaging of hepatocellular carcinoma in the cirrhotic liver：challenges and controversies. Radiology 247：311-330, 2008
6) Kim MJ：Current limitations and potential breakthroughs for the early diagnosis of hepatocellular carcinoma. Gut Liver 5：15-21, 2011

7) Kitao A, Matsui O, Yoneda N, et al：Hypervascular hepatocellular carcinoma：correlation between biologic features and signal intensity on gadoxetic acid-enhanced MR images. Radiology 265：780-789, 2012
8) Kim JY, Kim MJ, Kim KA, et al：Hyperintense HCC on hepatobiliary phase images of gadoxetic acid-enhanced MRI：correlation with clinical and pathological features. Eur J Radiol 81：3877-3882, 2012
9) 田中正俊：Gd-EOB-DTPA 低信号非多血結節の経過．第17回肝血流動態イメージ研究会，記録集，pp9-10, 2012
10) 上田和彦，塚原嘉典，山田　哲，ほか：いわゆる良性腫瘍のマリグナントプログレッション　肝細胞性腫瘍：異型結節（デスプラジア結節）／早期肝細胞癌と高分化型細胞癌（古典的）EOB 低信号・非多血結節の追跡調査．肝胆膵 65：435-438, 2012

（廣橋伸治，廣橋里奈）

第8章 肝癌の診断アルゴリズムにおける EOB-MRI の位置づけ

　肝癌のスクリーニングでまず行うべき検査はその簡便性，低侵襲性から超音波検査である。
　超音波検査で肝内に腫瘍を認めた際，以前までは特別な事情がない限り造影 CT を用いて確定診断をすることが大勢を占めていたと思われるが，EOB-MRI は血流動態での肝細胞癌診断が造影 CT と同等であり，かつ肝細胞相での高い腫瘍検出能を有するため，実地臨床ではその有用性がさらに高まっていると考えられる。本項では肝癌の診断アルゴリズムにおける EOB-MRI の位置づけについて概説する。

1｜多血性肝細胞結節の診断アルゴリズムにおける EOB-MRI の位置づけ

　2010 年版の日本肝臓学会編集「肝癌診療マニュアル」[1]の多血性肝細胞性結節の診断アルゴリズムを図Ⅰ-123 に示す。2010 年の改訂で，SPIO-MRI が省略され，EOB-MRI の肝細胞相所見の評価が新たに加わった。
　肝細胞癌の診断であるが，動脈相での濃染，門脈相での wash out がある典型的な所見を示せば診断は容易であり，血流診断のみで診断が可能である。一般的に多血性肝細胞癌の多く（高分化型肝癌，中低分化型肝癌のほとんど）は EOB-MRI の肝細胞相において低下を示すが，その所見は OATP1B3 の発現の多寡によって EOB が結節内に取り込まれるか取り込まれないかが規定される[2]。一般的に多血性肝細胞癌の場合，5～10％ 程度の結節には OATP1B3 が発現し，取り込みがみられる[3,4]（図Ⅰ-124）。そのような例外を除き，たとえ門脈相での wash out を認めないような腫瘍でも EOB-MRI を行うことで肝細胞癌との確定診断が可能である。この点が EOB-MRI が造影 CT よりも優れている点であり，血流診断では診断がつかなかった腫瘍でも肝細胞癌と診断できるようになった[5～10]。もちろん SPIO-MRI でも機能的診断は可能であったが，血流診断と機能的診断を同時に，かつ全肝の腫瘍に対して行えるのが EOB-MRI の有用な点といえる。
　しかしながら，上述したように，肝細胞相で取り込みを認める場合には，シャントなどの偽病変や，限局性結節性過形成（FNH）などの良性多血性病変の可能性があるため，腫瘍生検を行うべきであり，肝細胞癌と診断されれば治療の対象である。腫瘍生検を行わない場合，可能な施設では CTHA，CTAP を行う（図Ⅰ-125）。病変が多血性で門脈血流低下がみられれば肝細胞癌として治療を行う。典型的な血流動態が観察されなければ，やはり腫瘍生検が必要である。

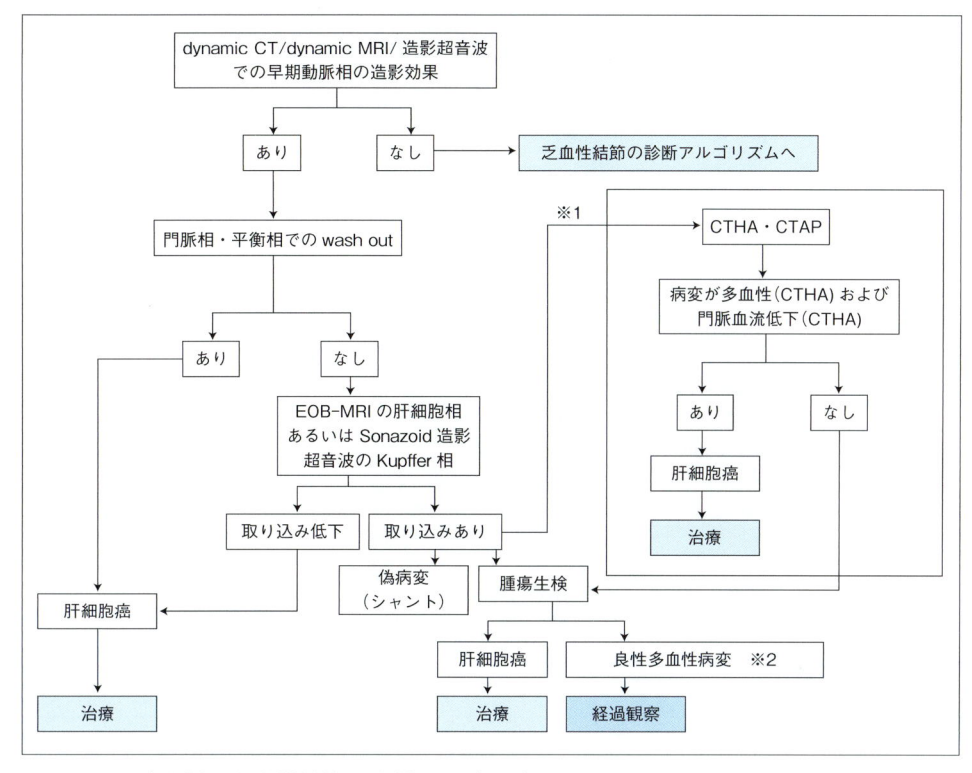

図Ⅰ-123　多血性肝細胞性結節の診断アルゴリズム

※1　施行可能な施設では optional に行う。
※2　FNH, 肝細胞腺腫などの良性肝細胞性結節。
〔日本肝臓学会（編）：肝癌診療マニュアル第2版．医学書院，2010より引用〕

2｜乏血性肝細胞結節の診断アルゴリズムにおける EOB-MRI の位置づけ

　乏血性結節の診断においても，EOB-MRI は非常に重要な位置を占める。なぜなら，EOB-MRI の肝細胞相でのみ検出されるような肝細胞性結節が存在するからである。そのような結節の局在が判明することにより，follow up の画像検査でもその部分に注意を払うことができ，脱分化を早い段階で診断できる。

　現時点での乏血性肝細胞性結節の診断，治療指針が「肝癌診療マニュアル」で提唱されており[1]，EOB-MRI の肝細胞相の所見と造影超音波検査の Kupffer phase の所見，腫瘍サイズによって経過観察，治療が選択される。詳細に関しては，前章「EOB-MRI の肝細胞相でのみ低信号を示す肝結節性病変の取り扱い，内科の立場より」（144〜147頁）で図示してあるので参照されたい。

　乏血性結節と診断した場合，次のステップはその結節の機能的診断を EOB-MRI の肝細胞相と Sonazoid 造影超音波検査の Kupffer phase で行うことである。EOB-MRI の肝細胞相，Sonazoid 造影超音波検査の Kupffer phase にてともに取り込みの低下がみられれば，高分化肝癌の可能性が高いため治療を考慮する。この場合，生検は必須ではない。

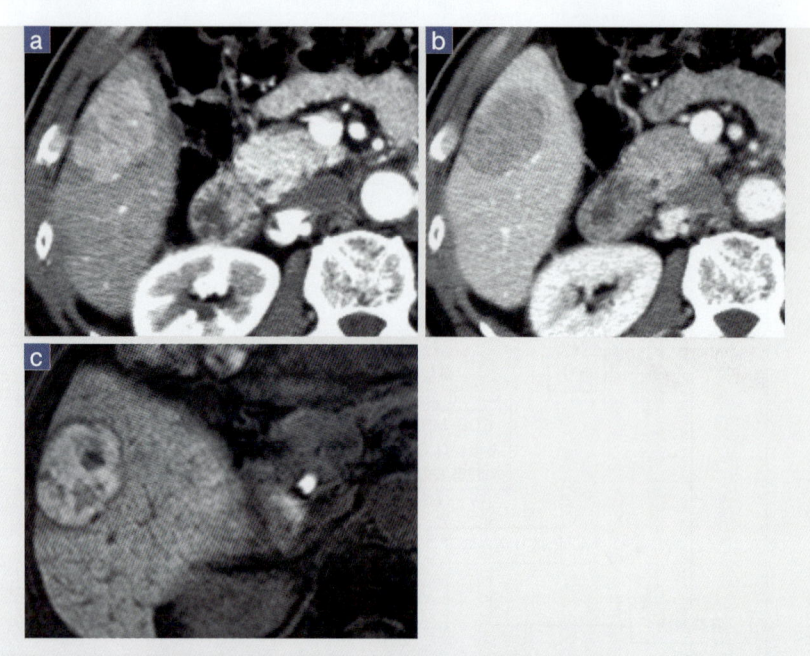

図Ⅰ-124 多血性肝癌であるがEOB-MRIの肝細胞相で取り込みのみられる症例

a, b：肝S5に染まり抜けを示す古典的肝癌を認める。
c：同腫瘍はEOB-MRIの肝細胞相で腫瘍の大部分が周辺肝に比べhigh intensityを示した。

　Sonazoid造影超音波検査のKupffer phaseでのみの取り込み低下は，ほぼ高分化型肝癌が多いため生検は必ずしも必須ではないが，このようなケースは一般的に稀である。

　EOB-MRIのみの取り込みの低下する結節に関しては，前章にも述べたように高率に多血化するため[11]，1.5 cm未満のものに関しては経過観察を行い，1.5 cmを超えるものに関しては生検を行い病理診断を得ることとなっている。

　癌と診断すれば治療を行う。前癌・境界病変と診断した場合には経過観察を行う。両方の検査にて取り込みのある結節に関しても1.5 cmを境に腫瘍生検を行い治療，経過観察のどちらかを決定することとなっている。EOB-MRIで取り込みがある結節についてはCTHA，CTAPで悪性所見を呈することは稀であると思われるため，CTHA，CTAPを追加することは実地臨床上での有用性は低い。

　EOB-MRIを撮影することによってはじめて乏血性結節の存在がわかる場合があることや，ある程度の大きさのあるものはmalignant potentialが高いことが判明してきており，肝細胞癌のスクリーニング，診断，治療においてEOB-MRIはきわめて有用である。今後多数の症例の乏血性結節を生検し自然経過との対比を行っていくことが治療方針の確立にとってきわめて重要であり，解決されるべき事項である。

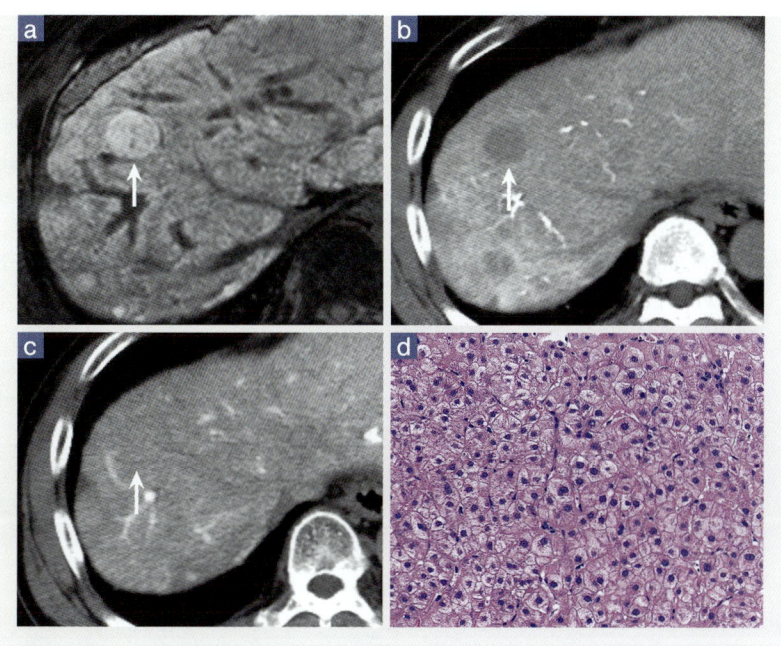

図 I -125　dysplastic nodule の 1 例

a：EOB-MRI の肝細胞相で周囲肝に比べ high intensity を呈する腫瘍を肝 S4 に認める（矢印）。
b：同腫瘍の CTHA 所見。腫瘍は低吸収域を示した（矢印）。
c：同腫瘍の CTAP 所見。腫瘍は等吸収域を示した（矢印）。
d：腫瘍部の生検組織。生検結果は Dysplastic nodule であった。
(Inoue T, Kudo M, Komuta M, et al：Assessment of Gd-EOB-DTPA-enhanced MRI for HCC and dysplastic nodules and comparison of detection sensitivity versus MDCT. J Gastroenterol 47：1036-1047, 2012 より一部改変して引用)

【引用文献】

1) 日本肝臓学会（編）：肝癌診療マニュアル第 2 版．医学書院，2010
2) Narita M, Hatano E, Arizono S, et al：Expression of OATP1B3 determines uptake of Gd-EOB-DTPA in hepatocellular carcinoma. J Gastroenterol 44：793-798, 2009
3) Kudo M：Will Gd-EOB-MRI change the diagnostic algorithm in hepatocellular carcinoma? Oncology 78(Suppl 1)：87-93, 2010
4) Kitao A, Matsui O, Yoneda N, et al：The uptake transporter OATP8 expression decreases during multistep hepatocarcinogenesis：correlation with gadoxetic acid enhanced MR imaging. Eur Radiol 21：2056-2066, 2011
5) Kim YK, Kim CS, Han YM, et al：Detection of hepatocellular carcinoma：gadoxetic acid-enhanced 3-dimensional magnetic resonance imaging versus multi-detector row computed tomography. J Comput Assist Tomogr 33：844-850, 2009
6) Kim SH, Kim SH, Lee J, et al：Gadoxetic acid-enhanced MRI versus triple- phase MDCT for the preoperative detection of hepatocellular carcinoma. AJR 192：1675-1681, 2009
7) Akai H, Kiryu S, Matsuda I, et al：Detection of hepatocellular carcinoma by Gd-EOB-DTPA-enhanced liver MRI：Comparison with triple phase 64 detector row helical CT.

Eur J Radiol 80：310-315, 2011
8) Di Martino M, Marin D, Guerrisi A, et al：Intraindividual comparison of gadoxetate disodium-enhanced MR Imaging and 64-Section multidetector CT in the detection of hepatocellular carcinoma in patients with cirrhosis. Radiology 256：806-816, 2010
9) Ahn SS, Kim MJ, Lim JS, et al：Added value of gadoxetic acid-enhanced hepatobiliary phase MR imaging in the diagnosis of hepatocellular carcinoma. Radiology 255：459-466, 2010
10) Onishi H, Kim T, Imai Y, et al：Hypervascular hepatocellular carcinomas：detection with gadoxetate disodium-enhanced MR imaging and multiphasic multidetector CT. Eur Radiol 22：845-854, 2012
11) Kumada T, Toyoda H, Tada T, et al：Evolution of hypointense hepatocellular nodules observed only in the hepatobiliary phase of gadoxetate disodium-enhanced MRI. AJR Am J Roentgenol 197：58-63, 2011

（井上達夫，工藤正俊）

第9章 EOB-MRIの肝癌治療への応用

1. EOB-MRIと超音波の融合画像による治療ナビゲーション

1｜EOB-MRIの登場よる肝癌治療体系の変化とB-mode超音波の位置づけ

　ウイルス肝炎性肝硬変・慢性肝炎における肝細胞癌（HCC）の初回検出（拾いあげ）は，従来定期的な超音波検査により行われ，精査として次に，その結節の血流の有無を含めて造影CTを施行してきた。現在でも多くの施設では変わらないが，MRIを有する施設では様相が変わりつつある。すなわち，年3～4回の超音波検査（US）による定期的follow-up（F/U）のうち1回を造影 MRI with Gd-EOB-DTPA（以下EOB-MRI）で行うというdicision treeへの変化である。もちろん上記精査であった造影CTをEOB-MRIに置き換える施設も出てきている。また初発HCCに対するラジオ波焼灼療法（RFA）後の定期F/UもEOB-MRIに置き換えられる機会も増えている。

　このような状況下では，EOB-MRIのhepatobiliary phase（肝細胞相）では検出されたにもかかわらず，局所療法を検討するために行った超音波B-mode画像では，指摘すらできない腫瘍の存在が問題となってくる。

　これはEOB-MRI肝細胞相の小結節拾い上げ頻度がB-mode超音波での検出精度を上回るために起きる現象である。

　しかしこの結節径が15 mmを超えた場合，治療適応を考慮すると，一般的にはRFAの適応であるが，もしUSで指摘できなくとも多血性結節ではTACEを行う選択肢はあるが，乏血性の場合は肝腫瘍生検を行いあるいはHCCが確定すれば治療が必要となり，RFAの適応となる。しかしB-modeでの検出が不可であれば通常はさらなる結節径（size）の増大あるいは，vascularityの出現を待つかのごとく短期経過観察するしかなくなってくる。

　そのような場合に治療のために必要な方策として，本項のEOB-MRIと超音波の融合画像による治療ナビゲーション[1]が役立ってくる。

2｜EOB-MRIと超音波の融合画像—どのようなときに必要か？

①EOB-MRI肝細胞造影相では描出されるが，超音波のB-Mode画像では，指摘できない病変に対し，肝腫瘍生検やRFAを施行する際のnavigation systemとしてRVSやV-naviが必要となるとき（ex；CT早期相で新たなCE＋の結節を指摘できるが，平衡相ではdefectなく，EOB-MRI肝細胞相では，低信号結節を指摘できる

がB-mode画像では部位の指摘が困難な場合などを含む）。
②複数回の肝癌治療後に新たな結節の出現をみたものの，B-mode US画像では近傍にLPDを含むもの，含まないもの，新たなものなど複数結節が指摘され，どれが新たな結節なのか同定できず，標的画像しての指摘が困難な場合（図Ⅰ-126）。

3｜融合画像機器の種類

　融合画像とは磁場発生装置をbedsideに置き，超音波プローブに装着させた磁気センサーを用いて，その情報を感知可能な超音波機器内で，事前に撮像したEOB-MRIの画像をCD-Rもしくは院内LANより直接取り込んだDICOM DATAをそれぞれの位置情報から同期させ，SCAN中の超音波画像と事前のMRI画像をリアルタイムに同一画面上で融合させ，表示させるものである（以下，融合画像）（図Ⅰ-126）。

　その開発はわが国でも早くから取り組まれ，日立（現：日立アロカ）はReal-time Virtual Sonography（以下，RVS）を発売し，すでにレファランス画像を3つにできる2世代目の機器（MRVS）を発売している。またGEヘルスケアからも同期システムがやや簡易でGPS機能やOver-ray機能を搭載したVolume Navigation System（V-navi）が発売されており，また東芝，フィリップスなどからもそれぞれNavigation Systemを開発，順次発売されている。

4｜融合画像最大の利点

　前述のEOB-MRI肝細胞相ではdetectされているが，超音波B-mode画像では認

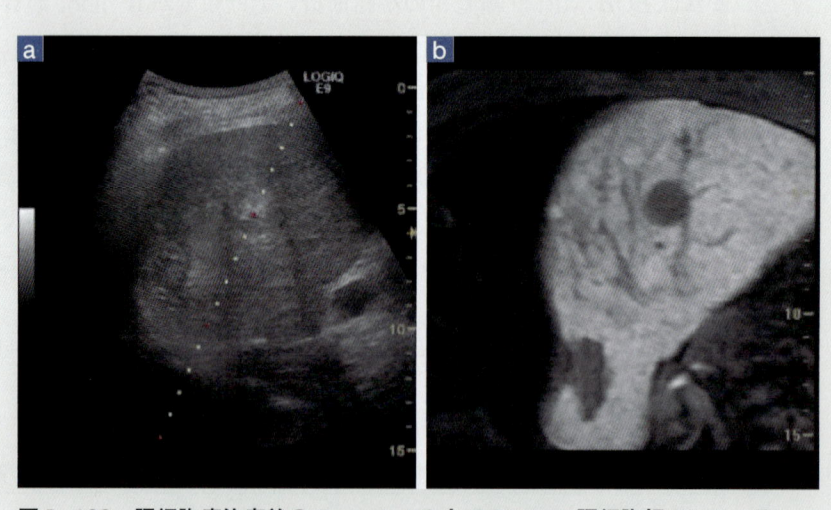

図Ⅰ-126　肝細胞癌治療後のB-mode USとEOB-MRI肝細胞相のレファランス
a：PEIT2回，TACE1回後の肝細胞癌症例におけるS8-new lesion。
b：同症例のEOB-MRI肝細胞相をレファランスにおくことで治療後の他結節とnew lesionを明瞭に除外できる。

識不能な症例でも，その肝細胞相の画像をレファレンスにしたB-modeとの融合画像を用いることで，標的とする病変の検出あるいはその認識が可能となる。

融合画像の利点が最大に発揮された症例を呈示する。

[症例] 59歳，男性。C型肝炎― PEG-IFN 施行後の NVR 症例

超音波 B-mode 画像では指摘されず，造影CTでも指摘されないが，EOB-MRI の肝細胞相でのみ，S8に小さな low intensity が描出された。

入院後，血管造影を施行。CT-AP でも perfusion defect は指摘されなかったが，CTHA の第4相でのみ，淡い ring enhance 像が描出された。また Sonazoid 造影超音波でも早期相，Kupffer 相を通じ結節の指摘は困難であった。しかしより精査を希望されたため，V-navi 下で肝腫瘍生検を行う方針とした。

腫瘍生検前日夕方に，複数のプローブを用意して V-navi 下に超音波下見スキャンを施行した。通常のコンベックスプローブに加え，さらに径の狭いプローブで行ったが，明らかな B-mode 上での確認は不能であった。しかし，レファランス画像をより吟味し，新たなリニア型のL-プローブと同期させたところ，図Ⅰ-127左のようにEOB-MRIのlow intensityに対応する部位にわずかなechogenicな反射が得られ，動的にはこれを含む isoechoic な結節様病変の存在が疑われた。

翌日の肝腫瘍生検時には，目の慣れ，リニアプローブへの慣れもあり，B-mode US でスキャンし始めた時点で前日以上に結節を捉えることができ，皮下の麻酔を加

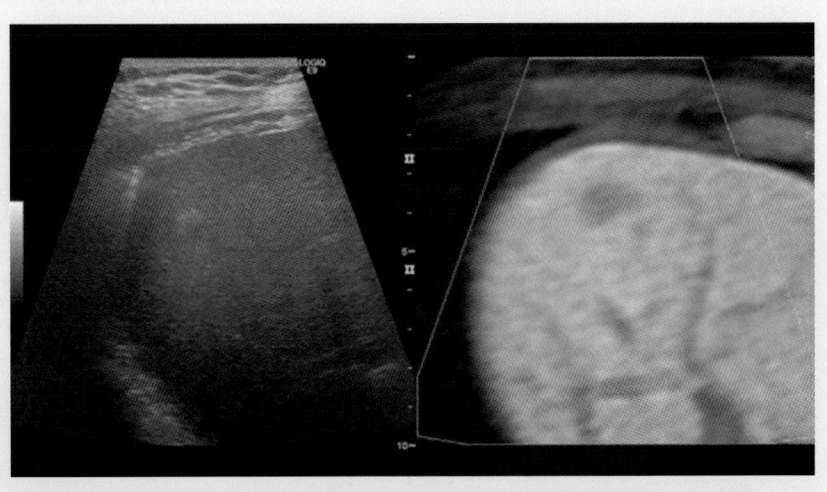

図Ⅰ-127 超音波 B-mode 画像と EOB-MRI による融合画像の利点が最大に活用された肝細胞癌症例

通常の B-mode では腫瘍は検出されず，右の EOB-MRI 肝細胞相では明瞭な low intensity が描出されていた(右)ため，肝腫瘍生検時融合画像を用い，わずかな echogenic 部を指摘でき，その腹側に isoechoic な反射を見出し(左)，これを穿刺・生検し，高分化型肝癌と診断。後日 V-navi 下 RFA を施行し，3年間再発をみていない。

えるとやや見にくくなったものの，そこは V-navi の効果で右の low intensity を目安に安全に生検が可能であった．

結果は，高分化型肝細胞癌であり，後日同様に V-navi 下に RFA を施行し，3 年後の現在局所再発はない．

V-navi 出現直後に B-mode でみえなくとも穿刺が可能であるとの言い回しが研究会や学会で飛び交ったが，これを正確な言い回しに言い変えると，V-navi や RVS を用いて正確な位置情報をもたらしてくれるレファランス画像の存在により，超音波単独での検査時に確信のもてなかった粗糙な反射像（疑い像）を，より明確に認識可能な結節と判断できるようになる，ということである．

すなわち融合画像による最大の利点が，生かされた臨床の場での応用に他ならない．

5│融合画像の応用

a. Over-ray

通常 RFA 中の B-Mode 画像は，アブレーションによる組織からのバブル発生により，直前まで十分確認できていた結節像およびその周囲の明確な辺縁・境界が不明瞭となってしまう．特に標的腫瘍の背側は，針先も含めて確認不可能となることがほとんどである（Cool-tip の場合は，B-mode であっても針先だけなら air beam により確認は可能であるが，他の展開針では複数の針先を確認することはほぼ不可能である）．

そのようなアブレーション中の B-mode 画像の補助的診断法として V-navi における融合画像の 1 つの応用法として Over-ray（重ね画像）がある．

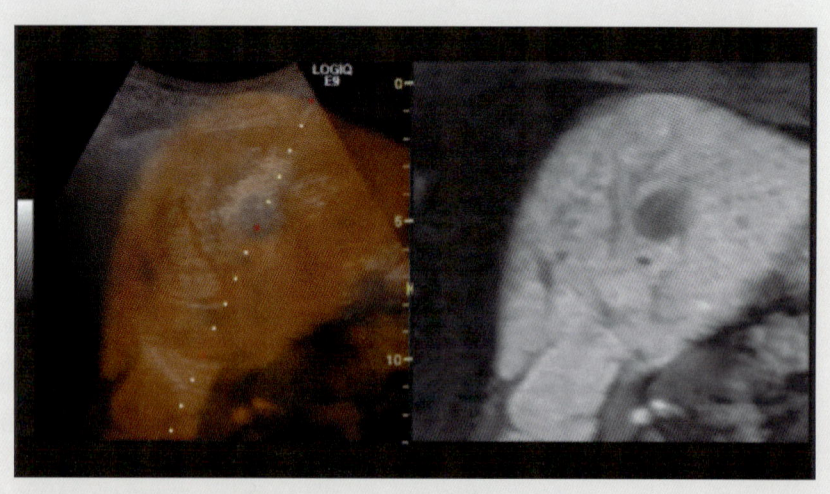

図 I-128　Over-ray 画像（アブレーション中）
RFA 施行中の B-mode 画像に右の EOB-MRI 肝細胞相の low intensity を含めて重ね合わせ，さらに着色することでアブレーション中に組織から発生するバブルの範囲をより客観的に把握が可能となり，追加 RFA 時の指標とできる．

その場合本例のように右に確認できるフュージョン画像のEOB-MRIの肝細胞相は明瞭なlow intensityであるため，施行中のレファランス画像として適しており信頼性が高い（図Ⅰ-128）。特に図Ⅰ-128のように単にモノクロで重ねるだけでなくEOB-MRI肝細胞相の画像を着色して重ね合わすことで，アブレーションの進捗状況をより客観的に把握することも可能である。

治療中のモニター画像としてOver-ray methodはきわめて有用である。

【引用文献】
1) Jung EM, Schreyer AG, Schacherer D, et al：New real-time image fusion technique for characterization of tumor vascularisation and tumor perfusion of liver tumors with contrast-enhanced ultrasound, spiral CT or MRI：first results. Clin Hemorheol Microcirc 43：57-69, 2009

（國分茂博）

2. EOB-MRIによるRFA治療効果判定

　肝細胞癌(肝癌)に対するラジオ波焼灼療法(RFA)の低侵襲治療としての有用性は明らかであるが，RFA治療において局所再発が5〜10％みられるのも事実である[1〜4]。局所再発を低下させるには肝癌の完全焼灼が必要であり，厳密なRFA治療効果判定が要求される。肝切除との違いは，術後の病理標本によるsurgical marginの評価が得られず，margin評価は画像診断のみに委ねるという点にある。RFA後の治療効果判定の画像診断法は，スループットのよさ，普及率の高さから，MDCT(multi-detector row CT)によるdynamic studyが一般的であるが[5〜7]，種々の問題点も有している。本項では，RFA治療における治療効果判定でのGd-EOB-DTPA造影MRI(以下EOB-MRI)の活用につき概説する。

1 | RFA治療後の画像評価

　RFA治療効果判定は，元の腫瘍を全周性にどの程度ablative marginが獲得できたかを評価するものである。しかし，RFA施行により治療前の元の腫瘍の輪郭が，治療後の時点で不明となるのが大きな問題点である。

　肝癌に対するRFAにおいてablative marginの判定には，治療前後での造影CTの比較が多用される[8]。RFA辺縁部は炎症性変化やシャントなどの血流異常を伴うことも多く，また穿刺に伴う動門脈シャント形成などにより，CTによる効果判定では，癌の遺残との判別が難しい場合がある。一方，多血性病変部へのリピオドール集積を利用した方法[9]があるが，血管造影検査が必須となり，また乏血性肝癌を対象とする場合は適応からはずれてしまう。

　確かに十分なmarginが全周性に獲得できたのが明らかであれば，造影CTによる効果判定で過不足はない。ただし，腫瘍が肝表面や脈管近傍に位置するため，margin獲得が困難な病変を対象とする場合，残存肝機能により最低限のmarginでとどめたい場合には，治療後評価CTでみられるRFA周囲の造影域が，焼灼に伴い生じた濃染か否かの判定は困難な場合もある。

　穿刺，凝固治療というRFAの特性を考慮すると，血流評価画像であるdynamic CTを用いた効果判定は，普遍的で万能な画像診断法とは言い難い。さらに，CT評価では術前画像と，術後数日との画像を比較するいわば"異時性の比較"である。呼吸状態，腫瘍部を中心とした凝固部の変形(縮小や膨化)により，両者の画像照合を厳密に行うのは難しい。また，ablative marginは最小のものを評価すべきであるが，異時性のCT比較では，どの部が最小なのかの客観的評価は困難である。RFAにおいて"十分なablative marginの獲得が必要"，"ablative marginは5 mm以上が望ましい"などといわれるが，その尺度が不正確であれば机上の空論になりかねない。

　そこで，同一画像上に腫瘍と凝固域が描出できれば，異時性比較の問題は解決される。CTのような血流画像ではなく，組織変化を反映する画像診断法であるMRIを用いることで，その問題点を克服できる可能性がある。

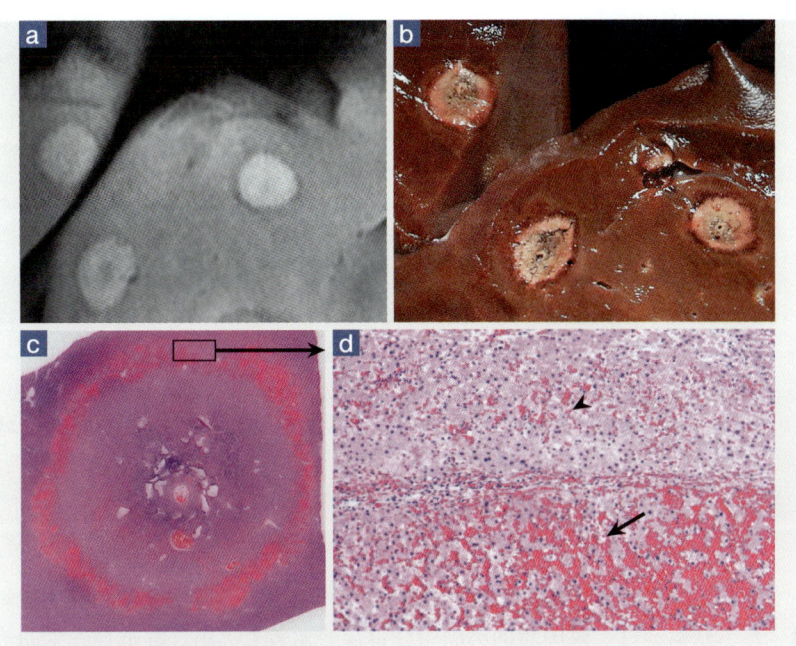

図Ⅰ-129　ブタ肝に対する RFA
a：MRI T1 強調画像，b：肉眼像，c：ルーペ像，d：組織像
生体ブタ肝に対する RFA 24 時間後の MRI および組織像。T1 強調像での高信号は凝固壊死を反映，その周囲の輪状低信号は赤茶色を呈し，組織学的には著明なうっ血域(矢印)がみられた。さらにその外層には軽度のうっ血，充血域が散在する(矢頭)。

2│RFA に伴う組織学的変化と MRI 所見

　RFA は腫瘍を含めた肝組織に対して高周波電流(ラジオ波)が流れることで発生したジュール熱を利用した熱凝固療法である。したがって，熱凝固に伴う組織変化とそれを反映した画像所見の熟知は必須である。

　正常ブタ肝に RFA を加え 24 時間経過した摘出肝の MRI 像および病理像を示す(図Ⅰ-129)。中心部は凝固壊死し肉眼像は白色調を呈し，T1 強調像で高信号を呈す。その周囲には肉眼的に茶赤色調の輪状域がみられ，ring 状の T1 低信号を呈す。組織学的に，この部は著明なうっ血域であり，肝細胞の萎縮・変形も目立つ。このさらに外層では，軽度のうっ血，充血域が散在していた。このように MRI では組織学的変化を的確に画像表現することができる。

3│単純 MRI，従来の dynamic MRI による治療効果判定

　RFA を施行した部位は，焼灼に伴う出血や蛋白変性により MRI T1 強調像で高信号化するため[10, 11]，非造影 T1 強調像が凝固域を反映し，RFA 治療の成否判定に有用であるとの報告がある[12]。転移性肝腫瘍や中分化型相当の肝癌では，腫瘍部は明瞭な T1 低信号を呈す場合が多く，RFA により腫瘍部を含めて熱凝固が加わると，凝固部高信号内に元の腫瘍部は淡い低信号として描出され，腫瘍周囲の低信号域を margin

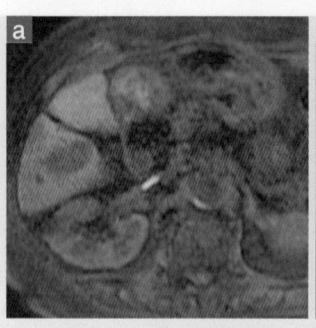

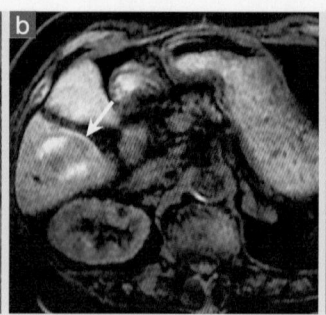

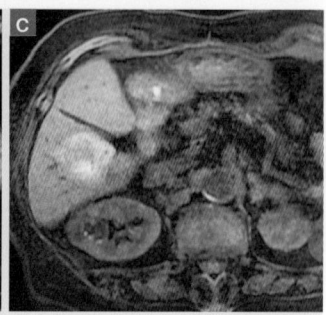

図Ⅰ-130　転移性肝腫瘍に対するRFA（非造影MRI T1強調像）

a：治療前，b：RFA 2時間後，c：RFA 5日後（追加治療2日後）
T1強調像で著明な低信号として描出される腫瘍部にRFAを施行した。治療2時間後では熱凝固を反映した高信号域が上乗せされ，margin評価も可能である。腫瘍腹側のmarginが不足しており（矢印），追加RFAを施行した。

として評価可能である（図Ⅰ-130）。ただし，この方法ではT1強調像で低信号を示さない結節では，凝固範囲の同定は可能であるものの，腫瘍部が不明でありmargin評価は不能である。

　従来の細胞外液性造影剤（Gd-DTPA）を用いたMRI dynamic studyによる評価の場合，基本的には造影CTと同様に考えてよい。凝固域外に濃染域があれば腫瘍濃染の遺残と考えられ，再治療が要求される。ただし，造影MRI dynamic studyではT1強調像であり，凝固壊死の高信号と，残存腫瘍の濃染による高信号との判別が困難である可能性もある。一方，T2強調像ではRFA部は周囲にうっ血，充血を反映したリング状の高信号域を伴う低信号として描出されることが多い[13]。

4｜EOB造影肝に対するRFA治療効果判定

　従来，造影剤は撮影直前に静脈内注入するのが一般的であった。MoriらはRFA 2〜7時間前に超常磁性体鉄（SPIO）を投与した上でRFA治療を行い，術後3〜5日後にT2*強調像を撮影し，ablative marginを描出する方法を報告した[14]。造影剤注入の時相をずらし，熱凝固を加えSPIOの排出遅延を促し，MRI画像にablative marginを反映させる新手法であった。

　一方，筆者らはGd-EOB-DTPA（EOB）造影剤をRFA治療前に投与し，肝細胞相の至適タイミングで熱凝固を加え，腫瘍周囲の凝固域（ablative marginに相当）にEOBを停滞させる，EOB造影肝に対するRFA治療効果判定を報告した[15]。まずは，生体ブタ肝を用いてRFAを施行し，凝固部にEOBを停滞させ，MRI T1信号値に与える影響の基礎的検討を行った。EOB静注後20分経過した時点からRFAを施行したEOB併用群では非併用群に比し，T1信号値は高値を示した（図Ⅰ-131）。さらに，誘導結合プラズマ発光分析法にてブタ肝組織内Gd含有量を測定した結果，RFA部のGd含有量は背景肝に比して有意に高値を示した（図Ⅰ-132）。ただし，7日間経過すると凝固部組織内Gd含有量は，ほぼ測定感度不能レベルまで著減していること

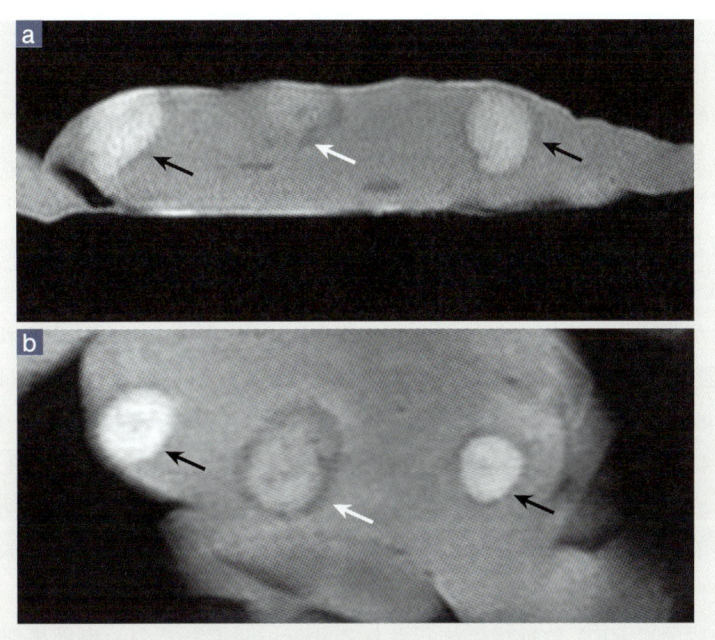

図Ⅰ-131　ブタ肝 MRI T1 強調像（RFA 24 時間後）

a：axial 像，b：coronal 像
EOB 投与後 20 分から RFA 施行することで得られた結節（黒矢印）は，EOB 投与前に RFA 施行することで得られたコントロール結節（白矢印）に比して高信号を呈す。
(Okubo H, Kokubu S, Komiyama M, et al：Radiofrequency ablation of hepatocellular carcinoma：The feasibility of magnetic resonance imaging with gadolinium ethoxybenzyl diethylene triamine pentaacetic acid for evaluating the ablative margin. Hepatology Res 40：1034-1041, 2010 より改変して引用)

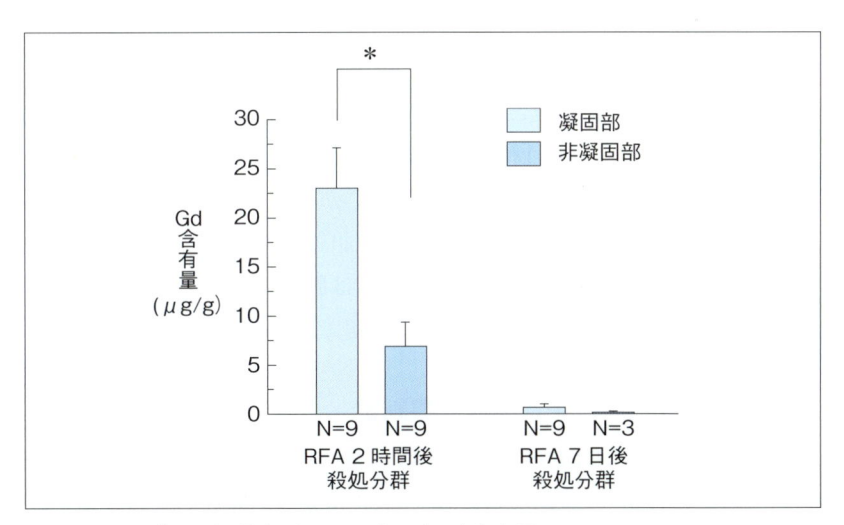

図Ⅰ-132　ブタ肝組織内ガドリニウム（Gd）含有量

RFA 2 時間後では凝固部は非凝固部（背景肝）に比し有意に Gd 量は高値を示す。
RFA 7 日後では，両者の Gd 量は著減する。
(Okubo H, Kokubu S, Komiyama M, et al：Radiofrequency ablation of hepatocellular carcinoma：The feasibility of magnetic resonance imaging with gadolinium ethoxybenzyl diethylene triamine pentaacetic acid for evaluating the ablative margin. Hepatology Res 40：1034-1041, 2010 より改変して引用)

から，EOBの凝固部への停滞は経時的に減少し，一時的であると考えられた。次に臨床応用例を示す（図Ⅰ-133）。多血性肝癌症例に対し，EOB投与20分後からRFAを開始し，その2時間後に脂肪抑制併用3D-GRE T1強調像を撮影すると，低信号の腫瘍部を取り囲む形で，リング状のT1高信号域がみられる。この領域は熱凝固による胆管変性などにより排出遅延したEOBによる高信号化が推定され，axial，coronal像両者を撮影することで，立体的に腫瘍周囲のablative margin評価が可能になる。RFA 24時間後MRIでは，このリング状高信号域（ablative margin）を取り囲む低信号域が明瞭化する。これはブタ肝へのRFAで，凝固部周囲にみられた著明なうっ血域（図Ⅰ-129 d矢印）に相当すると考えられる。治療後24時間では腫瘍とablative marginのコントラストは不明瞭化してくる。これは停滞しているEOBが減少することに加え，焼灼部の熱凝固変性によるT1高信号化が前面に出現していることが示唆される。したがって，ablative marginを明瞭に描出するには，熱凝固の影響の少ないRFA治療数時間のMRI撮像が望ましい。なお，RFA 6カ月後のMRIではうっ血域に相当する低信号帯は薄くなり凝固域は収縮する。

　一般的にRFA数日後に施行されるdynamic CTでの治療効果判定においては，MRI判定と比較して，焼灼範囲の判定には解離があることの認識が必要である。造影CTでみられるRFA施行部の無造影域は，MRIでの凝固壊死を反映したT1高信号域と一致せず，ring状のT1低信号を示す周囲のうっ血域まで含めた領域に近似すると考えられる（図Ⅰ-134）。さらに造影CT動脈優位相でみられる凝固部周囲の淡い濃染域は，図Ⅰ-129 d矢頭でみられた軽度うっ血，充血域に相当することが推定される。

5｜RFA後の画像変化

　RFAによる合併症として，早期は穿刺部出血，門脈血栓，他臓器損傷，肝膿瘍，晩期は胆管狭窄，胆汁瘻などが挙げられる。これらの合併症の察知には，客観画像が得られ血流評価も可能なdynamic CTが適する。ただし，EOB-MRIは肝細胞機能を反映した画像が得られ，RFAによる胆管損傷をきたすと，その末梢領域は肝細胞相で区域性の低信号を呈する。図Ⅰ-135は胆管（B4）がRFA時に損傷を受けたため，B4の拡張のみならずEOB-MRI肝細胞相でS4区域性低信号域を呈している。

6｜これからのRFA治療効果判定

　肝癌に対してRFAを企図する場合，その肉眼型の推定は凝固範囲の決定に役立つ。乏血性結節ではその病理学的悪性度から結節周囲に存在する肝内転移の確率は低く，marginの獲得は最低限度でよい。一方，多血性結節ではその肉眼型で肝内転移の存在率が異なり，単純結節周囲増殖型や多結節癒合型では，単純結節型に比して組織学的肝内転移や門脈侵襲の比率が高いことが報告されている[16]。ただし，肝癌の肉眼型を治療前に推定するのは容易ではない。EOB-MRIの登場により，肝細胞相にて背景肝高信号域の中に，境界明瞭な低信号として腫瘍が描出され，薄スライス3D画

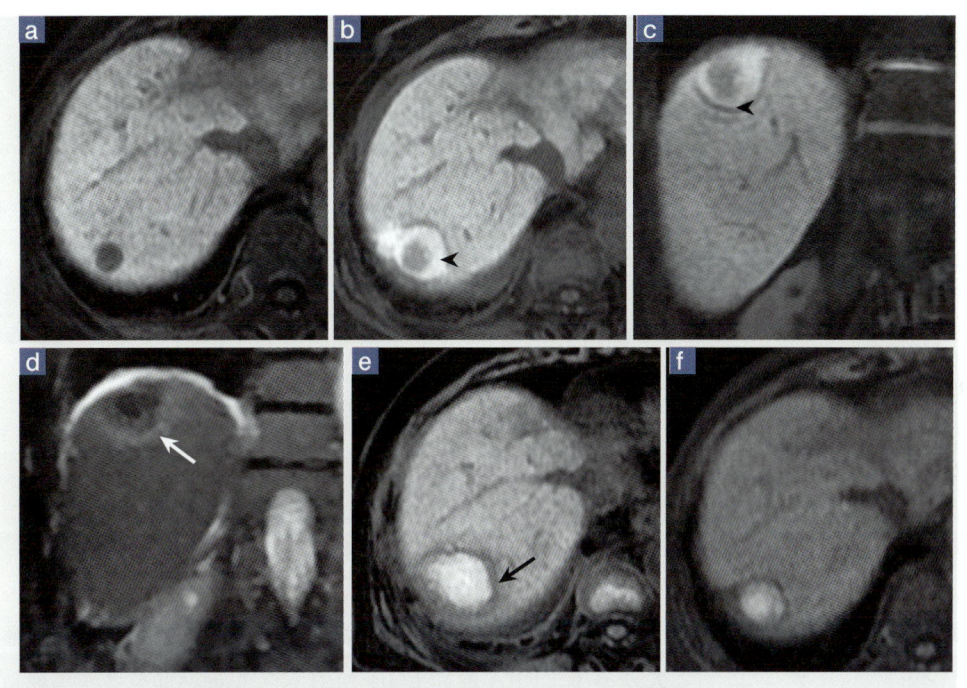

図Ⅰ-133　多血性肝癌に対する EOB 造影下 RFA：MRI 像の推移

a：治療前肝細胞相，**b**：RFA 2 時間後 T1 強調 axial 像，**c**：同 coronal 像，**d**：RFA 2 時間後 T2 強調像，**e**：RFA 24 時間後 T1 強調像，**f**：RFA6 ヵ月後 T1 強調像
EOB 投与 20 分後から RFA を施行することで，術後 2 時間で ablative margin が腫瘍を取り囲む T1 高信号域（矢頭）として描出される。T2 強調像では凝固部周囲に不明瞭な高信号域（白矢印）がみられる。凝固部高信号周囲にみられる低信号域（黒矢印）は，数日間で厚くなる。RFA 6 ヵ月後は治療部全体が収縮する。

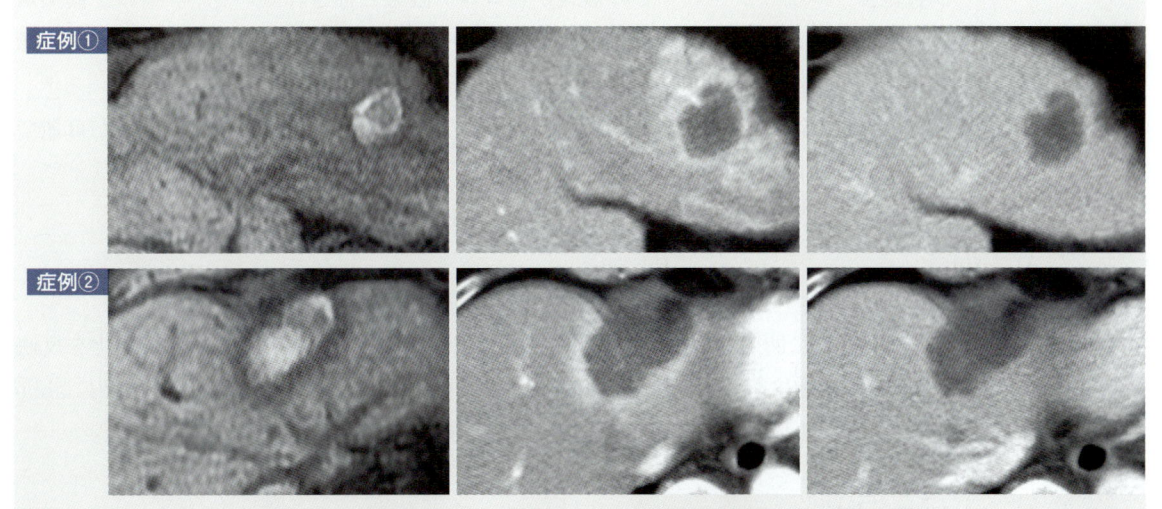

図Ⅰ-134　MRI T1 強調像，CT（動脈優位相，平衡相）での凝固範囲の比較（RFA 3 日後）

症例①，②ともに凝固部の T1 高信号域は CT での非濃染域より小さく，周囲の低信号域を含めた部が CT での非造影域に近似している。

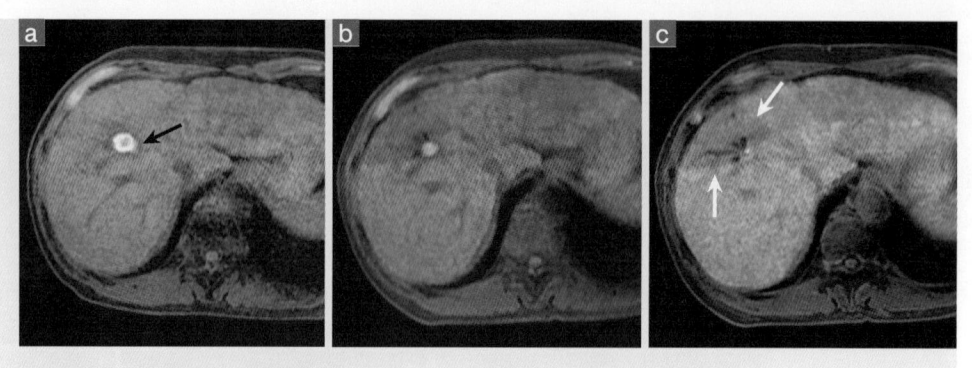

図Ⅰ-135　RFAによる胆管狭窄

a：RFA 3日後T1強調画像，b：RFA 6ヶ月後T1強調像，c：同肝細胞相
凝固部を示す高信号域（黒矢印）は6ヶ月で縮小。肝細胞相では焼灼部中心に fan shape 状の低信号域が明瞭化し（白矢印），この部の胆管拡張が目立つ。

像が多用されることもあり，従来の画像診断より肝癌の肉眼型の推定が容易になった[17]。したがって，RFA前にEOB-MRIにて単純結節型と，単純結節周囲増殖型・多結節癒合型とを判別し，後者でより大きな ablative margin をとることが局所制御につながる可能性がある。

　肝癌血流動態を鋭敏に描出するのはCTHA（CT during hepatic arteriography）であるが，多血性肝癌内を灌流した造影剤が，被膜を有する結節では被膜内の門脈枝を介して周囲肝実質の門脈枝にドレナージし，被膜を有さない結節では周囲肝実質の類洞に直接ドレナージされ，その形態からコロナ濃染と称されている[18]。コロナ濃染域は腫瘍血洞を灌流した血液が通過するため，肝内転移の高危険域と推察され，この領域を考慮した外科的切除を行うと肝癌の局所制御が向上すると報告されている[19]。RFA治療に際しても同様なことが推察され，このコロナ領域を含めた焼灼が可能であれば，局所制御能の向上が期待できる。
　今後はこの領域まで含めたRFA治療が要求されてくるかもしれない。

おわりに

　肝癌RFAに関してEOBを主軸とした治療効果判定を解説した。組織変化を反映したMRI画像において，EOBをRFA前に投与することで，腫瘍と同一画像に ablative margin の描出が可能となり，客観性のある治療効果判定が可能となった。

【引用文献】

1) Choi D, Lim HK, Kim MJ, et al：Therapeutic efficacy and safety of percutaneous radiofrequency ablation of hepatocellular carcinoma abutting the gastrointestinal tract. AJR Am J Roentgenol 183：1417-1424, 2004
2) Lin SM, Lin CJ, Lin CC, et al：Randomized controlled trial comparing percutaneous ra-

diofrequency thermal ablation, percutaneous ethanol injection, and percutaneous acetic acid injection to treat hepatocellular carcinoma of 3 cm or less. Gut 54：1151-1156, 2005
3) Tateishi R, Shiina S, Teratani T, et al：Percutaneous radiofrequency ablation for hepatocellular carcinoma. An analysis of 1000 cases. Cancer 103：1201-1209, 2005
4) Nakazawa T, Kokubu S, Shibuya A, et al：Radiofrequency ablation of hepatocellular carcinoma：Correlation between local tumor progression after ablation and ablative margin. AJR Am J Roentgenol 188：480-488, 2007
5) Schraml C, Clasen S, Schwenzer NF, et al：Diagnostic performance of contrast-enhanced computed tomography in the immediate assessment of radiofrequency ablation in colorectal liver metastases. Abdominal Imaging 33：643-651, 2008
6) Marrtolozzi C, Crocetti L, Cioni D, et al：Assessment of therapeutic effect of liver tumor ablation procedures. Hepatogastrenterology 48：352-358, 2001
7) Dromain C, de Baere T, Elias D, et al：Hepatic tumors treated percutaneous radio-frequency ablation：CT and MR imaging follow up. Radiology 223：225-262, 2002
8) Lim HL, Choi D, Lee WJ, et al：Hepatocellular carcinoma treated with percutaneous radiofrequency ablation：evaluation with follow-up multiphase helical CT. Radiology 221：447-454, 2001
9) 西島規浩, 大崎往夫, 喜多隆一, ほか：肝細胞癌に対するRFAにおける効果判定基準の提唱—局所再発率の検討から. 肝臓 49：192-199, 2008
10) Shibata T, Iimuro Y, Yamamoto Y, et al：Small hepatocellular carcinoma：comparison of radio-frequency ablation and percutaneous microwave coagulation therapy. Radiology 226：79-85, 2002
11) Onishi H, Matsushita M, Murakami T, et al：MR appearances of radiofrequency thermal ablation region：histopathologic correlation with dog liver models and an autopsy case. Acad Radiol 11：1180-1189, 2004
12) Khankan AA, Murakami T, Onishi H, et al：Hepatocellular carcinoma treated with radiofrequency ablation：an early evaluation with magnetic resonance imaging. J Magn Reson Imaging 27：546-551, 2008
13) Sironi S, Livragghi T, Meloni F, et al：Small hepatocellular carcinoma treated with percutaneous RF ablation：MR imaging follow-up. AJR Am J Roentgenol 173：1225-1229, 1999
14) Mori K, Fukuda K, Asaoka H, et al：Radiofrequency ablation of the Liver：Determination of ablative margin at MR imaging with impaired clearance of ferucarbotran-Feasibility study. Radiology 251：557-565, 2009
15) Okubo H, Kokubu S, Komiyama M, et al：Radiofrequency ablation of hepatocellular carcinoma：The feasibility of magnetic resonance imaging with gadolinium ethoxybenzyl diethylene triamine pentaacetic acid for evaluating the ablative margin. Hepatology Res 40：1034-1041, 2010
16) Nakashima Y, Nakashima O, Tanaka M, et al：Portal vein invasion and intrahepatic micrometastasis in small hepatocellular carcinoma by gross type. Hepatology Res 226：142-147, 2003
17) 黒松亮子, 住江修治, 佐田通夫：腫瘍肉眼型の予測とその臨床・病理学的意義. 有井滋樹, 松井 修（編）：肝細胞癌の早期診断：画像と分子マーカー, pp111-117, アークメディア, 2012
18) Ueda K, Osamu M, Kawamori Y, et al：Hypervascular hepatocellular carcinoma：evaluation of hemodynamics with dynamic CT during hepatic arteriography. Radiology 206：161-166, 1998

19) Sakon M, Nagano H, Nakamori S, et al : Intrahepatic recurrences of hepatocellular carcinoma after hepatectomy : analysis based on tumor hemodynamics. Arch Surg 137 : 94-99, 2002

(大久保裕直,國分茂博)

3. EOB-MRI による肝癌治療後の経過観察

1 | 経過観察のためのモダリティとインターバル

　肝細胞癌の治療後再発は年率15〜20％程度であり，累積5年再発率は約80％と報告されている。他悪性腫瘍との大きな相違点は多中心性肝内他部位再発が多くを占めることである。すなわち初回治療にて完璧な局所根治が得られても，依然として再発のリスクは存在する。よって肝癌治療後の経過観察として，「科学的根拠に基づく肝癌診療ガイドライン」[1]に明記されてはいないが，わが国では通常3〜4ヵ月ごとの画像検査が行われている。

　腫瘍マーカーによる経過観察についての比較対照試験は存在せず，ガイドラインには治療前に腫瘍マーカーが上昇している症例では，治療後にその腫瘍マーカーを測定することは，治療の指標として有効である（グレードC1）と記載されている。しかしながら再発は必ずしも腫瘍マーカーの上昇を伴わないこともあり，やはり肝癌治療後経過観察には画像検査が必須である。

　肝癌治療後，特に局所療法（RFAなど）や肝動脈塞栓療法（TACE）施行例では局所あるいは近傍再発が問題となるため，造影剤を使用した検査が必須である。AASLDガイドライン[2]においても治療域の再発は造影剤濃染域の再出現と定義されており，肝癌治療後のモニタリングは造影CTまたは造影MRIが推奨されている。最適な検査施行期間についての明確なエビデンスはないが，初回治療後3〜4ヵ月ごとの画像検査が推奨されており，約2年間の無再発期間が得られればその後は検査のインターバルを長くできる可能性があると記載されている。

　肝癌治療後の経過観察目的の画像検査において，造影CTと造影MRIでの比較対照試験の報告はいまだ存在せず，しかしながら高い空間分解能（病変検出能）をもち，血流診断と質的診断が一度の検査で施行可能なGd-EOB-DTPA造影MRIが最も優れている可能性が高い。Martinら[3]はGd-EOB-DTPA造影MRIのdynamic phaseとhepatobiliary phase（肝細胞相）の総合診断はdynamic studyのみのMRIや64例MDCTよりも肝細胞癌検出能が高いと報告している。また造影剤アレルギーの頻度は，CTで用いられるヨード造影剤に比べMRIで用いられるGd造影剤は約1/10であり，放射線被曝がないことは最大の特徴である。しかしながらCTに比しMRI装置価格は高額であり，検査時間はGd-EOB-DTPA造影MRIは造影CT検査の2倍以上を有し，また放射線科医の読影時間もGd-EOB-DTPA造影MRIのすべての画像を評価するためには造影CT読影の2倍以上を有する。したがって，すべての肝癌治療後症例の再発スクリーニングにGd-EOB-DTPA造影MRI検査を用いることは現実的に不可能である。

　医学的かつ経済的にも効率よく再発スクリーニングをするためには，Gd-EOB-DTPA造影MRIとMDCTを交互に3〜4ヵ月ごとに施行することが最近推奨されている。「肝癌診療マニュアル」[4]記載例を図I-136に示す。一方実臨床ではGd-EOB-

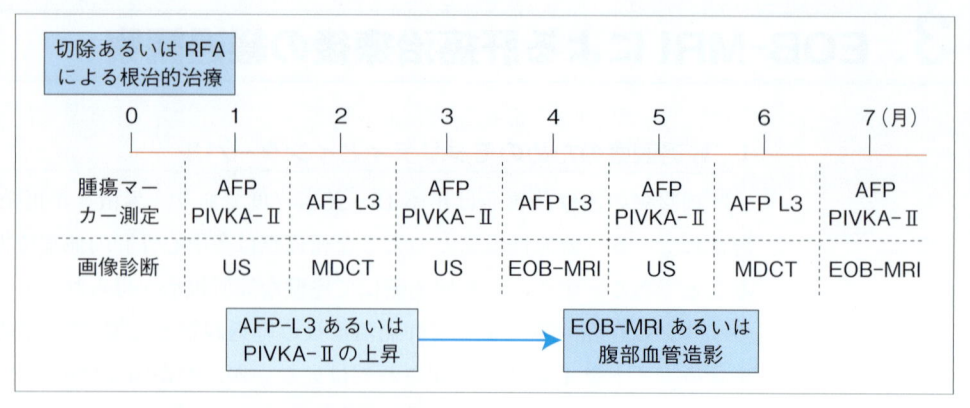

図Ⅰ-136 肝細胞癌治療後の肝内再発早期発見の手順

治療後は超音波検査による再発の検出が困難な場合があり，2〜3ヵ月毎にMDCTとEOB-MRIを交互に実施することが適切であると考えられる（根治後1年以内2ヵ月ごと，1年以後3ヵ月ごと）。
〔日本肝臓学会（編）：肝癌診療マニュアル2版．医学書院，2010より引用〕

DTPA造影MRIを優先させて施行することが求められる症例と，MDCTを優先的に施行することが望ましい症例が存在しており，以下それらの症例について述べる。

2 | Gd-EOB-DTPA造影MRIでの経過観察が強く推奨される症例

a. dynamic studyで動脈優位相等〜低吸収 and/or 平衡相低吸収結節が存在する症例

初回多血性肝癌治療時にすでに非多血性の肝腫瘍性病変が存在する場合の経過観察にはGd-EOB-DTPA造影MRIが第一選択である。Onishiら[5]は非多血性肝細胞癌の検出能についてGd-EOB-DTPA造影MRIのdynamic studyと肝細胞相での診断はMDCTに優ると報告している。またKumadaら[6]はdynamic studyで非多血性かつ肝細胞相低信号の結節性病変全体での6ヵ月の多血化率は27.6%，12ヵ月では43.5%と報告している。特に15 mm以上では6ヵ月の多血化率は43.3%，12ヵ月の多血化率は77.3%と高率である（15 mm未満では6ヵ月16.9%，12ヵ月16.9%）。また結節内の脂肪沈着がその後の多血化と関係するとの報告も散見され，造影効果以外の因子（脂肪沈着など）を評価できるMRIが有用である。

よって造影CTまたは造影MRIのdynamic studyで非多血性病変が存在する場合，Gd-EOB-DTPA造影MRI肝細胞相所見が方針決定に最も重要である。「肝癌診療マニュアル」[4]に示される乏血性肝細胞性結節の診断アルゴリズムを図Ⅰ-137に示す。Gd-EOB-DTPA造影MRI肝細胞相低信号結節のすべてが肝細胞癌ではないが，少なくとも肝細胞相低信号を呈する結節については同一検査（Gd-EOB-DTPA造影MRI）での経過観察が望ましい。特に肝細胞相低信号かつSonazoid造影超音波後期血管相（Kupffer相）染影低下例では，非多血性であっても当院のデータでは約27%に低中分化型肝細胞癌を認めるため，治療適応の早期検討が必要とされる。

一方MDCT動脈優位相非多血かつGd-EOB-DTPA造影MRI肝細胞相等〜高信号を示す結節では生物学的悪性度が低いと考えられ経過観察可能である。またこのよう

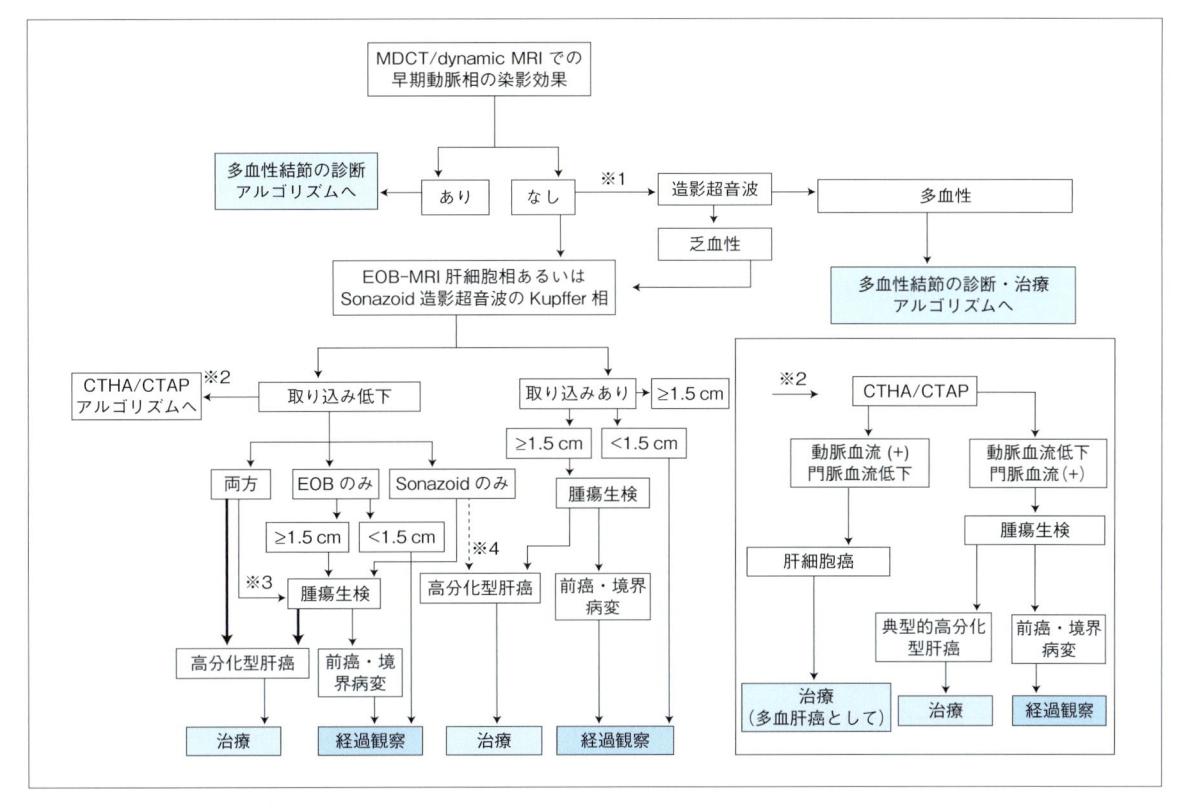

図 I-137　乏血性肝細胞性結節の診断アルゴリズム

※1　dynamic CT や dynamic MRI で乏血性結節の場合，動脈血流検出能がより鋭敏な造影エコー法を行い，結節内血流の有無を検討することが望ましい．
※2　この場合には可能な施設では Optional に CTHA・CTAP を行うことも選択肢の1つである．
※3　この場合は，腫瘍生検は必須ではない．
※4　Sonazoid のみの取り込み低下で EOB の取り込みのないケースは稀である．
〔日本肝臓学会（編）：肝癌診療マニュアル．医学書院，2007 を改変して引用〕

な結節では Sonazoid 造影超音波血管相でリアルタイムに詳細な血流を観察すると CT や MRI では評価し得なかった血流を確認できることも少なくなく，Gd-EOB-DTPA 造影 MRI と Sonazoid 造影超音波検査を交互に用いて経過観察することが有用である．悪性度が低いと考えられる肝腫瘍性病変を長期的に経過観察する場合は低侵襲の検査が選択されるべきである．

b. TACE 後に比較的広域にリピオドール沈着を認める症例

TACE には一般的にリピオドールが使用されることが多く，リピオドールは CT で高吸収域となるため部分容積現象で周辺および内部の微小な再発病巣の評価が困難である．dynamic MRI ではリピオドールによる影響がなくこの問題点の解決に優れている．

Gd-EOB-DTPA 造影 MRI では dynamic study でのリピオドール沈着部位の詳細な血流診断および肝細胞相での他部位再発の有無が一度の検査で施行可能であるため臨床的有用性が高い．一方 TACE 後早期（2 週間以内）の Gd-EOB-DTPA 造影 MRI

検査における偽病変の報告[7]もあり，MRIで術後評価が予定されている症例については術前にも撮影しておくことが望ましい．「原発性肝癌取扱い規約」[8]には肝動脈塞栓療法や肝動脈化学塞栓療法の治療効果判定は治療後1ヵ月以降と明記されている．

3 | MDCTでの経過観察が強く推奨される症例

a. 腫瘍マーカーが急激に上昇した症例

　肝癌治療後経過観察症例において腫瘍マーカーが急激に上昇した場合は，肝内再発のみならず門脈浸潤や肝外再発(遠隔転移)も念頭におき精査を進めるべきである．肝細胞癌における遠隔転移は比較的少ないとされ6.7〜13.5％と報告されているが，剖検例では14.3〜82.4％と稀ではない．近年肝細胞癌に対する切除・RFAなどの治療技術が進歩し，また背景肝治療においてもB型慢性肝疾患に対する核酸アナログ投与やC型慢性肝疾患に対するIFNを軸とした抗ウイルス療法の進歩により，肝細胞癌症例の5年生存率は向上している．したがって，長期(5年以上)経過観察例が増加し，遠隔転移例が相対的に増加する可能性がある．

　Senthilnathanら[9]は経カテーテル的治療を施行した285例を長期経過観察し，死亡まで観察し得た209例中50例(24％)が肝外転移をきたしたと報告している．この研究は初回治療前BCLC staging A 40％，B 26％，C 58％と比較的進行例を対象としている．以前は肝外転移に対する有効な治療法は確立していなかったが，現在は分子標的薬が第一選択となるため，肝外転移に関しても早期発見に努めるべきである．したがって，腫瘍マーカーが急上昇した症例に関しては，早急に胸部〜骨盤までの造影CT検査を施行し，まずは遠隔転移や門脈浸潤の有無を確認するべきである．もちろん明らかな遠隔転移や門脈浸潤を認めない症例については再度肝内病変評価のためにGd-EOB-DTPA造影MRIを予定することが必要である．

b. 肝機能低下例(肝細胞相の造影効果が低下している症例)

　他項にも記載されているが，Gd-EOB-DTPA造影MRIは投与量の約50％が肝細胞に取り込まれ胆汁中に排泄され，残りは腎から排泄される．水溶性・脂溶性を併せもつことにより，従来の細胞外液性造影剤としての特徴としてのdynamic studyによる血流診断とともに，投与15〜20分後の肝細胞相(hepatocyte phase：以下肝細胞相)では従来の画像検査では診断し得なかった早期肝細胞癌や高分化肝細胞癌の診断が可能となった．しかしながら，肝細胞機能低下例(Child-Pugh Cなど)では60分以降も十分な造影効果が得られない場合がある．よって肝機能低下例では肝特異性造影剤による造影MRI検査の利点が少なく，血流診断を主とした造影CT検査が優先されるべきである．

　Gd-EOB-DTPA造影MRIを先に施行しないことにより，肝細胞相で診断可能な早期肝細胞癌を検出できないという可能性があるが，しかし臨床的にはChild-Pugh B〜C症例の早期肝細胞癌はそもそも治療適応とならないことが多い．肝機能低下例ではMDCTで多血性肝細胞癌再発の有無・門脈浸潤の有無・腹水の有無・静脈瘤の状態などを経時的に経過観察していくことが必要である．

4 | おわりに

　Gd-EOB-DTPA 造影 MRI による肝癌治療後経過観察は，非放射線検査かつ再発の早期発見・境界性病変の経過観察が可能なことより臨床的にきわめて有用である。しかし現実的には，すべての症例の経過観察を Gd-EOB-DTPA 造影 MRI で施行することは困難であり，MDCT と約 3 ヵ月ごとに交互に施行していくことが今後期待される。

　腫瘍マーカー急上昇例については造影 CT での遠隔転移の評価が必要であり，また TACE 後早期に施行した Gd-EOB-DTPA 造影 MRI 画像に関しては，偽病変も鑑別診断に含め，慎重な読影・経過観察が必要である。肝障害進展例では Gd-EOB-DTPA 造影 MRI を施行した場合には，肝臓の造影効果が脾臓の信号強度でコントラストがつくことを確認し，評価可能な肝細胞相であるかを判断することが重要である。

【引用文献】

1) 日本肝臓学会（編）：科学的根拠に基づく肝癌診療ガイドライン―2009 年度版（第 2 版）．金原出版，2009
2) Jordi Bruix, Morris Sherman：Management of Hepatocellular Carcinoma：An Update（AASLD PRACTICE GUIDELINE）. Hepatology, 2010
3) Marin D, Di Martino M, Guerrisi A, et al：Hepatocellular carcinoma in patients with cirrhosis：Qualitative comparison of gadobenate dimeglumine-enhanzed MR imaging and multiphasic 64-section CT. Radiology 251：85-95, 2009
4) 日本肝臓学会（編）：肝癌診療マニュアル（第 2 版）．医学書院，2010
5) Onishi H, Kim T, Imai Y, et al：Hypervascular hepatocellular carcinomas：detection with gadoxetate disodium-enhanced MR imaging and multiphasic multidetector CT. Eur Radiology 22：845-854, 2012
6) Kumada T, Toyoda H, Tada T, et al：Evolution of hypointense hepatocellular nodules observed only in the hepatobilliary phase of gadoxetate disodium-enhanced MRI. AJR 197：58-63, 2011
7) Shinagawa Y, Sakamoto K, Fujmitsu R, et al：Pseudolesion of the liver observed on gadoxetate disodium-enhanced magnetic resonance imaging obtained shortly after transarterial chemoembolization for hepatocellular carcinoma. Jpn J Radiol 28：483-488, 2010
8) 日本肝癌研究会（編）：臨床・病理 原発性肝癌取扱い規約 第 5 版補訂版．金原出版，2009
9) Senthilnathan S, Memon K, Lewandowski RJ, et al：Extrahepatic metastases occur in a minority of hepatocellular carcinoma patients treated by locoregional therapies：Analyzing patterns of progression in 285 patients. Hepatology 55：1432-1442, 2012

〔土谷　薫，泉　並木〕

第 II 部
Sonazoid による造影超音波

第1章 超音波造影剤の種類と世界の現況

　超音波断層法は1970年代に臨床応用されたが，長く非造影のB-mode断層の時代があり，その後超音波のドプラ効果を利用したドプラモードがそれに加わった。ドプラ信号をB-modeに重ねるカラードプラ法は，ドプラ法の2次元断層法として血流の可視化に臨床応用された。対象は，腫瘍の血管を可視化することによる良悪性の鑑別診断や，血管病変の診断である。

　カラードプラは，移動する散乱体である血球，特に赤血球から散乱する超音波の変移周波数を信号化することによって行われる。しかし，腹部の超音波で用いられる周波数，3〜4MHzの変移周波数を画像表示する場合では，表示される血流速度は5mm/sec以上である。したがって，細動脈〜毛細血管に至る微小循環の血流表示はできなかった。

　主に水からなる生体において，生体と最も音響インピーダンスに差があるのは気体である。そこで，血流からの信号を増感するために，毛細血管を容易に通過する微小気泡からなる超音波造影剤が開発された。さらに，非線形信号を映像化するハーモニック技術が開発され，大血管から毛細血管まで，その中を流れる血流を映像化することができるようになった。

　また，4μm以下の微小気泡の造影剤のある種のものは，血管から間質へは出ないものの，血管内腔にあるマクロファージによって貪食を受けるものがある。貪食されて細胞内にある微小気泡を映像化することによって，マクロファージの可視化すなわち細胞標的イメージングが可能となった。内皮側にあるマクロファージの代表的なものは肝臓のKupffer細胞である。したがってこれらの，貪食を受ける微小気泡の造影剤は，従来の血管内血流の増感剤であるblood pool agentと，細胞標的造影剤であるKupffer cell agentとしての2つの造影効果をもつことになる。それゆえ，これらの造影剤は肝臓の超音波検査において多くの情報を与えてくれることになった。

　本章では，超音波造影に関する，国際的な開発状況について概説する。

1｜超音波造影剤の種類

　造影超音波のために，多くの造影剤が開発され，臨床治験が行われてきた。国内外でそのいくつかが市販されている。**表Ⅱ-1**に示すのがそれで，主には欧米の製薬会社が開発を行ってきた。Albunexは1990年代に米国，日本で市販されたが現在は使われていない。内部の気体が空気であり，血漿に溶解しやすいため，造影剤としての信号増強作用が弱くまた造影持続時間が短いので市販後急速に使用頻度が低下したた

表Ⅱ-1 超音波造影剤の開発

名称	code name	開発(製造)元	平均径	殻材質	気体
Albunex®		Mallinckrodt(米)	4.3 μm	変性アルブミン	空気
Levovist®	SHU-508	Schering(独)	2〜4 μm	なし(パルミチン酸)	空気
Optison®	FS069	Amersham Health(米)	3.0〜4.5 μm	ヒト血清アルブミン	フッ化炭素(C_3F_8)＋空気
Definity®	MRX115	Bristol-Myers(米)	1.1〜3.3 μm	リン脂質	フッ化炭素(C_3F_8)＋空気
Imagent®	AFO150	Imcor(米)	6 μm	リン脂質	フッ化炭素(C_6F_{14})＋空気
SonoVue®	BR-1	Bracco(伊)	2.5 μm	脂質	フッ化硫黄(SF_6)
Sonazoid™	NC100100	GE Healthcare(米)	3 μm	脂質	フッ化炭素(C_4F_{10})＋空気
Echogen™	QW3600	Abbott(米)	3〜5 μm	(界面活性剤)	フッ化炭素(C_5F_{12})
PB127	PB127	Point Biomedical(米)	4 μm	ポリマー＋アルブミン(2層)	窒素
AI-700	AI-700	Acusphere(米)	〜2.2 μm	ポリマー(PLGA)	フッ化炭素

めである。

　Levovist は Albunex と同じく使用される気体が空気であるが，シェルをもたないマイクロバブルであり第1世代の超音波造影剤と呼ばれた。ガラクトースとパルミチン酸が界面活性剤として使われており，カラードプラの増強効果に有効性を示し，Albunex より造影効果が良く，持続時間も長かったので，欧州をはじめとして世界の多くの国で使われてきた。しかし，SonoVue などの第2世代の造影剤が市販されるようになると，急速に市場を失い，近年はそのほぼ100％を日本で消費していた[1]。Levovist の消費が日本に限られてきたため，バイエル製薬はベルリンでの製造を中止し，日本バイエルが製造することとなった。そのため現在入手することができない状況である。Levovist のわが国での使用目的は，90％以上が不妊外来における超音波による卵管造影のために使われてきた。

　欧州では，Optison, Definity, SonoVue が臨床で使われてきた。主に使われているのはSonoVueであり，肝腫瘍のみならず，心腔造影にも使用されている。

　また，米国では，心腔造影のために Optison, Definity, Imagent が使われている。カナダでは Definity が主に使われており，特に肝腫瘍の診断に広く使用されている。中国，韓国では2004年からSonoVueが市販され，肝臓や心臓の造影に使われている。

　Sonazoid は1980年代からノルウェーの Nycomed 社が開発を始め，欧米で肝臓の腫瘍性疾患の診断のための臨床治験も行われたが，申請までには至らなかった。

　日本では，1998年から臨床第Ⅰ相試験，1999年から臨床第Ⅱ相試験，2001年から第Ⅲ相試験が，2003年には肝癌のラジオ波治療後の評価に関する有効性を調べる探索試験が行われた。その間，Nycomed 社が Amersham Health 社に買収され，さら

にAmersham Health社がGE Health Care(GEHC)社に買収されたため，現在はGEHC社がSonazoidの日本以外での開発の権利を有している．

日本では，Sonazoidは第一製薬(現第一三共製薬)が開発を進め，第2世代造影剤としてはわが国では初めて，2007年1月に承認・市販された．Sonazoidの市販は世界に先駆けて日本で初めてであり画期的なことである．

Sonazoidの臨床治験では，blind reviewerによる，造影ヘリカルCTを対照とした診断能の比較試験が行われた．Sonazoid造影超音波検査はCTの診断能に比べ，同等ないしは良好な効果が得られたことにより，厚労省から承認された．とくにSonazoidを投与して10分以降のKupffer細胞イメージによる，肝の腫瘍性病変の検出能が，CTに比べより高いことが示された．このことが，承認を推進するのに効果が大きかった．

承認時のSonazoidの適応症は，肝腫瘍診断であり，他の臓器の診断は保険適応外であった．これは，Sonazoidの開発治験が，肝の腫瘍性疾患を対象として行われたためでる．また前述したように，SonazoidがKupffer細胞に貪食されるように設計されたことによるところも大きい．

しかしSonazoidは，blood pool agentとして，他の臓器の腫瘍診断，たとえば膵癌，乳癌，腎癌などの診断にも高い診断能を有する．第一三共は，乳腺腫瘍の良悪性の鑑別診断能に関する，効能追加の臨床治験を行い，造影前の超音波診断と比較して，造影前＋造影後の超音波診断が有意に優れており，MRIと比較しても良悪性の診断能が高かったことから，乳腺腫瘍の良悪性の鑑別診断に対する効能追加の申請を行い，2012年8月に承認された．

前立腺癌の診断の臨床治験も行われた．PSA高値の患者に対し，系統的生検に加え，造影超音波で前立腺癌と疑わしい領域の生検を行うことにより，前立腺癌の診断能の向上が得られるかが試験された．前立腺肥大のない患者では，前立腺癌の診断率は向上したが，前立腺癌がある場合には，前立腺全体の血流増加のためか造影超音波の診断能の向上に統計的な有意差を認めるに至らなかった．

今後，さらなる適応症の追加のための治験が進むことが期待される．

海外では，韓国において2012年7月にSonazoidが肝癌の診断を適応症として承認が得られ市販された．これは，日本の治験のデータによって承認を得たもので，韓国における独自の治験は行われなかった．

中国，台湾において，現在Sonazoidの開発治験が計画されており，2013年中には治験が開始されると思われる．2015～2016年には中国，台湾で承認が得られる見込みである．

2｜分子標的超音波造影剤

分子標的超音波造影剤として，注目を集めているものにBracco社のBR55がある．これは血管新生因子であるVEGFのリセプター，VEGFR2に対する抗体をつけたマイクロバブル造影剤である．腫瘍血管の血管内皮に表出しているVEGFリセプター

に特異的に付着することにより腫瘍を特異的に映像化する分子標的造影剤である。欧米を中心に，前立腺癌と乳癌を対象として臨床治験が行われている。

3 | Sonazoid の薬理動態（図Ⅱ-1）

　Sonazoid が静注されると，右心系を通り，肺循環を経て左心系に至る。その間の圧変化による気泡の消失はわずかであると考えられる。なぜなら，右心系と左心系の間で再循環を繰り返しても，血中濃度の低下は他の造影剤に比べて緩徐であるからである。推奨投与量（0.015 ml/kg）が静注された場合，門脈などの血管内の造影効果は10分以上続く。

　血中濃度が低下していくのは，網内系臓器である肝臓や脾臓にトラップされていくことが大きく寄与している。推奨用量が投与された場合，静注された気泡のうち約25％が肝臓に集積すると考えられている。

　最初の循環では，肝動脈や門脈の血中濃度がピークを示し，その際肝静脈にも多くの造影剤が流出する。2循環目以降では，肝静脈内の信号強度は，肝動脈や門脈のそれにくらべきわめて低い（図Ⅱ-1）。これは Sonazoid 気泡のうち，1回の循環で肝類洞にトラップされる率が高いことを意味する。

　一方，上腸間膜動脈-上腸間膜静脈間や，腎動静脈間の造影剤濃度に差が認められないことは，それらの臓器の毛細血管では気泡はトラップされないことを意味している。

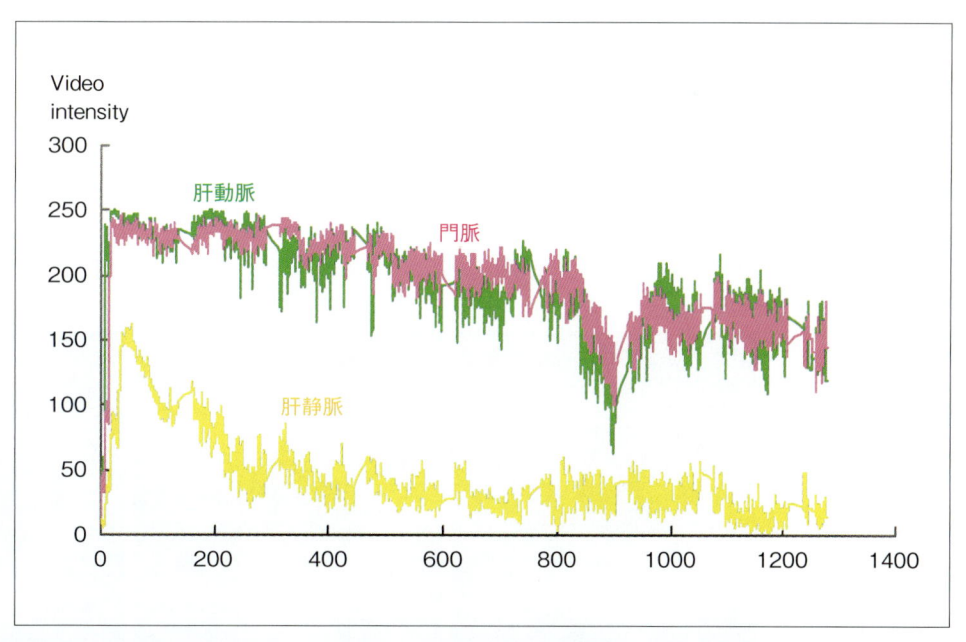

図Ⅱ-1　健常人から得られた，Sonazoid 静注時の，肝動脈，門脈，肝静脈内の時間-信号強度曲線

肝動脈と門脈に信号輝度に差がないのは，腸管などの毛細血管では気泡はトラップされないことを意味しており，肝動脈，門脈と，肝静脈の輝度の間に大きな差があるということは，1回の肝循環の間に類洞で多くの気泡がトラップされることを意味している。

4 | Sonazoid の副作用

a. ガスの副作用

　超音波造影剤の副作用として，微小気泡が気体からなるため，ガス塞栓が危惧されるが，Sonazoid を含めた次世代造影剤は，世界で 200 万回以上の投与がなされているが，塞栓性の副作用の報告はみられない。これらの症例には，卵円孔開存などの右-左短絡を持つ症例も含まれているが，塞栓性の副作用がみられない。その理由は，気泡径が小さく毛細血管を容易に通過すること，気泡同士の融合がないこと，および投与されるガス量がきわめて少ないことによる。

　Sonazoid 溶液に含まれるガス量は，調整された造影剤溶液の容積率が 1% である。したがって，1 バイアル，2 ml の Sonazoid 溶液が静注された場合でも，血管内に投与されるガスの総量は 20 μl である。仮にそれらすべてが一塊となって塞栓しても，臓器障害を起こすほどの副作用は惹起しないといえる。

b. Shell の副作用

　気泡のシェルは前述したように卵黄由来のフォスファジールコリンである。そのため，能書には「卵アレルギーのある患者には投与しないこと」と明記されている。しかし，現在まで本邦を含め 2 万例以上のヒトへの投与があるが，アレルギー性の重篤な副作用の報告は 1 例もない。

c. 生体作用

　Kupffer 細胞内に取り込まれた造影剤（図Ⅱ-2）に，高い音圧の超音波が照射されると気泡が崩壊するが，その時の，細胞に対する生体作用が危惧されている。しかし，Levovist および Sonazoid で，投与されて肝臓に取り込まれた造影剤を全て消失させた場合にも，血中 LDH の上昇などの細胞障害を考えさせる現象はみられない。また，推奨用量が投与された場合，理論上，50〜100 個の Kupffer 細胞に 1 個の気泡が貪食される計算になり，その気泡が崩壊した場合，細胞への一定の作用はあるにして

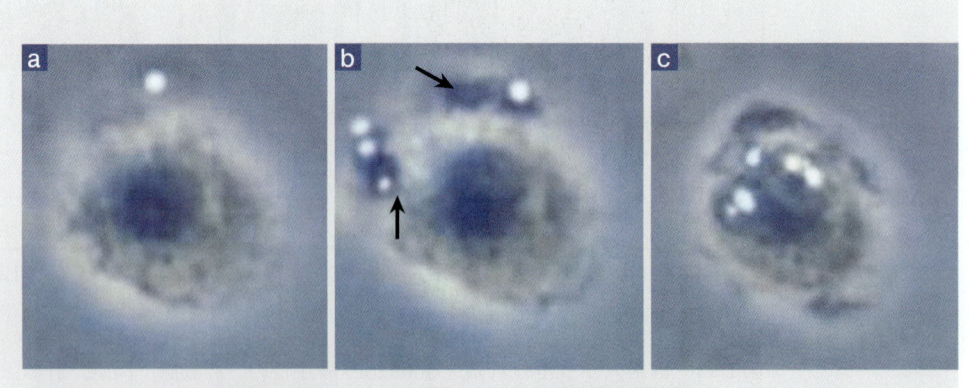

図Ⅱ-2　Sonazoid 気泡の培養 Kupffer 細胞への貪食の顕微鏡写真
分離培養された Kupffer 細胞の培養液中に Sonazoid 溶液を流すと，気泡は Kupffer 細胞に盛んに貪食を受ける。Kupffer 細胞は，触手（矢印）を伸ばして気泡を捕捉し貪食する。貪食された気泡は 10 分ほどで核の周辺まで運ばれる。その際，気泡径は減じ，形もいびつになる。

も，細胞壊死やアポトーシスなどが副作用として臨床上とらえられることはない。

【引用文献】

1) Wilson SR, Burns PN：Microbubble-enhanced US in body imaging：what role? Radiology 257：24-39, 2010

【参考文献】

1) Iijima H, Moriyasu F, Tsuchiya K, et al：Decrease in accumulation of ultrasound contrast microbubbles in non-alcoholic steatohepatitis. Hepatol Res 37：722-730, 2007
2) Yanagisawa K, Moriyasu F, Miyahara T, et al：Phagocytosis of ultrasound contrast agent microbubbles by Kupffer cells. Ultrasound Med Biol 33：318-325, 2007
3) Iijima H, Moriyasu F, Miyahara T, et al：Ultrasound contrast agent, Levovist microbubbles are phagocytosed by Kupffer cells — In vitro and in vivo studies. Hepatol Res 35：235-237, 2006
4) Iijima H, Sasaki S, Moriyasu F, et al：Dynamic US contrast study of the liver：Vascular and delayed parenchymal phase. Hepatol Res 37：27-34, 2007
5) Sugimoto K, Moriyasu F, Kamiyama N, et al：Parametric imaging of contrast ultrasound for the evaluation of neovascularization in liver tumors. Hepatol Res 37：464-472, 2007
6) Metoki R, Moriyasu F, Kamiyama N, et al：Quantification of hepatic parenchymal blood flow by contrast ultrasonography with flash-replenishment imaging. Ultrasound Med Biol 32：1459-1466, 2006
7) Sugimoto K, Moriyasu F, Negishi Y, et al：Quantification in molecular ultrasound imaging：a comparative study in mice between healthy liver and a human hepatocellular carcinoma xenograft. J Ultrasound Med 31：1909-1916, 2012
8) Sugimoto K, Moriyasu F, Saito K, et al：Comparison of Kupffer-phase Sonazoid-enhanced sonography and hepatobiliary-phase gadoxetic acid-enhanced magnetic resonance imaging of hepatocellular carcinoma and correlation with histologic grading. J Ultrasound Med 31：529-538, 2012

（森安史典）

第2章 肝癌診療における Sonazoid 造影超音波の役割と位置づけ

　Sonazoid は，低音圧でリアルタイム性のある明瞭な画像が描出され，持続した造影効果が得られるため，従来よりも肝の血流イメージ(血管イメージング)と肝実質染影(クッパー イメージング，Kupffer imaging)がより詳細に評価できるようになった。このことにより，造影超音波検査は肝癌診療においてさらに重要な位置を占めるようになっている。CT や MRI 検査と比較しても，放射線被曝はなく，喘息，腎機能障害，ヨードアレルギー，体内に金属を有する症例でも施行可能である。また，ベッドサイドで検査可能な点においても簡便であると考えられる。

　本章では肝癌診療における Sonazoid 造影超音波検査の役割と位置づけを列挙し，概説する。

1｜Sonazoid 造影超音波検査の位置づけ

　Sonazoid 造影超音波検査の位置づけとしては，①肝癌のスクリーニング，②ステージ診断，③治療効果判定，④ラジオ波焼灼療法(RFA)の治療ガイド，⑤再発診断，の5点が挙げられる(表Ⅱ-2)。

①肝癌のスクリーニング

　従来，造影エコーはBモードで見えた結節に対して行うものであり，スクリーニングには適さないとされてきたが，Sonazoid の登場によりその概念も大きく変わりつつある。

　Sonazoid の Kupffer phase(post-vascular phase)にて全肝をスクリーニングの後，defect area があれば，その部位に Sonazoid を再注入(Defect-Re-perfusion Imaging)を行うことで肝癌の診断が可能となる[1~4]。この手法は，Bモードで描出できない結節に対しても行うことが可能で，100％に近い確信度で検出から確定診断までが可能となる(図Ⅱ-3)。

表Ⅱ-2　肝癌診療における造影超音波検査の役割

【診断】
　①スクリーニング(病巣検出)
　② Staging(拡がり診断)

【治療】
　③治療効果判定(TACE，RFA 後)
　④治療支援(穿刺ガイド)
　⑤局所再発・局所遺残病巣の局在診断

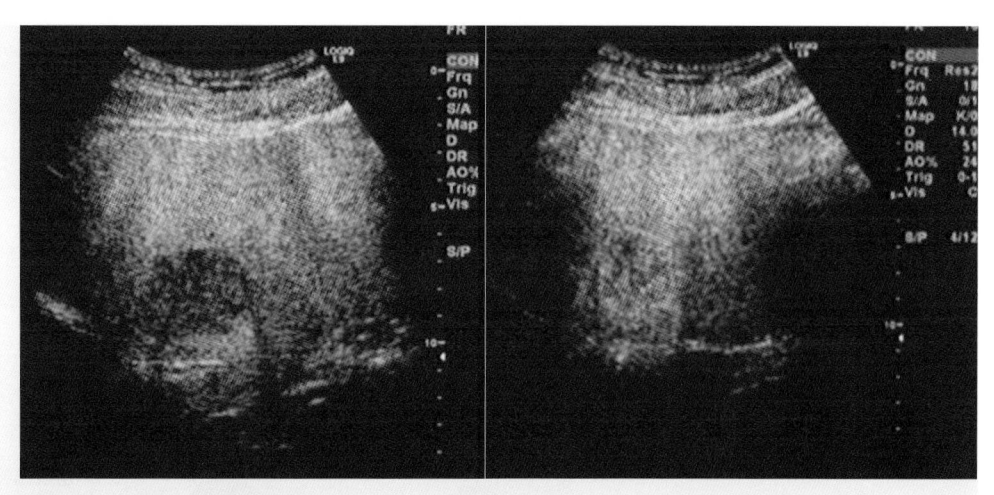

図Ⅱ-3　Defect Re-perfusion Imaging
Kupffer phase にて defect area に対し Sonazoid の再注入を行ったところ，濃染を確認でき，肝細胞癌と診断した。

そのような意味でスクリーニングにおいても Sonazoid は肝癌の診断効率を劇的に改善させることが期待できる。この Defect-Re-perfusion Imaging 法の詳細は，後の章で詳細に述べる。

②ステージ診断

肝癌の Staging においてはこれまで CTHA・CTAP が最も鋭敏であったが，Kupffer phase で丹念に全肝スキャンすることにより主結節以外に Kupffer defect がないかどうかを検索し，その Kupffer defect に対してさらに re-injection test を行うことにより，その部位が明らかに肝内転移であるかどうかの鑑別が可能となり，かなり正確な staging が可能となる。これも Sonazoid による大きな進歩である。

③治療効果判定

RFA 後の治療効果判定は一般にこれまでは CT で行うのが通常であった[5]。しかしながら safety margin の評価には CT の前画像との比較が必須であるため，リピオドールが入っていないと CT ではかなり不正確になる傾向があった。またレボビスト造影エコーでは RFA 治療後の結節の辺縁の不明瞭化のため，レボビスト造影エコーだけで行うことは実質上不能であった。ところが新しい手法である Defect Re-perfusion Imaging によりまず，治療した結節の Kupffer phase での defect を描出し焼灼範囲を決定した後，さらにその時点で re-injection して全結節断面をスキャンすることにより safety margin をもかなり正確に判定することができるようになると考えられる（図Ⅱ-4，5）。コスト削減，被曝の低減，造影剤アレルギー・腎不全患者にも施行し得るという点において Sonazoid 造影エコーの有用性は高い。Sonazoid を治療効果判定に関しては他項「Sonazoid 造影超音波による肝癌治療効果判定」（321～329頁）にて詳細に述べる。

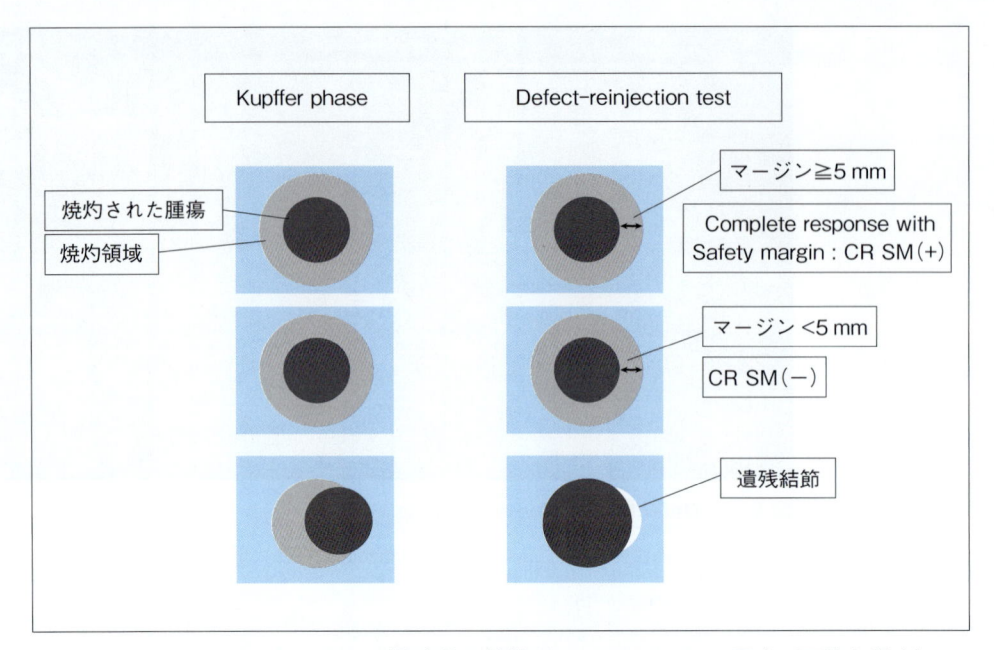

図Ⅱ-4 Defect Re-perfusion test（治療前の結節が Kupffer phase で同定が可能な場合）

治療後の造影超音波検査にて Defect Re-perfusion test を行い，ablation area と同定できる治療前の結節の大きさを比較し，マージンの有無，遺残の有無を評価する。

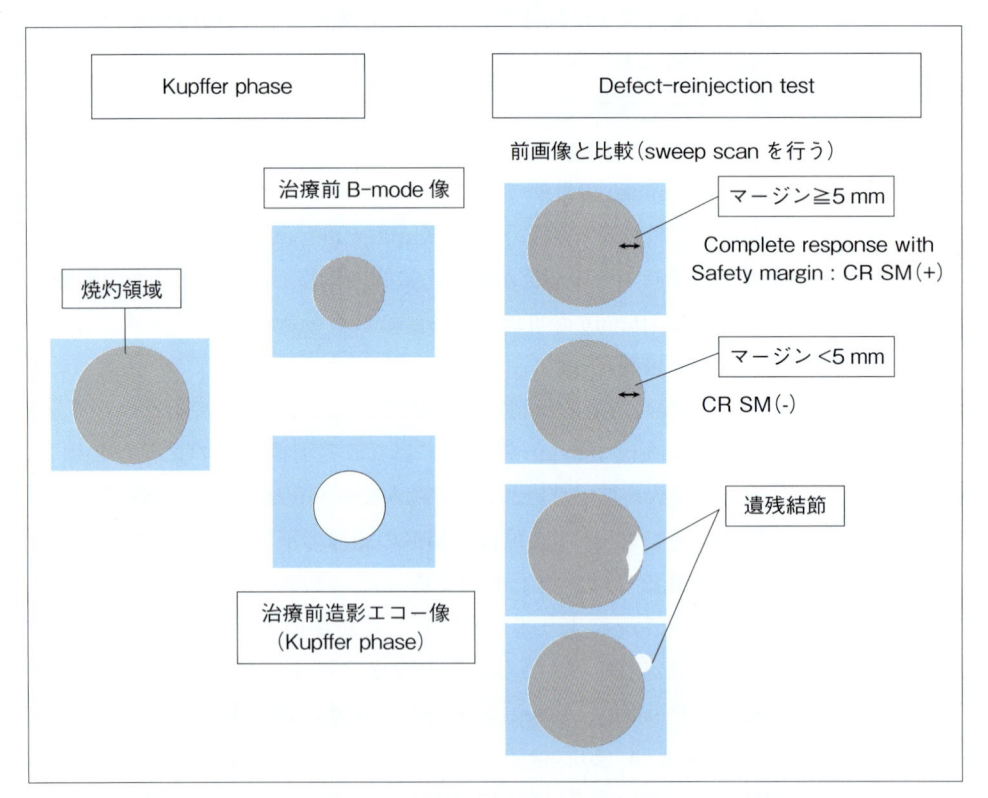

図Ⅱ-5 Defect Re-perfusion test（治療前の結節が Kupffer phase で同定が困難な場合）

治療後の Kupffer phase defect area と治療前結節の B モード像，造影エコー像を比較しながら，マージンの有無，遺残の有無を評価する。

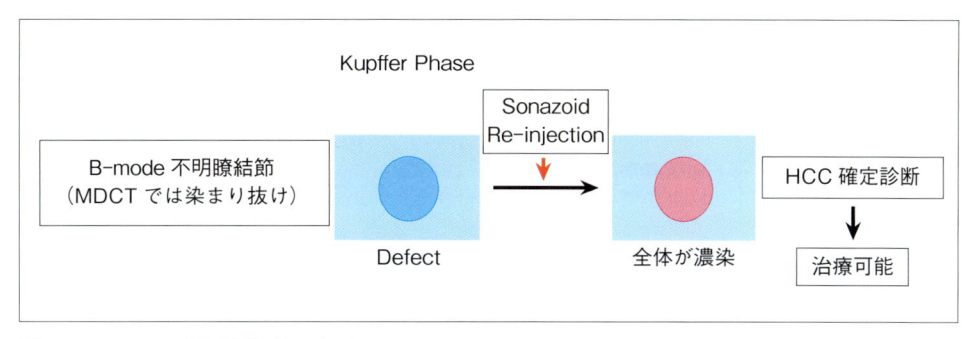

図Ⅱ-6　B モード不明瞭例における Defect Re-perfusion Imaging

MDCT では肝細胞癌と診断できるが，B モードで同定が困難な場合でも，Kupffer phase にて defect を検出し Sonazoid を再注入し全体が濃染すれば肝細胞癌と診断が可能であり，治療を行うことが可能となる。

④治療ガイド

　Defect Re-perfusion Imaging が最も威力を発揮するのは治療支援である。従来は B モードでの不明瞭結節に対しては Real-time Virtual Sonography（RVS）[5] を用いるか，レボビスト造影下に穿刺する[6,7]しかなかったのが現状である。レボビスト造影では造影早期相において early-vascular phase におけるきわめて短時間の間に穿刺を行わなければならない点[6,7]で，技術的にも困難であり広く普及するに至らなかった。近年 RVS の他にも融合画像を用いた治療支援が登場しているが，専用のハイエンドの装置が必要であり，また完全に断面を一致させるということも困難な場合がある。これに対し，Sonazoid 造影はまず defect を検出し，その defect 部分に血流があるかどうかを再確認した後，穿刺をすることができる。すなわち，Kupffer phase の長い安定した時間の間に穿刺を行うことが可能なので，十分に時間的・精神的余裕をもって穿刺をすることができる点で優れた方法である（図Ⅱ-6）。

⑤局所再発巣の超音波上の描出

　肝癌の局所再発病巣の超音波上の局在診断においても Sonazoid は威力を発揮する。従来，この治療ガイドや治療後の局所再発病巣の局在についてはどのような手段を用いても超音波 B モード上の描出は不可能であった。なぜなら前回の焼灼した腫瘍，焼灼された周囲肝，および再発部（遺残部）が，複雑なエコー輝度を呈し，CT で濃染する部位が B モード超音波上のどの部位に対応するかは，いかに熟練した術者でも，超音波断面は無数に存在するため，きわめて困難であった[8]。しかしながら，Sonazoid の Defect Re-perfusion Imaging により，detect 困難な再発部位がいとも簡単に描出できるようになった（図Ⅱ-7）。根治的治療後の follow-up 中の再発診断においても局所再発，あるいは他部位の再発なども Defect Re-perfusion Imaging を活用することにより，従来行っていたような 3 カ月ごとの CT も Sonazoid 造影によって，ある程度代用できる可能性もある。この点でもコストと被曝量の低減にもつなげることができる。治療ガイド，局所再発巣の超音波上の描出に関しては別章「Sonazoid 造影超音波の治療への応用」（292～329 頁）にて詳細に述べる。

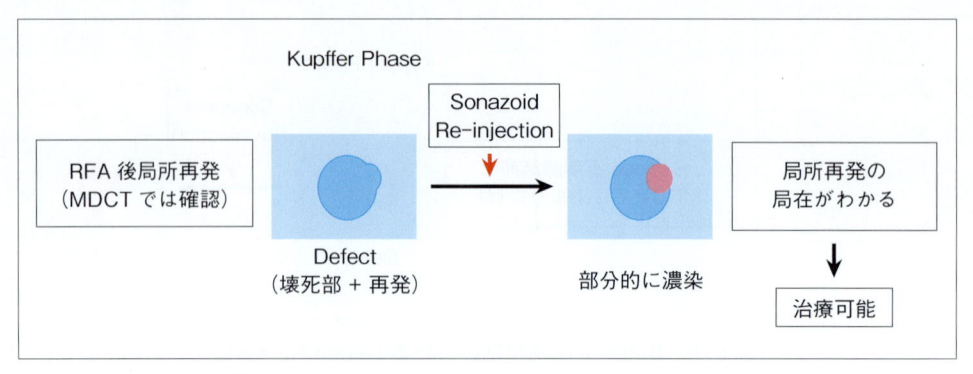

図Ⅱ-7 RFA後局所再発における Defect Re-perfusion Imaging
MDCTで局所再発が疑われる場合でも，Bモードではその局在が不明瞭なことがある．そのような場合でも Defect Re-perfusion Imaging にて濃染を確認すれば，再発部位の同定が可能である．

おわりに

　以上述べたごとく，Sonazoid がもともともっている低音圧 image による real time 血流 image と，Kupffer phase における安定した Kupffer image という2つの大きな特徴に加えて，発想の転換ともいえる画期的手法である Defect Re-perfusion Imaging を加えることにより，この Sonazoid 造影エコー法は drastic に肝癌の診療を変える breakthrough となるとことは間違いない．さらに最も重要な点は欧州やカナダなどで承認を受けている SonoVue や Definity では，この手技は不能であり Sonazoid によってのみ可能な手法であることであり，その点では，わが国は恵まれているといってよいであろう．

【引用文献】

1) 工藤正俊，畑中絹世，鄭　浩柄，ほか：肝細胞癌治療支援における Sonazoid 造影エコー法の新技術の提唱：Defect Re-perfusion Imaging の有用性．肝臓 48：299-301, 2007
2) Kudo M, Hatanaka K, Maekawa K：Defect reperfusion imaging, a newly developed novel technology using Sonazoid in the treatment of hepatocellular carcinoma. J Med Ultrasound 16：169-176, 2008
3) Kudo M, Hatanaka K, Kumada T et al：Double-contrast ultrasound：a novel surveillance tool for hepatocellular carcinoma. Am J Gastroenterol 106：368-370, 2011
4) Kudo M, Hatanaka K, Maekawa K：Newly developed novel ultrasound technique, defect reperfusion ultrasound imaging, using sonazoid in the management of hepatocellular carcinoma.Oncology 78(Suppl 1)：40-45, 2010
5) Minami Y, Chung H, Kudo M, et al：Percutaneous radiofrequency ablation of sonography-unidentifiable liver tumors：feasibility and usefulness of a novel guiding technique with an integrated system of CT and sonographic images. Oncology 72(Suppl 1)：111-116, 2007
6) Minami Y, Kudo M, Kawasaki T, et al：Treatment of hepatocellular carcinoma with percutaneous radiofrequency ablation：usefulness of contrast harmonic sonography for lesions poorly defined with B-mode sonography. AJR 183：153-156, 2004

7) Minami Y, Kudo M, Chung H, et al：Contrast harmonoc sonographic-guided radiofrequency ablation therapy Versus B-mode sonography in Hepatocellular Carcinoma：prospective randomized controlled trial. AJR 188：489-494, 2007
8) Kudo M：Local ablation therapy for hepatocellular carcinoma：current status and future perspective. J Gastroenterol 39：205-214, 2004

〈井上達夫，工藤正俊〉

第3章 Sonazoid 造影超音波の基本的知識

1. 造影超音波の基本的原理

　超音波検査における造影剤は，CT，MRIなどにおけるものとは大きく異なり，種々の気体よりなるバブルである。超音波造影剤として用いられるバブルのサイズは，一般的にはマイクロサイズであるのでマイクロバブルと呼ばれる。本項では，バブルがどのようにして超音波検査において造影効果をもたらすかについて概説するとともに，その特徴について述べる。

1 | 造影超音波検査の変遷

　超音波検査において最初に用いられた造影剤はインドシアニングリーンである。1969年，Gramiakらにより，心血管系の超音波検査においてカテーテルより直接インドシアニングリーンを心血管腔内に注入することにより，M-mode心エコー図上造影効果が得られることが報告された[1]。その後，1970年代に入り，コントラストエコー法におけるエコー源の検索が行われ，1970年代の後半にはコントラストエコーのエコー源がマイクロバブルであることが明らかとなった[2]。

　腹部実質臓器を対象とした造影超音波検査は，1980年のCarrollらの窒素ガスマイクロバブルを用いた動物実験データの報告に始まるが，副作用のため臨床応用には至らなかった[3]。1982年，筆者らはCO_2マイクロバブルを肝動脈内に注入することにより肝腫瘍の超音波造影法に初めて成功し（図Ⅱ-8）[4]，1986年肝腫瘍の造影エコー法が確立されるに至った[5]。この手法は，当時肝腫瘍の血流情報を映像化しうる最も鋭敏な手法として高く評価された[6]。しかし，動脈内にカテーテルを挿入するという侵襲的手技を必要性とするためルーチン検査とはなりえなかった。

　その後，経静脈投与により全身臓器の造影効果の得られる超音波造影剤の開発が進められ，より簡便で普遍的な造影法が導入された。これまでに開発された超音波造影剤の詳細は第Ⅱ部第1章（182～187頁）を参照されたい。わが国では，最初に広く使用されるに至った経静脈的造影剤は1999年9月に発売されたレボビスト（Levovist®）である。レボビストは，全身臓器の造影超音波検査に適応があり，肝腫瘍の診断，治療効果判定などに止まらず全身臓器の診断に活用された[7]。その後，2007年1月に第二世代の超音波造影剤であるソナゾイド（Sonazoid®）[8]が発売され，非常にリアルタイム性のよい造影画像が得られるようになった。現在では，ソナゾイド造影エコー法が各種肝腫瘍の診断のみならず肝切除術を含めた治療にも応用されるようになり，

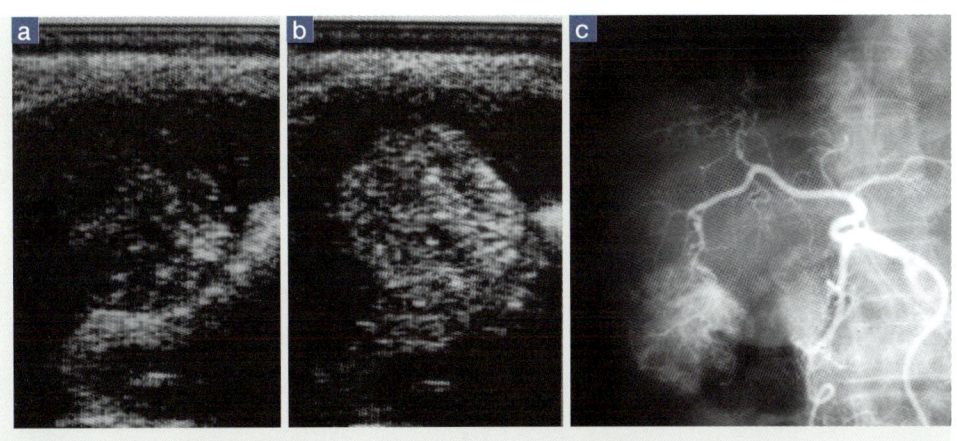

図Ⅱ-8 世界で最初に超音波造影（CO_2）に成功した肝細胞癌例

a：造影前 US 像。S6，背側に一部突出した軽度高エコーの腫瘍像を認めるが肝実質との境界は不明瞭である。
b：造影後 US 像。腫瘍全体が高エコーに造影され肝実質との境界も明瞭に描出されている。
c：血管造影像。腫瘍は動脈血流に富んだ hypervascular な腫瘍として描出されている。
（松田康雄：超音波造影法の変遷と現況．映像情報メディカル 41：545-551, 2009 より引用）

肝癌診療の一翼を担うに至った。

2│超音波造影剤と映像化技術

造影超音波検査の変遷の項でも述べたごとく，超音波検査における造影手法には種々のものがある。造影剤としては，いずれもマイクロバブルが用いられるが，そのサイズ，ガスの種類，シェルの有無および送受信音圧の違いなどにより造影機序は異なる。以下，造影剤別造影手法と，その造影効果の映像化技術について述べる。

a. CO_2 マイクロバブル

腹部の造影超音波検査で最初に用いられた造影剤は CO_2 マイクロバブルである。CO_2 のみならず生体内での気体は，主に液体により構成されている生体に対し，非常に大きな音響インピーダンスの差をもっている。したがって，生体内での気体は超音波に対する強い反射体となりうる。

CO_2 マイクロバブルは種々の基材と CO_2 ガスを用手攪拌し作成されるが，そのサイズは平均 $30\mu m$ 程度である。レボビスト，ソナゾイドの粒径に比較すると 10 倍以上のサイズであり，通常の B モード超音波検査においても十分な後方散乱源となりうる。すなわち，レボビスト，ソナゾイドなどを用いた造影法のような特殊な映像化手法を用いなくとも，通常の基本波 B モード検査にて，その造影効果が得られる（図Ⅱ-8, 9）。しかし，そのサイズがゆえに肺の毛細血管を通過しえず，経静脈的投与にては造影効果は得られなかった。

b. 経静脈的超音波造影剤

わが国ではこれまで，経静脈的超音波造影剤として主にレボビストとソナゾイドが用いられてきた。これらの造影剤に共通する特徴は，バブル径が赤血球よりもさらに

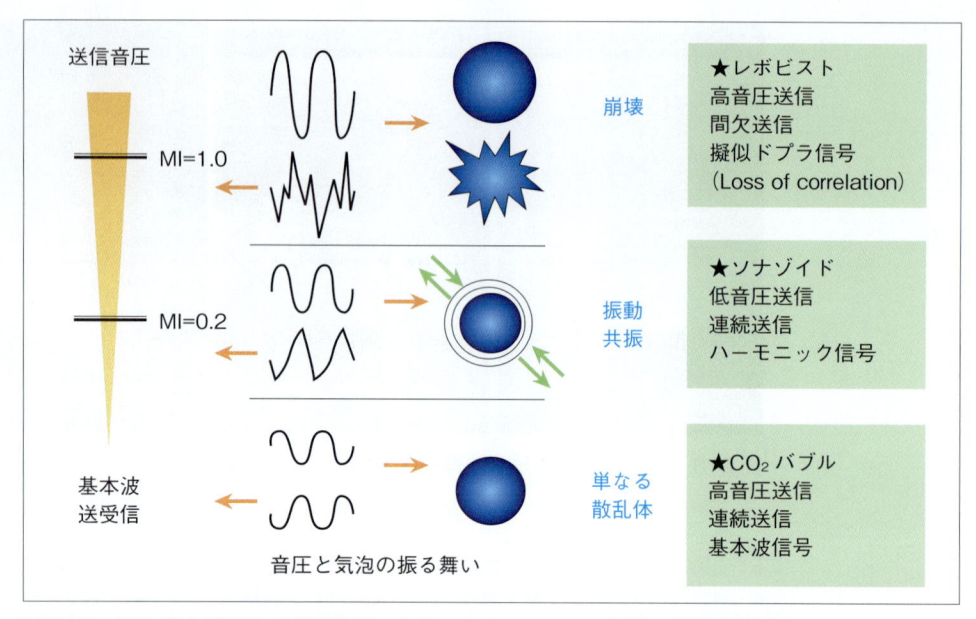

図Ⅱ-9　超音波造影剤と映像化技術 MI（mechanical index）（音圧の指標）

小さく，肺の毛細血管を通過し全身臓器に分布しうることである。ただし，このサイズでは通常用いられる周波数の超音波に対しては後方散乱源としては機能せず造影効果が得られない。したがって，後述のような特殊な映像化技術を必要とした。

1）レボビスト

　レボビストは，経静脈的超音波造影剤として最初に広く用いられた造影剤である。レボビストは，シェルをもたない空気のマイクロバブルであり，そのサイズは平均1.3μm である。赤血球に比較しても十分小さなバブルであり，肺の毛細血管を通過し静脈内投与にて全身臓器に分布し造影効果を発揮する。

　レボビストも，小さな音圧に対しては単なる後方散乱源として作用するため，当初はドプラシグナルの増強剤として導入された。しかし，通常の超音波検査にて使用される音圧下において容易に崩壊することが判明し，その使用方法も変わった。すなわち，高音圧でレボビストを共振あるいは一挙に破壊し，その際に発生する非線形シグナル（ハーモニック成分）を映像化する手法である（図Ⅱ-9）。非線形シグナルを用いた映像化手法には，高調波あるいは分調波などのハーモニック成分を抽出し，Bモード法にて映像化する手法（ハーモニックイメージング）と，高音圧照射にてバブルを破壊し，その際発生するあらゆる非線形シグナルを擬似ドプラシグナルとしてとらえ，ドプラ画像にて映像化する手法（flash echo imaging；FEI など）がある。レボビストは，共振音圧帯域が狭く崩壊しやすい。

　また，ハーモニックシグナルが弱いという特徴のため，主に後者の手法がとられることが多かった（図Ⅱ-10）[4]。

2）ソナゾイド

　ソナゾイドは，難溶性ガスであるペルフルブタンをリン脂質であるホスファチジル

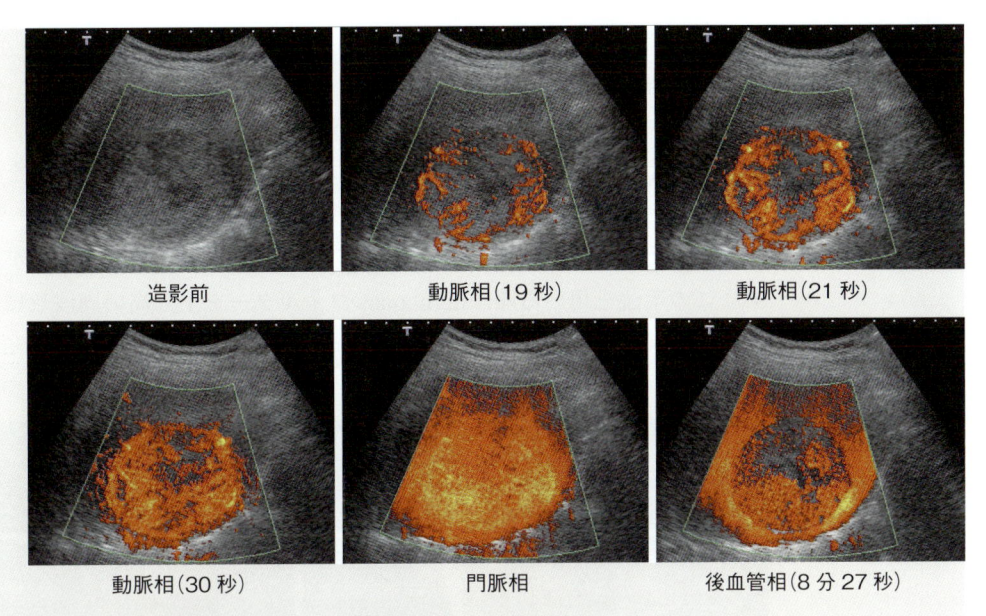

造影前	動脈相(19秒)	動脈相(21秒)
動脈相(30秒)	門脈相	後血管相(8分27秒)

図Ⅱ-10　肝細胞癌レボビスト造影画像(1秒間欠送信によるFEI)
動脈早期相にて腫瘍血管が描出され，徐々に腫瘍濃染に移行し，門脈相では肝実質も造影されている．後血管相では肝実質が造影され腫瘍部はシグナルが低下しているが一部ではなお造影効果が持続している．
(松田康雄：超音波造影法の変遷と現況．映像情報メディカル 41：545-551, 2009 より引用)

セリンのシェルで包んだマイクロバブルであり，そのサイズは2~3μmである．したがって，レボビストと同様，静脈内投与にて全身臓器の造影効果が得られるが，その映像化にはハーモニックイメージングを必要とする．

ソナゾイドは，ガスの特性とシェルをもっているため，低中音圧(mechanical index；MI値0.2~0.3)で崩壊することなく，よく共振する(図Ⅱ-9)．したがって，レボビストのように一定時間バブルを溜めて高音圧で破壊するといった間欠送信法を用いなくとも，高フレームレートでリアルタイム性に優れたハーモニック造影画像が得られる．また，ハーモニックイメージはBモード画像であるので，空間分解能に非常に優れている．優れた時間空間分解能は，さらに画像加算という手法(micro flow imaging；MFI，accumulationなど)により腫瘍内の微細血管構築の描出をも可能にし，肝腫瘍の診断に多大に貢献した(図Ⅱ-11)[4]．

3｜非線形映像法の原理

超音波波形は，その伝搬過程あるいはバブルに反射する際において変形する．変形した超音波波形を分析すると，基本波の整数倍の高調波成分あるいは0.5倍，1.5倍といった分調波成分などが含まれている(図Ⅱ-12)．これらの基本波とは異なった周波数の超音波のことを総じて非線形シグナル(ハーモニックシグナル)と呼ぶ．このハーモニックシグナルを抽出し映像化する手法を，非線形映像法(ハーモニックイ

メージング）と呼ぶ．

a. flash echo imaging（FEI）

　レボビストは崩壊しやすいという特徴を有している．したがって，造影効果の映像化には，その特徴を活かし高音圧照射（MI 値 1.0 以上）にてバブルを一挙に破壊し，その際発生する周波数帯域の広い非線形シグナルを疑似ドプラシグナル（loss of correlation）としてとらえ，ドプラ画像にて描出する FEI という手法がとられた（図Ⅱ-9）．この手法を用いる際，high pass フィルターを十分高い周波数に設定することに

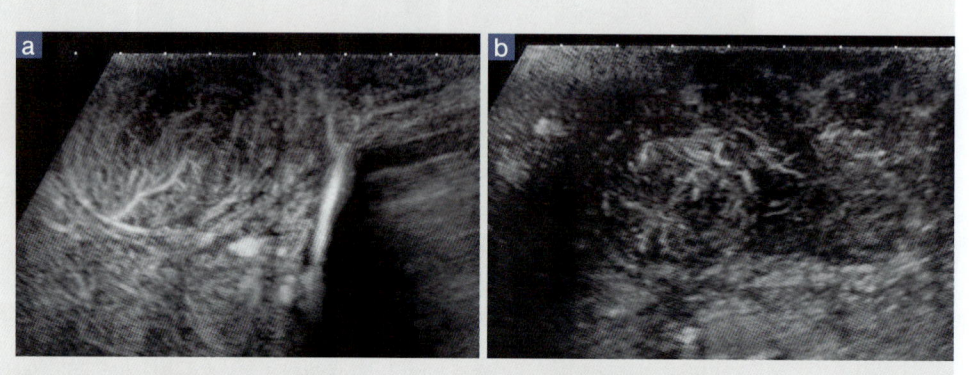

図Ⅱ-11　肝細胞癌症例の術中ソナゾイド造影 MFI 画像（MI=0.16〜0.2，周波数 =6.6〜8.4 MHz ハーモニック，フレームレート =39〜45 fps）

a：中分化型肝癌，b：低分化型肝癌
非常に微細な腫瘍血管が描出されている．中分化型肝癌では腫瘍血管はバスケットパターンを呈し，比較的規則的に分岐している．低分化型肝癌では全体に腫瘍血管密度は低く，広狭不整，屈曲蛇行した血管が不規則に分岐している．
（松田康雄：超音波造影法の変遷と現況．映像情報メディカル 41：545-551, 2009 より引用）

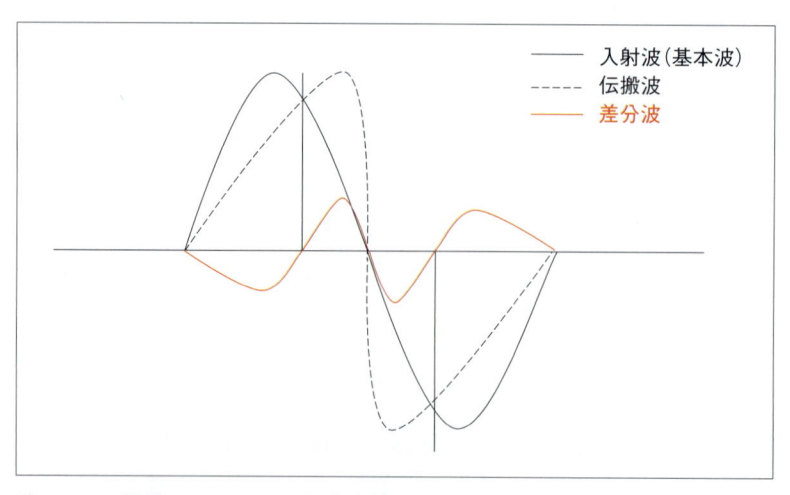

図Ⅱ-12　組織ハーモニック発生の原理

超音波は伝搬により正圧の位相で伝搬が進み，負圧の位相では遅れるという性質を有しており鋸歯状変形をきたす．変形波より基本波（正弦波）を差し引いてみると 2 倍の周波数の超音波成分が含まれていることがわかる．

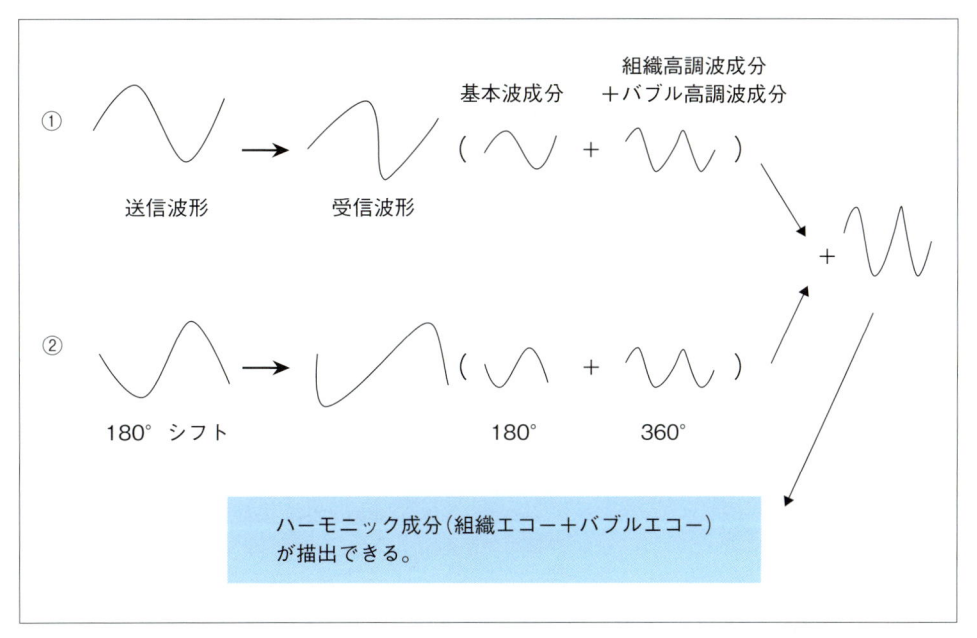

図Ⅱ-13　位相変調法(Phase Modulation 法：PM 法)
位相の 180°異なる 2 つのパルスを送受信し，受信波を加算することにより基本波成分はキャンセルされ高調波成分は加算される。

より，生体の動き，さらには血流に依存するシグナルをも除去でき，純粋にバブルからのシグナルのみを映像化することが可能となる。

　しかし，スキャン領域内のバブルを一度破壊するとバブルは消失し，次の画像を得るためには，一定の時間をかけ再度バブルを溜める必要がある。したがって，0.5 あるいは 1 秒に 1 回といった間欠送信を必要とし，その分リアルタイム性が犠牲となる。また，ドプラ画像であるため空間分解能に難点がある。一方，FEI はレボビストに対する感度に優れ，造影剤からのシグナルと背景のBモード画像とを分離できる点で優れている。本法は，レボビストに限らずソナゾイドにも応用可能であるが，バブルが消失するという点を考慮し検査の最後に行うべき手法である。

b. ハーモニックイメージング

　基本波Bモード画像は，送信周波数と同一周波数の反射波により画像を構成している(線形画像)。一方，超音波はその伝搬過程においても歪むが，さらにそこにバブルが介在すると，バブルからの反射波は，その共振，崩壊などにより大きく変形する(図Ⅱ-9)。変形した反射波を解析すると，送信波とは異なった周波数の反射波が多数混在していることがわかる。送信周波数とは異なる周波数の反射波のことを非線形シグナル(ハーモニックシグナル)と呼び，この非線形シグナルを抽出し，Bモード法にて映像化する手法が，ハーモニックイメージングである。超音波の伝搬過程で発生するハーモニックシグナルのことを組織ハーモニックと呼ぶ。組織ハーモニックシグナルは音圧が高くなるほど発生しやすい。したがって，低音圧における組織ハーモニックシグナルは弱く，バブルからのハーモニックシグナルは組織ハーモニックを十

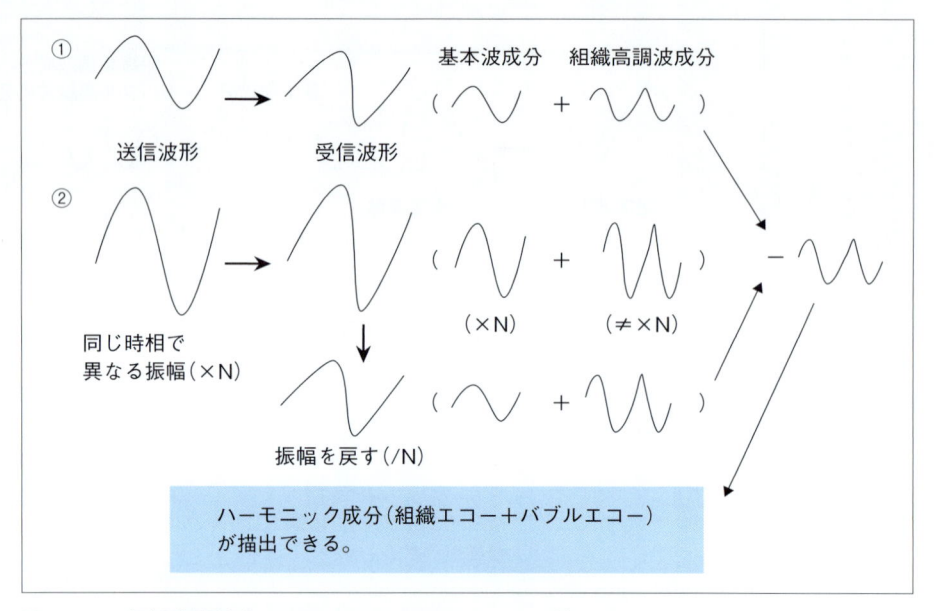

図Ⅱ-14　振幅変調法（Amplitude Modulation：AM 法）
位相が同じで振幅の異なる 2 つのパルスを送受信し，受信波の振幅をもとに戻し差分することにより基本波はキャンセルされ高調波成分が残る。非線形シグナルは送信波を N 倍しても N 倍にならない。

分凌駕する強度をもっている。この傾向は，音圧が低いほど顕著となる。その信号強度の差異を利用したのが造影ハーモニックイメージングである。

　かつてはハーモニック信号を抽出するため，フィルターで基本波成分を除去していたが（フィルター法），現在ではより効率的にハーモニックシグナルを抽出するために，2 つの異なった超音波を 2 回送信し，その反射波の加算，減算によりハーモニックシグナルを抽出する手法が一般化している。180°異なった位相の超音波を 2 回送信し，得られた反射波を加算するのが位相変調法（phase modulation 法；PM 法）であり（図Ⅱ-13），同じ波形の振幅を変えた超音波を 2 回送信し，得られた反射波を同一振幅に変換し減算するのが振幅変調法（amplitude modulation 法：AM 法）である（図Ⅱ-14）。すなわち，PM 法は周波数方向の，AM 法は振幅方向の非線形シグナルを抽出する方法である。PM 法は高調波成分を効率的に抽出する手法であり，周波数の高いイメージが得られ空間分解能に優れるが，そのぶん深部のシグナルが減衰する。また，組織ハーモニックシグナルが抑えにくい。それに対し，AM 法は探触子の中心周波数帯域のシグナルが得られるので造影剤に対する感度がよいが，そのぶん空間分解能が犠牲になる。また，基本波成分の多い組織ハーモニックが抑制される（表Ⅱ-3）。

おわりに

　超音波造影剤は，マイクロバブルであるという特性をもっている。したがって，そ

表Ⅱ-3　Phase Modulation(PM)法と Amplitude Modulation(AM)法の特徴の比較

	PM法	AM法
映像化成分	2次高調波	基本波帯域の非線形シグナル
解像度	◎	△
深部感度	○	◎
組織抑制	△	◎

の造影効果発現の機序も CT, MRI などとは大きく異なる．また，血管が破綻していない限り，血管外には移行しないし，クッパー(Kupffer)細胞をはじめマクロファージに貪食されるため，超音波造影剤特有の後血管相(クッパー相，Kupffer phase)と呼ばれる時相が存在する．この時相での画像は，肝腫瘍の診断に有用な情報を与えてくれる．これらの特性を十分に理解した用い方と画像の解釈が要求される．

【引用文献】

1) Gramiak R, Shah PM, Kramer DH：Ultrasound cardiography：contrast studies in anatomy and function. Radiology 92：939-948, 1969
2) Meltzer RS, Tickner EG, Sahines TP, et al：The source of ultrasound contrast effect. J Clin Ultrasound 8：121-127, 1980
3) Carroll BA, Turner RJ, Ticker EG, et al：Gelatin encapsulated nitrogen microbubbles as ultrasonic contrast agents. Invest Radiol 15：260-266, 1980
4) 松田康雄：超音波造影法の変遷と現況．映像情報メディカル 41：545-551, 2009
5) Matsuda Y, Yabuuchi I：Hepatic tumors：US contrast enhancement with CO_2 microbubbles. Radiology 161：701-705, 1986
6) Kudo M, Tomita S, Tochio H, et al：Hepatic focal nodular hyperplasia：specific findings at dynamic contrast-enhanced US with carbon dioxide microbubbles. Radiology 179：377-382, 1991
7) Matsuda Y, Yabuuchi I, Ito T, et al：Classification of ultrasonographic images of small hepatocellular carcinoma using galactose-based contrast agent：relation between image patterns and histologic features. J Med Ultrasonics 31：111-120, 2004
8) Sontum PC：Physicochemical characteristics of Sonazoid™, A new contrast agent for ultrasound imaging. Ultrasound Med Biol 34：824-833, 2008

（松田康雄）

2. Sonazoidの特性

　Sonazoidによって，肝腫瘍においては腫瘍内血流や血管新生，Kupffer細胞の多寡，また基礎疾患となる慢性肝疾患における血管の変化は肝内門脈末梢枝のレベルまで描出できるようになった。造影超音波検査は空間，時間分解能が高いこと，また一番の利点は，リアルタイム性に富み身体的負担が少ないことである。肝腫瘍においては，迅速かつ正確な診断が患者予後や治療方針の決定にきわめて重要であり，造影剤を使用することは，治療ガイドや治療効果判定など大きな武器になる。本項ではSonazoidの薬理動態など特性を概説する。

1 | 薬理動態

　Sonazoidは，静脈投与され右心系から肺循環を経て左心系ならび末梢循環を通過し再循環する。肝腫瘍では，blood pool agentとして診断に寄与した後，マクロファージに貪食され臓器特異性を有する[1〜3]。また，難溶性のガスを内包し脂質の膜に覆われている[3]。

　Sonazoidは，リン脂質の膜を有するため左心系と右心系での圧の変化による気泡の消失が少ない。したがって，血中濃度の低下は比較的少なく門脈など血管の染影は10分以上続く。その後肝臓や脾臓などにある網内系へ取り込まれる[4]。実際の健常人にSonazoid造影剤を静注したときの時間信号強度では肝動脈，門脈，肝静脈がピークに達した後，2循環目では肝静脈の染影はほとんどない（図Ⅱ-15）。また肝動脈と門脈の信号強度の差はほとんどなく肝静脈との差が大きいことは類洞に多く溜まり，肝臓ではマクロファージであるKupffer細胞に貪食されていると考えられる[1〜3]。Sonazoidをラットに投与した約10分後に電子顕微鏡でKupffer細胞を観察したところ多数のSonazoidのKupffer細胞への貪食が確認された（図Ⅱ-16）。また，*in vitro*での検討では，培養したKupffer細胞には，Sonazoidが多く貪食されることが証明され，SonazoidがKupffer細胞に貪食される事実は揺るぎないものであるが，Kupffer細胞以外の貪食能力を有する樹状細胞などにどの程度貪食されているかは，問題として残る。

　代謝経路は，Sonazoidのガスは水に難溶性であるperflorobutane（C_4F_{10}）であり，未変化のまま呼気中にほぼ全量排泄される。シェルを構成しているのは，リン脂質であるphosphatidyl serineであり，生体内物質と同じ代謝経路で代謝される[5]。

　Sonazoidの副作用としては，気泡のシェルが卵黄由来の界面活性剤を用いているため卵アレルギーの患者では症状が発現する恐れがあるとされる。治験段階での副作用の多くは下痢である。2011年5月に報告された安全性調査によると0.5％の副作用報告があるが重篤なものはない。また，臨床使用されているいずれの造影剤もマイクロバブルの平均粒子径は2〜3μmと微小であり，毛細血管への塞栓による副作用の報告はない。しかし急性心筋梗塞など重篤な心疾患や動静脈シャントのある患者で

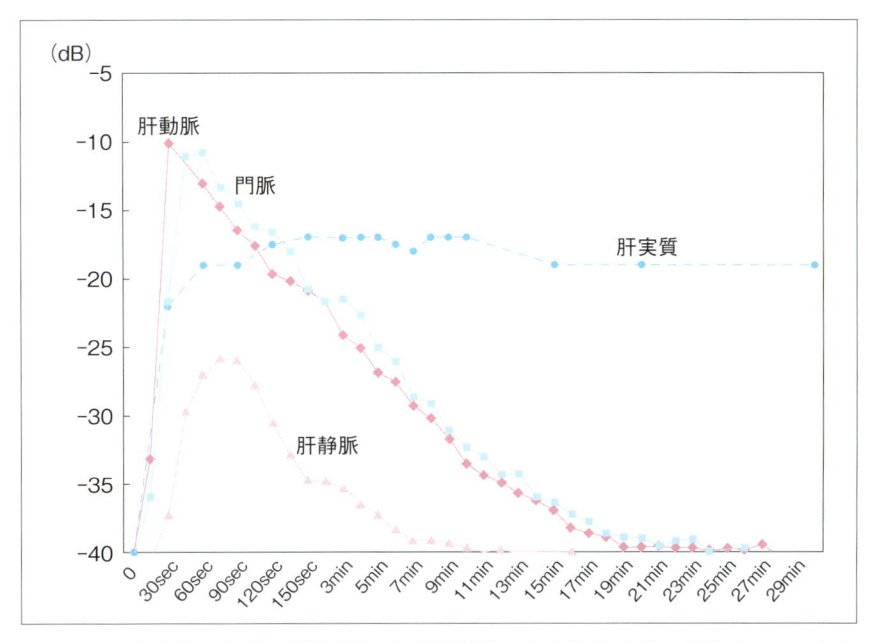

図Ⅱ-15 肝動脈，門脈，肝静脈および肝実質の時間輝度曲線：健常成人12名の平均値

(Shunichi S, Hiroko I, Fuminori M, et al：Definition of contrast enhancement phases of the liver using a perfluoro-based microbubble agent, perflubutane microbubbles. Ultrasound Med Biol 35：1819-1827, 2009 より改変して引用)

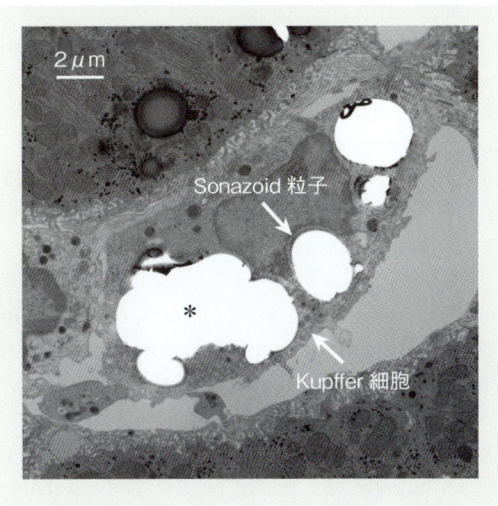

図Ⅱ-16 電子顕微鏡画像：Kupffer 細胞内に貪食された Sonazoid 粒子

白くみえるのはすべて Sonazoid である。＊は数個の Sonazoid が融合している。

は，造影剤が直接左心系に入るため慎重な投与が望ましい。Levovist では in vitro で血小板凝集の報告や，Sonazoid でもラット実験における血小板凝集，また溶血の報告があるが，現時点での重篤な副作用報告はなく，さらに Sonazoid 使用時における Kupffer 細胞の形態異常は起こらないと報告されている[6〜9]。しかしながら，造影剤と超音波の使用方法を守り安全を考慮し使用するべきと考える。

2 音圧

音圧 mechanical index（MI）値は，診断用超音波装置での送信音圧のことである。Sonazoidは中低音圧系造影剤といえる。Sonazoidは音圧0.2〜0.3で効率よく気泡が共振する[10]。しかし高い音圧の超音波の照射を受けると容易に共振・崩壊する。共振を惹起する音圧の閾値の幅があり，照射する音圧を下げていくと，崩壊せず持続的に非線形信号を発して，共振を起こす音圧の閾値幅がある。この性質は，おそらく気泡を形成するシェルの性状に，とくにシェルの弾性に依存していると思われる。Sonazoidは，*in vitro* でMI値1.03を超えると振るえたり壊れたりすることが報告されている[9]。

【引用文献】

1) Iijima H, Moriyasu F, Miyahara T, et al：Ultrasound contrast agent, Levovist microbubbles are phagocytosed by Kupffer cells—*In vitro* and *in vivo* studies. Hepatol Res 35：235-237, 2006
2) Yanagisawa K, Moriyasu F, Miyahara T, et al：Phagocytosis of ultrasound contrast agent microbubbles by Kupffer cells. Ultrasound Med Biol 33：318-325, 2007
3) Watanabe R, Matsumura M, Munemasa T, et al：Mechanism of hepatic parenchyma-specific contrast of microbubble-based contrast agent for ultrasonography：microscopic studies in rat liver. Invest Radiol 42：643-651, 2007
4) Lim AKP, Patel N, Eckersley RJ, et al：Evidence for spleen-specific uptake of a microbubble contrast agent：A quantitative study in healthy volunteers. Radiology 231：785-788, 2004
5) Uran S, Landmark K, Normann PT, et al：A respiration-metabolism chamber system and a GC-MS method developed for studying exhalation of perfluorobutane in rats after intravenous injection of the ultrasound contrast agent Sonazoid™. J Pharm Biomed Anal 39：746-751, 2005
6) Shigeta K, Itoh K, Ookawara S, et al：The effects of Levovist and DD 723 in activating platelets and damaging hepatic cells of rats. J Ultrasound Med 24：967-974, 2005
7) Ter Haar GR. Ultrasonic contrast agents：safety considerations reviewed. Eur J Radiol 41：217-221, 2002
8) Landmark KE, Johansen PW, Johnson JA, et al：Pharmacokinetics of perfluorobutane following intravenous bolus injection and continuous infusion of Sonazoid™ in healthy volunteers and in patients with reduced pulmonary diffusing capacity. Ultrasound Med Biol 34：494-501, 2008
9) Liu GJ, Moriyasu F, Hirokawa T, et al：Optical microscopic findings of the behavior of perflubutane microbubbles outside and inside Kupffer cells during diagnostic ultrasound examination. Invest Radiol 43：829-836, 2008
10) Emmer M, Vos HJ, Goertz DE, et al：Pressure-dependent attenuation and scattering of phospholipid-coated microbubbles at low acoustic pressures. Ultrasound Med Biol 35：102-111, 2009

（飯島尋子）

3. Sonazoid の時相と撮像法

　第2世代の超音波造影剤 Sonazoid の出現に伴い，論文および学会発表において各施設で区々に使用されていた造影超音波の時相の呼称を統一すべきとの動きが日本超音波医学会のなかでみられるようになった。また，「肝腫瘍の超音波診断基準」は1988年に日本超音波医学会医用超音波診断基準に関する委員会で作成されて以来，20年以上改定されてはいなかった。肝腫瘍の質的診断のためのBモード所見の改定に加え，ドプラ所見，造影超音波所見を作成するために2005年に，「肝腫瘍の超音波診断基準(1988/11/30)の改訂」小委員会が立ち上げられ，2010年の超音波医学2月号に「肝腫瘍の超音波診断基準(案)」が発表された[1]。本項ではこの診断基準をもとに時相および撮像法について述べる。またヨーロッパ超音波医学学術連合大会(EFUSMB)からも2008年にガイドラインが発表されており参照されたい[2]。

1｜時相およびイメージの定義[1]

　肝臓は肝動脈と門脈の2重支配であり，超音波造影剤も静脈から投与すると3つのオーバーラップする時相(phase)が観察される。

　診断基準では図Ⅱ-17に示すごとく時相を定義した。まず，血管相(vascular phase，造影超音波検査において造影剤が血管内に存在している時相)と後血管相(post vascular phase，血管内の造影剤濃度が十分に低下し，造影剤による血管の造影効果が失われた時相)に分類した。

　血管相はさらに，動脈優位相〔arterial (predominant) phase，臓器実質および腫瘍が動脈由来の造影剤により造影される時相〕と門脈優位相〔portal (predominant)

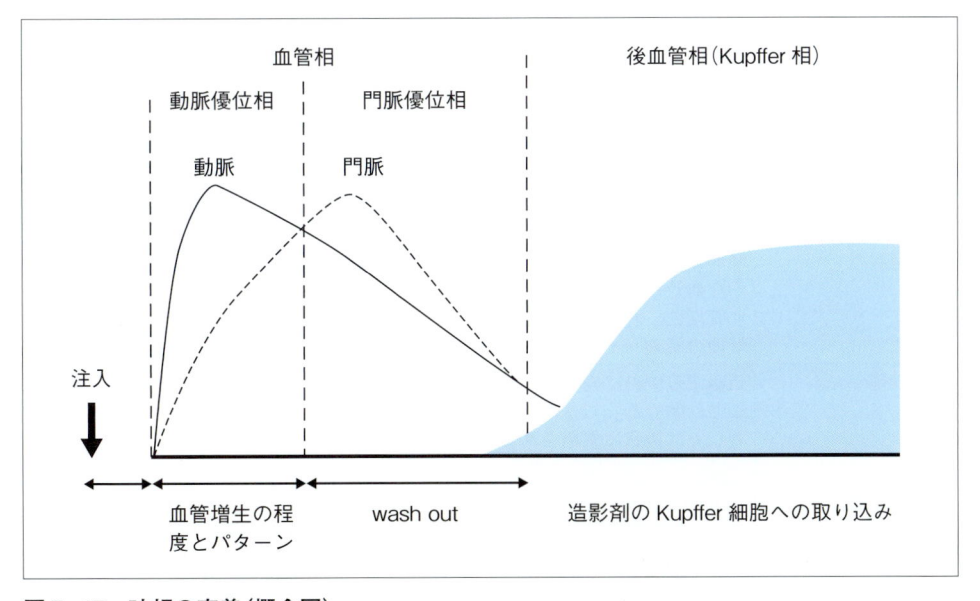

図Ⅱ-17　時相の定義(概念図)

phase，肝内門脈枝が造影された後肝実質が造影される時相〕に分類した。動脈優位相では腫瘍内の血管構築像，腫瘍の灌流像が得られる。門脈優位相では腫瘍の造影剤のwash outと肝実質相の染まりの輝度を比較できる。動脈優位相で得られる画像を血管イメージ（vascular image）および灌流イメージ（perfusion image），後血管相で得られる画像を後血管イメージ（post-vascular image）と呼ぶこととした。今回の診断基準で，後血管イメージを「クッパーイメージ（Kupffer image）」[3~6]と呼ぶかについての議論がなされ，「クッパーイメージ」の呼称は正式には認められず，注）に記載することになった。

2│造影超音波による肝腫瘍の質的診断（表Ⅱ-4）

「肝腫瘍の超音波診断基準」に沿って説明する。対象は肝細胞癌，肝内胆管癌（腫瘍

表Ⅱ-4 造影超音波による肝腫瘍の質的診断

主分類	細分類	血管相（vascular phase）		後血管相（post-vascular phase）	付加所見
		動脈（優位）相〔arterial (predominant) phase〕	門脈（優位）相〔portal (predominant) phase〕		
肝細胞癌	結節型（2 cm以下）	造影剤が流入する場合もあるが血管として描出される本数は少ない	肝実質と同程度もしくは低下して造影される	肝実質に比して軽度低下もしくは低下	動脈（優位）相で濃染しない症例もある
	結節型（2 cmを超える）	バスケットパターン，血管増生，不整な流入血管肝実質に比し強い濃染	肝実質に比し低下して造影される 非造影部位の存在	欠損もしくは不完全な欠損	後血管相で点状のシグナルが残存することあり
	塊状型	バスケットパターン，血管増生，不整な流入血管肝実質に比し強く不均一な濃染	肝実質と低下して造影される 非造影部位が存在	欠損もしくは不完全な欠損 腫瘍の輪郭は不整	染影される腫瘍塞栓の描出されることあり
肝内胆管癌（胆管細胞癌）		辺縁に血管影 辺縁のリング状濃染	腫瘍辺縁のリング状濃染肝実質に比して低下して造影される	明瞭な欠損もしくは不完全な欠損	中央を突き抜ける線状の血管を認めることもある 全く染影されない場合もあり
転移性肝腫瘍		腫瘍内の点状の血管影，辺縁のリング状濃染	腫瘍辺縁のリング状濃染肝実質に比して低下して造影される	明瞭な欠損 腫瘍の輪郭は不正	血管増生のある転移性肝腫瘍は動脈（優位）相の所見は肝細胞癌に類似する
肝細胞腺腫		境界から中央に向かって細かな血管が流入する。血管増生，肝実質に比して軽度の濃染	肝実質に比し造影される	同等もしくは不完全な欠損	出血・壊死を伴う場合は非造影部位を生じる
肝血管腫		辺縁から中央に向かって濃染され始める。辺縁が点状もしくは斑状に濃染される	辺縁が斑状に濃染される。中央へ濃染が進み，中心部は造影されないことが多い。	肝実質と同等，一部造影されない場合あり（血栓，線維化など）	小さなものでは急速に中央に向かって濃染される場合もある。
限局性結節性過形成（FNH）		spoke-wheel pattern，中央から外側に向かって極めて短時間に肝実質より濃染	肝実質より濃染 造影の低下する部分もある（中心瘢痕）	造影は肝実質と同等，造影の低下する部分もある（中心瘢痕）	

〔日本超音波医学会用語・診断基準委員会：肝腫瘍の超音波診断基準．Jpn J Med Ultrasonics 39：317-326, 2012〕

形成型），転移性肝腫瘍，肝細胞腺腫，肝血管腫，限局性結節性過形成(FNH)の6疾患である．

肝細胞癌は「原発性肝癌取扱い規約2009年6月（第5版補訂版）」に準拠して2cm以下のものと2cm超のものと塊状型に分類した[7]．図Ⅱ-18に示すように，2cm以下の結節の動脈優位相は流入する血管が少なく染影も軽度で，門脈優位相はwash outがあり，後血管相では肝実質より低下を認めることが多い．一方，2cm超の結節の動脈優位相はバスケットパターンを示し濃染し，門脈優位相はwash outがあり，後血管相では欠損像を示す．

転移性肝腫瘍〔図Ⅱ-19-1)〕は原発巣，結節のサイズ，発育速度などに依存すると推定されるが，動脈優位相は辺縁に血管影を認めリング状濃染を示し，門脈優位相は早期にwash outされ，後血管相では欠損像を示すことが多い．時間分解能の向上で図Ⅱ-19-2)のように動脈優位相で濃染を示す結節も認められるようになった．

肝血管腫はきわめて特徴的な画像を示し〔図Ⅱ-20-1)〕，MRIなどの他の画像診断の必要性は減少した．すなわち動脈優位相では辺縁から中央に向かって濃染され始め，辺縁が点状もしくは斑状に濃染され，門脈優位相は中央へ濃染が進み，中心部は造影されないことが多く，後血管相は肝実質と同等，一部造影されない部位も認める．一部流速の速い肝血管腫では動脈優位相で濃染するが，門脈優位相で濃染が持続して肝実質より高いことから鑑別可能である〔図Ⅱ-20-2)〕．

限局性結節性過形成の動脈優位相はspoke-wheel patternを示し，中央から外側に向かってきわめて短時間に肝実質より濃染し，門脈優位相でも濃染が持続し，後血管相では肝実質と同等の造影を示すことが多い〔図Ⅱ-21-1)〕．従来使用されてきた「車軸様血管」は，車軸では方向性を示していないことから廃止することになり，日本超音波医学会「医用超音波用語集」から削除され，「スポークホイールパターン」(spoke-wheel pattern)が採用されていることに留意していただきたい．

肝細胞癌塊状型，肝内胆管癌(腫瘤形成型)，肝細胞腺腫は紙面の都合上症例提示から除いた．2010年の「超音波医学」2月号の「肝腫瘤の超音波診断基準(案)」の症例を参照していただければ幸いである[1]．なお，肝細胞癌の肉眼分類の小結節境界不明瞭型，浸潤型，びまん型に関しては，これらは腫瘤を形成せず，Bモード上，エコーレベルも肝実質との差が少なく存在が認識しにくいので診断基準からは除いてある．

3 | Sonazoidにおける各種撮像法

第二世代の造影剤であるSonazoidは安定性が高く，また後血管相でKupffer細胞にトラップされるため，replenishment methodおよびdefect reperfusion imageの手法が可能である．

a. replenishment method[8]

最初の血管相で息止め不良などで十分な血管相(動脈優位相)の撮像ができなかった場合や，複数の腫瘤の血管相を評価したい場合には，高音圧の超音波送信を行いスキャンボリューム内のバブルを一掃して，再度低音圧で再灌流を観察できる．繰り返

1) 2 cm 以下

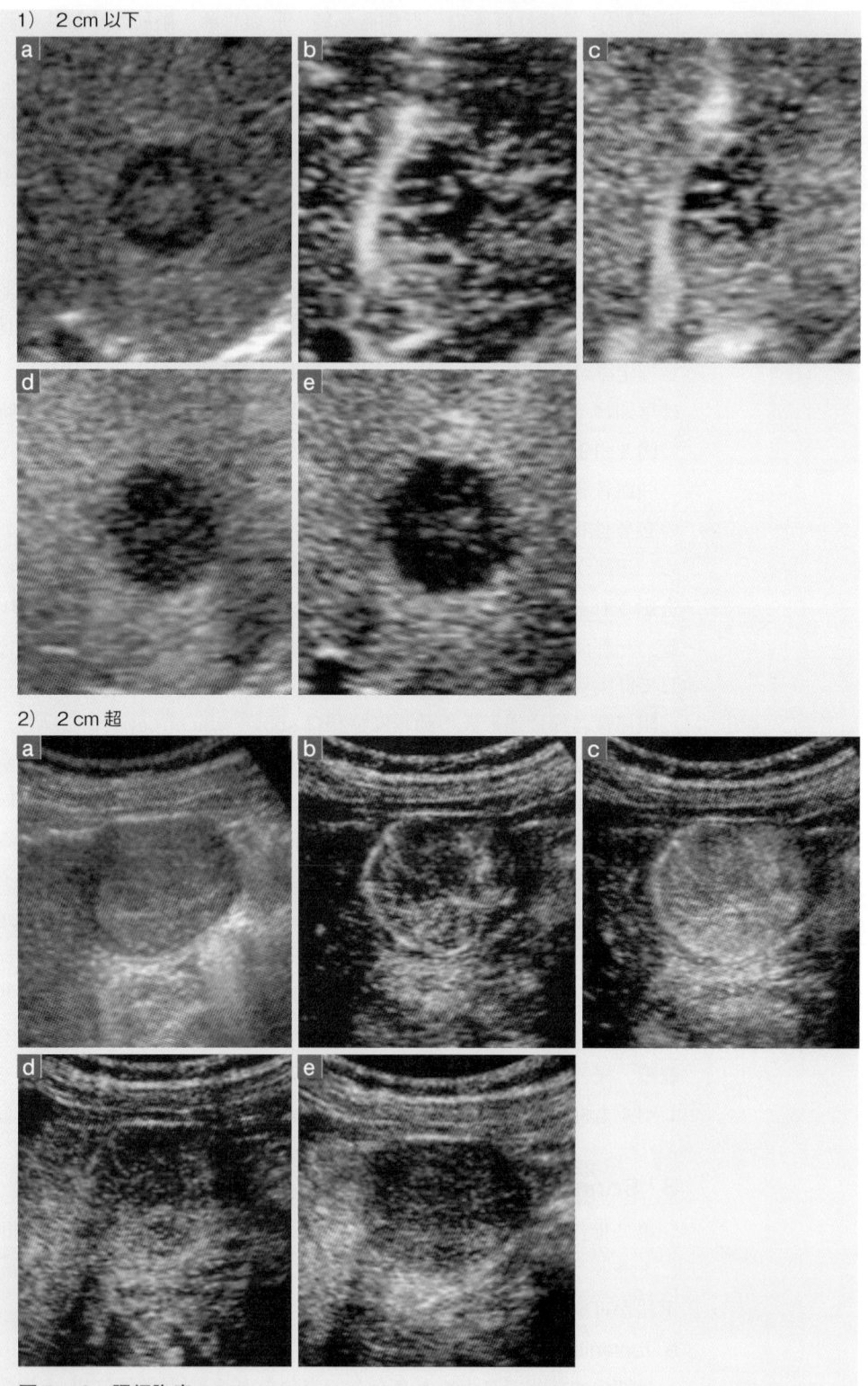

2) 2 cm 超

図Ⅱ-18 肝細胞癌

a：造影前，b：動脈優位相（血管イメージ），c：動脈優位相（灌流イメージ），d：門脈優位相，e：後血管相（クッパーイメージ）

1) リング状

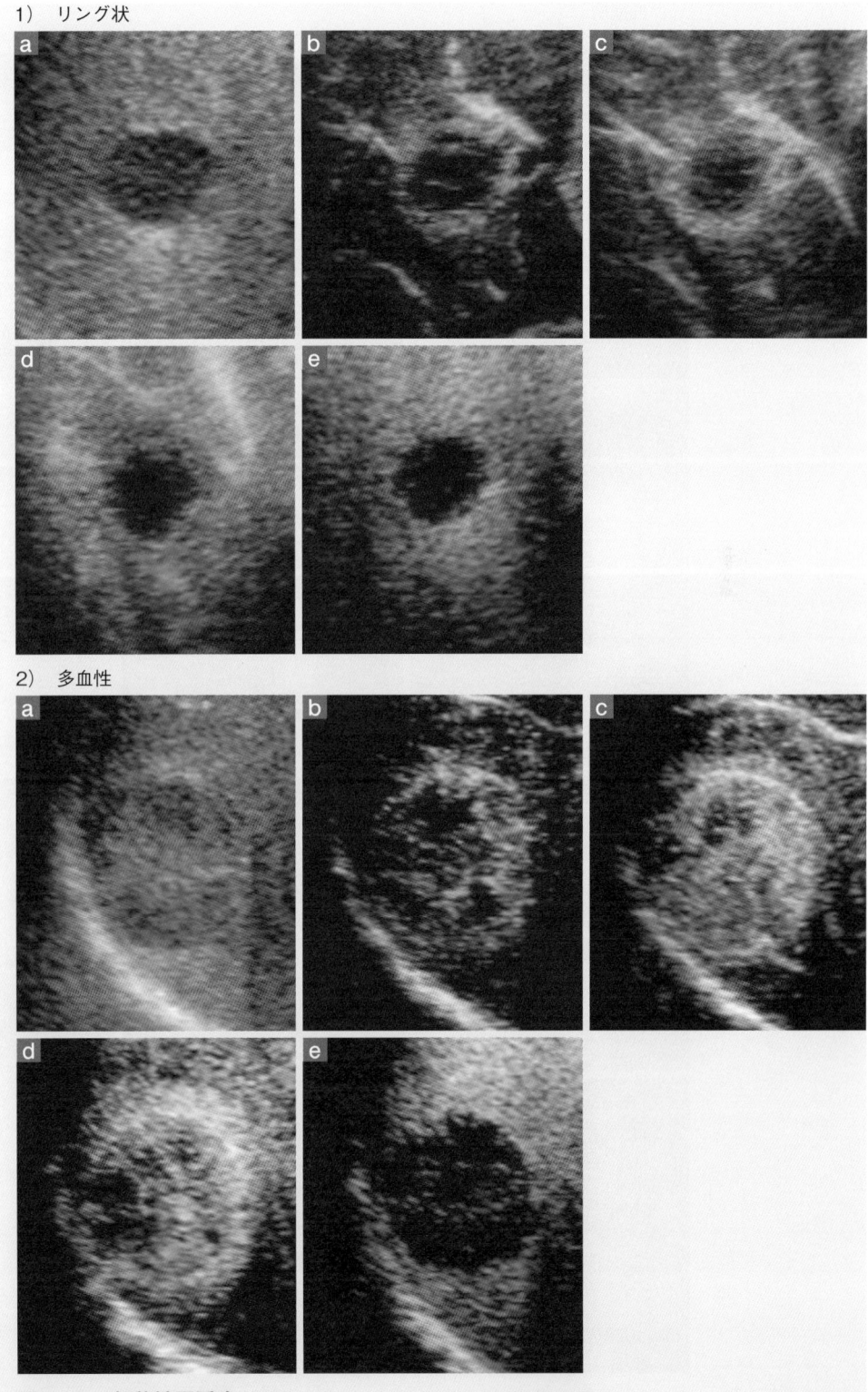

2) 多血性

図Ⅱ-19 転移性肝腫瘍

a：造影前, b：動脈優位相（血管イメージ）, c：動脈優位相（灌流イメージ）, d：門脈優位相, e：後血管相（クッパーイメージ）

1) 典型例

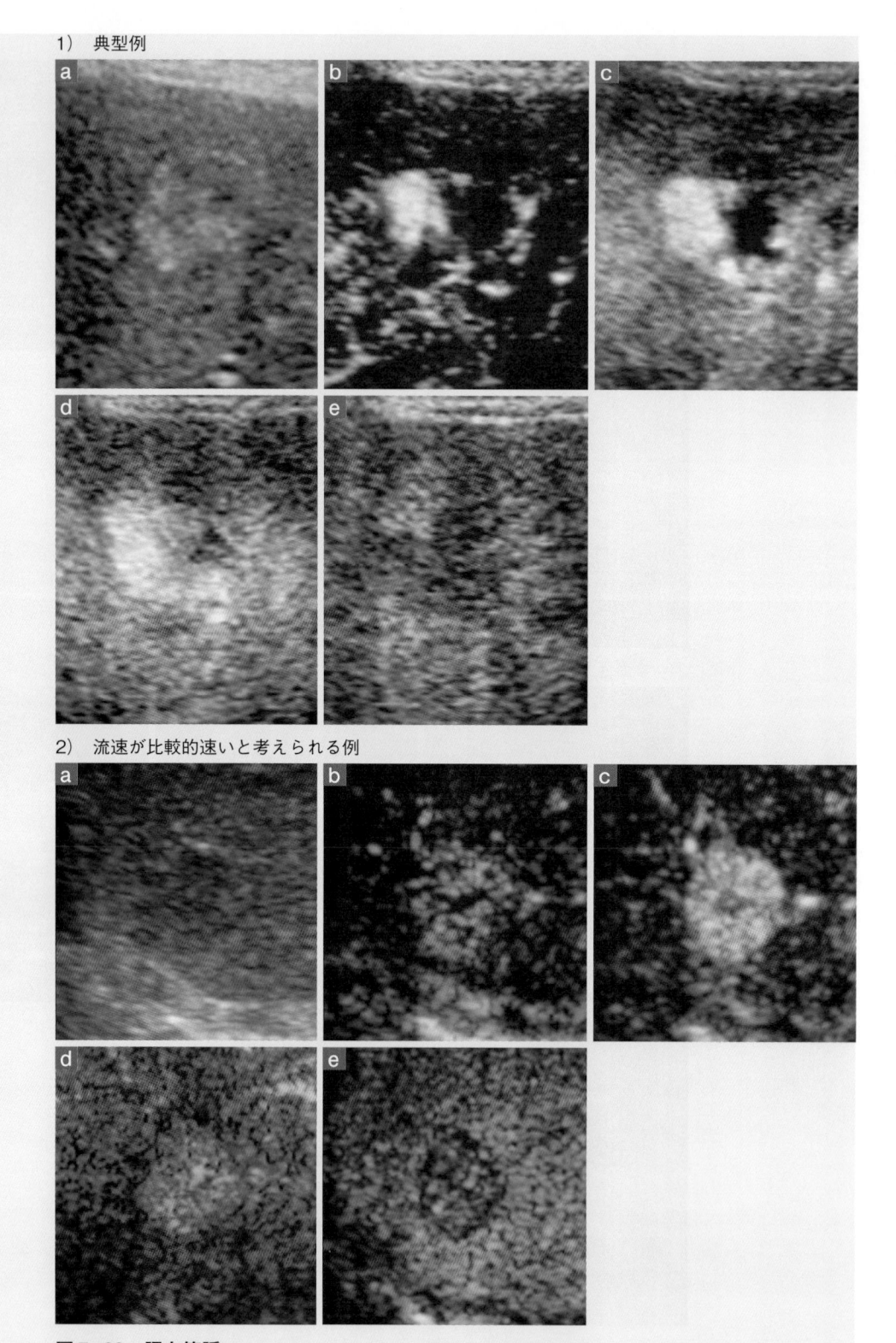

2) 流速が比較的速いと考えられる例

図Ⅱ-20 肝血管腫

a：造影前，b：動脈優位相（血管イメージ），c：動脈優位相（灌流イメージ），d：門脈優位相，e：後血管相（クッパーイメージ）

1) 典型例

a：造影前，b：動脈優位相（血管イメージ），c：動脈優位相（灌流イメージ），d：門脈優位相，e：後血管相（クッパーイメージ）

2) replenishment method

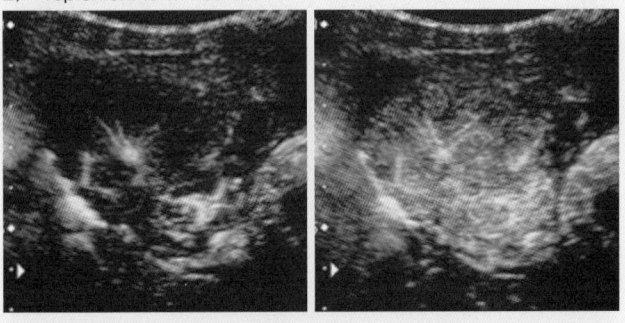

3) replenishment method（血管のトレーシング）

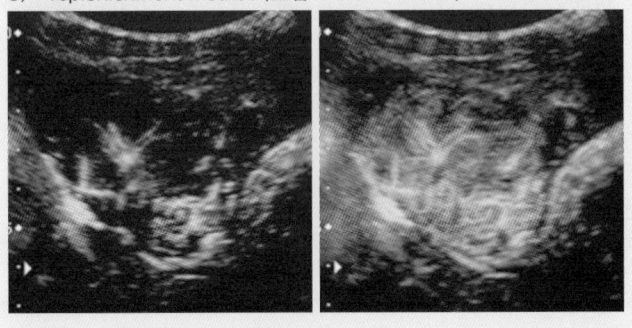

図Ⅱ-21　限局性結節性過形成（FNH）

し病変の血行動態を観察することができて有用である〔図Ⅱ-21-2）〕。ただし，この方法での血流評価は門脈血流も同時に検出されていることに留意する必要がある。また血管像をより鮮明とするために画像を積算する方法も利用されている〔図Ⅱ-21-

1) Defect reperfusion image

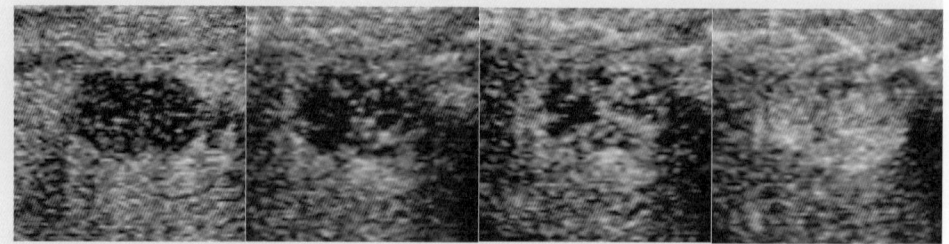

2) Replenishment method

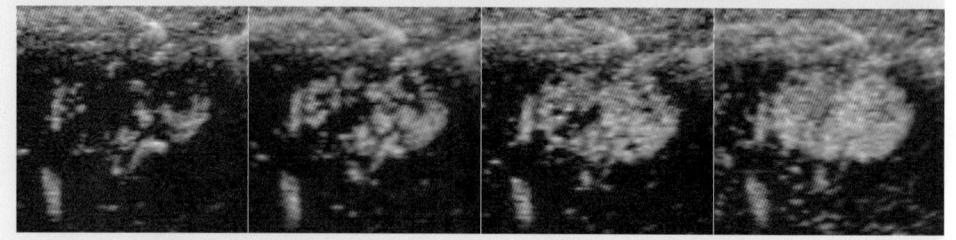

図Ⅱ-22 転移性肝腫瘍(悪性黒色腫)

2)〕。この方法は，後血管相への影響を少なくするために門脈優位相の早期に行われることが望ましい。

b. defect reperfusion image[9]

　工藤らによって提唱された方法で，別の章で詳述されるので簡単に触れる。Sonazoidの安定した後血管相(Kupffer相)に造影剤の再注入で血管相を重ね合わせた画像である。後血管相で初めて検出された結節を評価する方法で，図Ⅱ-22-1)に示されるように，超音波造影剤を再注入することで，結節が濃染され腫瘍の質的診断が可能となる。また，その後，高音圧の超音波送信を行いスキャンボリューム内のバブルを一掃して結節の再灌流も観察できる〔図Ⅱ-22-2)，replenishment method〕。

【引用文献】

1) 日本超音波医学会用語・診断基準委員会：肝腫瘤の超音波診断基準．Jpn J Med Ultrasonics 39：317-326, 2012
2) Claudon M, Cosgrove D, Albrecht T, et al：Guidelines and good clinical practice recommendations for contrast enhanced ultrasound (CEUS)-update 2008. Ultraschall Med 29：28-44, 2008
3) Korenaga K, Korenaga M, Furukawa M, et al：Usefulness of Sonazoid® contrast-enhanced ultrasonography for hepatocellular carcinoma：comparison with pathological diagnosis and superparamagnetic iron oxide magnetic resonance images. J Gastroenterol 44：733-741, 2009
4) Moriyasu F, Itoh K：Efficacy of perflubutane microbubble-enhanced ultrasound in the characterization and detection of focal liver lesions：phase 3 multicenter clinical trial. AJR 193：86-95, 2009
5) Sasaki S, Iijima H, Moriyasu F, et al：Definition of contrast enhancement phases of the

liver using a perfluoro-based microbubble agent. Perflubutane microbubbles. Ultrasound in Med & Biol 35：1819-1827, 2009
6) Watanabe R, Matsumura M, Munemasa T, et al：Mechanism of hepatic parenchyma-specific contrast ofmicrobubule-based contrast agent for ultrasonography. Microscopic studies in rat liver. Invest Radiol 42：643-651, 2007
7) 日本肝癌研究会（編）：臨床・病理　原発性肝癌取扱い規約 2009 年 6 月（第 5 版補訂版）．金原出版，pp17-18, 2009
8) 森安史典，飯島尋子：微小気泡造影剤を使った造影超音波診断の現状と展望．映像 Medical 38：570-578, 2006
9) 工藤正俊，畑中絹世，鄭　浩柄，ほか：肝細胞癌治療支援における Sonazoid 造影エコー方の新技術の提唱：Defect Reperfusion Imaging の有用性．肝臓 48：299-301, 2007

〔熊田　卓，乙部克彦〕

4. 最適な検査条件

1 東芝

1│装置

a. 造影に適した超音波診断装置

造影に使われる超音波診断装置は，造影に適した造影モードを備えているものである．基本的には，非線形映像法(ハーモニック法)が用いられる．新しい装置では，通常の非造影の B-mode も，位相変調法のティッシュハーモニックが使われていることが多い．このハーモニック映像法の送信音圧を下げ，フレーム数を低くすることによって造影に用いられる．

Levovist では，ドプラ信号の増強作用が造影効果とされ，カラードプラ法が造影に使われる．Sonazoid でも，微小気泡を高い音圧で壊して造影する，loss of correlation (LOC) 法としてカラードプラが使われることがある．この場合には，1 フレームでスキャン面内のほとんどの気泡を壊すため造影感度がよいことと，組織からの tissue harmonic 信号が全く含まれないことから，Kupffer 相の造影に用いられる．

通常の基本波散乱の B-mode を造影に使うこともできる．その際にはハーモニックモードに比べて造影性は悪い．造影剤の投与量を増やすことにより造影性が良くなるが，過剰な投与では shadowing を起こし造影効果は逆に悪くなる．

b. 動画記録と静止画記録

造影された動画像は，動画記録と静止画記録が行われる．dynamic study (血管相) は 3 分間記録され，Kupffer イメージは，1 つのウインドウからのスキャンで 10〜15 秒間の動画が記録される．動画での診断が重要であり，近い将来，撮像された動画が reading room に送られ，読影医によってモニター診断されるようになると期待される．

2│映像モード

a. 原理

1) ハーモニック影像法

超音波画像は，超音波を照射し生体内の散乱体から反射して返ってくる超音波を受けてそれを映像化して得られるものである．生体組織からの散乱は線形散乱が強いが，微小気泡からの散乱は非線形散乱を強く起こす．すなわち照射した超音波の波形と，微小気泡から散乱してきた波形が異なるのである．この非線形散乱は，周波数で考えれば，照射した超音波の周波数の整数倍のところにピークをもつ周波数分布を示す．たとえば 2 MHz の周波数で照射した場合，その 2 倍 (4 MHz)，3 倍 (6 MHz) の周波数にピークをもつ超音波が返ってくる．2 倍のものを 2 次高調波(セカンドハー

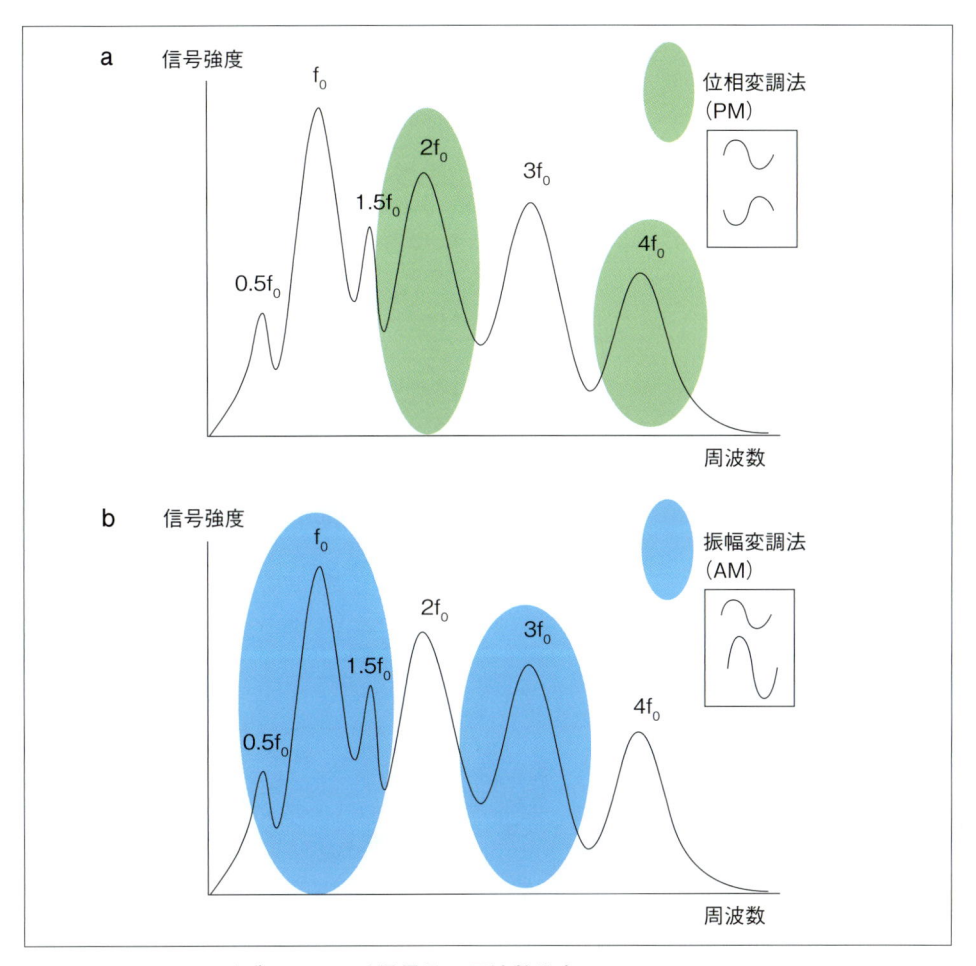

図 Ⅱ-23 マイクロバブルからの受信信号の周波数分布

a：位相変調(PM)法では，二次高調波($2f_0$)などの偶数番目のハーモニック信号が含まれる。
b：振幅変調(AM)法では，基本波(f_0)などの奇数番目のハーモニック信号やsub-harmonic($0.5f_0$, $1.5f_0$)信号が含まれる。

モニック)，3倍のものは3次高調波と呼ばれる。さらに1/2倍(1 MHz)や1.5倍の周波数にピークをもつ超音波も返ってくるが，これはサブハーモニックと呼ばれている(図Ⅱ-23)。

2次高調波すなわちセカンドハーモニックは，気泡からの信号としてよく理解され映像にも用いられている。周波数分布では，気泡の共振による超音波は高いピークを示すが，気泡がより強い超音波を受けて崩壊するときには，谷が埋まった型になる。

これらのハーモニック信号を映像化するには，以下のように2つの手法，位相変調法と振幅変調法が用いられる。

① 位相変調(phase modulation：PM)法と振幅変調(amplitude modulation：AM)法(図Ⅱ-24)

位相が180°異なる2つのパルス波を送信し，散乱して返ってきた2つの受信波を

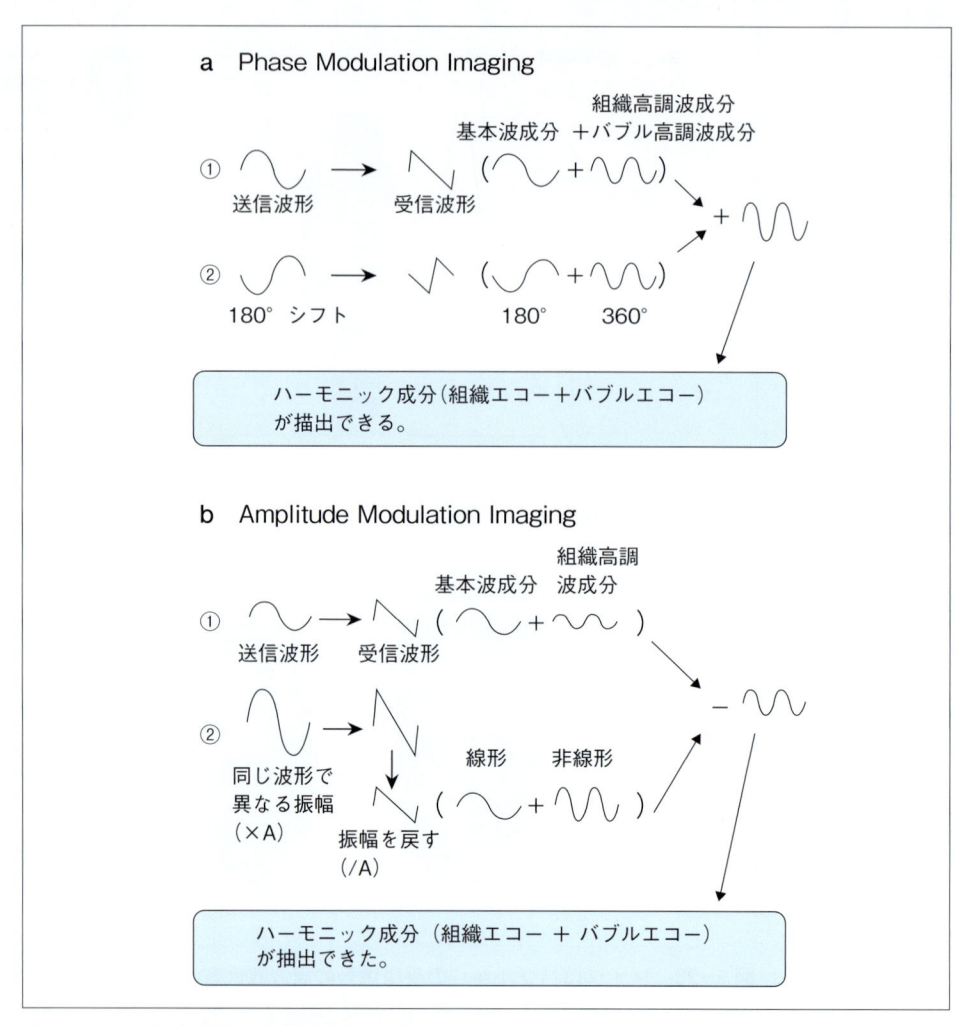

図Ⅱ-24　位相変調法と振幅変調法の原理

a：位相変調法の原理：180°位相の異なる2つのパルス波を送受信することによって，組織と気泡から散乱してくる非線形成分を抽出する方法。この手法の特徴は，2倍の高調波成分（セカンドハーモニック）であれば，ティッシュハーモニック，バブルハーモニックともに抽出可能である。
b：振幅変調法の原理：振幅の異なる2つのパルス波を送受信することによって，組織と気泡から散乱してくる非線形成分を抽出する方法。この手法の特徴は，主にバブルハーモニックからの1倍（基本波帯域）の非線形成分を抽出することができる。

足し算した波形で映像化するものがPM法である。組織からと気泡から散乱して返ってくる超音波では，それらの波形が歪む程度に違いがある。気泡のほうが組織より非線形成分が多いため，良好な造影感度が得られる。しかし，Sonazoidでは，SonoVueやDefinityなどと比べて使われる音圧が比較的高いので，組織からの非線形信号（tissue harmonic）が多く含まれる。

　一方，AM法は，位相は同じで，振幅が異なる2つのパルス（たとえば1倍の振幅と1/2の振幅）を打ち，返ってきた2つの受信波のうちはじめの1倍の反射波から1/2の反射波を2倍したものを引き算して得られた波を画像化するものである。この

表Ⅱ-5 位相変調法(PM)と振幅変調法(AM)の違い

	位相変調(PM)法	振幅変調(AM)法
周波数	高い	低い
減衰 (penetration)	強い (悪い)	弱い (よい)
空間分解能	よい	悪い
組織ハーモニック tissue harmonic	強い	弱い

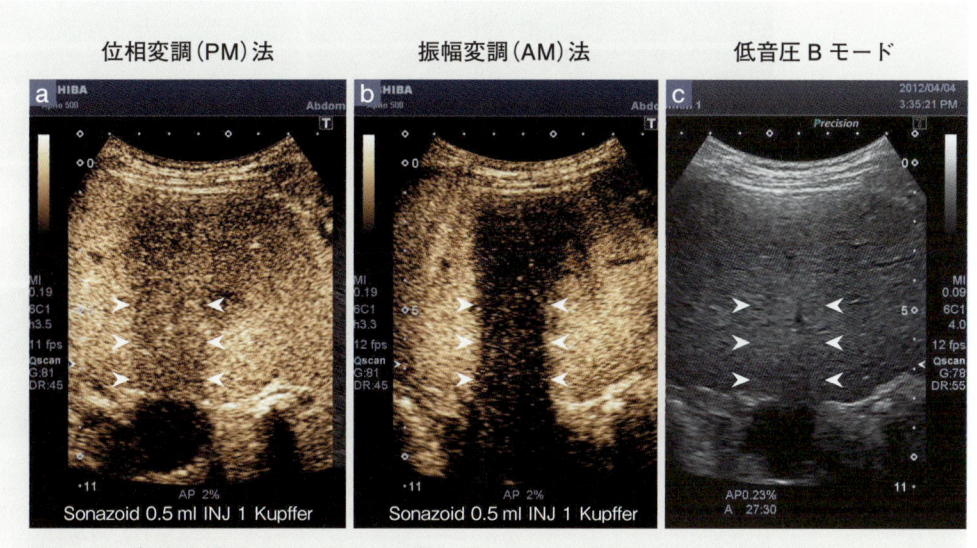

図Ⅱ-25 気泡崩壊後のハーモニック像
Kupffer相で気泡を高音圧で崩壊後，直交する断面でスキャンしたもの．位相変調法(a)では，振幅変調法(b)に比べ，気泡の消失した部分(矢頭)にも強い信号が見られ，tissue harmonic信号が強く残っていることがわかる．

場合は，位相変調法に比べてtissue harmonicが少ないとされ，造影感度がよい．

PM法とAM法の差は，PM法は空間分解能に優れ，AM法は深部の感度がよいことである(表Ⅱ-5)．とくにSonazoidのように，低音圧といっても比較的高い音圧を使う場合には，組織からの非線形信号(tissue harmonic)が強い．したがって，AM法のようにtissue harmonicを抑制できる手法は，信号の気泡／組織比を上げるのに有効である(図Ⅱ-25)．

b. 撮像条件
1) 音圧
撮像条件のうち最も重要なものが音圧である．次世代超音波造影剤は一般に低音圧造影剤といわれるが，至適音圧は造影剤間で若干異なる．

① 振るえる音圧と壊れる音圧
生体内に気泡がある場合，音圧を次第に上げて行くと，振るえも壊れもしない状態

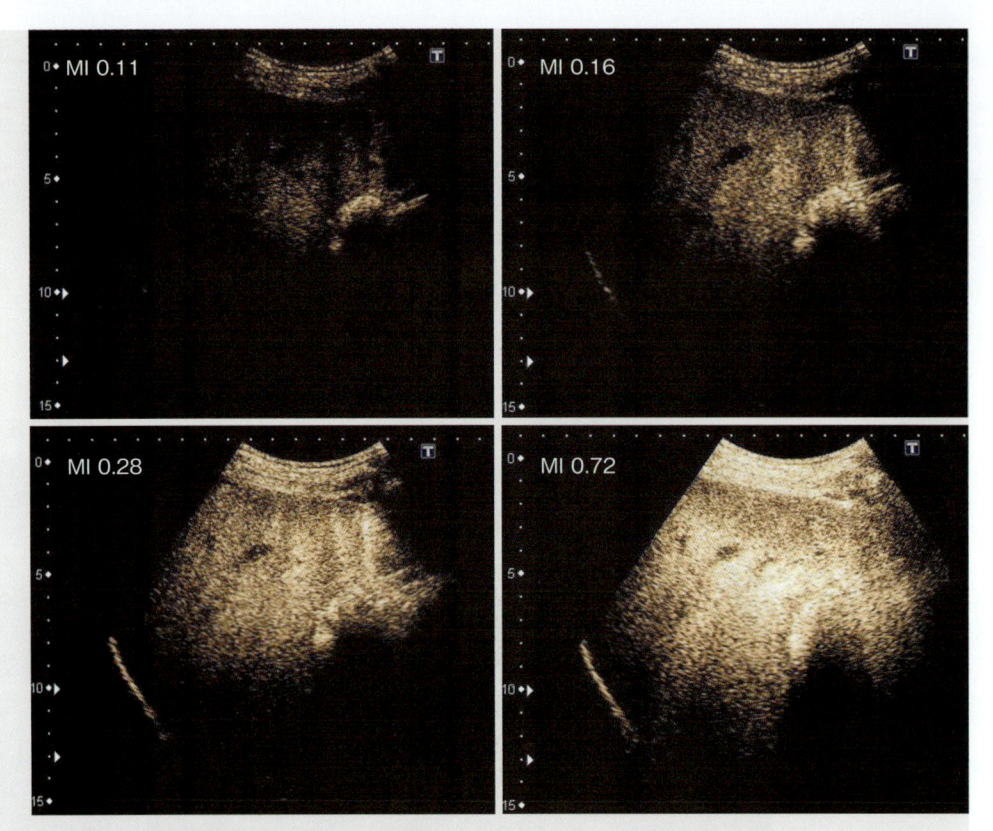

図Ⅱ-26 音圧を変化させたときの造影性
Sonazoid 0.5 ml 投与後 10 分に，音圧を変化して造影すると，音圧の上昇に伴って造影される領域が拡がってくる。しかし MI 値 0.72 では肝表面近くでは気泡が消失して信号が弱くなっている。このように気泡の共振・崩壊は音圧に強く依存している。

から，振るえる音圧の帯域があり，さらに音圧を上げていくと気泡は短時間に壊れるようになる。壊れ始める音圧は造影剤間で異なり，壊す音圧は，Optison, SonoVue, Imagent, Definity, Sonazoid の順に高くなる。Sonazoid では，MI 値 0.2～0.4 が至適な音圧とされ，0.4 を超えると気泡は崩壊し始める（図Ⅱ-26）。

② 気泡の粒度分布と音圧

Sonazoid をはじめとする微小気泡からなる超音波造影剤は，気泡径に粒度分布がある。Sonazoid はこの粒度分布が他の超音波造影剤に比べて狭い（均一性が高い）とされる。

一般に気泡径が小さいほど，振るわせたり壊したりするために必要な音圧は高くなる。たとえば MI 値 0.5 で送信して画像を得た後，MI 値を 1.0 に上げると，MI 値 0.5 で壊れなかった気泡が壊れて信号を発する。

また，脾臓も網内系の臓器なので，Sonazoid 静注 10 分以降に気泡が集積する。脾臓のマクロファージに取り込まれる粒子の大きさは，肝臓のそれより小さいことが知られている。脾臓に集積した Sonazoid は，肝臓に蓄積したものに比べ壊れにくいが，

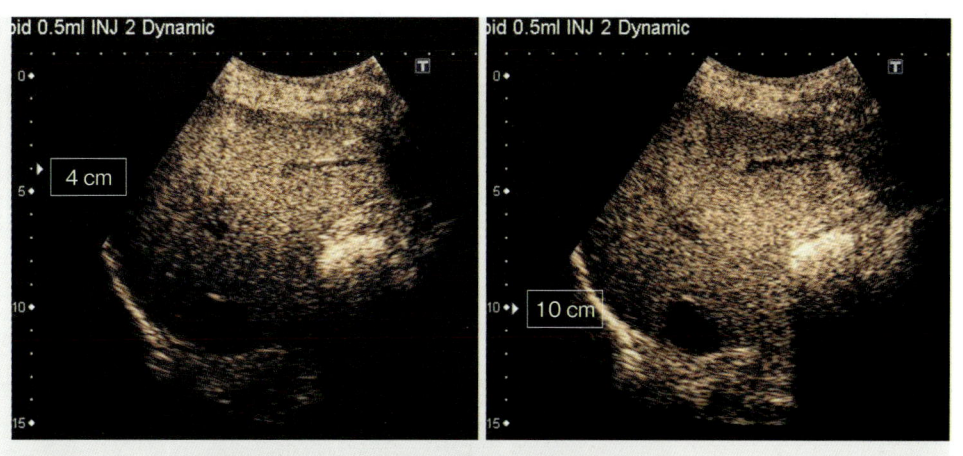

図Ⅱ-27 フォーカスを変化させた場合の造影性の変化
左ではフォーカスは4 cm, 右では10 cmにフォーカスがある. フォーカスを深くしていくと深部まで気泡が振るえ造影されるようになる. Sonazoid 0.5 ml投与後10分の造影像.

これはそのことが原因と考えられる.

2) フレーム数

リアルタイムの造影像がSonazoid造影の特徴であるが, 同じ音圧でも単位時間のフレーム数(フレームレート, fps)によって壊され方に違いがあり, フレーム数(フレームレート)が多くなると壊れやすくなる. とくにフォーカス領域は音圧が高く, 近距離ではビームが送信ごとに重なるので, ともに気泡が壊れて他の領域より造影性が悪くなる.

リアルタイム性を維持しながら, 最小限のフレーム数で造影する必要があり, 通常15フレーム/sec(fps)程度が推奨される.

3) フォーカス

フォーカス領域では音圧が高いので, その領域の気泡だけが振るえたり, 壊されたりして, 肝臓の染影が不均一になる(図Ⅱ-27). これを避けるために, 多段フォーカスや, 深さに依存しないビームフォーミングが用いられる. シングルフォーカスを使う場合にはフォーカスは画像の最も深いところに設定するなどの工夫が必要である.

c. flash replenishment imaging(FRI)とmicro flow imaging(MFI)(図Ⅱ-28〜30)

造影剤が実質に充満したときに, MI値1.0以上の高音圧送信で10〜30フレームスキャンすると, スキャンボリューム内の気泡は一掃される. その後再び低音圧ハーモニック法でスキャンすると, スキャンボリューム内に新しい気泡を含んだ血流が再灌流する様子を映像化することができる. この再灌流の造影はflash replenishment imaging(FRI)と呼ばれている(図Ⅱ-28).

さらに, FRIで気泡消失後の再灌流を画像化する際に, 各ピクセルで最高に達した輝度を保持するmaximum intensity holding法を採用することによって, 細い血管を連続性よく描画されるようになる. この方法がmicro flow imaging(MFI)である(図

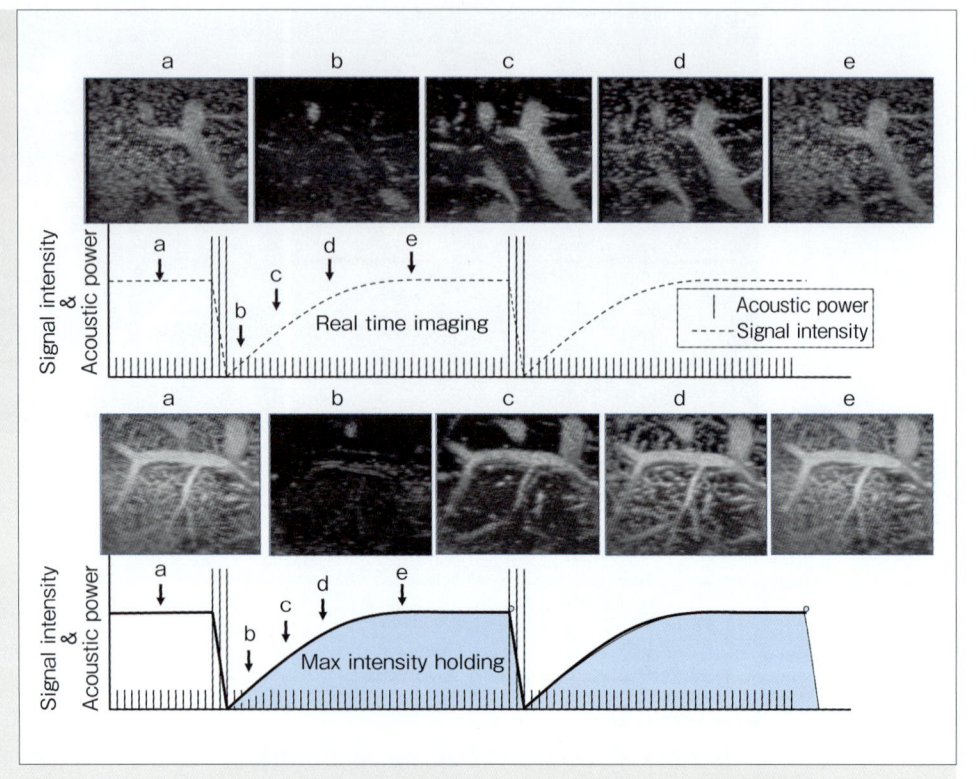

図Ⅱ-28 flash replenishment imaging (FRI) 法と micro flow imaging (MFI) 法
低音圧ハーモニック法で観察し，気泡が充盈したところで高い音圧でスキャンボリューム内の気泡を一掃し，再び低音圧ハーモニック法で造影すると，新しい気泡による再灌流が観察される．これがFRI法である．再灌流の映像に，各ピクセルの信号輝度が最高に達した場合それを保持すると気泡の流れをトレースすることができ，微細な血管が描出できる．これがMFIである．

Ⅱ-28～30）．

　MFIは，FRIと同様，どの時相でも，また肝臓のどの場所でも繰り返し行うことができる．動脈相におけるMFIでは，動脈血流支配の腫瘍血管が非腫瘍部に比べより明瞭に描出される．また門脈優位相・平衡相では，動脈と門脈の両方の血管が描出される．ダイナミックスタディーでは，ボーラス静注後の，最初の造影剤の到達の際には，はじめ肝動脈が，次いで門脈が7～10秒遅れて造影される．しかし，MFIでは，微小気泡がスキャンボリューム内に再灌流する場合は，スキャンボリュームのすぐ外の血管内の気泡が流れ込むため，門脈相・平衡相でMFIを行った場合，肝動脈枝と門脈枝にはほとんど同時に微小気泡が流入してくる．したがって，この時相でのMFIでは，肝動脈と門脈を区別して描出することはできない．

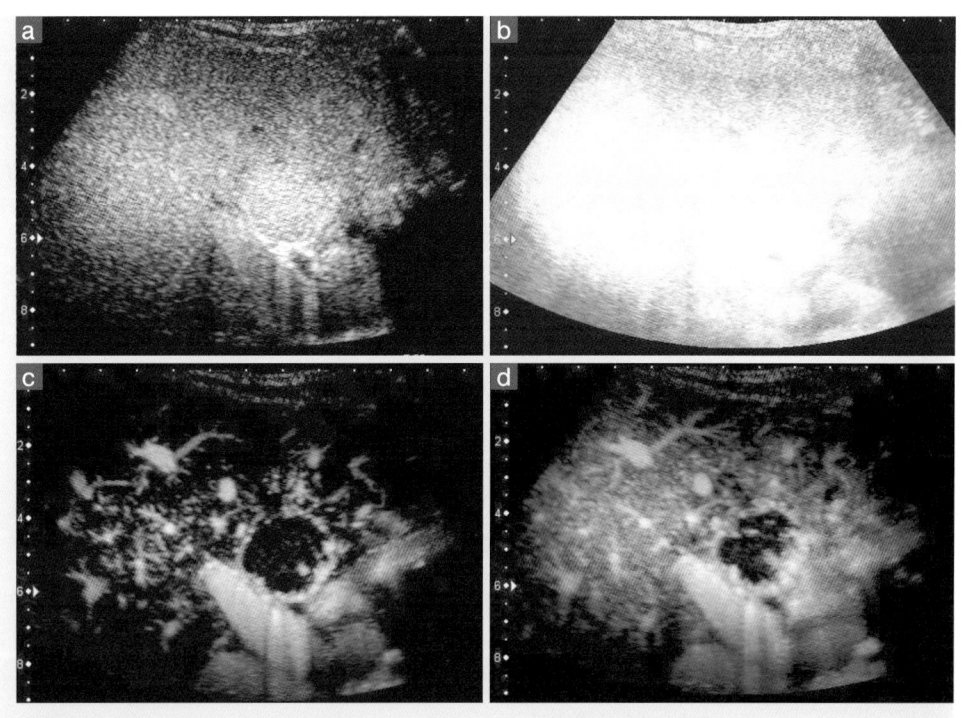

図Ⅱ-29 hemangioma の MFI 像

a：Sonazoid 0.5 ml 静注 1 分 12 秒後の造影像。腫瘍は全体に染影され，HCC などの腫瘍との鑑別は困難である。
b：高音圧のスキャンでスキャンボリューム内の気泡を消去。
c：再灌流 2 秒後の MFI 像。腫瘍血管は点状にわずかに造影されている。
d：再灌流 5 秒後の MFI 像。肝内の血管は末梢まで造影されているが，腫瘍部は細い血管がゆっくり延びて綿花状に造影されている。

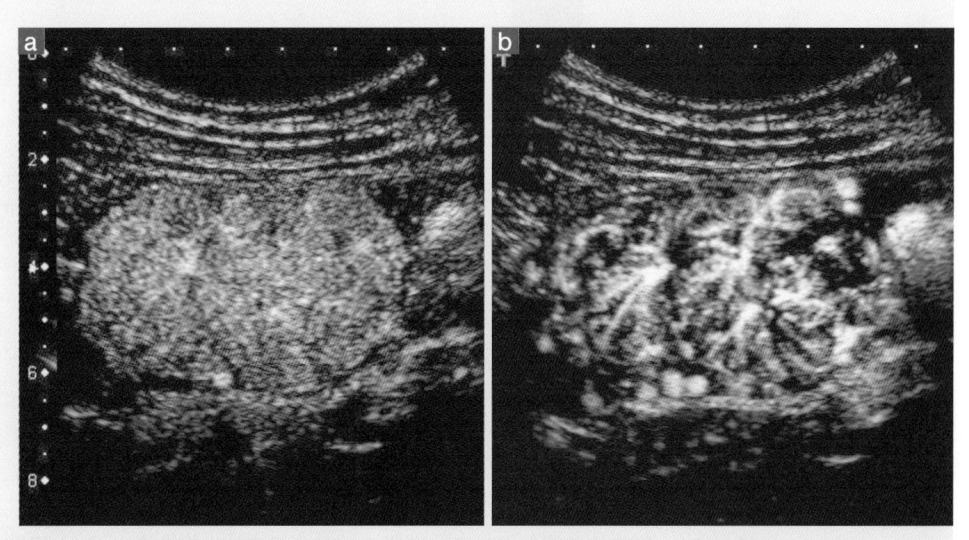

図Ⅱ-30 FNH の Sonazoid 造影

a は通常の低音圧ハーモニック法による造影像で，Sonazoid 0.5 ml 静注後 16 秒の動脈相。実質が染影されてしまい，腫瘍血管の描出は不良である。b の MFI は，Sonazoid 静注後 25 秒後に得られたもので，実質の気泡はキャンセルされ，車軸状の腫瘍血管がよく描出されている。中心瘢痕は 4 ヶ所に見られる。

【参考文献】

1) Faez T, Renaud G, Defontaine M, et al：Dynamic manipulation of the subharmonic scattering of phospholipid-coated microbubbles. Phys Med Biol 56：6459-6473, 2011
2) Sugimoto K, Shiraishi J, Moriyasu F, et al：Analysis of intrahepatic vascular morphological changes of chronic liver disease for assessment of liver fibrosis stages by micro-flow imaging with contrast-enhanced ultrasound: preliminary experience. Eur Radiol 20：2749-2757, 2010
3) Sugimoto K, Moriyasu F, Kamiyama N, et al：Analysis of morphological vascular changes of hepatocellular carcinoma by microflow imaging using contrast-enhanced sonography. Hepatol Res 38：790-799, 2008

（森安史典）

2 GE

　GEヘルスケア・ジャパン株式会社（以下GEと略）が取り扱っている超音波診断装置は多種にわたるため，ここでは超音波造影の専用モードを有した超音波診断装置LOGIQシリーズ（LOGIQ E9, S8, は図Ⅱ-31, LOGIQ7, S6およびP6は図Ⅱ-32を参照）について記述する。

　また，検査に使用する探触子は肝腫瘍の観察に用いるコンベックス型：C1〜5およ

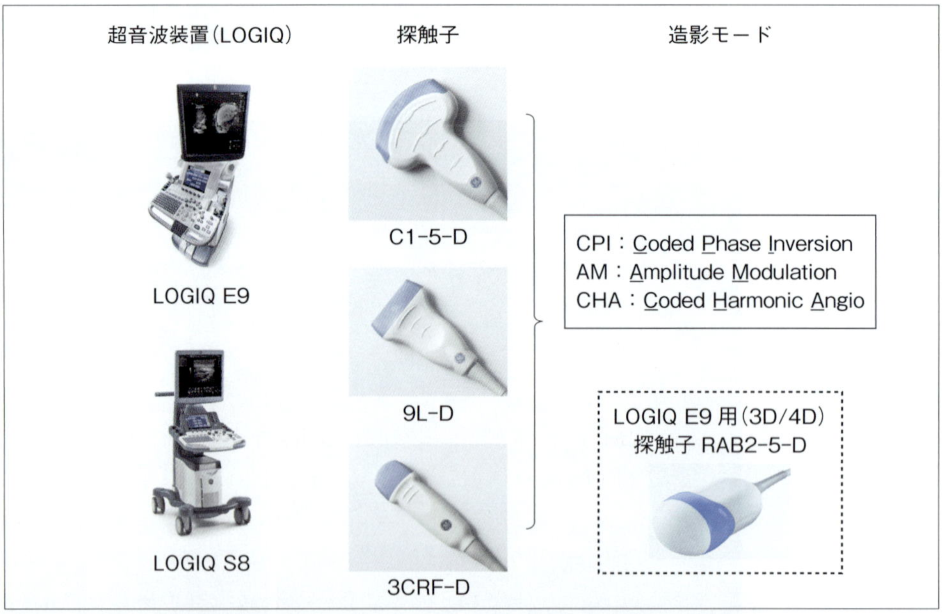

図Ⅱ-31　超音波装置と探触子，造影モードの代表的な組み合わせ（上級機モデル）

造影検査が可能な超音波装置と使用測定方法の組み合わせでSonazoidは低音圧造影モードCPIまたはAMを選択可能，CHAは高音圧用の造影モードでLevovistに用いられる。
また，LOGIQ E9の3D/4D用探触子としてRAB2-5-Dも準備されている。

（提供：GEヘルスケア・ジャパン株式会社）

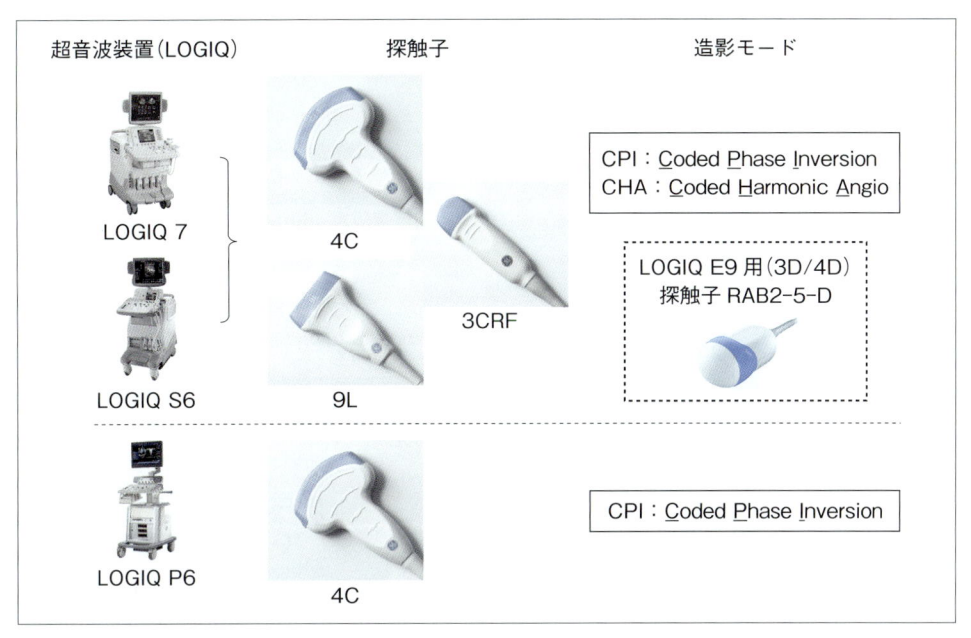

図Ⅱ-32　超音波装置と探触子，造影モードの代表的な組み合わせ（普及機モデル）

造影検査が可能な超音波装置と使用測定方法の組み合わせで Sonazoid は低音圧造影モード CPI または AM を選択可能．CHA は高音圧用の造影モードで Levovist に用いられる．
また，LOGIQ 7 の 3D/4D 用探触子として 4D3C-L も準備されている．

(提供：GE ヘルスケア・ジャパン株式会社)

び 4C，リニア型：9L，治療用のマイクロコンベックス型：3CRF について述べる．

1｜造影に用いる測定原理と装置の組み合わせ

普及機モデルの LOGIQ S6，7 では探触子は 4L，9L および 3CRF で，造影モードは Corded Phase Inversion（位相反転法，以下 CPI）になる．また，LOGIQ P6 では造影ができるのは 4C 探触子のみで造影モードは CPI となる（図Ⅱ-32 を参照）．

LOGIQ S8，E9 では探触子は C1-5-D，9L-D および 3CRF-D の組み合わせで造影モードは CPI と AM（amplitude modulation，振幅変調法）の2法が使用可能である（図Ⅱ-31）．

従来の高音圧タイプの造影剤 Levovist の専用造影モード CHA（corded harmonic angio）[1,2] は LOGIQ S6，7，S8 および E9 で使用可能である．

2｜造影のための条件設定

音圧（メカニカルインデックス；MI）の設定は CPI の場合 MI 値を 0.20〜0.22 に設定する．9L または 9L-D を用いて CPI で撮像する場合は MI 値 0.18 前後が適している．

また，AM を使用する場合 MI 値は 0.24〜0.26 と高めに設定する（9L-D を用いる場合は MI 値 0.20〜0.22 に設定）．図Ⅱ-33 は LOGIQ E9 で探触子 C1-5-D を用いた造

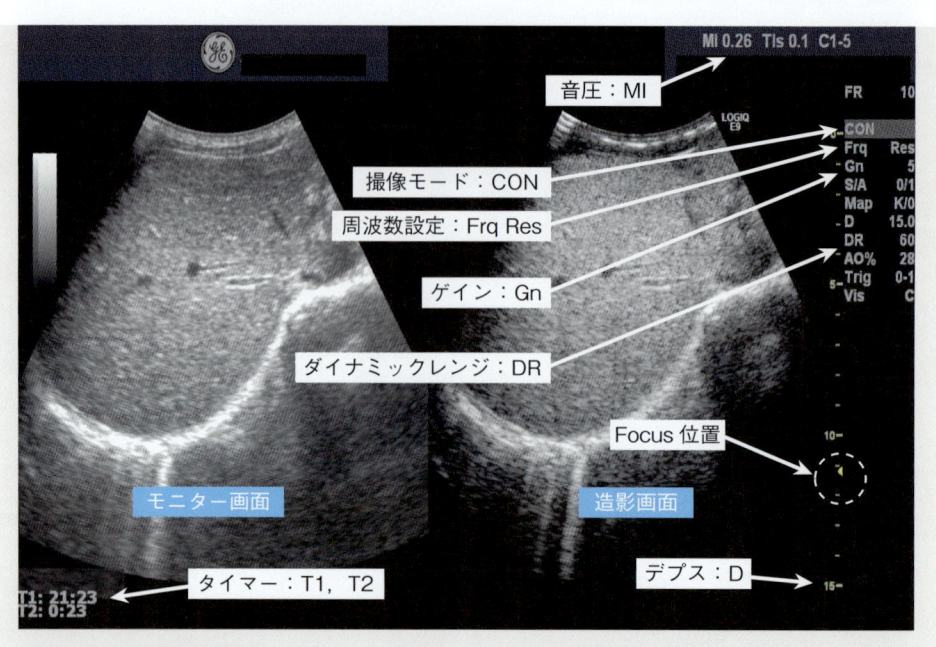

図Ⅱ-33 造影画面構成とパラメータ表示
2画面モードによる撮像時のパラメータを表示し，造影に必要な項目の表示位置を示す。
ダイナミックレンジ(DR)は60に設定し，再構築時に必要に応じて変更する。

影検査時の設定を示している。デプスは15 cm，一点フォーカス11 cm，造影モードRes(AM)，MIは0.26，画面はDualモード(右画面は造影画面)で左画面をモニターモードとも呼び，低音圧でBモードを描いている。DRは60前後，ゲインは造影画面の肝実質がみえない程度に合わせる。次にコントラストタイマーT1およびT2(最初の造影剤静脈注入T1は21分23秒で追加の注入T2後23秒の時点を表示している)を使って造影剤の注入後の時間経過を記録する。T2があるとDefect Re-perfusion imaging[3]に便利である。

しかし，LOGIQ E9およびS8でボリュームナビゲーションとフュージョンさせると造影画面は1画面となるためContrastモードでTissueボタンを選択するとB-モード(低音圧)が表示され，関心領域の位置をフュージョン画像と確認して造影剤静脈注入後にContrastボタンを選択して撮像する。

造影時は対象結節をできるだけ画面の中央に描出し，対象の腹側に太い脈管が水平にあると造影時は脈管より深部が描出不良になるため，対象の描出位置を変える必要がある。変えられないときは脈管を縦方向に描出するとよい。フォーカス位置は対象結節より1～2 cm深部に設定する。動脈相の撮像は造影剤が到達する4～5秒前から大きく息を吸い込んで停止し，保持をできるだけ長く(10～20秒)して，その動画を装置内に記録する。各時相の記録も同様の方法を用いる。

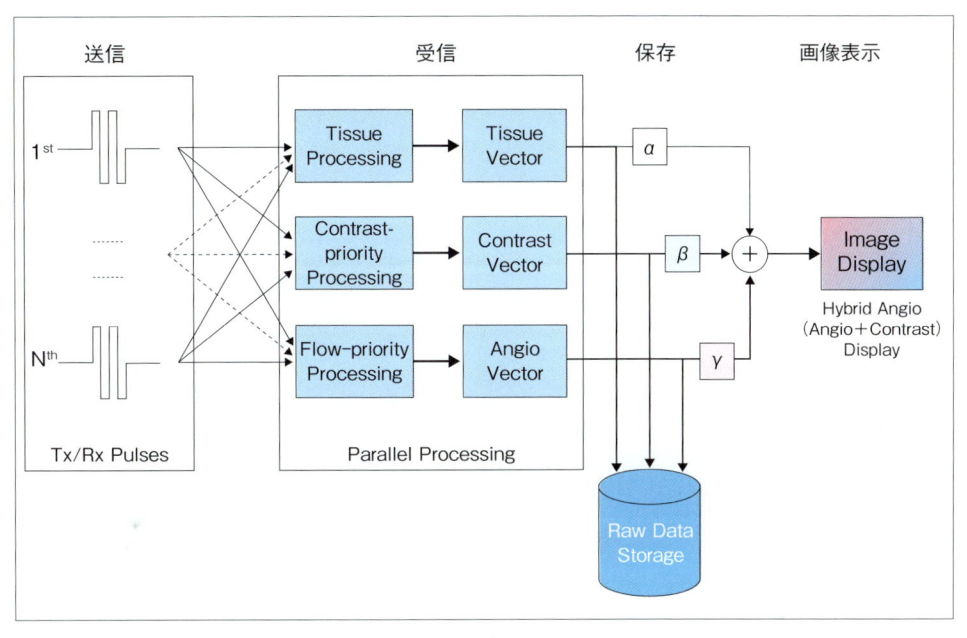

図Ⅱ-34 造影モードの画像表示とRaw Data保存

Hybrid Contrast ImageとRaw Data保存により多彩な画像表示や再構築が可能であり，腫瘍染影（輝度解析：Time Intensity curve）も装置に内蔵されたソフトで瞬時に行える。

(提供：GEヘルスケア・ジャパン株式会社)

3│造影検査のRaw Data保存

　LOGIQシリーズの保存形式（図Ⅱ-34）はRaw Dataで装置内のハードディスクに保管されるため動画保存をそれぞれ時相ごとに行い，検査終了後に呼び出して再構築（画面サイズ変更，ゲイン変更，STC変更，大きさの測定，DRの変更，輝度解析，TIC解析，Bモードイメージ変更，加算画像，造影剤信号の色付など）を行うことで造影剤動態を詳細に観察できる。

　特に，造影剤の流入が早いので動画保存と再構築の組み合わせは造影検査では必須である。しかし，ボリュームナビゲーションとフュージョンさせるとボリューム形式の保存が変わるため，造影画面（1画面）に表示を戻して保存するとRaw Data保存が可能になる。

4│典型的な肝細胞癌のSonazoid造影検査例

　図Ⅱ-35は動脈優位相で対象結節に造影剤が到達後1秒間隔での撮像画像である。造影剤は周囲の動脈枝から流入し腫瘍の周囲肝実質より早く染影されている。対象結節の染影が早いため細かな腫瘍血管構築が評価しづらく，それゆえ血管構築はCaptureを押して加算画像表示に切り替え，ゲインを下げると強く染影される血管構築がみえる。ゲインを下げても描出が悪いときはDRを下げると輝度が強調される。

　図Ⅱ-36の下段は造影剤到達後7秒後の撮像画像で腫瘍の辺縁が一部取り残されて

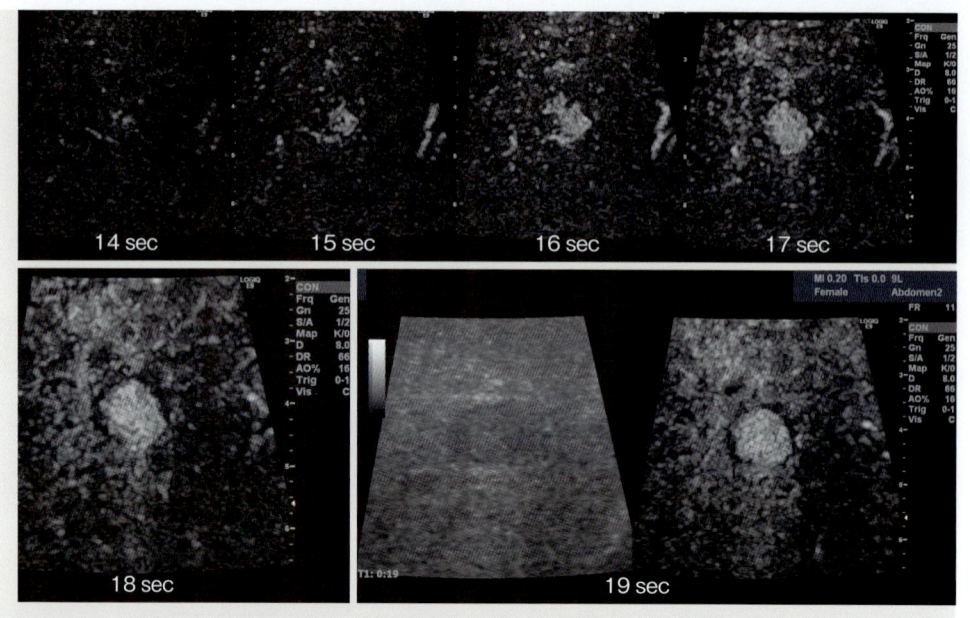

図Ⅱ-35　典型的な肝細胞癌の造影像（動脈優位相，1秒間隔，AW法 LOGIQ E9）

サイズ13mmと小さな肝細胞癌症例の造影画像，動脈優位相の1秒間隔での画像を表示（Sonazoid 0.5ml iv，装置：LOGIQ E9，探触子：L9，モード：AM-GEN，MI=0.20，DR=66，D=8，Gn=25）

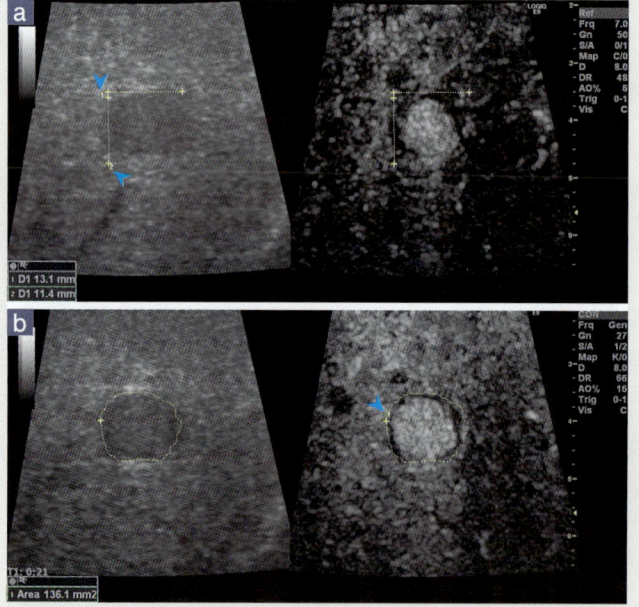

図Ⅱ-36　典型的な肝細胞癌の造影像（大きさの計測）
a：大きさの計測をモニター画面で行った例（▲計測部位）
b：面積を造影画面で行った例（▲計測部位）

みえる。
　造影画面のどちらか1画面上で計測を行うときにDualモードを選択すると対画面の同部位に同じスケールや円がコピーされる。治療後再発や細かな位置の確認には必

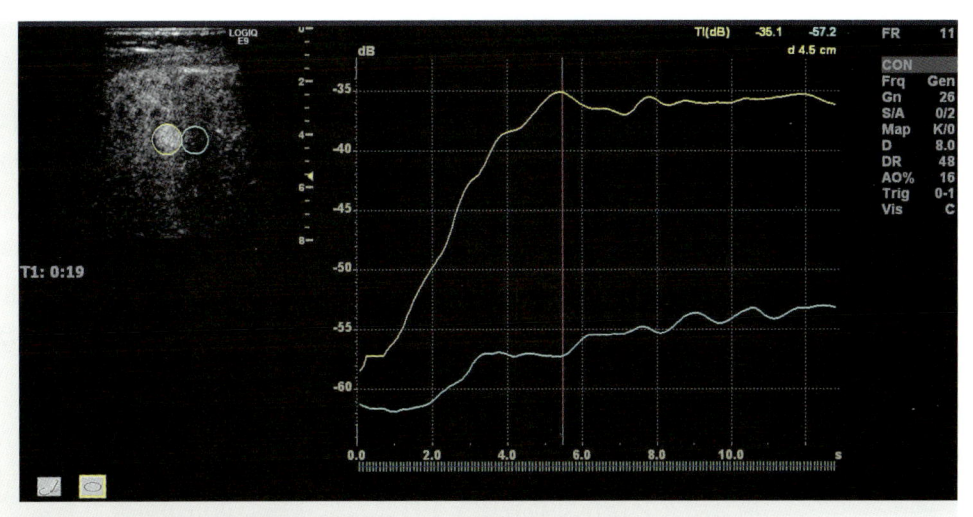

図Ⅱ-37　典型的な肝細胞癌の造影像（TIC 解析）
Raw Data からの再構築を利用した動脈優位相の輝度解析グラフ（TIC）で腫瘍部（黄色），非腫瘍部（水色）に ROI を設定．解析結果は対照腫瘍は造影剤到着時から強い染影がみられ，多血性腫瘍と診断できる．

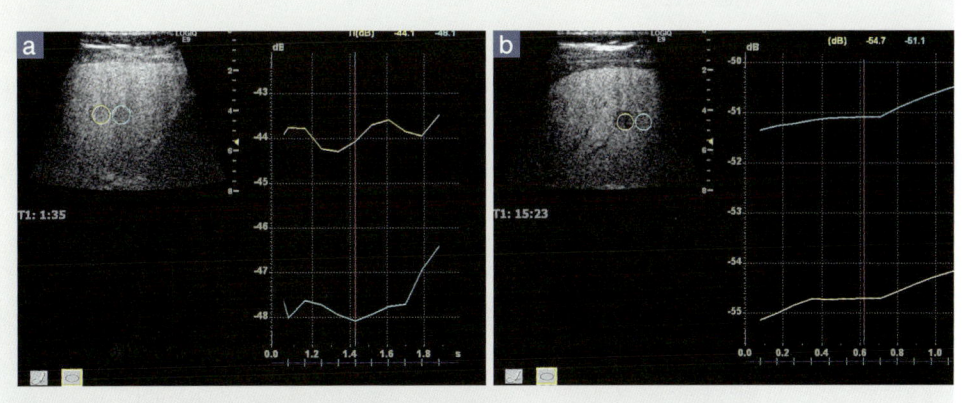

図Ⅱ-38　典型的な肝細胞癌の造影像（TIC 解析）
a：門脈優位相での腫瘍部（黄色），非腫瘍部（水色）の輝度解析で腫瘍部の輝度が非腫瘍部より高く，造影剤が多く分布している．
b：後血管相での腫瘍部（黄色），非腫瘍部（水色）の輝度で腫瘍部の輝度が著明に低下している．クッパー細胞が腫瘍部では欠損または顕著に減少している．

要な機能で，対象物が複数あっても処理が簡単に行える．
　図Ⅱ-37は Raw Data を再構築し，TIC 分析を行っている．対象結節（黄色）は約6秒で輝度が最大になり，その後ほぼ一定の輝度になっている．周囲の肝実質（水色）は遅く染影が始まり，ゆっくりと染影が増加してみえる．すなわち，対象結節は動脈血が多く流入し，門脈血がほとんどないことがわかり対象結節は多血性腫瘍と診断することができる[4,5]．
　図Ⅱ-38 a は門脈優位相の TIC 分析で対象結節（黄色）は周囲肝実質（水色）より染影

が強い(輝度が高い)と判断できる。また,図Ⅱ-36の時相とは異なり対象結節全体が染影している。この結果より対象結節の周囲肝との境界部は門脈にて染影されている。または,動脈染影した内部から周囲に広がったことが考えられる。対象結節は13 mmと小さな腫瘍にもかかわらず中心部が中分化型肝細胞癌,境界部に高分化型肝細胞癌の可能性があり,分化度評価が示唆できる重要な造影画像所見である。

図Ⅱ-38 bは後血管相でのTIC分析では周囲肝実質(水色)に比べ対象結節(黄色)は著明に輝度が低下している。輝度低下は対象結節にはクッパー(Kupffer)細胞が欠損またはきわめて少ないと判断できる。また,高分化型肝細胞癌にはクッパー細胞が遺残して周囲の肝実質との輝度差が不明瞭なときが多くみられる。そのときはTIC分析が重要な判断テクニックとなる。

また,高音圧(MI値1.0以上)で再度撮像して差を求めることもできる。LOGIQの場合ボタン操作で高音圧を1秒または連続で送信が可能である。また,高音圧のCHAモードを用いても撮像は可能である。

図Ⅱ-39はCPIとAMの特徴を示している。BモードでRFA治療後や結節が高輝度な場合CPIでの造影ではしばしば高輝度に反映されて造影剤による輝度変化が不明瞭になる。

図Ⅱ-39 aはRFA治療後トラクトが高輝度になってCPI造影では内部染影にみえる。図Ⅱ-39 bはHybrid Contrastで造影剤に色付を行っても内部染影の可能性が残

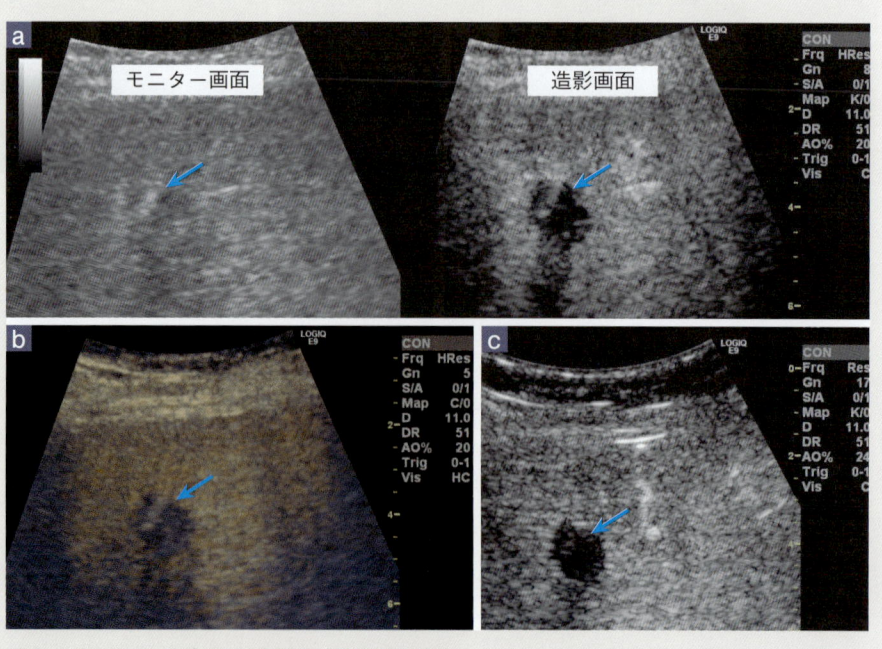

図Ⅱ-39 RFA治療後の造影像(門脈優位相)
a:CPI(Hres)モード,b:Hybrid Contrastで造影剤に色付,c:AM(Res)モード
(Sonazoid 0.5 ml iv, 装置;LOGIQ E9, 探触子;C1-5, MI=0.24, DR=51, D=11)

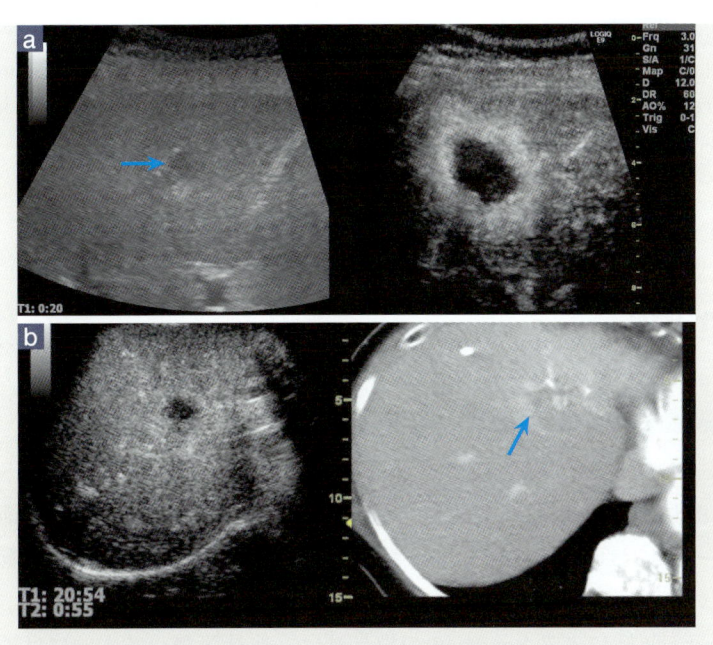

図Ⅱ-40　造影超音波による RFA 治療後効果判定（CT ガイド）
a：治療後結節が B-mode でみえる場合（治療後翌日施行例）
b：治療後結節が B-mode で不明瞭な場合（治療後 6 ヶ月経過）
（Sonazoid 0.5 ml iv, 装置；LOGIQ E9, 探触子；C1-5-CPI）

る。次に AM に切り替えるとトラクトの高輝度が消失してコントラスト分解能が高くなる（図Ⅱ-39 c）。

AM は中心周波数を変更できるため Res ＞ Gen ＞ Pen（Pen は一番中心周波数が低い）と 3 段階の設定がある。

図Ⅱ-40 a は RFA 治療後翌日に造影を行った動脈優位相の撮像結果であるが，図Ⅱ-40 b は治療 6 ヶ月後である。B モードでは治療部位が不明瞭で描出できないため，治療前の造影 CT をガイドに V-Navi モードを用いたフュージョン造影で治療後は萎縮し，Defect Re-perfusion Imaging で再発の有無を確認している。他の画像とフュージョンして評価することで客観性の高い結果として評価できる。

【超音波装置の資料を提供していただいた GE ヘルスケア・ジャパン株式会社の関係者各位に感謝いたします】

【引用文献】

1) 工藤正俊：肝腫瘍の造影ハーモニックイメージング. p25, 医学書院, 2001
2) Kudo M：Contrast Harmonic Imaging in the Diagnosis and Treatment of Hepatic Tumors. pp145-179, Springer-Verlag, 2003
3) 工藤正俊, 畑中絹世, 前川　清：肝細胞癌治療支援における Sonazoid 造影エコー法の新技術の提唱, Defect Re-perfusion imaging の有用性. 肝臓 48：299-301, 2007
4) 前川　清, 工藤正俊, 上硲俊法：造影超音波検査による肝腫瘍の質的診断. Med J Kinki

Univ 35：47-53, 2010
5）Hatanaka K, Kudo M, Minami, Y et al：Differential of hepatic tumors：value of contrast-enhanced harmonic sonography using the newly developed contrast agent, Sonazoid. Intervirology 51（suppl 1）：61-69, 2008

（前川　清）

3 Siemens

1｜最適な検査条件（装置・投与量）

　Siemens 社で造影が可能な機種は ACUSON Sequoia，ACUSON S2000 の 2 機種ある．それぞれの装置設定条件は，表Ⅱ-6 の通りである．ゲイン調節に関しては，造影モードにおいても画像全域にわたり画像を最適化してくれる機能（TEQ）が搭載されているため，これを使用することが簡便であり，推奨されている．

　Siemens 社による Sonazoid の投与量は，他社同様，基本的には添付文書による推奨用量の半量の 0.0075 ml/kg であり，最小使用量は 0.5 ml/body である．体重が 80 kg 以上の場合は，0.1 ml 増量する．また，2 回目以降の検査で，前回の肝実質の染影がきわめて不良な場合，すなわち肝機能が低下した肝硬変，高度な肥満，高度な脂肪肝などの場合，造影剤を 0.1～0.2 ml 増量する．さらに，腫瘍が肝臓の深い位置に局在する場合は音圧を調節する．

　実際の投与法は，21G の翼状針で血管を確保し，三方活栓を用いて造影剤の必要量注入した後，5 ml の生理食塩水で後押し注入する．注入速度は 1 ml/sec 程度で，通常の静注の速度で問題はない．1 回の観察後に，必要であれば適宜造影剤を追加注入し，再検査をしている．

2｜ACUSON Sequoia，ACUSON S2000 の特徴

　Siemens 社の 2 機種には，Cadence Contrast Pulse Sequencing 法（CPS）という造影モードが搭載されている．CPS は，位相と振幅の両者を変調した複数パルスの照射により気泡からの非線形信号を幅広く映像化する手法で，造影剤 / 組織信号比が高

表Ⅱ-6　装置設定条件

装置	Siemens	Siemens
機器の名称	Sequoia	S2000
造影モードの名称	CPS	CPS
探触子（腹部用）	4C1, 6C2	4C1, 9L4
音響パワー（MI 表示）	0.3～0.4	0.15～0.25
ダイナミックレンジ（dB）	60～65	60～65
ゲイン	0～5	0～5

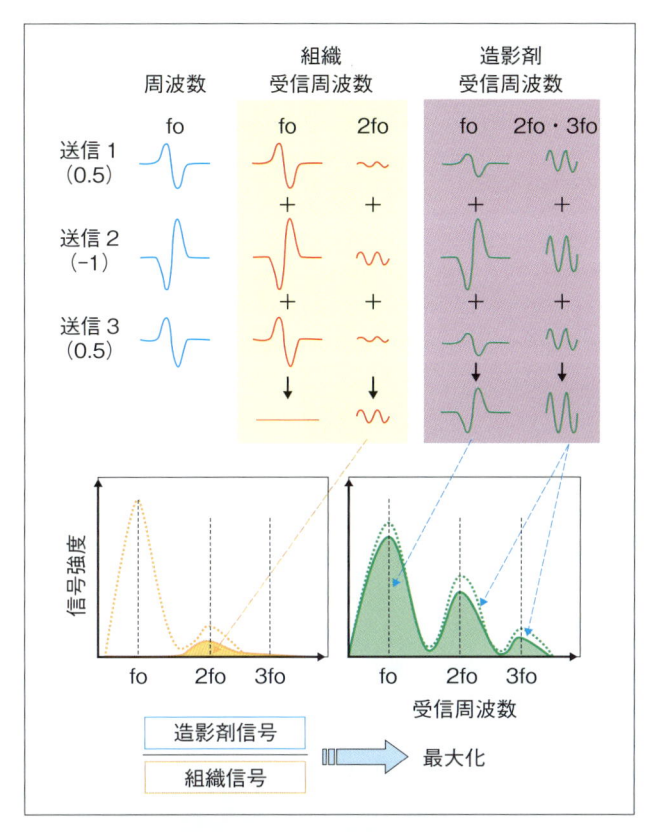

図Ⅱ-41　CPSの送受信アルゴリズム（模式図）

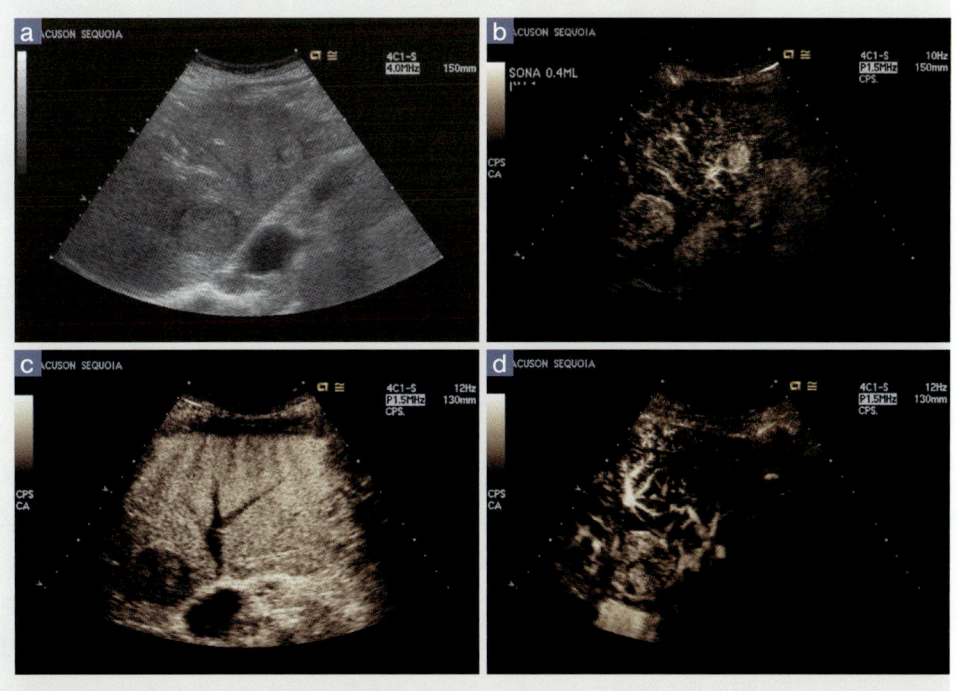

図Ⅱ-42　CPSによる深部造影の効果

a：Bモード画像，b：CPS画像（早期相），c：CPS画像（後血管相），d：CPS Capture画像
深さ11 cm付近の転移性肝癌。腫瘍の下端までしっかりと染影されている。

図Ⅱ-43　CPSによる組織信号抑制の効果
a：Bモード画像；低エコー腫瘤内に高エコー部分がある。
b：CPS画像（造影剤投与前）；組織信号がほぼ抑制されている。
c：CPS画像（造影剤投与後）；染影欠損が明瞭。

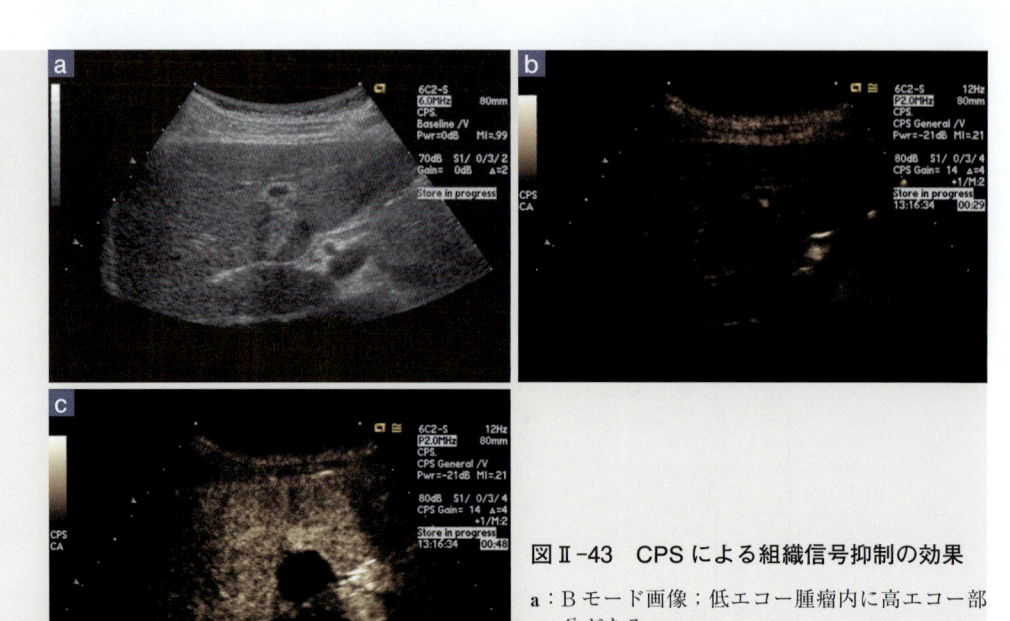

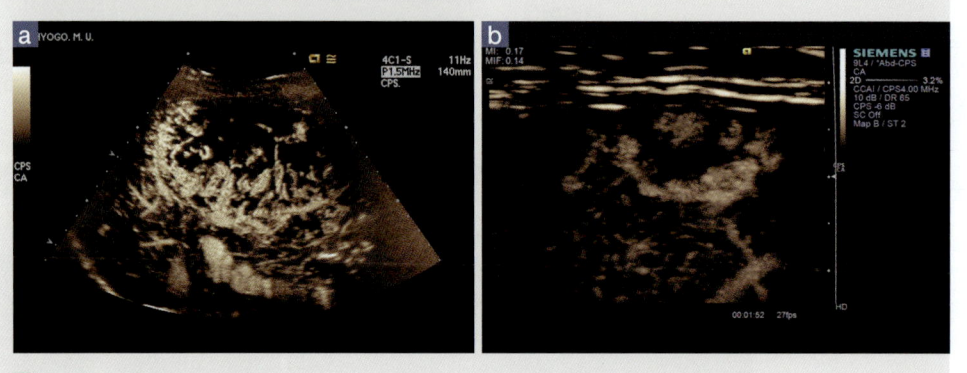

図Ⅱ-44　CPS Capture
a：HCC症例（70×120 mm）；巨大な腫瘍内の微細血管構築が明瞭。
b：血管腫症例（10×20 mm）；リニアプローブを使用することで，肝直下の近距離病変でもFill inによる血管構築が明瞭である。

く，位相変調法による高分解能と振幅変調法による高感度を兼ね備えた造影法である（図Ⅱ-41）。さらに，スライス厚を均一にするハナフィーレンズ技術などにより，画像領域全体にわたり均一な音圧の照射が可能であり，特に深部にある病変や肥満等の患者に最も有用な機器である（図Ⅱ-42）。

　また，造影剤/組織信号比がきわめて高いことから，組織信号を最小限に抑えられ，Bモード上で高エコーに描出される病変に対しても，造影剤による染影効果や染影欠損を確実にとらえることができる。高エコーである結節性病変は，肝血管腫や脂肪化を伴う高分化型肝細胞癌との鑑別が問題となるが，他社の装置より診断能は高いと思われる（図Ⅱ-43）。しかし完全に組織信号を押さえる技術はどの機種にもなく，

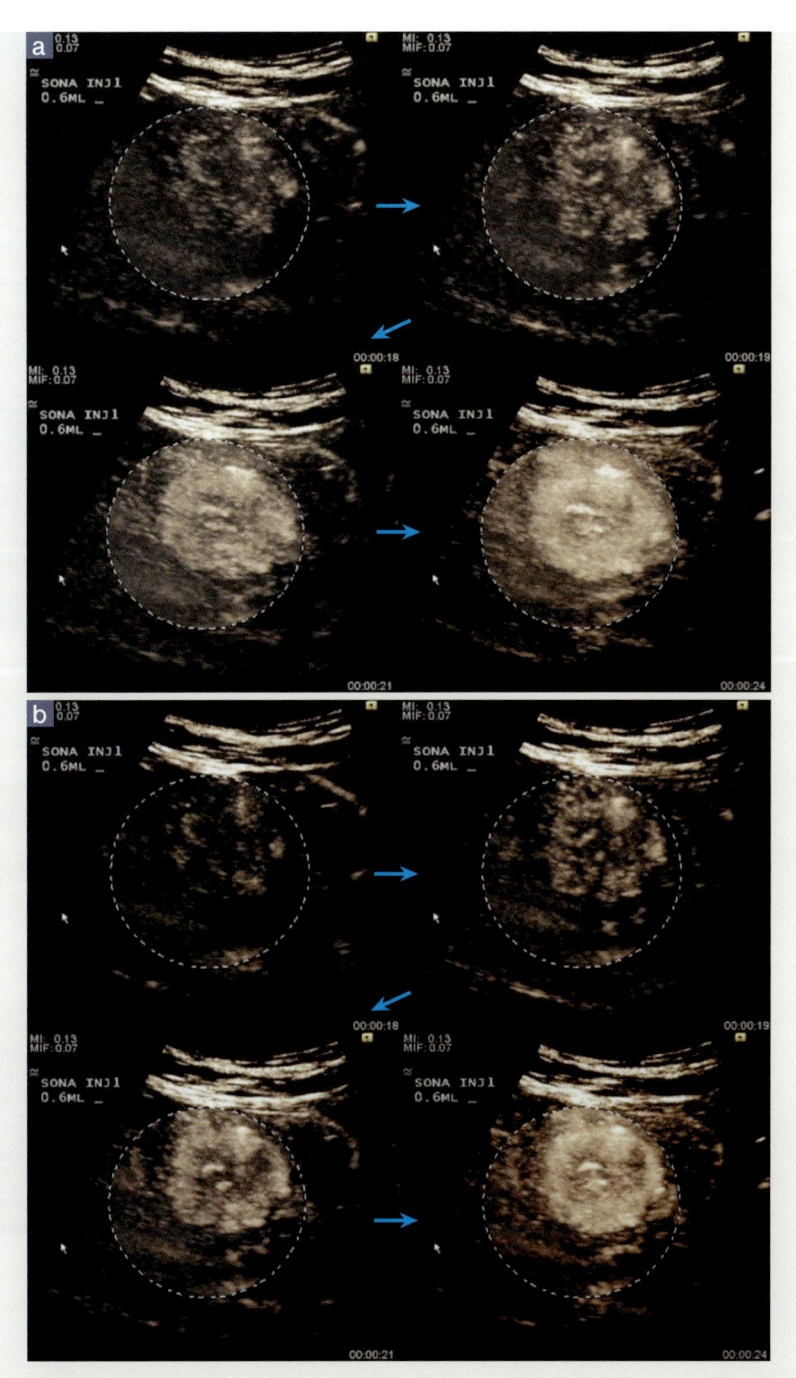

図Ⅱ-45 Motion Compensation の効果
a：補正なし，b：補正あり。
◯で囲んだ部分を観察するとぶれが補正されている様子がわかる。

今後さらなる技術の開発が望まれる。
　両機種には，画像ピクセル毎に最高輝度に達した輝度を保持し，肝腫瘍や肝内の微小血管構築を観察できる maximum intensity projection（MIP）画像であるキャプ

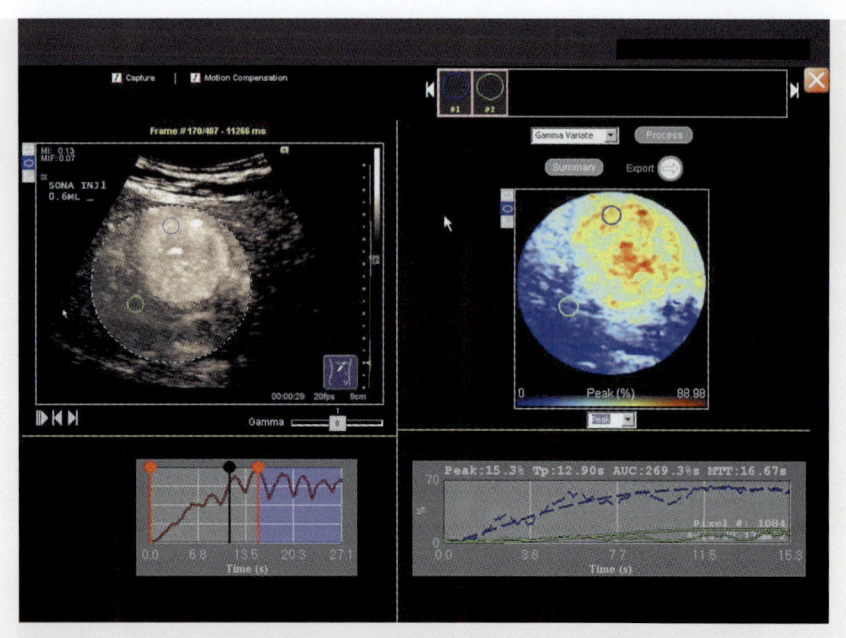

図Ⅱ-46　Contrast Dynamics による解析画面

Parametric 表示，時間-輝度回復曲線の表示が可能。図の parametric 表示は，Peak 輝度値での表示。

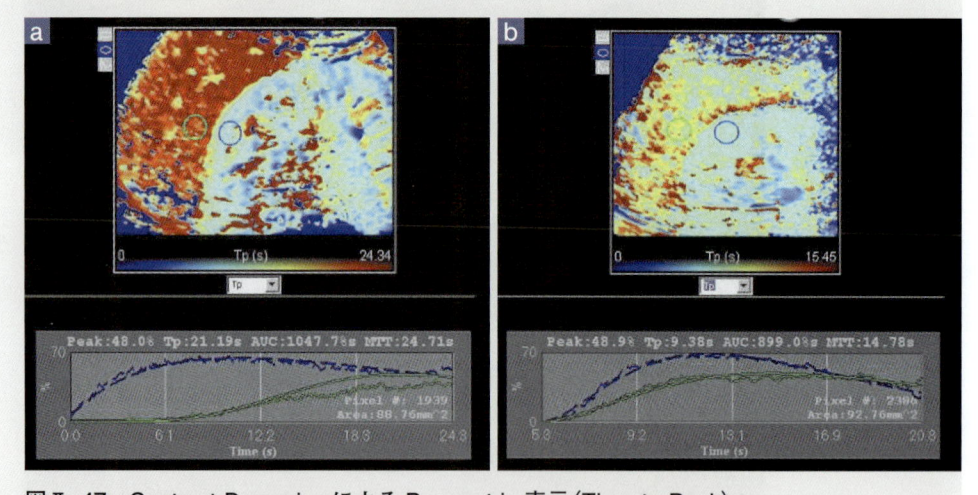

図Ⅱ-47　Contrast Dynamics による Parametric 表示（Time to Peak）

a：肝硬変．b：正常肝。肝硬変では，正常肝に比し肝実質の染まりが早いことが，parametric 表示にすると明らかに認識できる。

チャーモード（CPS Capture）も搭載されており，腫瘍の血管構築による鑑別診断や分化度診断にも有用である（図Ⅱ-44）。キャプチャーモードを使用する際には，心拍動や呼吸による肝臓自体の動きが問題になることがあるが，ACUSON S2000 には，装置に動画像を取り込んだ後，肝臓自体の動きを補正しキャプチャーをする機能（motion compensation）もあり若干の動きは補正し診断可能である（図Ⅱ-45）。

ACUSON S2000 にはオンライン輝度解析用ソフト（Contrast Dynamics software）

が用意されている。このソフトを使用すれば，装置内部に取り込んだ動画像からPeak 輝度値や Time to Peak など数種類のパラメーターごとの parametric imaging の作成が可能であり，新たな評価方法として関心がもたれる。また，parametric imaging 上に ROI を設定することで，その領域の時間 − 輝度曲線の作成が可能で，領域ごとの血行動態を定量的に評価することも可能である（図Ⅱ-46，47）。

（飯島尋子）

4　HITACHI

　当院では 2010 年より日立 HI VISION Preirus を導入し，現在，肝癌の経皮的ラジオ波熱凝固療法（ラジオ波焼灼療法；RFA）の際の主力機種として用いている。最近では，RFA の際に約 6 割のセッションで，支援画像として，Sonazoid 造影超音波または Real-time Virtual Sonography（RVS）を，単独または両者を組み合わせて使用している。ここでは HI VISION Preirus の基本的な性能や特徴および検査条件を述べ，当院での経験例を提示する。

1 | 日立 HI VISION Preirus の特徴

　良好な造影性能は，探触子，装置，モニタ，それぞれの性能向上によって初めてもたらされる。本機種では，高感度，広帯域の探触子を使用し，本体の高度な画像処理技術に加え高精細表示モニタが装備されている（図Ⅱ-48）。

　本機種で採用されている Sonazoid を最適に画像表示するための画像表示，処理技術として，Wideband Pulse Inversion（WPI），Alternate Mode，MTI（Microbubble Trace Imaging）について概説する[1]。本機種では，Sonazoid からの二次高調波を検出する方法として位相を 180 度反転した 2 つの Pulse 波を続けて送信し，その合成された受信波から二次高調波を画像化する Pulse Inversion 法（図Ⅱ-49，50）を基本に，独自の改良を加えた，Wideband Pulse Inversion を用いている。すなわち第 1 送波

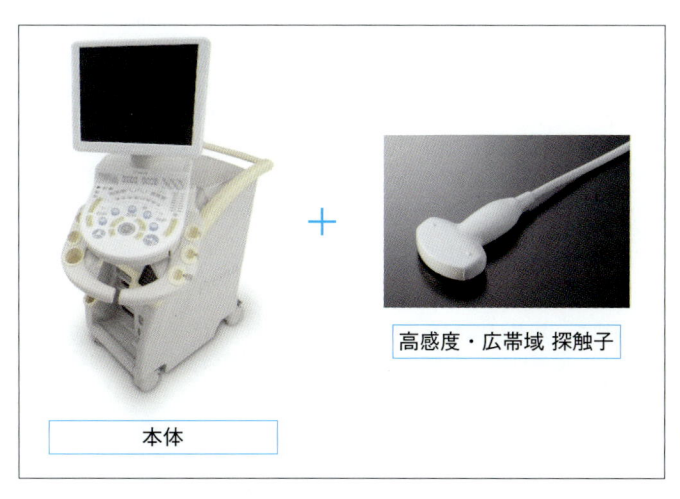

図Ⅱ-48　日立 HI VISION Preirus

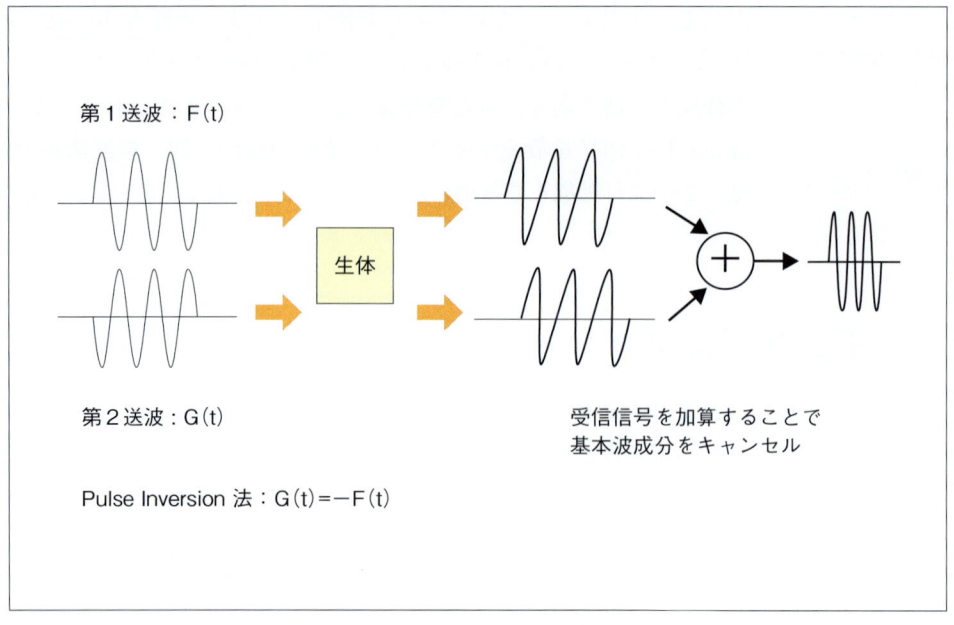

図Ⅱ-49 一般の Pulse Inversion 法の送信波

1回目の送波と2回目の送波で，波形を反転し，その受信信号を加算することで，基本波成分をキャンセルする。

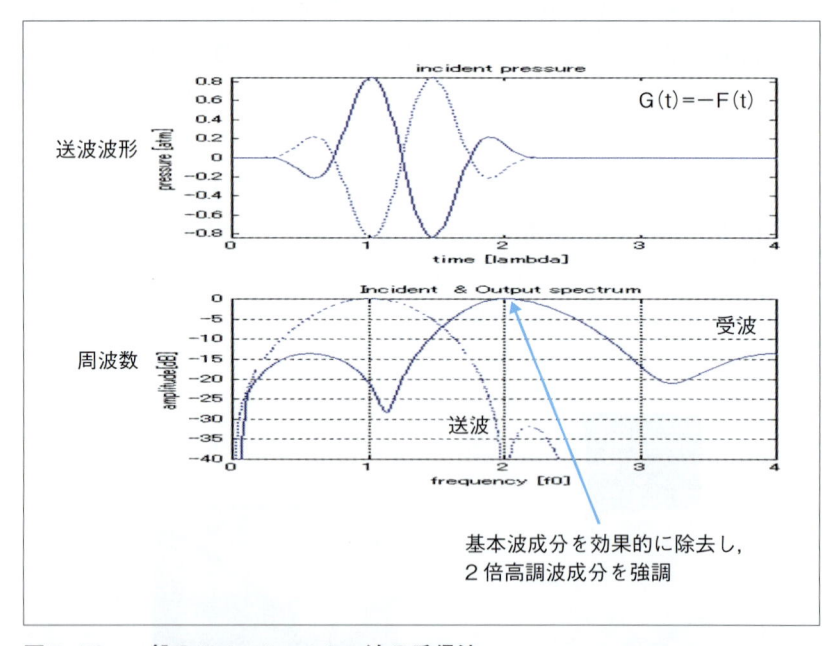

図Ⅱ-50 一般の Pulse Inversion 法の受信波

上図の横軸は時間を，縦軸は振幅を示す。下図の横軸の1は基本波成分を，2は2次高調波成分を示し，縦軸は強度を示す。波線は送波周波数を，実線は加算後の受信周波数を示す。基本波の2倍高調波が強調されている。

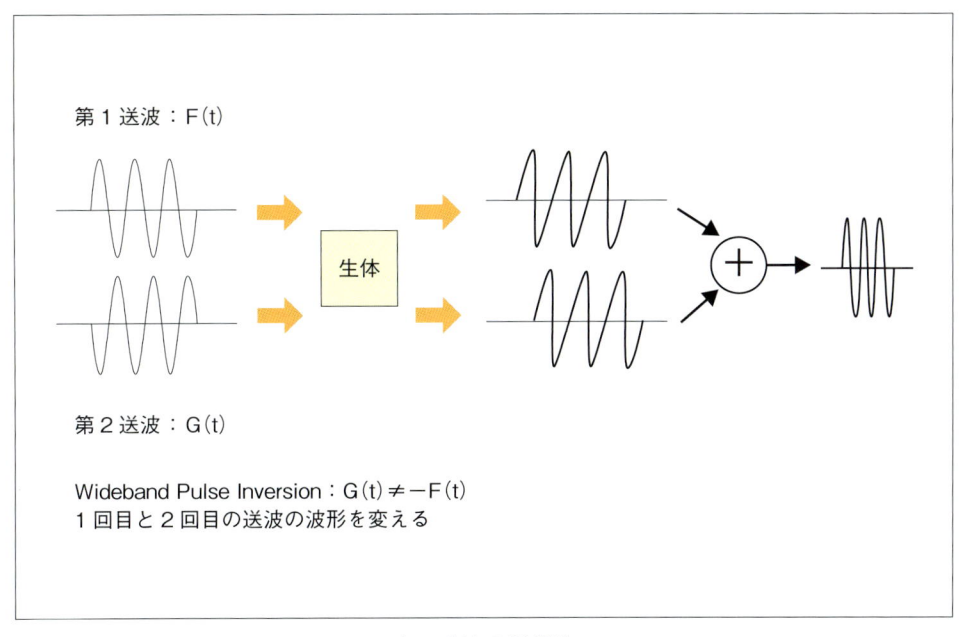

図Ⅱ-51　Wideband Pulse Inversion（WPI）法の送信波

Wideband Pulse Inversion では，1回目と2回目の送信波形を変えて送信する。

と第2送波の波形をわずかに変えることにより（図Ⅱ-51），基本波の2倍より低域付近が強調され，Sonazoid からのシグナルと組織の二次高調波とを効率よく分離し，より高い感度で検出することを可能にした（図Ⅱ-52）。この受信波を効率よく拾うために，広帯域に対応し，高感度な探触子が装備されている。

　画面表示の改良として，左画面にコントラスト像を，右画面に低音圧のファンダメンタル像を交互に超音波受信してリアルタイム性を損なうことなく画像表示する，すなわち超音波造影剤と生体組織の両者を観察できる Alternate mode が装備された。さらに，造影剤から反射波の最大輝度値を，繰り返し保持することにより，血管走行を表示する MTI（Microbubble Trace Imaging）モードを装備している。この際，体動により画像がぼけることを補正する，体動補正機能も備わっている。

2｜滅菌カバーに対応した穿刺専用コンベックス型プローブ（EUP-B715）

　EUP-B715（図Ⅱ-53）は，通常のコンベックス型プローブ EUP-C715 の性能を最大限保持しながら，探触子の一部を加工し，探触子と皮膚との接着面から穿刺可能にした穿刺専用プローブである。以前のコンベックス型穿刺専用プローブ EUP-B514 と異なる最大の特徴は，滅菌カバーに対応した点である。滅菌カバーに対応したことより，プローブを毎回洗浄する必要がなくなり，院内感染や洗浄によるプローブの劣化を危惧する必要がなくなった。

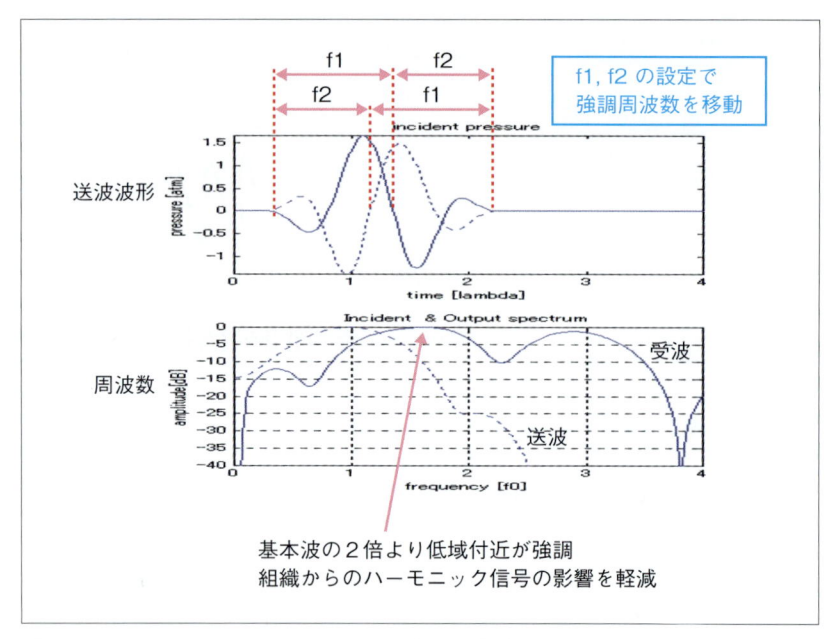

図Ⅱ-52　Wideband Pulse Inversion 法の受信波

送信波の前半部と後半部の周波数を変化させ，さらに1回目と2回目の送信波は，前半と後半の周波数を入れ替えている。図では受診波の周波数は，1.5倍付近が強調されている。f1，f2の設定を変化させることにより，強調する周波数を移動することができ，受信深度に応じた設定が可能となっている。

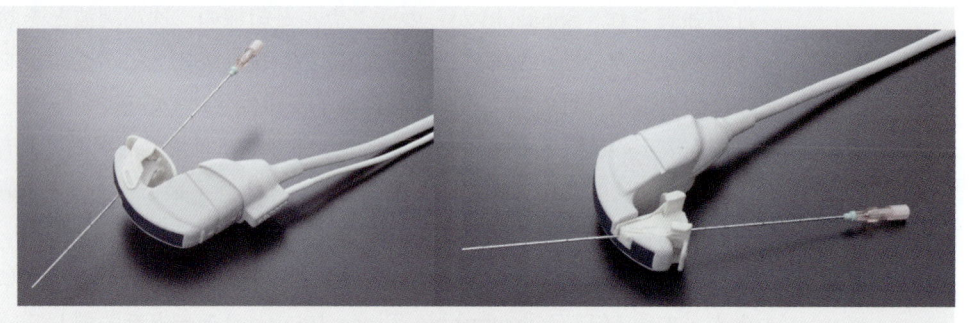

図Ⅱ-53　穿刺用コンベックスプローブ：EUP-B715

コンベックス型プローブ EUP-C715 をベースに製作された，滅菌カバーに対応した穿刺専用プローブ。Sonazoid 造影超音波検査および RVS に対応している。

3｜設定

　筆者らが通常用いているコンベックス型プローブ EUP-C715 または EUP-B715 を用いた際の撮像条件を紹介する。Alternate Mode を使用し，左側の造影画面は Wideband Pulse Inversion 法，MI 値 0.2，右側のファンダメンタル画像は MI 値 0.08 に設定している。フォーカスは，通常は画面の最下部に設定しているが，病変が肝表面に近いときは標的病変の下側の浅めの位置に設定している。

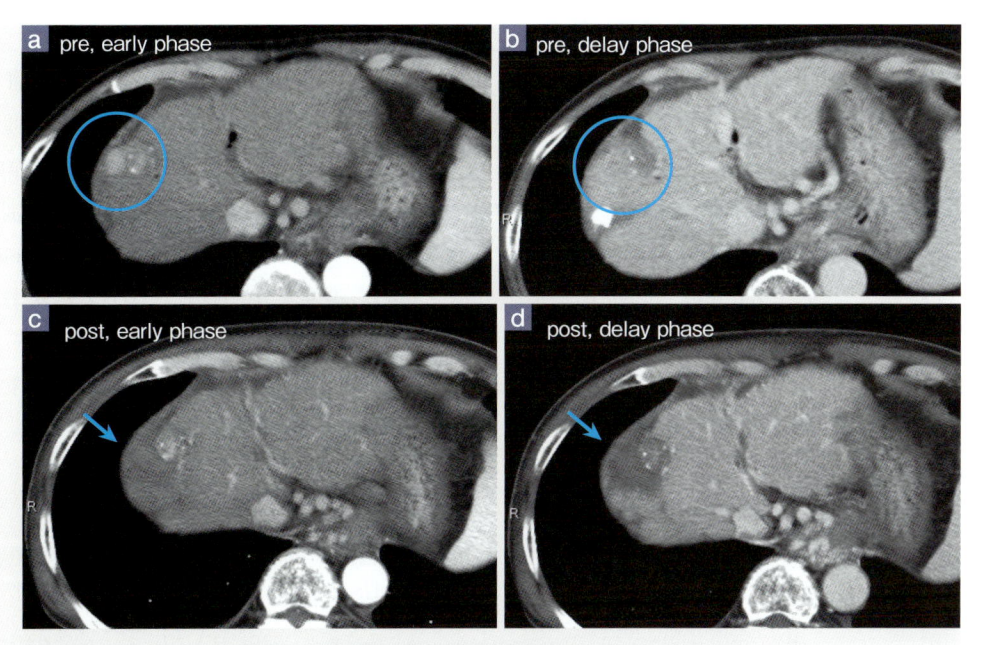

図Ⅱ-54　dynamic CT 像，C 型肝硬変合併肝細胞癌

a：治療前，early phase，b：治療前，delay phase，c：治療後，early phase，d：治療後，delay phase
治療前には S8 TACE 後結節に接して 1.5 cm 大の early phase にて濃染し，delay phase にて低吸収を示す腫瘍が認められた（円）。治療後の dynamic CT では，術前の濃染域を含めて一回り広く低吸収域となり，標的結節は十分に ablation できたと判断した（矢印）。

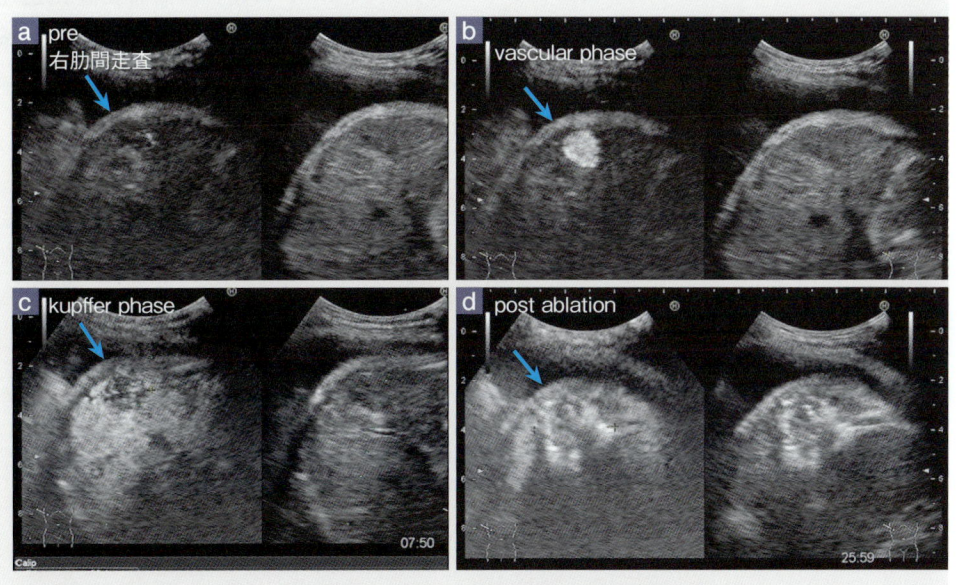

図Ⅱ-55　人工胸水下 RFA 施行時 US 像，C 型肝硬変合併肝細胞癌

HI VISION Preirus を使用。a：造影前，b：vascular phase，c：Kupffer phase，d：RFA 直後，それぞれ画面左は Wideband Pulse Inversion 法による造影像，右はファンダメンタル像をリアルタイムに表示する Alternate mode を使用。
造影前の超音波像では，再発腫瘍の認識は困難である。Sonazoid 造影超音波検査では，vascular phase で濃染し，Kupffer phase で defect となる再発結節が明瞭に描出できた。Cool-tip needle にて RFA を施行し，ガスエコーの広がりから十分な ablation ができたと判断した（矢印）。人工胸水を作成することにより，横隔膜下直下の腫瘍が明瞭に描出された。

4｜症例呈示

　症例は70歳代，男性，C型肝硬変合併肝細胞癌症例である（図Ⅱ-54，55）。S8ドーム直下TACE後結節に接して1.5 cm大の再発腫瘍を認めた。通常のBモードでは描出困難であったため，5%グルコース1,000 mlにて人工胸水を作成し，RFAを施行した。ファンダメンタル像ではTACE後結節と再発腫瘍との区別は困難であったが，Sonazoid造影超音波検査を施行したところ，vascular phaseにて濃染し，Kupffer phaseにて造影欠損を認める再発巣が明瞭に描出され，それを標的に電極針を刺入し，確実なRFAを行うことができた。

　（注）HI VISION Preirus，Preirus，Real-time Virtual Sonographyは株式会社日立メディコの登録商標。

【引用文献】

1) 田中幸子，三栖弘三，福田淳子，ほか：新しい超音波造影剤ソナゾイドによる肝腫瘍の診断．EUB-8500を用いた造影USの実際．MEDIX 47：23-26，2007

（木村　達，大﨑往夫）

5 Philips

　フィリップスエレクトロニクスジャパンの超音波診断装置iU22を用いて造影超音波検査を施行する際に使用できるモードとしては，従来からのPulse Inversion法に加えて，新たに振幅変調を利用したPower Modulation法，さらに両者の利点を組み合わせたPower Modulation Pulse Inversion法がある。

1｜Pulse Inversion法

　Pulse Inversion法は最初の送信と2回目の送信の位相を180°反転させる方法で，基本波は逆の位相，高調波は同じ位相となるため，これらの受信信号を加算すると，基本波が除去され，高調波は倍の振幅となる。

　本法は帯域を制限する方法ではないため，広帯域での画像を得ることができ，アーチファクトが少なく，S/Nのよい画像が得られるが，欠点としては1つの走査線を得るのに2回送信する必要があるため，フレームレートが1/2以下に低下することが挙げられる。

2｜Power Modulation法

　Power Modulation法は2種類の振幅の異なるパルスを送信し，差分をとることにより非線形成分を抽出する手法で，この際に振幅の小さいパルスからは対象からの線形成分，振幅の大きいパルスからは対象からの非線形成分を取り出す。低周波数の非線形成分の減衰が小さいこと，加えてプローブ帯域内の高次の高調波成分が検出できることが利点である。

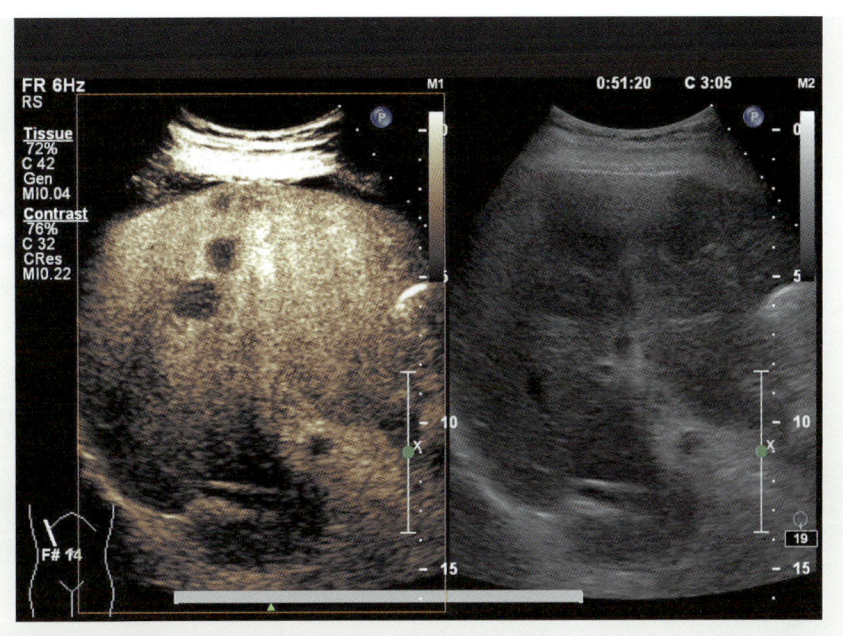

図Ⅱ-56　Power Modulation Pulse Inversion 法を用いた Sonazoid 造影超音波検査

表Ⅱ-7　推奨プロトコール

モード：Power Modulation Pulse Inversion 法
表示モード：2画面表示
送信周波数：1.8〜2.5 MHz
MI：0.2〜0.25
Gain：66〜72
Dynamic Range：42〜45
Frame rate：7〜11
Focus：病変の最下段

　本法は Pulse Inversion 法のような線形成分のキャンセル不足の問題はなく，ペネトレーションも良好であるが，分解能の低下や，クラッタなどの影響を受けやすい欠点がある。

3｜Power Modulation Pulse Inversion 法

　Power Modulation Pulse Inversion 法は Pulse Inversion 法と Power Modulation 法の両方の利点を兼ね備えた手法で，送信パルスの位相と振幅がパルス間で変わるように制御されている。この方法は Power Modulation 法において高い振幅によって生じた2次高調波が低い振幅起因の2次高調波によって減算されること，それらの結果として基本波と2次高調波の非線形成分が検出され，高感度で高分解能の画像を得る

ことができる（図Ⅱ-56）。

4｜プローブ

またiU22を用いて造影超音波検査を施行する際に推奨されるプローブはPure Wave crystalである。Pure Wave crystalは振動子に純粋で均一な結晶が均一にユニフォームに配列しており，結晶と結晶の間の境界がないため，従来のPZTセラミクスと比べて電気機械結合係数が飛躍的に向上しており，良好な造影画像を得ることができる。

5｜iU22を用いたSonazoid造影超音波検査の推奨プロトコール

表Ⅱ-7の設定条件で，Sonazoid投与後60〜90秒までは連続的に観察し，その後Live MVIにより関心領域をhigh MIでフラッシュして造影画像の最大輝度値を経時加算して観察する。さらに10分以降の後血管相を通常の造影モードで観察する。

（森　秀明）

5. Sonazoid 造影超音波検査における Defect Re-perfusion Imaging

1 | Defect Re-perfusion Imaging とは

　大多数の古典的肝癌は一般的に Kupffer 細胞が消失，もしくは機能の低下を認めるため，造影エコーの Kupffer phase（post-vascular phase）で defect を呈する。「Defect Re-Perfusion Imaging」はこの現象を利用し，レボビストに比してきわめて安定した Sonazoid の Kupffer image と real-time 血流イメージを応用し，CT で濃染し，後期相で wash-out されるような古典的肝癌や，B モードで不明瞭な結節に対して確実に局在診断を行い治療支援にも用いることができる，きわめて有用な breakthrough ともいえる手法である（図Ⅱ-57, 58）[1〜4]。

2 | 方法

　当院では主に GE 社製 LOGIQ7，E9 を用い，造影超音波検査を行っている。以下に造影超音波検査の撮像手順と，Defect Re-perfusion Imaging の評価方法を概説する。MI 値は 0.2 に設定，Sonazoid は 0.01 ml/kg を静注投与し，vascular phase にて早期濃染を観察した後 10 分以降の Kupffer phase で defect 像の有無を観察している。さらに Kupffer phase で defect を呈した部分に注目して探触子をあて Sonazoid 0.01 ml/kg の追加 injection を行い，defect 内に動脈性血流が流入するか否かを観察する（Defect Re-injection Test）。Defect 内部に動脈性 vascularity を認めるものを Defect Re-perfusion sign（＋）とする。

3 | 本法の有用性

　B モードにて描出不能の結節についても vascular phase では局在診断不能のため動脈血流の検出は不能であるが，Kupffer phase では明瞭な defect を検出し得るた

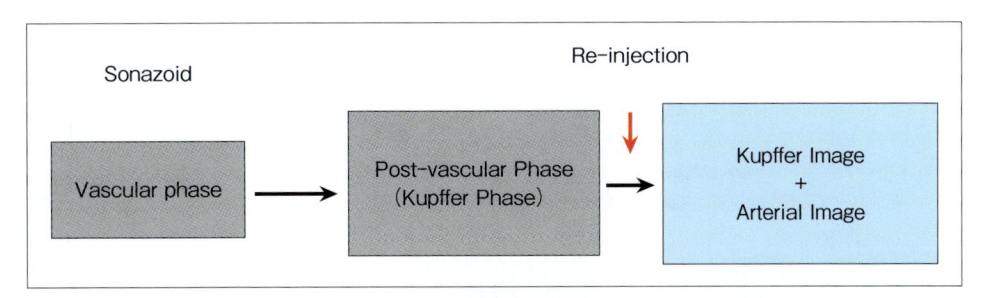

図Ⅱ-57　Defect Re-perfusion Imaging の概略図
Sonazoid を静注入後 vascular phase を経て，静注後約 10 分以降で post-vascular phase（Kupffer phase）となる。その状態で再度 Sonazoid を静注することにより，再度血管イメージングを得ることができる。

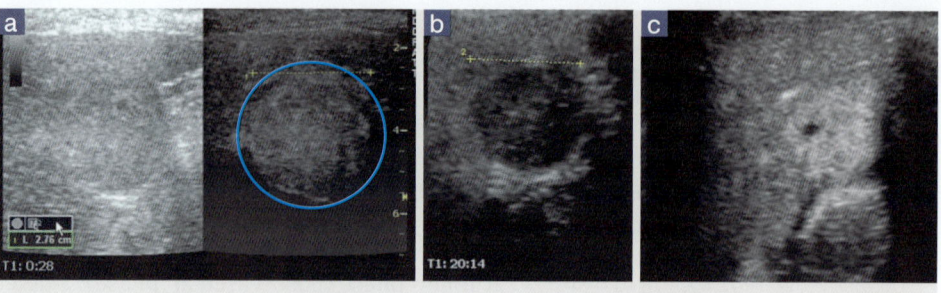

Defect Re-perfusion（陽性）

図Ⅱ-58　古典的肝癌に対する Defect-Re-perfusion Imaging

a：Sonazoid 投与後の早期血管相で，古典的肝癌は濃染を呈する（丸印）。
b：同部位は post-vascular phase（Kupffer phase）にて defect 像を呈する。
c：造影剤の再注入により，defect area 内に造影剤の再灌流を認める（Defect-Re-perfuison Imaging 陽性）。

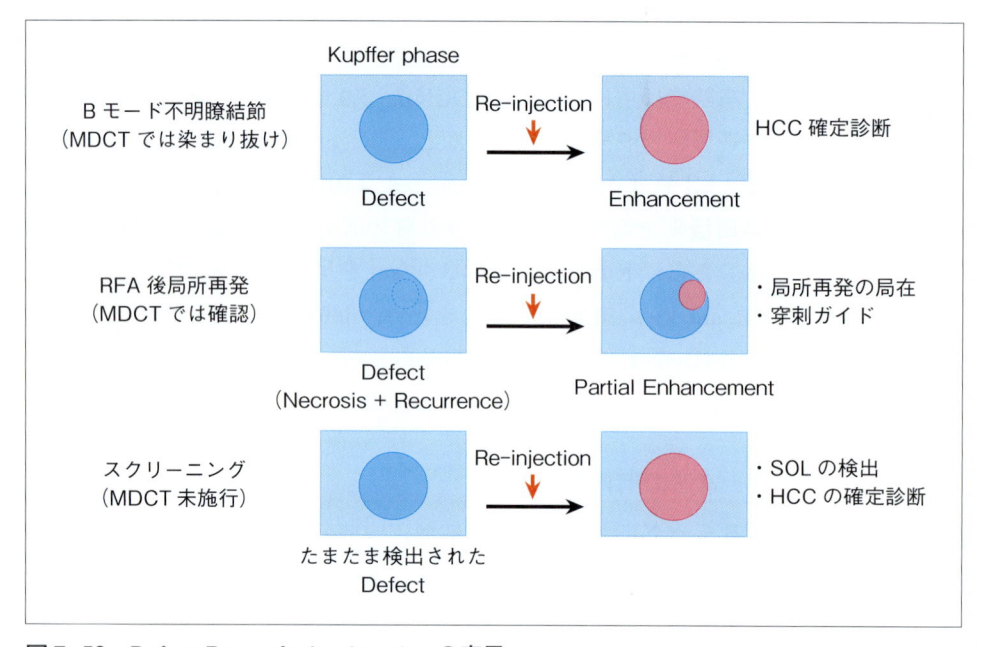

図Ⅱ-59　Defect Re-perfusion Imaging の応用

上段：造影 CT で染まり抜けを認めるが，B モードで不明瞭な結節であっても，Kupffer phase での sweep scan によって defect area を描出し，Sonazoid の再投与で血流が確認できれば，HCC と診断可能である。
中段：RFA 後の局所再発で，B モードで同定が困難な場合にも Defect-Re-perfuison Imaging 陽性の部分が再発部位と判断できる。
下段：Kupffer phase での全肝スキャンで defect を検出した際にも Defect-Re-perfuison Imaging にて陽性であれば悪性腫瘍の存在が疑われる（high flow type の血管腫の鑑別は必要）。

め，この部分に注目して Sonazoid の re-injection を行うと defect 部に明らかな濃染を検出することが可能であり（Defect Re-perfusion sign 陽性），この部に対して Sonazoid 造影ガイド下に RFA 治療を施行することが可能となる（図Ⅱ-59 中段図，図Ⅱ-60）。

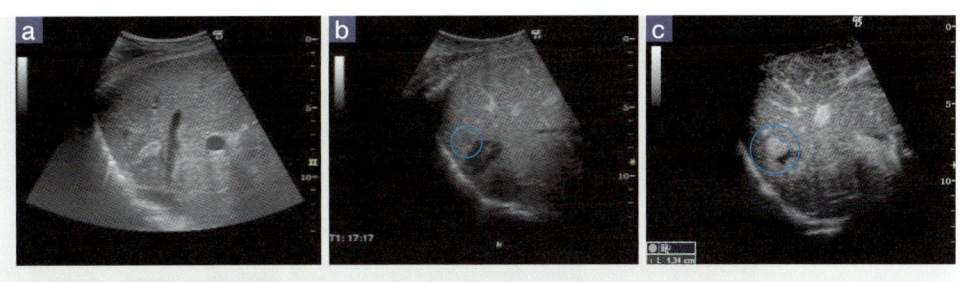

図Ⅱ-60　RFA辺縁再発症例
a：Bモード像では治療部と再発部の境界は不明瞭である。
b：同症例に対しSonazoidを静注し17分後のKupffer phase imaging。
　　治療後辺縁に円形のdefect areaを認める（丸印）。
c：Defect-Re-perfusion Imagingにて同部位は陽性を示し、再発部が同定できた（丸印）。

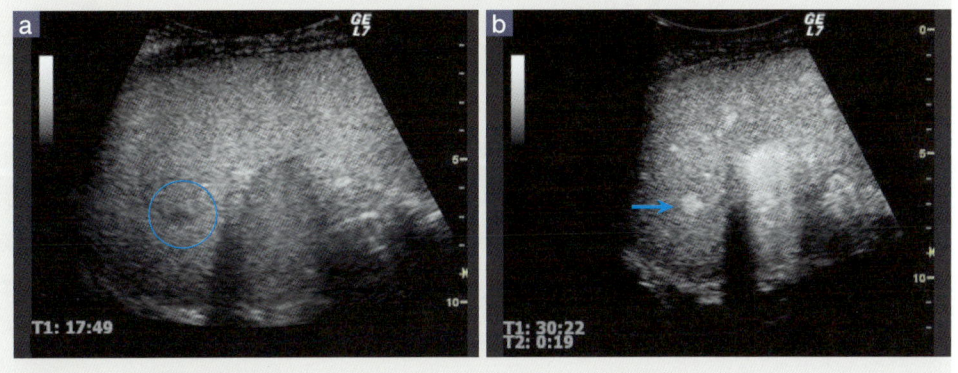

図Ⅱ-61　C型肝硬変症例
a：Kupffer phase screeningを行ったところS8に7×7 mm大の小Kupffer defectが発見された（丸印）。
b：この結節に対しSonazoidのre-injectionを施行したところ明らかな動脈血流の流入を認め肝細胞癌と診断された（矢印）。

　Defect-Re-Perfusion Imagingは安定したKupffer phaseにてまずBモードで検出不能の結節をdefect像として検出し、その後Re-injection Testにてdefectを呈する結節そのものが動脈血流を有するか否かを判定する手法である。この造影手技についてはなんら特殊な装置や解析を要さず単なる発想の転換でCTでの典型像（いわゆる「染まり抜け」の結節）に対し、まずKupffer phaseでDefectを検出し、次いでRe-injection Testを用いてdefect部のperfusionを証明する（「抜け染まり」の描出）という点にある。このようなアイデアを導入することにより、CTで典型像を呈し、かつBモードで不明瞭な結節に対する同定はほぼ100％自信をもって可能になる。もし、defect像に対してRe-injection Testを行ってenhancementを呈さないような結節を認めれば、これはCTで検出された結節とは異なるといった判定も可能になる。したがって、臨床的にはこの手法は肝細胞癌の治療支援としてきわめて画期的な手法になるものと思われる。解剖学的にエコーで描出が困難な結節や、Kupffer機能が保持さ

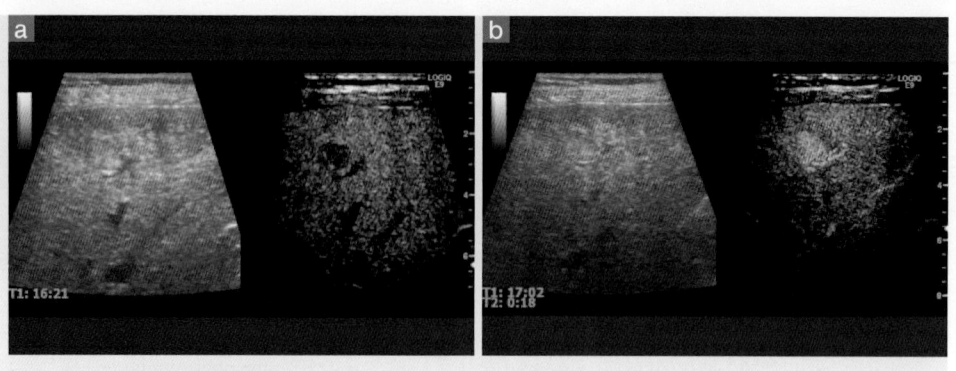

図Ⅱ-62　B型肝硬変症例
a：Kupffer phase screeningを行ったところS5に8×8 mm大の小Kupffer defectが発見された。
b：この結節に対しSonazoidのre-injectionを施行したところ明らかな動脈血流の流入を認め肝細胞癌と診断された。

れている境界病変，少数例ではあるが多血性肝癌でKupffer phaseでdefectを示さない結節に関しては有用な手段とはならないことは周知しておく必要があるが，Defect Re-perfusion imagingは肝実質が粗糙な硬変肝に対する肝細胞癌のスクリーニング，治療後の局所再発部位の同定，造影下穿刺ガイドなど多岐にわたる応用が可能でありきわめて有用な方法である（図Ⅱ-59～62）[5]。

【引用文献】

1) 工藤正俊，畑中絹世，鄭　浩柄，ほか：肝細胞癌治療支援におけるSonazoid造影エコー法の新技術の提唱：Defect Re-perfusion Imagingの有用性．肝臓 48：299-301, 2007
2) Kudo M, Hatanaka K, Maekawa K：Defect reperfusion imaging, a newly developed novel technology using Sonazoid in the treatment of hepatocellular carcinoma. J Med Ultrasound 16：169-176, 2008
3) Kudo M, Hatanaka K, Kumada T, et al：Double-contrast ultrasound：a novel surveillance tool for hepatocellular carcinoma. Am J Gastroenterol 106：368-370, 2011
4) Kudo M, Hatanaka K, Maekawa K：Newly developed novel ultrasound technique, defect reperfusion ultrasound imaging, using sonazoid in the management of hepatocellular carcinoma. Oncology 78(Suppl 1)：40-45, 2010
5) Andreana L, Kudo M, Hatanaka K, et al：Contrast-enhanced ultrasound techniques for guiding and assessing response to locoregional treatments for hepatocellular carcinoma. Oncology 78(Suppl 1)：68-77, 2010

〈井上達夫，工藤正俊〉

第4章 Sonazoid造影超音波による肝癌の診断

1. dynamic CTとの比較

　Sonazoid造影超音波（造影US）は肝の血流評価と網内系の機能評価を同時に行えることが特長であり，肝癌では診断から治療まで幅広く臨床応用が進められている。なかでも肝癌診断における造影USの意義は，①Bモード検出不能肝癌の存在診断，②偽病変を含めた肝腫瘍の質的診断である[1,2]。さらに最近では腫瘍の微細脈管構築と後血管イメージを組み合わせた新たな評価法により，肝癌の悪性度診断に有用との報告もみられる[3]。

　一方，dynamic CT（CT）は画像の客観性と再現性に優れるとともに，肝全体の血流評価を短時間で行えるという効率のよさから肝癌の標準的診断法として定着している。ただし，この両者は動脈血流評価に鋭い反面，早期肝癌の診断ではEOB造影MRIには及ばない。

　そこで本項では，肝癌における造影USとCTの比較という観点から，進行肝癌の診断に焦点を絞って議論したい。

1 | 肝癌の存在診断

　肝癌の高危険群である肝硬変患者は，肝の線維化や萎縮の程度に応じてBモードでの観察がしばしば困難となり，CTでは癌が確認されているにもかかわらずBモードでの描出に苦慮することがある。このような場合，造影USはKupffer細胞機能の多寡から癌部と非癌部とのコントラストを高め，Bモード検出不能肝癌の存在診断に寄与する[1,2]。

　図Ⅱ-63に，当科で2011年10月までに総合画像診断または病理学的に診断した進行肝癌連続364結節における各種画像診断の存在診断能を示す。存在診断率は造影US 98％，CT 97％，Bモード87％の順であり，造影USはBモードよりも有意に高率であり，CTと同等の成績であった。さらに腫瘍径別にみるとBモードは20 mm，CTでは10 mmを境に検出率が低下したが造影USにその傾向はみられず，逆に10 mm以下でも上昇に転じた。図Ⅱ-64は腫瘍径3 mmの進行肝癌である。本腫瘍はBモードとCTでは未検出であったが造影USではdefectとして検出され，Defect Re-perfusion Imaging（DRP）[1]により進行肝癌と診断されている。

　このように造影USはKupffer細胞の減少した肝癌であれば，腫瘍径やBモード検出の有無にかかわらず存在診断に有用であるとともに，10 mm以下の微小肝癌につ

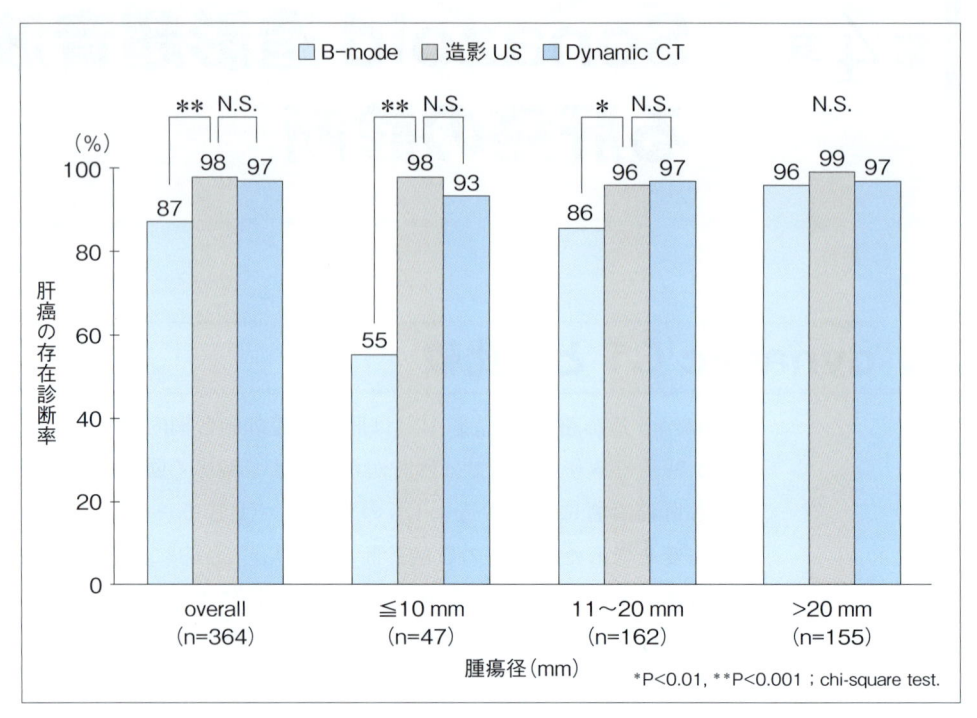

図Ⅱ-63 肝癌における存在診断能の比較
対象：進行肝癌連続364結節（再発例を含む），腫瘍径中央値18 mm（3〜94 mm）。

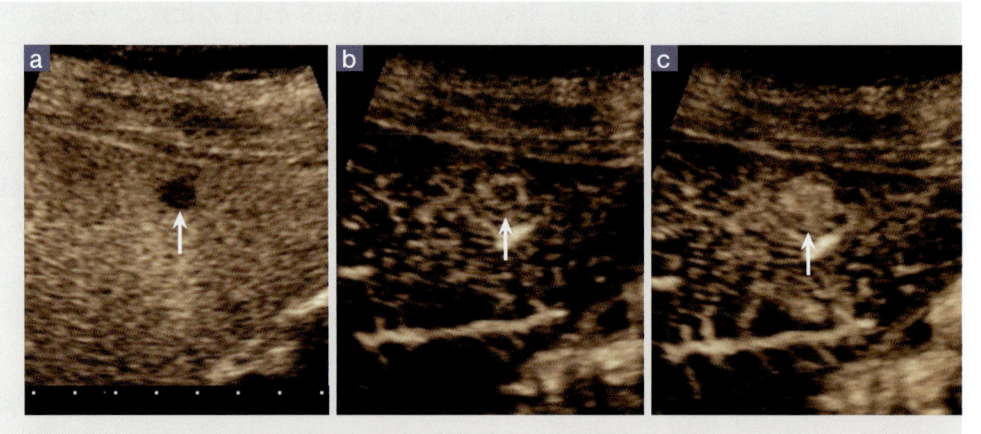

図Ⅱ-64 Defect Re-perfusion Imaging（DRP）：C型肝硬変に合併したS6 3 mmの肝癌
a：後血管イメージ，b：DRP血管イメージ，c：DRP灌流イメージ，矢印：腫瘍部
BモードおよびCTでは検出されなかったが，後血管イメージではdefectとして検出され，DRPではdefect内部への動脈血流の流入と濃染を認め進行肝癌と診断された。

いてはCTとの相補性が示唆されている。

2│肝癌の質的診断

a. Bモードの限界

肝癌の典型的Bモード像はモザイクパターン（MP），後方エコー増強（PE），Halo，側方陰影の4つからなり，これら4所見が揃えば肝癌の質的診断は確実とされている[4]。一方，2 cm以下の肝癌ではMPの出現率は35％と低く，小型肝癌における質的診断の限界が示されている[4]。ただ，これらの知見は1980年代からいわれているものであり，最新装置で検討されたというわけではない。今でもBモードでの質的診断は困難なのだろうか。

図Ⅱ-65に，当科で2007年1月から2011年10月までに診断された肝腫瘍連続329結節（腫瘍径中央値19 mm）におけるBモード像の比較を示す。これでみても肝癌におけるMPの出現率は40％とやはり低く，単なる低エコー結節として描出される頻度が35％を占めた。さらに血管腫を除く他の肝腫瘍においても低エコー結節は50〜71％に認められた。すなわち，たとえ現代の最新機器を用いたとしてもBモードのみでの肝癌の質的診断は容易ではないことがわかる。

b. 造影USによる肝腫瘍の質的診断（図Ⅱ-66）

肝腫瘍の造影US像は形態，血流，Kupffer細胞機能の3つの要素を反映するとともに，時間・空間分解能が高いことなどからBモードやCTに比べ有利な条件が揃っている。MoriyasuらはII肝腫瘍の質的診断について造影USとCTの比較検討を行い，全体の正診率が造影US 88.9％，CT 80.5％で，造影USのほうが有意に高かったことを報告している[5]。以下に，代表的肝腫瘍における造影USでの鑑別点を記載

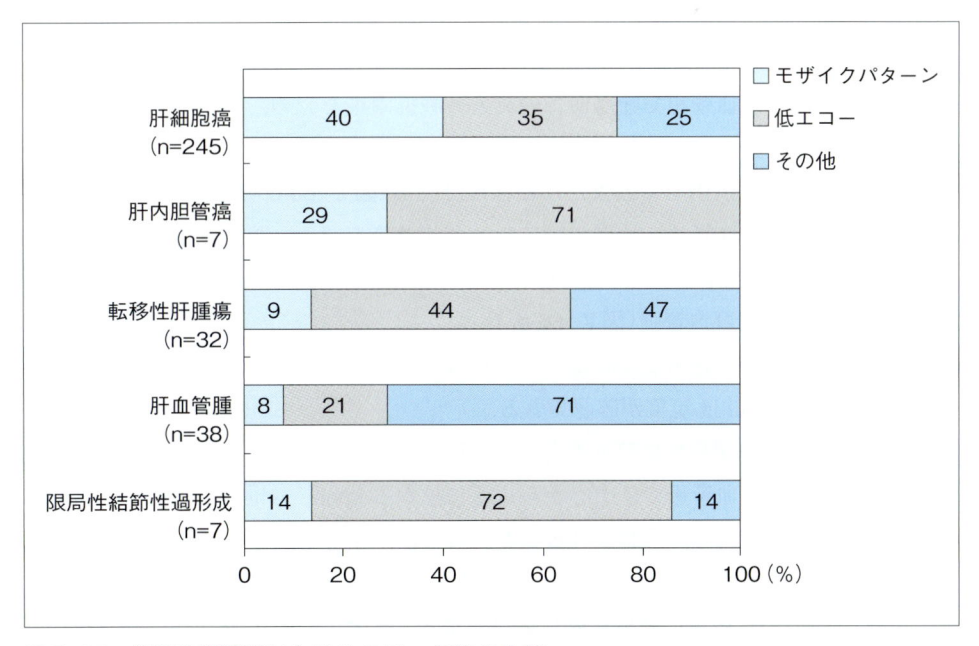

肝腫瘍	モザイクパターン (%)	低エコー (%)	その他 (%)
肝細胞癌 (n=245)	40	35	25
肝内胆管癌 (n=7)	29	71	
転移性肝腫瘍 (n=32)	9	44	47
肝血管腫 (n=38)	8	21	71
限局性結節性過形成 (n=7)	14	72	14

図Ⅱ-65　代表的肝腫瘍におけるBモード像の比較
対象：肝腫瘍連続329結節，腫瘍径中央値19 mm（3〜142 mm）。

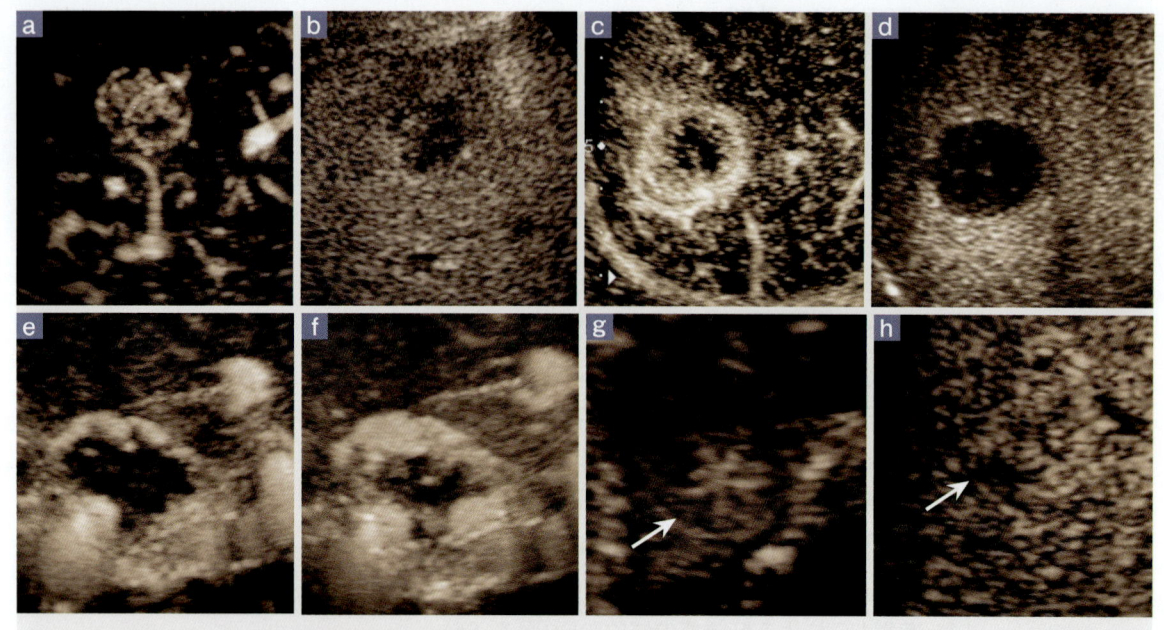

図Ⅱ-66 造影 US による肝腫瘍の質的診断
a, b：肝癌〔a：バスケットパターン(血管相)，b：境界不鮮明な欠損像(後血管相)〕
c, d：転移性肝腫瘍〔c：リング状濃染(血管相)，d：境界鮮明な欠損像(後血管相)〕
e, f：肝血管腫(血管相)〔e：パドル状濃染(血管相)，f：fill in 現象(血管相)〕
g, h：限局性結節性過形成(FNH)〔g：spoke-wheel pattern(血管相)，h：中心瘢痕(後血管相)〕

する[6]。

1) 肝癌(図Ⅱ-66 a, b)

　血管相で腫瘍血管の流入と腫瘍濃染を認め，典型例ではバスケットパターンを呈する。後血管相では境界不鮮明な欠損像を呈する。

2) 肝内胆管癌または転移性肝腫瘍(図Ⅱ-66 c, d)

　血管相で腫瘍辺縁にリング状濃染を認め，後血管相では境界鮮明な完全欠損像を呈する。

3) 肝血管腫(図Ⅱ-66 e, f)

　血管相では腫瘍辺縁に特徴的なパドル状濃染が出現するとともに，経時的にみると Fill in 現象が確認できる。

4) 限局性結節性過形成(図Ⅱ-66 g, h)

　血管相では中心から辺縁に拡がる spoke-wheel pattern を認め，後血管相では実質と同等に染影されることが多いが，中心瘢痕を反映して一部に染影低下を認める場合もある。

c. 肝癌の質的診断における造影 US と CT の比較

　図Ⅱ-67 に，当科で 2011 年 10 月までに診断された進行肝癌 245 結節における各種画像診断による質的診断能を示す。なお，本検討における肝癌の診断根拠は B モー

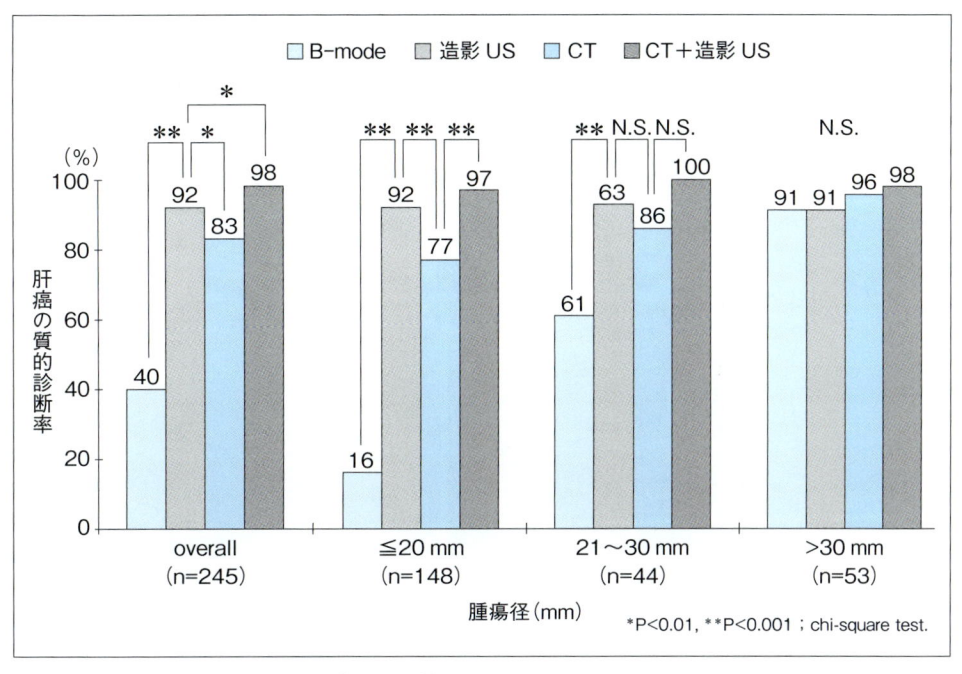

図Ⅱ-67 肝癌における質的診断能の比較
対象：未治療の進行肝癌245結節（混合型は除く），腫瘍径中央値18 mm（3〜94 mm）。

ドではMPとHaloの存在，造影USでは前述した造影パターンの存在，CTではlow-high-lowの造影パターンの存在とした。その結果，肝癌の質的診断率は造影US 92％，CT 83％，Bモード40％の順であり，造影USはBモードおよびCTよりも有意に高率であった。さらに腫瘍径別にみるとBモードとCTは腫瘍径の縮小とともに診断率が低下する傾向にあったが，造影USではほぼ一定であり，なおかつ20 mm以下ではCTよりも有意に高率であった。しかしなぜ，CTの質的診断はこれほどまでに低下してしまうのだろうか。前述した肝癌の存在診断では腫瘍径別にみてもCTと造影USに差は認めなかったはずである。

その理由を図Ⅱ-68，69の症例から具体的に示す。**図Ⅱ-68**は直径8 mmのA-P shuntである。CTでは動脈相でHigh，平衡相ではIsoを呈している。造影USでも早期濃染は認めるが後血管相でdefectは認めず，典型的AP-shutと診断できる。一方，**図Ⅱ-69**は腫瘍径20 mmのBモード検出不能肝癌である。造影USではDRP陽性により進行肝癌と診断できるが，CTでは**図Ⅱ-68**と同じ造影パターンを呈しており，肝癌と断定することはできない。このように，多血性病変であっても平衡相でwash-outを認めない場合は，良性腫瘍や偽病変を完全に否定することは困難と考えられる。

本検討の結果，20 mm以下の肝癌における血流検出率は造影USとCTで差は認めなかったが，CT平衡相でのwash-out検出率は造影US後血管相でのdefect検出率よりも低く，これがCTの質的診断能を低下させた一番の要因と考えられた。

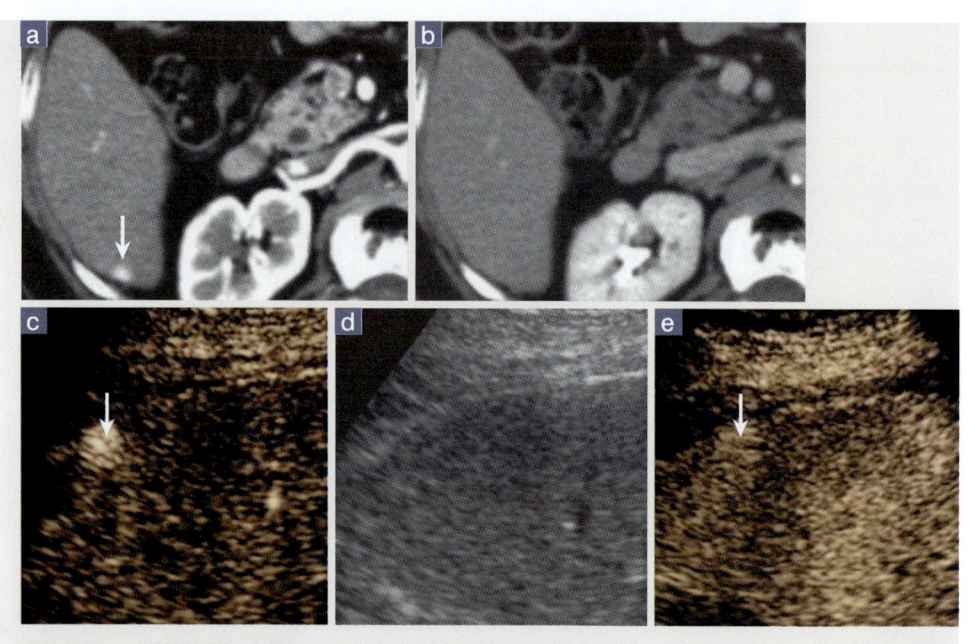

図Ⅱ-68 C型肝硬変に合併したS6 8mmのAP shunt

a：CT動脈相，b：CT実質相，c：造影US血管相，d：Bモードモニター画像，e：造影US後血管相，矢印：AP shunt
CTの動脈相でHigh，平衡相ではIsoを呈している。造影USでは早期濃染を認めるが，後血管イメージでIsoを呈しており典型的AP shutである。

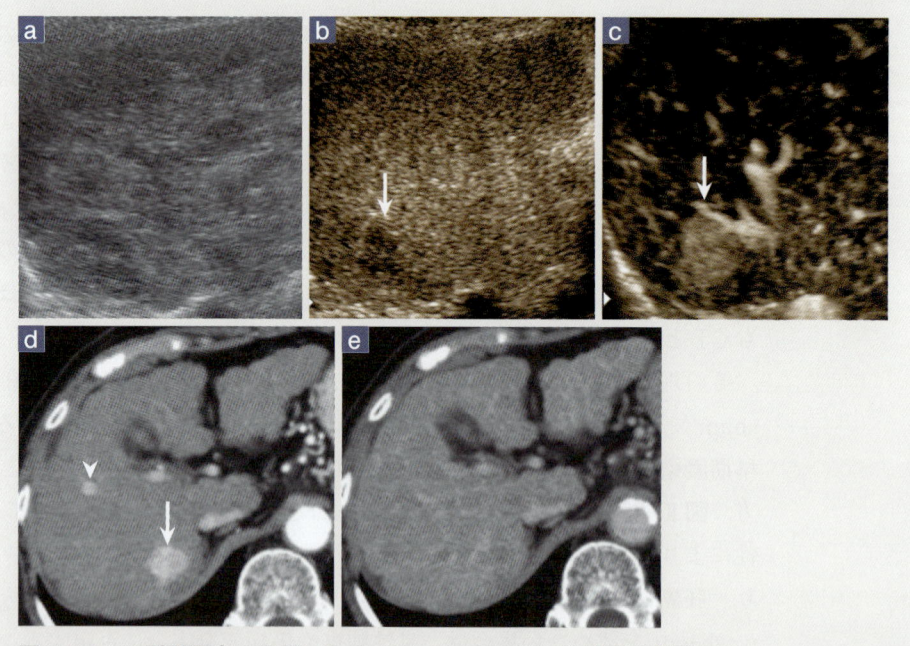

図Ⅱ-69 B型肝硬変に合併したS7 20mmのBモード検出不能肝癌

a：Bモード，b：造影US後血管相，c：DRP，d：CT動脈相，e：CT平衡相，矢印：主結節，矢頭：肝内転移
Bモードでは肝硬変による実質エコーの粗糙が強く腫瘍の同定は困難であった。造影US後血管相ではS7に境界不鮮明なdefectを認め，DRPにて腫瘍濃染を認め進行肝癌と診断した。CTでは動脈相High，平衡相Isoを呈しており良性腫瘍や偽病変との鑑別が必要である。

以上の結果を集約すると，肝癌における造影 US の質的診断能は CT よりも優れており，特に良性腫瘍や偽病変との鑑別において有用性が高いと考えられる。ただし図Ⅱ-67 に示すように造影 US と CT を組み合わせた総合画像診断率は 98％ とそれぞれの検査を単独で行うよりも明らかに高率であることから，肝癌の質的診断に関しても造影 US と CT は相補的関係にあるとみるべきであろう。

おわりに

　肝癌診断における造影 US の意義について CT との比較から概説した。CT は経済性や被曝の問題などから肝癌患者であっても頻回に行うべきではなく，その意味で，安全かつ診断に優れる造影 US は，肝癌患者にとって有用なモダリティといえる。ただし日常臨床では US のもつ音響特性を考慮して，CT または MRI との総合画像診断を心がける必要がある。

【引用文献】

1) 工藤正俊，畑中絹世，鄭　浩柄，ほか：肝細胞癌治療支援における Sonazoid 造影エコー法の新技術の提唱：Defect Re-perfusion Imaging の有用性．肝臓 48：299-301, 2007
2) 麻生和信，岡田充巧，羽田勝計，ほか：B モード検出不能肝癌に対する Sonazoid 造影 US による存在診断の有用性．Rad Fan 6：18-21, 2008
3) 田中弘教，飯島尋子，齋藤正紀，ほか：Sonazoid 造影超音波による新しい肝癌悪性度分類法の試み．肝臓 50：397-399, 2009
4) 幕内雅敏，高山忠利，岡田周市：最新内科学大系第 50 巻 肝癌，pp47-57，中山書店，1991
5) Moriyasu F, Itoh K：Efficacy of perflubutane microbubble-enhanced ultrasound in the characterization and detection of focal liver lesions：phase 3 multicenter clinical trial. AJR 193：86-95, 2009
6) 貴田岡正史，熊田　卓，松田康雄，ほか：肝腫瘍の超音波診断基準（案）．超音波医学 37：157-166, 2010

（麻生和信，羽田勝計）

2. SPIO-MRI との比較

　Sonazoid と肝細胞特異性造影剤を用いた superparamagnetic iron oxide(SPIO)造影 MRI はともに網内系機能評価ができるという点で共通した特徴をもつ。現在 SPIO 造影 MRI は EOB-MRI の普及により日常臨床で使用する機会は少なくなってきているが，EOB-MRI の肝細胞相で iso〜high intensity を示す結節や，肝機能が低下し肝細胞相での EOB の取り込みが不良な症例などに網内系機能の評価を行うことによって癌の診断が可能になる場合がある。本項では両者の比較検討を中心に概説する。

1 | SPIO 造影 MRI

　SPIO は，直径 5 nm ほどの酸化第一鉄，第二鉄の結晶がデキストランやカルボキシデキストランなどの高分子により多数集簇した粒子のコロイド粒子で，磁場内で超常磁性を示す。この粒子は肝網内系 Kupffer 細胞に貪食されるのに適しており，静脈内に投与されると血中の IgG，補体 C3b，fibronection などの opsonin と結合して，投与量の約 80% が肝類洞壁に存在する Kupffer 細胞に貪食される。最終的に Kupffer 細胞の細胞質内を移動して lysosome 顆粒に集積し粗大な cluster を形成し，この cluster が局所磁場を乱すことで T2* を短縮し肝の信号強度を低下させ，この信号強度の低下作用には Kupffer 細胞の機能と分布の両者が深く関与していることが示唆されている[1]。通常 SPIO は T2*，T2 強調画像で使用され，肝の信号低下を得ることで腫瘍の検出能を向上させることが可能である。転移性肝癌では当然のことながら，

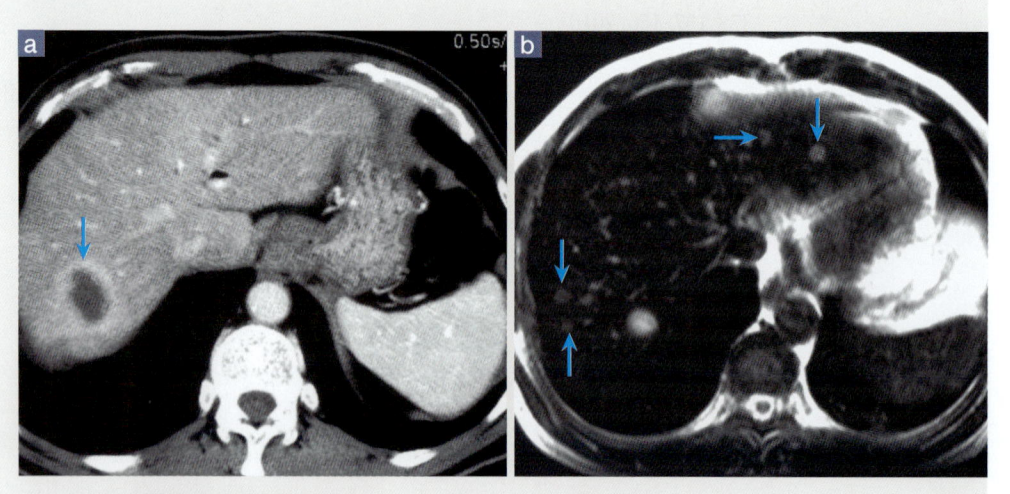

図Ⅱ-70　膵臓癌肝転移症例
a：肝右葉に転移巣を認める(矢印)が，他部位の転移は不明瞭である。
b：同一症例の SPIO-MRI 像。肝右葉，左葉に数 mm 大 SPIO の取り込みを認めない転移巣が散在している(矢印)。

腫瘍内に Kupffer 細胞を有していないために，これらの造影の取り込みはみられず，SPIO-MRI により肝内の腫瘍の存在をはっきりと描出することが可能であり（図Ⅱ-70），転移性肝癌や原発性肝癌の検出に関して SPIO 造影 MRI の有用性が多数報告されている[2~7]。SPIO の腫瘍内への取り込みの多寡を評価することによって原発性肝癌の組織学的分化度の推定にも役立つ[8, 9]。

2 | Sonazoid と SPIO の画像所見の比較

　Sonazoid の Kupffer phase（post-vascular phase）と SPIO-MRI（T2*）の所見は両造影剤がともに Kupffer 細胞に取り込まれるという特徴をもつことから，同様の所見を示す場合が多い。肝細胞癌の発癌過程は前癌病変である dysplastic nodule を経て，早期肝癌から古典的肝細胞癌へと進展していくのが一般的であるが，その過程の中で腫瘍内の Kupffer 細胞数は低下していき，貪食能力も低下していく。そのため，多段階発癌段階の画像所見の推移においては，Kupffer 細胞が保持されている境界病変では周辺肝と比較すると，両造影剤の取り込みが同等ないしは亢進している場合が多い（図Ⅱ-71，72）。分化度が下がるにつれ，Kupffer 細胞が減少するため，腫瘍内に取り込まれる Sonazoid[10]や SPIO が減少することで周辺肝と比べエコー輝度が低下したり（図Ⅱ-73），腫瘍内の intensity が周辺肝と比べ上昇していくことが観察される（図Ⅱ-74）。境界病変から古典的肝細胞癌の Kupffer phase 所見と SPIO-MRI の所見を比較検討した報告[11, 12]では，所見の一致率はともに 90％以上であり，Kupffer phase での腫瘍と周辺肝臓の Sonazoid の取り込みの程度と，SPIO の取り込みの程度を数

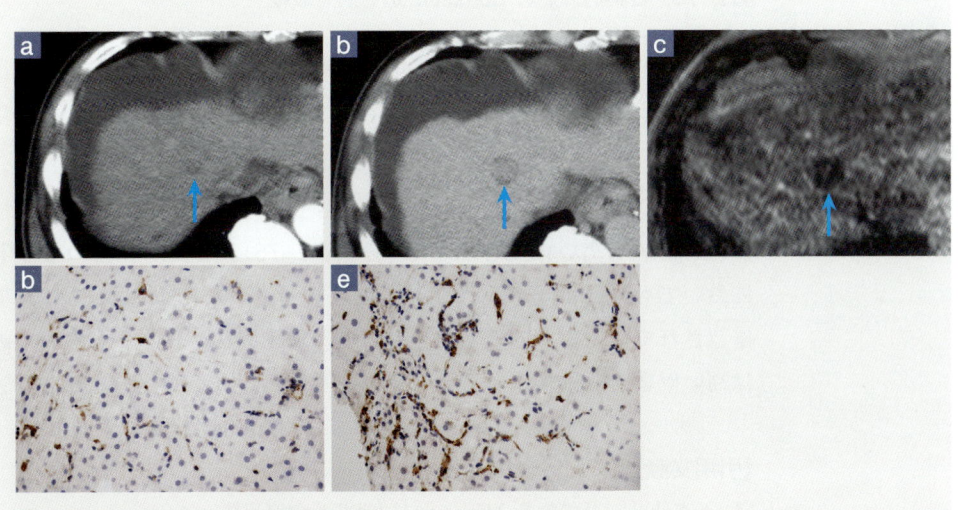

図Ⅱ-71　dysplastic nodule の 1 例

a, b：造影 CT で同結節は乏血性を示した（矢印）
　c：SPIO T2*像で同結節は周囲肝と比較し low intensity であり，SPIO の取り込み能が保持された結節と考えられる。
d, e：腫瘍部と非腫瘍部の CD68 染色所見
　　　非腫瘍部（d）と腫瘍部（e）の Kupffer 細胞数は同等であった。

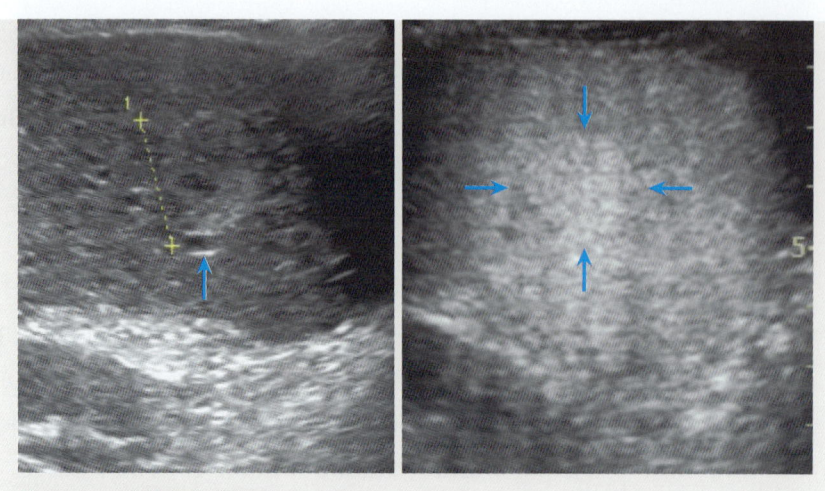

図Ⅱ-72　高分化肝細胞癌の1例
a：Bモードで腫瘍は一部低エコー領域を含む高エコー域として描出された（矢印）。
b：同結節はSonazoid超音波検査のKupffer phaseにて周囲肝よりもやや高エコーに描出された（矢印内）。

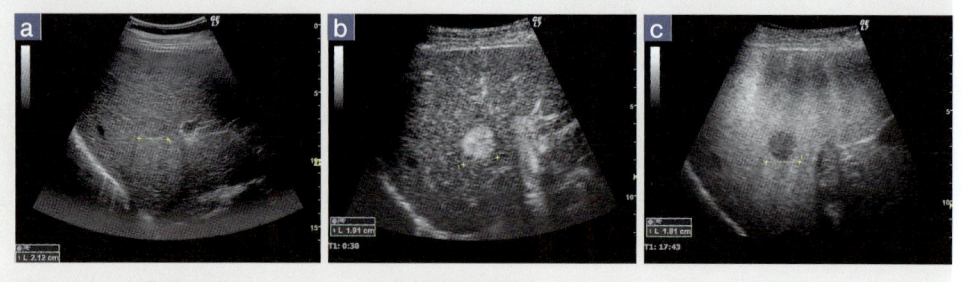

図Ⅱ-73　古典的肝癌のSonazoid造影超音波検査
a：Bモードで腫瘍は低エコー結節として描出された。
b：Sonazoid超音波検査のvascular phaseで腫瘍は濃染を示した。
c：Kupffer phaseで同腫瘍はdefectを示した。

値化した値も高い相関を示している（図Ⅱ-75）。また，腫瘍の組織学的分化度の判定においても，分化度が下がるにつれ，造影剤の取り込みがともに低下していくことが確認されている。このことからも若干の乖離例は存在するものの，両検査の画像所見は高い確率で一致すると考えてよいと考えられる。

【引用文献】
1) 谷本伸弘：肝の最新MRI, pp113-127. 金原出版, 2004
2) Ward J, Guthrie JA, Wilson D, et al：Colorectal hepatic metastases：detection with SPIO-enhanced breath-hold MR imaging — comparison of optimized sequences. Radiology 228：709-718, 2003
3) Reimer P, Jahnke N, Fiebich M, et al：Hepatic lesion detection and characterization：value of non-enhanced MR imaging, superparamagnetic iron oxide-enhanced MR

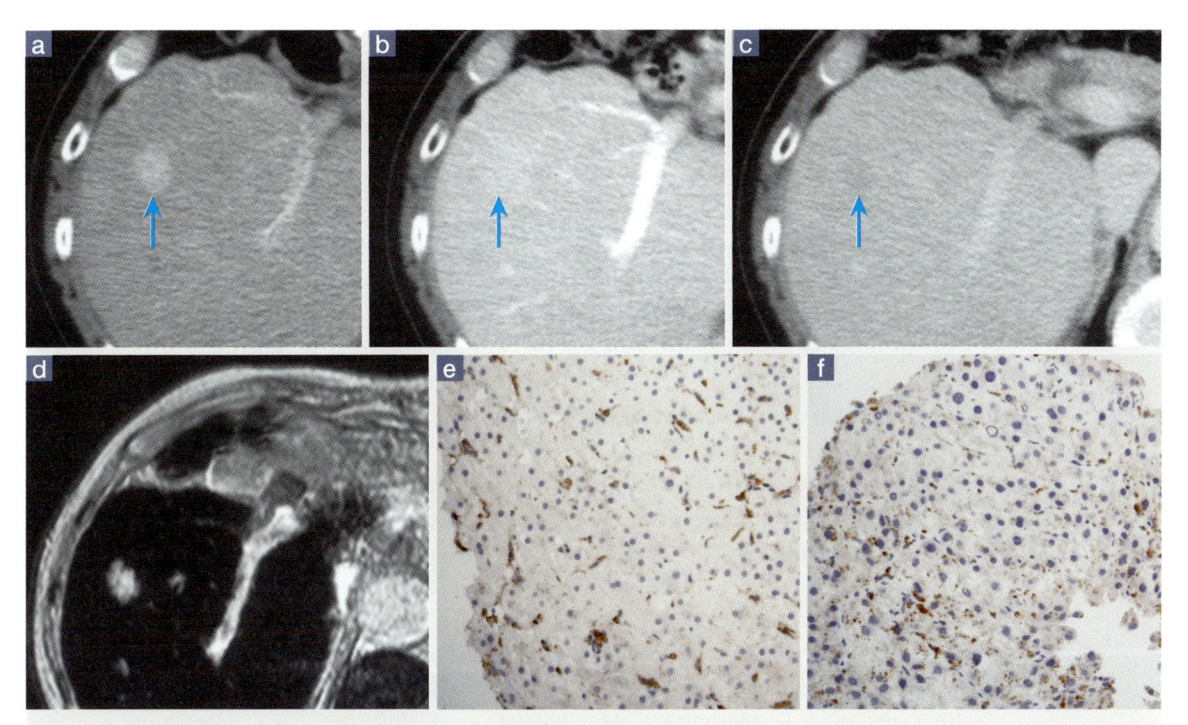

図Ⅱ-74 古典的肝癌の造影 CT と SPIO-MRI 所見

a, b, c：造影 CT で肝 S5 に造影 CT で染めり抜けを占めす古典的肝癌を認める（矢印）。
d：同腫瘍は SPIO-MRI T2*像で high intensity を示した。
e, f：腫瘍部と非腫瘍部の CD68 染色所見
　　　非腫瘍部（e）と比べ，腫瘍部（f）の Kupffer 細胞数は低下していた（腫瘍部の CD68 陽性細胞／非腫瘍部の CD68 陽性細胞＝0.69）。

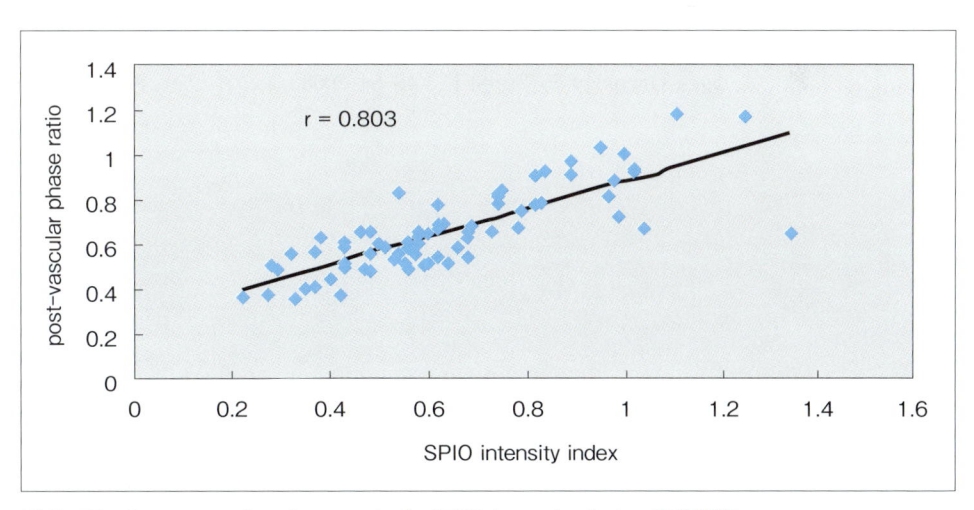

図Ⅱ-75　Post-vascular phase ratio と SPIO intensity Index の相関図

Sonazoid と SPIO の腫瘍への取り込みの程度を周辺肝と比較し数値化した値（post-vascuar phase ratio と SPIO intensity index）の比較検討で，両者の相関係数は 0.80 と高い相関を示した。
〔Inoue T, Kudo M, Hatanaka K, et al：Imaging of hepatocellular carcinoma：qualitative and quantitative analysis of postvascular phase contrast-enhanced ultrasonography with sonazoid. Comparison with superparamagnetic iron oxide magnetic resonance images. Oncology 75（Suppl 1）：48-54, 2008 より改変して引用〕

imaging, and spiral CT-ROC analysis. Radiology 217：152-158, 2000
4) Poeckler-Schoeniger C, Koepke J, Gueckel F, et al：MRI with superparamagnetic iron oxide：efficacy in the detection and characterization of focal hepatic lesions. J Magn Reson Imaging 17：383-392, 1999
5) Naganawa S, Sato C, Nakamura T, et al：Diffusion-weighted images of the liver：comparison of tumor detection before and after contrast enhancement with superparamagnetic iron oxide. J Magn Reson Imaging 21：836-840, 2005
6) Lee JM, Kim IH, Kwak HS, et al：Detection of small hypervascular hepatocellular carcinomas in cirrhotic patients：comparison of superparamagnetic iron oxide-enhanced MR imaging with dual-phase spiral CT. Kor J Radiol 4：1-8, 2003
7) Kim SH, Choi D, Kim SH, et al：Ferucarbotran-enhanced MRI versus triple-phase MDCT for the preoperative detection of hepatocellular carcinoma. Am J Roentgenol 184：1069-1076, 2005
8) Imai Y, Murakami T, Yoshida S, et al：Superparamagnetic iron oxide-enhanced magnetic resonance images of hepatocellular carcinoma：correlation with histological grading. Hepatology 32：205-212, 2000
9) Inoue T, Kudo M, Watai R, et al：Differential diagnosis of nodular lesions in cirrhotic liver by postvascular phase contrast-enhanced US with Levovist：comparison with superparamagnetic iron oxide magnetic resonance images. J Gastroenterol 40：1139-1147, 2005
10) Yanagisawa K, Moriyasu F, Miyahara T, et al：Phagocytosis of ultrasound contrast agent microbubbles by Kupffer cells. Ultrasound Med Biol 33：318-325, 2007
11) Keiko Korenaga, Masaaki Korenaga, Matakazu Furukawa, et al：Usefulness of Sonazoid contrast-enhanced ultrasonography for hepatocellular carcinoma：comparison with pathological diagnosis and superparamagnetic iron oxide magnetic resonance images. J Gastroenterol 44：733-741, 2009
12) Inoue T, Kudo M, Hatanaka K, et al：Imaging of hepatocellular carcinoma：qualitative and quantitative analysis of postvascular phase contrast-enhanced ultrasonography with sonazoid. Comparison with superparamagnetic iron oxide magnetic resonance images. Oncology 75(Suppl 1)：48-54, 2008

〔井上達夫，工藤正俊〕

3. CTHA/CTAP との比較

1 | CTHA/CTAP と Sonazoid 造影超音波それぞれのメリット・デメリット

　経動脈性門脈造影下 CT (CT during arterial portography：CTAP) は，1983 年に Matsui ら[1]が Radiology に発表し，その後 2008 年 Gd-EOB-DTPA 造影 MRI 発売まで，最も高い肝腫瘍性病変検出能をもつ検査とされてきた。また CTHA (CT during hepatic arteriography) と CTAP により，肝癌の多段階発癌と血行支配の変化が明らかとなり，その結果として早期肝細胞癌の診断が可能となった。一方 CTHA/CTAP は血管造影の手技であり，通常の CT や MRI とは比べうる検査法ではなく，X 線被曝の問題があり，またカテーテル挿入下に CT 室に患者を移送するか，あるいは高額な CT と DSA を組み合わせたシステムが必要とされる。よって日常診療内で行われるスクリーニング的な位置づけとしてではなく，肝腫瘍性病変の質的診断あるいは肝内転移の評価に用いられている。

　Sonazoid は 2007 年 1 月わが国で承認・市販された第 2 世代の超音波造影剤であり，20 万例以上に投与され広く普及している。Sonazoid の詳細については別項の通りであり，1 回の投与により，血管相で血流診断・後血管相 (Kupffer 相) で存在診断および質的診断が可能な薬剤である。Sonazoid 造影超音波検査は非侵襲的検査であり，外来でも簡便に施行でき，くり返しの検査が可能である。

　一方超音波検査の常として体表から遠い深部病変や横隔膜直下の病変に対しては観察不能な部位が存在する。また血管相では 1 回の投与につき基本的には 1 病変の評価であり，肝腫瘍性病変が複数存在し各結節の血流診断を施行するためには，一度高音圧で肝全体の気泡を崩壊させ，Sonazoid を再投与しなくてはならない。一方 Kupffer 相では全肝スキャンが可能であるため，存在診断については 1 回の投与で肝臓全体の評価が可能である。

　以上の通り CTHA/CTAP と Sonazoid 造影超音波は造影剤の特性，検査の位置づけ，侵襲性が大きく異なるため単純に比較することは困難である。本項では主に両者の違いと，肝癌症例の長期生存成績を向上させるための画像検査ストラテジー，その所見に基づく診断および治療適応の判断について考察したい。

2 | CTHA/CTAP と Sonazoid 造影超音波の違い

　CTHA/CTAP の大きな特徴は，用いるヨード造影剤が細胞外液性造影剤であるため，得られる情報が純粋な血流情報のみであるという点である。Gd-EOB-DTPA 造影 MRI や Sonazoid 造影超音波検査においても動脈優位相・門脈優位相が存在するが，Gd-EOB-DTPA 造影剤は投与 1 分後より肝細胞に取り込まれるため，1 分後からの画像は周囲肝の染影効果も含めて，門脈優位相の画像を評価しなければならない。Sonazoid も飯島らの検討 (図Ⅱ-76)[2]では，造影投与後 15〜20 秒で動脈が造影さ

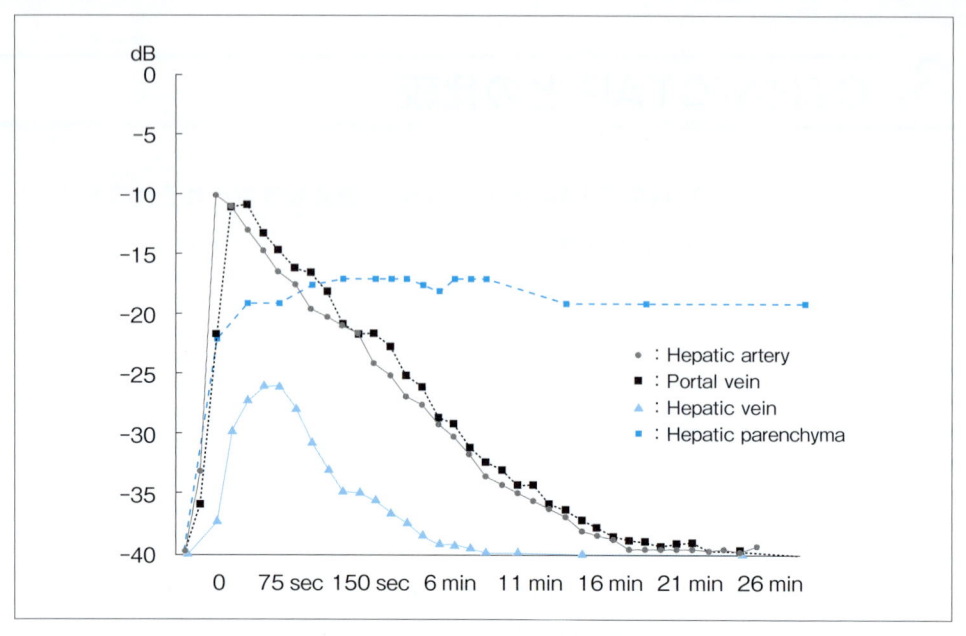

図Ⅱ-76　正常ボランティアでの Sonazoid 投与後の Time-Intensity Curve
(飯島尋子：肝疾患の造影超音波診断—その変遷と新しい展開. 肝臓 50：105-121, 2009 より引用)

れ，引き続き門脈が造影される．しかしながら，投与 30 秒後からは肝実質が染影されるため，純粋な門脈血流の評価は造影超音波検査では困難である．静注後 2〜3 分以降は血流の再循環と肝実質染影のため，実際には門脈血流が若干低下しているにもかかわらず，腫瘍性病変と周囲と同等の染影を示す場合がある．特に 1 cm 以下の微小病変に関しては，造影超音波検査による純粋な門脈血流の評価は容易ではない．CTHA/CTAP では，このような肝実質染影や造影剤再循環などの影響を考慮に入れる必要なく，全肝の腫瘍性病変の検出および血流診断が可能である．一方で Korenaga ら[3]は，Sonazoid 造影超音波の Kupffer 相所見により，肝細胞癌の組織分化度の推定が可能であると報告している．

　したがって，CTHA/CTAP はより厳密な血流診断と存在診断が可能であり，Sonazoid 造影超音波検査では，血管相と後血管相(Kupffer 相)の組み合わせ診断による肝細胞癌の生物学的悪性度診断が可能であると考えられる．

3｜実臨床における CTHA/CTAP と Sonazoid 造影超音波の比較

　Sonazoid は主にわが国を中心に臨床応用が進み，また CTHA/CTAP も主にわが国で施行されているため，CTHA/CTAP と Sonazoid を比較した海外からの報告(文献)は存在しない．第一世代超音波造影剤である Levovist (レボビスト)と CTHA/CTAP を比較したそれらの発表では，いずれも肝癌検出能は CTHA/CTAP が優れており，しかし Levovist Kupffer 相で defect を呈した結節はすべて CTHA/CTAP で典型的肝細胞癌所見(CTHA high/CTAP low)を呈したことから，Levovist 造影超

音波検査は特異度が高い検査として位置づけられてきた。また腫瘍血流の評価能はCTHAには及ばざるとも，MDCTよりも高いと評価された。

　Sonazoid造影超音波とCTHA/CTAPの比較に関して，津田ら[4]はCTHA/CTAPはSonazoid造影超音波を比較すると肝細胞癌検出能は優れるが偽病変も存在し，CTHA/CTAP偽病変の診断にはSonazoid造影超音波が有用であると報告している。CTHA/CTAPの偽病変については third inflow と CTAP の偽病変が主である。

　third inflow は肝臓の小範囲を還流する門脈本幹外の血管で肝内門脈枝と交通するものと記載され① cholecystic vein，② parabilliary venous system，③ epigastric-paraumbilical venous system に大別される。

　CTAPは血管造影時に上腸間膜動脈から注入した造影剤が腸管を灌流後に，門脈本幹を経て肝臓内に流入した時相に肝臓のCT撮影を行うものであり，上記の third inflow の血管に上腸間膜から注入した造影剤が流入しない場合，この領域は肝腫瘍などの病変がないにもかかわらずCTAP上の血流欠損域として認識され，これが third inflow に伴う偽病変である。

　third inflow 領域に生じ得る肝実質変化として，(1)脂肪肝症例における focal spared area，(2)非脂肪肝症例における限局性脂肪肝，(3)肝硬変症例における限局性過形成の3種類の病変が知られている。偽病変の診断で最も大事な点は，偽病変は上記①〜③で挙げた血管が関与しているため特徴的な部位に出現することである。① cholecystic vein は胆嚢床に，② parabilliary venous system は S4 背側を中心とした領域に，③ epigastric-paraumbilical venous system は S4 腹側の鎌状間膜付着部周辺に流入するため，それらの領域に偽病変が出現する可能性がある。

　Sonazoid造影超音波 Kupffer 相ではもちろん同部位は正常肝組織であり，Kupffer細胞も存在するため，Kupffer 相は等エコーとなる。このように両者の特性をいかし総合画像診断を施行することが重要である

4｜各病態別の CTHA/CTAP と Sonazoid 造影超音波の比較

a. 早期肝細胞癌

　早期肝細胞癌とは，「原発性肝癌取扱い規約」[5]では肉眼分類において小結節境界不明瞭型に相当し，手術標本では背景の肝硬変の色調と大きく変わらず，多くは径1.0〜1.6 cm 前後の不明瞭な結節としてみられる。国際的には Kojiro らが International Consensus Group として 2 cm 未満の small hepatocellular carcinoma (HCC) を early HCC と progressed HCC に分類した[6]。この early HCC が日本でいう早期肝細胞癌に相当し，early HCC は vaguely nodular appearance を progressed HCC は distinctly nodular pattern を呈する(図Ⅱ-77)。

1) 早期肝細胞癌の鑑別診断

　早期肝細胞癌と鑑別が必要な結節は，異型結節 dysplastic nodule であり，これは軽度異型結節(low-grade dysplastic nodule)と高度異型結節(high-grade dysplastic nodule)に分類される。早期肝細胞癌と高度異型結節は，通常型の肝細胞癌へ進行す

International Consensus on Small Nodular Lesions in cirrhotic liver

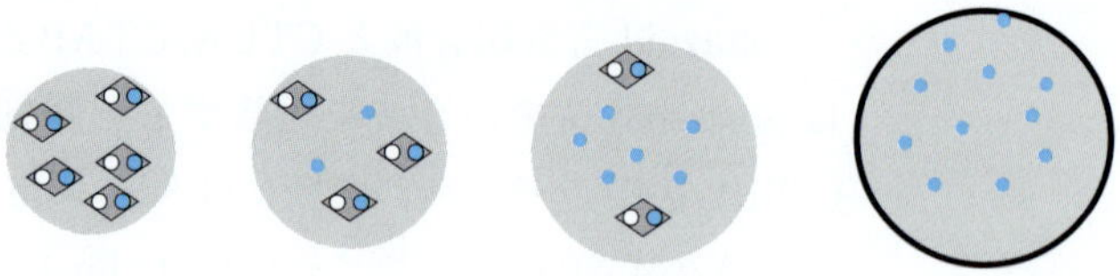

IWP classification	L-DN	H-DN	WD-HCC	MD-HCC
Pathological features				
gross appearance			vaguely-nodular	distinctly-nodular
stromal invasion	(−)	(−)	+ / −	+ / −
Clinical (imaging)				
arterial supply	iso/hypo	iso/hypo	iso/hypo rarely hyper	hyper
portal vein supply	+	+	+	−
Clinico-pathological	Premalignant		Early HCC	Progressed HCC

Intratumoral portal tract　• Unpaired artery

図Ⅱ-77 International Consensus Groupによる分類

H-DN：High grade dysplastic nodule, L-DN：Low-grade dysplastic nodule, WD：Well-differentiated
MD：Moderately differentiated, iso：isovascular, hypo：hypovascular, hyper：hyper vascular
(International Consensus Group for Hepatocellular Neoplasia：Pathologic diagnosis of early hepatocellular carcinoma：a report of the international consensus group for hepatocellular neoplasia. Hepatology 49：658-664, 2009より引用)

る潜在的能力の高い病変と理解されている。MDCTにおいて典型的な多血性肝細胞癌は動脈相(注入開始35〜40秒後)で高吸収，門脈相(70秒前後)で低吸収，平衡相(3〜5分後)で低吸収を示す。早期肝細胞癌はunpaired arteryはほとんど存在することはなく門脈血流も同等かやや低下している程度のことが多いため，MDCTでは動脈相は低また等吸収，門脈相は低または等吸収，平衡相は低または等吸収を示す。このようにMDCTは血流診断であるため早期肝細胞癌の診断は不可能である。

CTHA/CTAPにおいて早期肝細胞癌は結節内門脈血流低下(CTAPでやや低吸収域)や結節内の一部に，門脈血流欠損域(CTAPで部分的に低吸収)を認めることが多いが，CTAPではまったく等吸収の早期肝細胞癌も存在する。早期肝細胞癌は動脈血流の増加は通常認められないため，CTHAでは通常低〜等吸収域を示す。CTHA/CTAPでは，MDCTでは評価困難な微細な動脈血流と門脈血流が評価可能である。

Sonazoid造影超音波検査では，早期肝細胞癌は動脈優位相でhypo〜iso vascular，門脈優位相でややhypo〜isoでwash outを認めず，Kupffer phaseは周囲肝と比較し軽度染影低下または等染影(等エコー)として認められることが多い。

Gd-EOB-DTPA造影MRIの肝細胞相は早期肝細胞癌を最も鋭敏に検出すること

が知られている。OATP8が発現している早期肝細胞癌の存在は否定できないが、頻度としては稀であり、逆にdysplastic noduleの一部が肝細胞相低信号となる可能性が示唆される。dysplastic noduleと早期肝細胞癌の鑑別については、Kogitaら[7]はEOB contrast ratioの測定により両者の鑑別が可能であると報告している。

　以上のように、早期肝細胞癌の画像診断は典型的画像所見であるMDCT・Gd-EOB-DTPA造影MRI動脈優位相で低吸収(信号)、門脈優位相で等～低吸収(信号)、平衡相(後期相)で等～低吸収(信号)、CTHA低～等吸収、CTAPやや低吸収、Gd-EOB-DTPA造影MRI肝細胞相低信号、Sonazoid造影超音波早期血管相hypo後期血管相iso-hypo Kupffer相iso-slightly hypoという所見が得られれば確定診断可能である。しかし、実臨床では上記のすべての所見を満たすのは困難である。早期肝細胞癌診断におけるCTHA/CTAPおよびSonazoid造影超音波の役割は、確定診断というよりは早期肝細胞癌ではないという、除外診断(標的病変がKojiroらが定義したprogressed HCCであるという診断)を行うことにある。

2) 早期肝細胞癌の治療適応の診断

　筆者らの最終目的は、肝細胞癌症例の長期生存であり、特にわが国の肝細胞癌症例は65歳以上の高齢者が多く、移植対象とならないことから、癌治療とともに背景肝予備能の温存が大切である。したがって、progressed HCCに対して早期に治療介入をする一方で、生物学的悪性度の低い結節の治療については、慎重になる必要がある。

　MDCT動脈優位相・門脈優位相・平衡相で低吸収かつGd-EOB-DTPA造影MRI低信号であり、早期肝細胞が疑われるような結節であっても、結節内の一部にCTHAで高吸収域を認め、いわゆるnodule in noduleパターンを示した場合は、もはやその結節は早期肝細胞癌ではなく、腫瘍径は小さくともprogressed HCCとして扱われるべきである。当科の検討では、このような結節はSonazoid造影超音波Kupffer相でlow echoicとなることが多く、病理組織所見も中～高分化肝細胞癌であることが主である。

　早期肝細胞癌の治療適応に関して、エビデンスのない現状では、MDCT動脈優位相で非多血性病変、かつGd-EOB-DTPA造影MRI肝細胞相低信号を示す結節についてSonazoid造影超音波検査やCTHA/CTAPを施行し、治療要求度の高い結節を拾い上げることが重要である。Gd-EOB-DTPA造影MRI肝細胞相低信号、かつSonazoid造影超音波検査Kupffer相defectの症例に関しては、生物学的悪性度が高いと考えられるため、必ずしもCTHA/CTAPが必須ではない。しかしSonazoid造影超音波で早期濃染なし・wash outなし・微細血管構築解析で周囲肝と同様な血管のみ・Kupffer相で完全に周囲と等染影(すべての音圧で)の場合は、CTHA/CTAPを積極的に施行し、厳密な血流情報を得て治療適応を検討すべきである。

b. 低分化型肝細胞癌

　低分化型肝細胞癌は、RFA後播種の危険因子であると報告されている[8]。肝細胞癌治療の長期成績向上には、術前に低分化型肝細胞癌を画像診断し、RFA適応外と

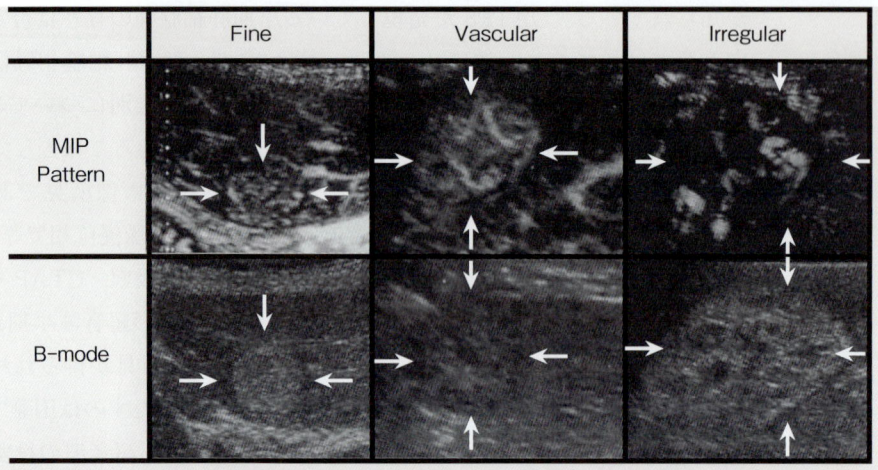

Grade	Kupffer phase	MIP	n	mean size (mm)	well	moderate	poor	moderate and poor
I	iso	Fine	6	21.7 ± 7.7	6	0	0	0%（0/6）
II		Vascular	4	19.7 ± 13.6	2	2	0	50%（2/4）*
III	Hypo	Fine	7	13.6 ± 6.4	3	4	0	57%（4/7）
IV		Vascular	22	27.6 ± 18.8	4	16	2	82%（18/22）
V		Irregular	3	67.0 ± 44.6	0	1	2	100%（3/3）

図Ⅱ-78　MIPのパターン分類とKupffer phaseとの組み合わせによるGrade分類

（田中弘教，飯島尋子，西口修平，ほか：Sonazoid 造影超音波による新しい肝癌悪性度分類法の試み．肝臓 50：397-399, 2009 より改変して引用）

することが求められている。術前画像診断にて低分化肝細胞癌を診断することは容易ではないが，田中ら[9]はMIP画像（maximum intensity projection 法）による微細血管構築診断とKupffer相所見の組み合わせ診断が肝細胞癌の組織分化度を反映すると報告しており，図Ⅱ-78に示す。

　MIPがirregular patternで，Kupffer相がhypo echoicの結節（type V）には，早期肝細胞癌や高分化肝細胞癌は認めず，66％が低分化型肝細胞癌であった。CTHA/CTAP所見での低分化肝細胞癌診断は困難であるが，少なくともCTAPでは完全欠損像を呈することは知られている。超音波で同定できる結節の腫瘍分化度診断にはSonazoid造影超音波のMIP画像を含めた血流および腫瘍血管構築診断とKupffer相診断がもっとも鋭敏であると考えられる。

c. 転移性肝癌

　Gd-EOB-DTPA造影MRIが登場するまでは，SPIO造影MRIとCTAPが肝転移スクリーニングの鋭敏な検査として位置づけられていた。CTAPは前述の通り侵襲的で偽病変も存在する検査であるが，典型的な転移性肝癌では，CTHAにてリング状濃染を有する。またsingle level dynamic（SLD）CTHAを施行し，より詳細な血流動態を評価することにより，組織型などの質的診断が試みられている。

一方，Sonazoid造影超音波における転移性肝癌の最も大きな特徴的な所見はKupffer相の比較的早期に，通常肝細胞癌ではKupffer相の評価はSonazoid投与10分以降だが，投与後8分位で転移性肝癌はcomplete defectとなることである。多くの転移性肝癌の背景肝は正常肝であるため，Sonazoidによる肝実質染影が良好であり，コントラスト良好な1cm未満の微小病変まで評価可能である。

　Sonazoid造影超音波の欠点は死角が存在することであり，やはり単独での確定診断は困難である。Gd-EOB-DTPA造影MRIはdynamic studyによる腫瘍の血流評価と肝細胞造影相における質的診断が1回の検査で可能であり，SPIOとEOBでの肝転移の描出能を検討した報告[10]では，sensitivityに有意差はないものの，小さな3mm大の転移はEOBのほうが検出良好であったとされている。これはSPIOが6〜7mm sliceのT2*あるいはT2強調画像に対して，EOBは3DT1GRE系でのdynamic studyで3〜3.5mmの撮影であり，より高分解能での撮影が理由の1つであると考えられる。ただしGd-EOB-DTPA造影MRIにも偽病変が存在することも報告されており，Sonazoid造影超音波との総合画像診断が推奨される。

おわりに

　Sonazoid造影超音波とCTHA/CTAPは検査の簡便性・侵襲性の点で大きく異なり，単純な比較は困難である。CTHA/CTAPの他の画像検査にない特徴としては，より詳細で厳密な血流診断が可能なことが挙げられ，特に肝細胞癌の診断・治療においてGd-EOB-DTPA造影MRI肝細胞相で低信号を呈するが，Sonazoid造影超音波Kupffer相では等エコーとなる非多血性結節は，CTAPにて正確な門脈血流の有無を判断し治療適応を検討することが望ましい。

【引用文献】

1) Matsui O, Kadoya M, Suzuki M, et al：Dynamic sequential computed tomography during arterial portography in the detection of hepatic neoplasms. Radiology 146：721-727, 1983
2) 飯島尋子：肝疾患の造影超音波診断―その変遷と新しい展開．肝臓 50：105-121, 2009
3) Korenaga K, Korenaga M, Furukawa M, et al：Usefulness of Sonazoid contrast-enhanced ultrasonography for hepatocellular carcinoma：comparison with pathological diagnosis and superparamagnetic iron oxide magnetic resonance images. J Gastroenterol 44：733-741, 2009
4) 津田泰宏，福井秀雄，朝井　章：超音波造影剤ソナゾイドを用いたクッパーイメージングの有用性について―特にCTAP, CTHAと比較して．肝臓 49(suppl 1)：A259, 2008
5) 日本肝癌研究会：臨床・病理 原発性肝癌取扱い規約 第5版補訂版．p46, 金原出版, 2009
6) International Consensus Group for Hepatocellular Neoplasia：Pathologic diagnosis of early hepatocellular carcinoma：a report of the international consensus group for hepatocellular neoplasia. Hepatology 49：658-664, 2009
7) Kogita S, Imai Y, Okada M, et al：Gd-EOB-DTPA-enhanced magnetic resonance images of hepatocellular carcinoma：correlation with histological grading and portal

blood flow. Eur Radiol 20：2405-2413, 2010
8) Llovet M, Vilana R, Brú C, et al：Increased risk of tumor seeding after percutaneous radiofrequency ablation for single hepatocellular carcinoma. Hepatology 33：1124-1129, 2001
9) 田中弘教，飯島尋子，西口修平，ほか：Sonazoid造影超音波による新しい肝癌悪性度分類法の試み．肝臓 50：397-399, 2009
10) Kim YK, Lee YH, Kwak HS, et al：Detection of liver metastases：Gadoxetic acid-enhanced three-demensional MR imaging versus ferucarbotran-enhanced MR imaging. Eur J Radiol 73：131-136, 2010

〔土谷　薫〕

4. EOB-MRIと造影超音波の融合画像による診断

1│融合画像に期待するもの

　正常肝においては，超音波B-mode（以下Bモード）での腫瘍の認識（存在診断）はさほど難しくはないが，肝硬変の進行やくり返し肝細胞癌の局所治療を行ったケースでは，Bモードにて肝臓の内部に境界不明瞭な結節を多数認めても，確信をもって病変であると認識できない。また認識できたとしても，どの結節を治療対象とすべきかの確定は困難である。GE Healthcare, LOGIQ E9のvolume navigation system（図Ⅱ-79）は磁場発生装置と磁気センサーを用いて，超音波画像とMRIのそれぞれの位置情報を認識させ，MRIのvolume dataと超音波画像を融合させ（以下，融合画像），リアルタイムに同一画面で観察することが可能である[1~7]。Bモードでは認識困難でも，造影MRI with Gd-EOB-DTPA（以下EOB-MRI）肝細胞相をリファレンスにしたBモードとの融合画像を用いることで，標的とする病変の検出が容易となる。その結節を対象として造影超音波を施行することで効率よく肝細胞癌の診断を行うことが可能である。

2│融合画像の使用方法

a. 融合画像の作成

　事前に撮影したMRIのvolume dataをcopyしたCDRまたは院内LANを介してvolume dataをLOGIQ E9本体にインストールし，磁場発生装置と磁気センサーを用

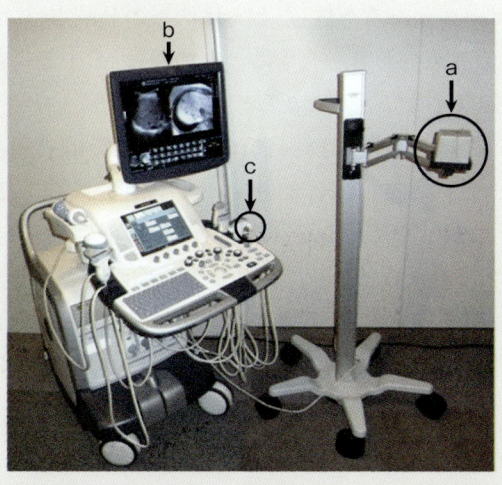

図Ⅱ-79　volume navigation systemの構成

volume navigation systemは，磁場発生装置（a），磁気センサー（b），超音波装置本体（c），から構成される。本体には事前に撮影したCTもしくはMRIのvolume dataをUSB，CDRもしくは院内LANを使用してインストールする。磁気センサーはプローブに装着し，磁場発生装置より得た位置情報を感知し，プローブの位置を認識可能。磁場発生装置は微弱な磁場を発生させるシステムで患者さんの近くに設置する。

（Kunishi Y, Numata K, Morimoto M, et al：Efficacy of fusion imaging combining ultrasonography and hepatobiliary phase of contrast-enhanced MR image with gadolinium-ethoxybenzyl- diethylenetriamine-pentaacetic acid for detecting small hepatocellular carcinoma. AJR Am J Roentgenol 198：106-114, 2012 より引用）

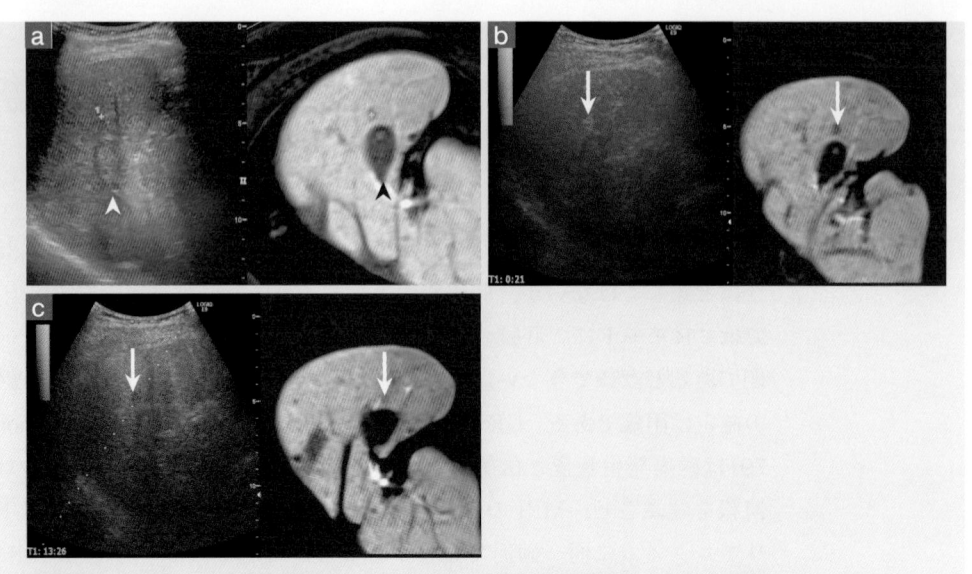

図Ⅱ-80 Bモードで同定困難なS8 10 mmの典型的肝細胞癌の融合画像

肝硬変に伴う内部エコー不均一のためBモードだけでははっきりとした病変として確信がもてなかった。BモードとEOB MRI肝細胞相の融合画像で，リファレンスとなるEOB MRI肝細胞相でのlow signal病変にGPSマーキング(緑＋印)を行うと，それに対応するBモード画像にも同時にGPSマーキング(緑＋印)が出現し，低エコー病変を検出可能。矢頭は以前にRFAを施行した病変を示す(a)。造影超音波動脈優位相とEOB MRI肝細胞相の融合画像では，リファレンスとなるEOB MRI肝細胞相でのlow signal病変に一致して，造影超音波動脈優位相で早期濃染を認める(矢印)(b)。造影超音波post-vascular phaseとEOB MRI肝細胞相の融合画像では，リファレンスとなるEOB MRI肝細胞相でのlow signal病変に一致して，造影超音波post-vascular phaseで陰影欠損を認める(矢印)(c)。この後同部にRFAを施行した。

いて超音波画像をMRI画像と平行になるように位置を合わせ(例えば膵体部近傍で横走査をする)，その後MRI画像サイズを超音波サイズに合わせる。息止め状態で，超音波とMRIのランドマークとなる部位(たとえば門脈の分岐点)にマーキングし，さらに目標となる病変の位置を合わせ融合する。その後はMRIと超音波の画像を同一画面でリアルタイムに観察することができる。

　MRIの動脈相，門脈相，晩期相，肝細胞相のいずれの時相でも超音波と融合させることが可能であるが，このときに脈管と病変の両者が同時によく描出された画像のほうがランドマークを設定しやく，融合画像の作製が容易である。特にEOB-MRIの肝細胞相は多血性病変でも乏血性病変でも腫瘍の範囲がわかりやすく，また門脈，静脈も同定しやすいため，位置合わせが容易で，超音波との融合に最適である。EOB-MRIの動脈相と肝細胞相を同時にインストールすれば，即座に時相の切り替えが可能である。

b. global positioning system 機能(以下GPS機能)

　息止め状態で画像の特定部位にマーキングし，それを追跡する機能。リファレンスとなる造影MRIにマーキングを行うと同時にBモード画像でのほぼ一致した部位にマーキングが出現し，病変の検出を容易とする(図Ⅱ-80)。一度マーキングすればそ

の後，腫瘍の位置確認が容易となる。

c. EOB-MRI 肝細胞相と B モードの融合画像における肝細胞癌の検出率の検討

1) 目的

　EOB-MRI 肝細胞相を reference にした B モードとの融合画像と，B モード単独，造影超音波単独における肝細胞癌の検出率を比較した。

2) 方法

　腫瘍径 1〜3 cm。造影超音波画像と造影 CT で典型的な造影所見(動脈相での早期濃染とその後の wash out)を呈し，典型的肝細胞癌と診断された 68 結節と，造影 CT では典型的な造影所見を呈さず，EOB-MRI 肝細胞相を reference にした融合画像ガイド下の生検にて高分化肝細胞癌と診断した非典型的肝細胞癌 19 結節，総計 87 結節を対象にした。

3) 肝細胞癌検出(存在診断)の定義

　①造影超音波 post-vascular phase で陰影欠損，②B モードで明瞭に高エコーもしくは低エコー結節として認識可能，③EOB-MRI 肝細胞相で明瞭に low もしくは high signal，④EOB-MRI 肝細胞相を reference にした B モードとの融合画像では，EOB-MRI 肝細胞相での low もしくは high signal 病変に一致した部位に B モードで高エコーもしくは低エコーを認識可能，これらを検出可能とした。McNemar test でそれぞれの検出率を比較した。

4) 成績

　融合画像による肝細胞癌検出率〔98％(85/87)〕は，B モード単独〔76％(66/87)〕，造影超音波単独〔83％(72/87)〕よりも有意に高かった(それぞれ $p < 0.01$)。腫瘍径が 1〜2 cm の肝細胞癌においては融合画像による肝細胞癌検出率〔97％(59/61)〕は，B モード単独〔66％(40/61)〕，造影超音波単独〔80％(49/61)〕よりも有意に高かった(それぞれ $p < 0.01$)(表Ⅱ-8)。非典型的肝細胞癌において融合画像による肝細胞癌検出率〔95％(18/19)〕は，B モード単独〔53％(10/19)〕，造影超音波単独〔26％(5/19)〕よりも有意に高かった(それぞれ $p < 0.01$)(表Ⅱ-9)。

5) 結論

　EOB-MRI 肝細胞相と B モードの融合画像による肝細胞癌，特に小肝細胞癌・非典型的肝細胞癌の検出率は B モード単独，造影超音波単独より有意に高率であった[8]。

d. 造影超音波での肝細胞癌の診断

　典型的肝細胞癌の造影超音波所見は造影 CT や造影 MRI と同様，早期濃染とその後の wash out(陰影欠損)である。

　(1) EOB-MRI 肝細胞相をリファレンスにした B モードとの融合画像で観察することで，標的とすべき病変を検出する。

　(2) 同結節に造影超音波を施行し，造影超音波のすぐれた造影感度で典型的肝細胞癌の質的診断を行う(図Ⅱ-81)。特に，短期間にて EOB-MRI 肝細胞相で出現した病変には重点的に造影超音波を施行する必要がある。

表Ⅱ-8 腫瘍サイズ別の肝細胞癌の検出率：融合画像とBモード，融合画像と造影超音波の比較

HCC Tumor Size	融合画像 %（No./Total No.) of lesion	Bモード %（No./Total No.) of lesion		造影超音波 %（No./Total No.) of lesion	
> 20 mm	100%（26/26）	100%（26/26）	N.S.*	89%（23/26）	N.S.†
10 mm ≦ ≦ 20 mm	97%（59/61）	66%（40/61）	$p < 0.01$*	80%（49/61）	$p < 0.01$†

融合画像：EOB MRI 肝細胞相とBモードの融合画像。
* McNemar tests を用いた融合画像での肝細胞癌の検出率とBモードでの肝細胞癌の検出率の比較。
† McNemar tests を用いた融合画像での肝細胞癌の検出率と造影超音波での肝細胞癌の検出率の比較。
造影CT，造影超音波，組織学的検索を肝細胞癌診断の gold standard とする。
(Kunishi Y, Numata K, Morimoto M, et al：Efficacy of fusion imaging combining ultrasonography and hepatobiliary phase of contrast-enhanced MR image with gadolinium-ethoxybenzyl- diethylenetriamine-pentaacetic acid for detecting small hepatocellular carcinoma. AJR Am J Roentgenol 198：106-114, 2012 より引用)

表Ⅱ-9 典型的肝細胞癌と非典型的肝細胞癌の検出率：融合画像とBモード，融合画像と造影超音波の比較

Type of HCC	融合画像 %（No./Total No.) of lesion	Bモード %（No./Total No.) of lesion		造影超音波 %（No./Total No.) of lesion	
典型的肝細胞癌	99%（67/68）	82%（56/68）	$p < 0.01$*	99%（67/68）	N.S.†
非典型的肝細胞癌	95%（18/19）	53%（10/19）	$p < 0.01$*	26%（5/19）	$p < 0.01$†

典型的肝細胞癌：早期濃染とその後の wash out（陰影欠損）を呈し，画像診断のみで診断可能な典型的肝細胞癌症例。
非典型的肝細胞癌：画像診断のみでは診断できず，腫瘍生検での診断が必要な非典型的肝細胞癌症例。
融合画像：EOB MRI 肝細胞相とBモードの融合画像。
* McNemar tests を用いた融合画像での肝細胞癌の検出率とBモードでの肝細胞癌の検出率の比較。
† McNemar tests を用いた融合画像での肝細胞癌の検出率と造影超音波での肝細胞癌の検出率の比較。
造影CT，造影超音波，組織学的検索を肝細胞癌診断の gold standard とする。
(Kunishi Y, Numata K, Morimoto M, et al：Efficacy of fusion imaging combining ultrasonography and hepatobiliary phase of contrast-enhanced MR image with gadolinium-ethoxybenzyl- diethylenetriamine-pentaacetic acid for detecting small hepatocellular carcinoma. AJR Am J Roentgenol 198：106-114, 2012 より引用)

　(3)造影超音波所見が非典型的な場合，同部に腫瘍生検を施行し質的診断を行う（図Ⅱ-82）。

3｜融合画像の診断能と有用性

　EOB-MRI の肝細胞相は，CTAP や SPIO MRI よりも乏血性肝細胞癌の検出に有用と報告されている[9,10]。EOB-MRI 肝細胞相とBモードの融合画像は従来のBモード単独でははっきりしない病変，もしくは多くの結節の中で治療すべき標的病変を検出し，それらの結節に対して造影超音波を行うことを容易にした。筆者らの検討では典型的肝細胞癌は造影超音波 post-vascular phase で陰影欠損となるため，造影超音波は EOB-MRI 肝細胞相とBモードの融合画像とほぼ同じ存在診断能である[8]。一方，多血性高分化肝細胞癌や乏血性高分化肝細胞癌は，造影超音波 post-vascular

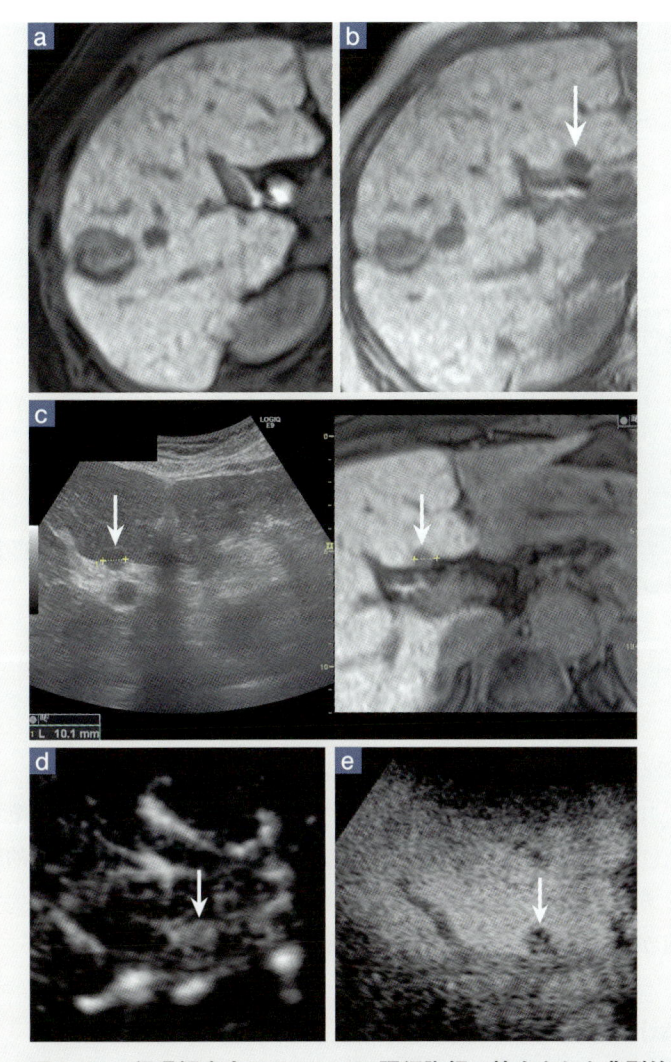

図Ⅱ-81　経過観察中にEOB-MRI肝細胞相で検出された典型的肝細胞癌症例(S4 10 mm)

8ヵ月前のEOB-MRI肝細胞相ではS4には病変を認めなかったが(a)，8ヵ月後のEOB-MRI肝細胞相でS4下面に10 mmのlow signal病変を認めた(矢印)(b)。BモードとEOB-MRI肝細胞相の融合画像ではリファレンスとなるEOB-MRI肝細胞相でのlow signal病変に一致して，Bモードで低エコー結節を認める(矢印)(c)。造影超音波動脈優位相で早期濃染(d)，post-vascular phaseで陰影欠損を認め(矢印)(e)，典型的肝細胞癌と診断し，その後同部にRFAを施行した。

phaseでは陰影欠損にならず等輝度のことがほとんどであり，その存在診断能はEOB-MRI肝細胞相とBモードの融合画像のほうが有意にすぐれていた[8]。融合画像で検出した結節に対し，造影超音波を追加することで典型的肝細胞癌であれば即座に診断でき，その後に穿刺治療を前提として穿刺ルートの検討を行うことも可能である。造影超音波で非典型例であれば，さらに融合画像ガイド下で穿刺し，肝細胞癌の早期診断を可能にした。さらに融合画像は穿刺治療の治療効果判定ツールとしても利用可能である。

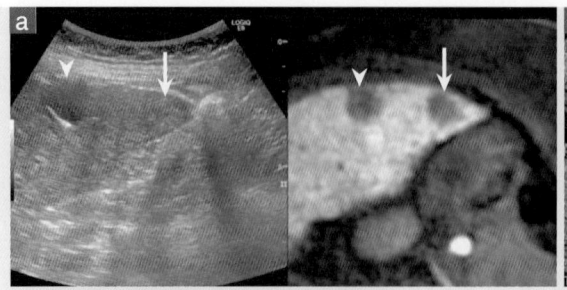

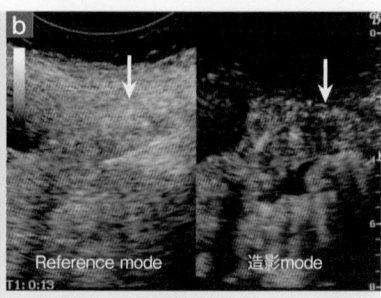

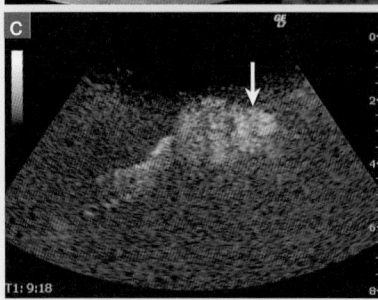

図Ⅱ-82　Bモード単独では同定困難であった非典型的肝細胞癌症例（S6 15 mm）

BモードとEOB-MRI肝細胞相の融合画像では，リファレンスとなるEOB-MRI肝細胞相でのlow signal病変に一致して，Bモードでわずかに高エコーの結節を認めた（矢印）（a）。造影超音波動脈優位相でhypo-vascular（b），その直後にiso-vascularとなり，post-vascular phaseもほぼiso-vascular（矢印）（c）。同部の腫瘍生検では高分化肝細胞癌であった。

おわりに

　EOB-MRI肝細胞相をリファレンスにしたBモードとの融合画像で肝細胞癌結節を拾い上げ，その結節を対象に造影超音波を行えば，効率よく典型的肝細胞癌の診断が可能である。一方，造影超音波で非典型例では組織学的検索が必要であるが，その際の穿刺ガイドツールとしても融合画像は有用である。

【引用文献】

1) Jung EM, Ross CJ, Rennert J, et al：New real-time image fusion technique for characterization of tumor vascularisation and tumor perfusion of liver tumors with contrast-enhanced ultrasound, spiral CT or MRI：First results. Clin Hemorheol Microcirc 43：57-69, 2009
2) Ross CJ, Rennert J, Schacherer D, et al：Image fusion with volume navigation of contrast enhanced ultrasound（CEUS）with computed tomography（CT）or magnetic resonance imaging（MRI）for post-interventional follow-up after transcatheter arterial chemoembolization（TACE）of hepatocellular carcinomas（HCC）：Preliminary results. Clin Hemorheol Microcirc 46：101-115, 2010
3) Numata K, Luo W, Morimoto M, et al：Contrast-enhanced ultrasound of hepatocellular carcinoma. World J Radiol 2：68-82, 2010
4) 沼田和司，森本　学，近藤正晃，ほか：肝腫瘍の造影超音波：治療支援を中心に．映像情報 42：250-257, 2010
5) 沼田和司：肝臓病変における超音波の最新情報．INNERVISION 25：86-87, 2010
6) 沼田和司，福田浩之，森本　学，ほか：腹部超音波検査 up-to-date 8．肝腫瘍に対する超音波ガイド下穿刺．臨消内科 26：1273-1278, 2011
7) 沼田和司，福田浩之，森本　学，ほか：早期肝細胞癌の造影超音波．肝臓 52：429-440,

2011
8) Kunishi Y, Numata K, Morimoto M, et al : Efficacy of fusion imaging combining ultrasonography and hepatobiliary phase of contrast-enhanced MR image with gadolinium-ethoxybenzyl- diethylenetriamine-pentaacetic acid for detecting small hepatocellular carcinoma. AJR Am J Roentgenol 198 : 106-114, 2012
9) Okada M, Imai Y, Kim T, et al : Comparison of enhancement patterns of histologically confirmed hepatocellular carcinoma between gadoxetate- and ferucarbotran-enhanced magnetic resonance imaging. J Magn Reson Imaging 32 : 903-913, 2010
10) Kogita S, Imai Y, Okada M, et al : Gd-EOB-DTPA-enhanced magnetic resonance images of hepatocellular carcinoma : correlation with histological grading and portal blood flow. Eur Radiol 20 : 2405-2413, 2010

〔沼田和司,田中克明〕

第5章 Sonazoid造影超音波による早期肝癌の診断能─機種による違い

1. GE

　Sonazoidは，リン脂質からなるshellを有することで安定化したperflubutaneを内包するマイクロバブル（microbubble）である。Sonazoid造影超音波（US）vascular phaseでは，低音圧の撮像で，リアルタイムに血流イメージの評価が可能で肝細胞癌など多血性腫瘍において高い診断能を有する。post-vascular phaseにおいては，SonazoidのKupffer細胞への取り込みを利用し，低音圧で持続的に安定した画像が得られ，肝腫瘍性病変の検出，肝癌治療支援，治療効果判定などに用いることができ，肝細胞癌の分化度の評価にも有用である[1~8]。

　本項では，早期肝細胞癌を中心に肝細胞癌のSonazoid造影US Post-vascular phase所見について概説する。

1 | Sonazoid造影超音波post-vascular phaseの至適時間と撮像条件

　Sonazoid造影US post-vascular phaseにおける欠損はSonazoidのKupffer細胞への取り込み低下を示し，肝細胞癌を示唆する重要な所見である。Sonazoidは比較的長時間血管内を再灌流する。筆者らは慢性肝疾患患者，健常人においてSonazoidの門脈内停滞率を検討し，両群とも10分後で約50％，30分後で20～30％，60分後で10％以下であった[9]。post-vascular phaseにおいて血管内に存在するSonazoidの肝実質の染影への影響を除外するため，post-vascular phaseの正確な評価は，ほぼ血流イメージを除外できる30分以降に施行している。一方，古典的な多血性肝細胞癌の治療支援，転移性肝癌の検出などKupffer細胞機能が明らかに低下，欠損している場合には，Sonazoid造影US post-vascular phaseの撮像はSonazoid投与後10分以内でも十分であると考えられる。

　当院では，GE Healthcare社製LOGIQ 7あるいはLOGIQ E9を用いてPost-vascular phaseの評価を行っているが，Sonazoidは推奨投与量0.015 ml/kgの半量をbolus静注し，vascular phaseは静注後～2分間，post vascular phaseは10分後，20分後，30分後に評価している。撮像条件はMI値0.15～0.30，フレームレート15 fpsである。

　しかしながら，脂肪を含有しBモードにて高エコー結節として描出されるような早期肝細胞癌において，LOGIQ 7のcoded phase inversion（CPI）モードではBモード画像の影響を受け，軽微な動脈血流の変化は評価しにくいことが多く，ゲインを下

げたり，accumulation を用いたりすることで vascular phase の評価をしている。また，正確な post-vascular phase の評価は B モード画像の影響を避けるため高音圧照射（MI 値 0.8～0.9）によりバブルを崩壊させた後に生じるドプラ信号を検出する Tru-Agent Detection（TAD）にて行っている。LOGIQ E9 では Amplitude Modulation モードを用いることにより，組織の輝度を抑制することで血流評価，post-vascular phase の評価が可能となるが，正確な post-vascular phase の評価は LOGIQ 7 と同じく高音圧照射によりバブルを崩壊させ，Coded Harmonic Angio（CHA）モードで行っている。

2 | 早期肝細胞癌の Sonazoid 造影 US post-vascular phase 所見

図Ⅱ-83 に中分化型肝細胞癌の Sonazoid 造影 US の post-vascular phase における高 MI 照射による画像（GE LOGIQ7）を示している。明瞭な低エコー結節として描出され，Sonazoid の腫瘍への取り込みの低下が示される。ほぼすべての中・低分化型肝細胞癌において Sonazoid 造影 US の post-vascular phase は，低エコー欠損像として描出される[5,7]。

筆者らは，早期肝細胞癌 33 結節において Sonazoid 造影 US を施行した。早期肝細胞癌の組織学的診断は，International consensus group for hepatocellular neoplasia に従った[10]。4 結節は手術標本であり，29 結節は生検にて診断した。生検は 1 結節につき 3 ヶ所と非腫瘍部の needle core biopsy を行い対比した[11]。今回の検討では nodule-in-nodule type の肝細胞癌は含まれていない。中・低分化型肝細胞癌と異なり，早期肝細胞癌 33 結節中 3 結節 13％のみが Sonazoid 造影 US post-vascular phase で低エコーとして検出された。

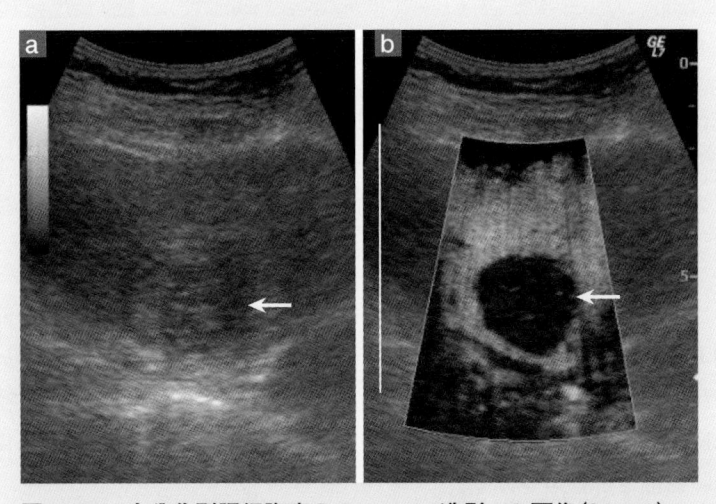

図Ⅱ-83　中分化型肝細胞癌の Sonazoid 造影 US 画像（31 mm）

a：造影前 B モード画像，b：post-vascular phase 30 分 高 MI 照射による TruAgent Detection 画像（GE LOGIQ7）。
post-vascular phase で明瞭な低エコー欠損像として描出されている。

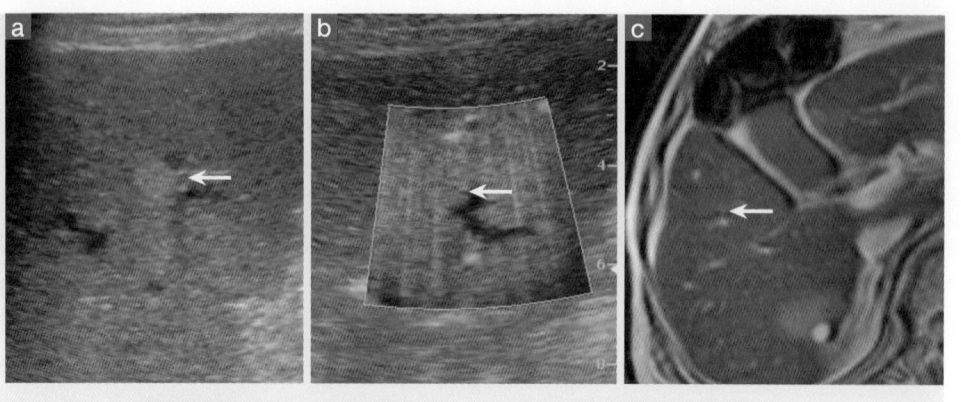

図Ⅱ-84　早期肝細胞癌のSonazoid造影USとSPIO-MRI画像（13 mm）

a：造影前Bモード画像，b：Post-vascular phase 30分 高MI照射によるTru AgentDetection画像（GE LOGIQ7），c：SPIO-MRI画像
Sonazoid造影US高MI照射によるPost-vascular phase，SPIO造影MRIにて腫瘍部は非腫瘍部と等エコーレベル，等信号レベルであり，Kupffer細胞機能は維持されていると考えられる。
（今井康陽，小来田幸世，関　康，ほか：肝細胞癌の診断における造影超音波の位置付け—早期肝細胞癌を中心に．INNERVISION 25：45-52, 2010より引用）

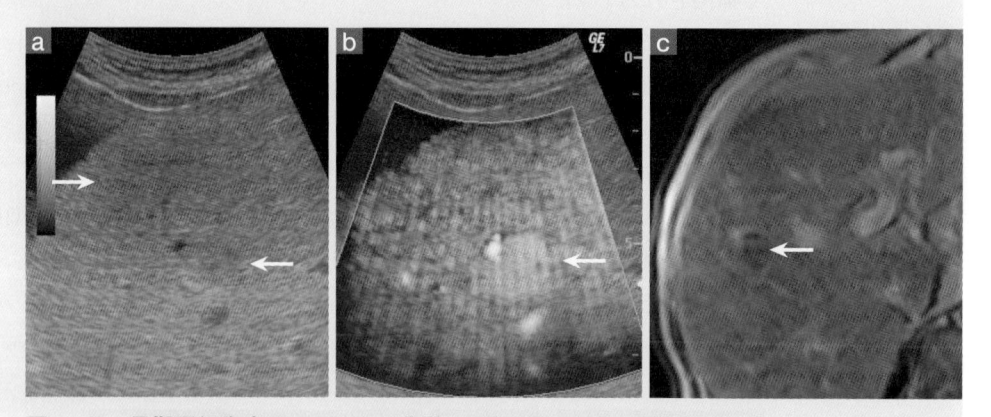

図Ⅱ-85　早期肝細胞癌のSonazoid造影USとSPIO-MRI画像（15 mm）

a：post-vascular phase 30分モニター画像，b：Post-vascular phase 30分 高MI照射によるTru-Agent Detection画像（GE LOGIQ7），c：SPIO造影MRI
Sonazoid造影US Post-vascular phaseにおいて腫瘍部は非腫瘍部に比べ高エコー，SPIO-MRIにおいて低信号であり，腫瘍部が非腫瘍部と比べKupffer細胞機能が亢進していると考えられる。
（今井康陽，小来田幸世，関　康，ほか：肝細胞癌の診断における造影超音波の位置付け—早期肝細胞癌を中心に．INNERVISION 25：45-52, 2010より引用）

　図Ⅱ-84に示す早期肝細胞癌の典型例では，造影前Bモードで高エコー結節として描出されているが，高MI照射による画像にて非腫瘍部と同じエコーレベルであり，Kupffer細胞機能が維持されていることを示している。SPIO-MRIにても腫瘍部は非腫瘍部と等信号を示した。
　図Ⅱ-85の早期肝細胞癌ではpost-vascular phaseで非腫瘍部よりエコーレベルは高エコーを示し，Sonazoidの取り込みの増加，Kupffer細胞機能の非腫瘍部と比し亢進していることが示唆される。この結節はSPIO造影MRIでも低信号を示し，Son-

azoid造影USの結果とよく一致した[6,11]。

 dysplastic noduleはこれまで10結節においてSonazoid造影USを施行したが，全結節ともpost-vascular phaseでは欠損像を示さなかった。

おわりに

 Sonazoid造影USは多血性肝細胞癌の診断に優れ，CTHA/CTAPに匹敵する検出能を有するが，早期肝細胞癌の多くでpost-vascular phaseにおいて欠損像を示さなかった。dysplastic noduleでは検討した全結節ともpost-vascular phaseで欠損を示さず，慢性肝疾患にみられる結節で，Sonazoid造影US post-vascular phaseでの欠損像は，肝細胞癌，特に中低分化型肝細胞癌を示唆する所見と考えられた。Sonazoid造影US post-vascular phaseでは，早期肝細胞癌よりやや分化度の低下した肝細胞癌で欠損を示すことより，肝細胞癌治療開始の目安としても有用である。

【引用文献】

1) Hatanaka K, Kudo M, Minami Y et al：Differential diagnosis of hepatic tumors：value of contrast-enhanced harmonic sonography using the newly developed contrast agent, Sonazoid. Intervirology 51 Suppl 1：61-69, 2008
2) Moriyasu F, Itoh K：Efficacy of perflubutane microbubble-enhanced ultrasound in the characterization and detection of focal liver lesions：phase 3 multicenter clinical trial. AJR Am J Roentgenol 193：86-95, 2009
3) Kudo M, Hatanaka K, Kumada T, et al：Double-contrast ultrasound：a novel surveillance tool for hepatocellular carcinoma. Am J Gastroenterol 106：368-370, 2011
4) 工藤正俊，畑中絹世，鄭　浩柄，ほか：肝細胞癌治療支援におけるSonazoid造影エコー法の新技術の提唱：Defect Re-perfusion Imagingの有用性．肝臓 48：299-301, 2007
5) Luo W, Numata K, Morimoto M et al：Role of Sonazoid-enhanced three-dimensional ultrasonography in the evaluation of percutaneous radiofrequency ablation of hepatocellular carcinoma. Eur J Radiol 75：91-97, 2009
6) Korenaga K, Korenaga M, Furukawa M et al：Usefulness of Sonazoid contrast-enhanced ultrasonography for hepatocellular carcinoma：comparison with pathological diagnosis and superparamagnetic iron oxide magnetic resonance images. J Gastroenterol 44：733-41, 2009
7) 今井康陽，小来田幸世，関　康，ほか：造影超音波は臨床を変えるか．早期肝細胞癌/Dysplastic noduleの診断．肝胆膵 60：373-381, 2010
8) 今井康陽，小来田幸世，関　康，ほか：肝細胞癌の診断における造影超音波の位置付け―早期肝細胞癌を中心に．INNERVISION 25：45-52, 2010
9) 小来田幸世，今井康陽，関　康，ほか：Sonazoid造影超音波検査における門脈内Sonazoid停滞時間に関する検討．肝臓 50：593-594, 2009
10) International consensus group for hepatocellular neoplasia：Pathologic diagnosis of early hepatocellular carcinoma：A report of the international consensus group for hepatocellular neoplasia. Hepatology 4：658-664, 2009
11) Imai Y, Murakami T, Yoshida S, et al：Superparamagnetic iron oxide-induced magnetic resonance images of hepatocellular carcinoma：Correlation with histological grading. Hepatology 32：205-212, 2000

（今井康陽，小来田幸世）

2. 東芝

1｜早期肝癌とは

　この項で検討する早期肝癌とは，「原発性肝癌取扱い規約」では肉眼分類において小結節境界不明瞭型に相当し，国際的には Kojiro らが International Consensus Group として 2 cm 未満の small hepatocellular carcinoma（HCC）を early HCC と progressed HCC に分類したうちの early HCC を指す[1, 2]。Early HCC は vaguely nodular appearance を，progressed HCC は distinctly nodular pattern を呈する（図Ⅱ-86）。早期肝癌の超音波 B モード像は多彩である。多段階発癌として腫瘍の発育を考えるとき，腫瘍径 10〜15 mm 程度の時期に脂肪化を最も高頻度に（約 40％）に認め，内部エコーは高エコーとなるが，それまでは低ないし等エコーが多い。15 mm 以上になると急速に発育速度が増し，また被膜を有することが多くなり辺縁低エコー（halo）を指摘できるようになる[3, 4]。被膜が 1 mm 以上になると 60％程度に側方音響

IWP classification	L-DN	H-DN	WD-HCC	MD-HCC
Pathological features				
gross appearance			vaguely-nodular	distinctly-nodular
stromal invasion	(−)	(−)	+／−	+／−
Clinical (imaging)				
arterial supply	iso/hypo	iso/hypo	iso/hypo rarely hyper	hyper
portal vein supply	+	+	+	−
Clinico-pathological	Premalignant		Early HCC	Progressed HCC

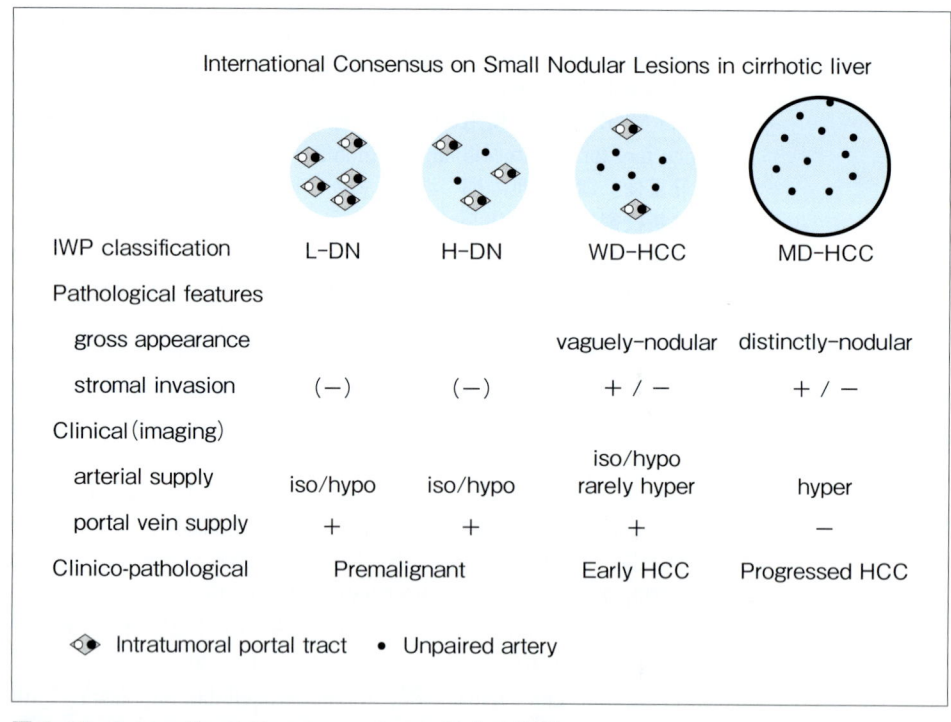

◆ Intratumoral portal tract　　● Unpaired artery

図Ⅱ-86　International Consensus Group による分類

H-DN：High grade dysplastic nodule, L-DN：Low-grade dysplastic nodule, WD：Well-differentiated
MD：Moderately differentiated, iso：isovascular, hypo：hypovascular, hyper：hyper vascular
(International Consensus Group for Hepatocellular Neoplasia：Pathologic diagnosis of early hepatocellular carcinoma：a report of the international consensus group for hepatocellular neoplasia. Hepatology 49：658-664, 2009 より引用)

陰影を認めるようになり，これは進行した結節型肝細胞癌に特徴的な所見である。一方早期肝癌は前述の通り vaguely nodular appearance を呈することが診断基準で記載されており，つまり早期肝癌の B モード所見は，内部エコーは等・低・高エコーすべての可能性があり（進行した肝細胞癌より高エコーの頻度が多いが），halo や側方音響陰影を認めないことが挙げられる。

　早期肝癌の診断で重要なことは境界性病変と小型進行肝細胞癌（progressed HCC）との鑑別である。なぜならば早期肝癌の診断基準は Kojiro らにより国際的に確立したが，その生物学的悪性度や治療適応についての明確なエビデンスはいまだ明らかではない。したがって，現時点では治療要求度が限りなく低い境界性病変と治療要求度の高い小型進行肝癌を早期肝癌と鑑別することが求められている。

2 | 東芝の診断装置の特徴

　早期肝癌の Sonazoid 造影超音波検査の典型的所見は血管相では，動脈優位相 iso～hypo，門脈優位相 iso～hypo かつ early washout なし，後期血管相（Kupffer 相）iso～一部 hypo である。しかし前述のように早期肝癌は，B モード高エコーの頻度が比較的多く，通常の位相変調法 phase modulation（PM 法）では，組織からの非線形信号（tissue harmonic）が強いため，Sonazoid 投与後の造影効果を正確に評価することが困難である。つまり微細な動脈・門脈血流の詳細な観察や Kupffer 相での周囲肝との染影の差を判定することが難しく，診断がつかないことが少なくない。東芝の最新機種である Aplio500 では振幅変調法 amplitude modulation（AM 法）を組み合わせることにより，信号の気泡／組織比を上げることに成功している。図Ⅱ-87 に AM 法を用いた画像所見を提示する。つまり高エコーの結節であっても，AM 法を組み合わ

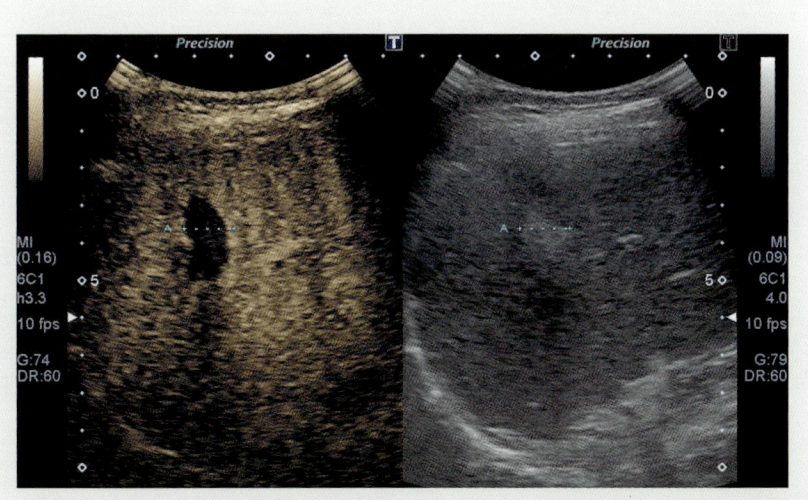

図Ⅱ-87　RFA 痕（RFA 後 3 年局所無再発・B モード高エコー）の AM 法を用いた Kupffer 相所見

組織信号に影響されることなく観察可能である。

せることによって極端にGainを下げたりすることなく，造影超音波検査を施行でき，正確な生物学的悪性度を診断することが可能となってきている。

AM法以外の工夫としては，MFIでの腫瘍血管構築の評価が生物学的悪性度の判定に有用である。micro flow imaging（MFI）は，flash replenishment法による超音波の送信シーケンスと気泡（バブル）のトレーシング（tracing；追跡）処理を組み合わせた手法である。画像上にて飽和した気泡を高音圧で破壊後，その断面に再流入されるバブル信号をピークホールド（peak hold；最大値保持）することにより，血流（気泡の動き）を観察する。これにより，組織の内部に入り込むバブルの動態軌跡を観察することができる。乏血性の腫瘍に入りこむわずかなバブルの観察にも用いることができる。田中らは，MFIでの血管構築パターンとKupffer相での染影パターンで腫瘍の悪性度を評価可能であると報告している（図Ⅱ-88）[5]。早期肝癌においては，MFIでvascularやirregular patternを呈することはなく，これらの所見を認めれば早期肝癌ではなく，進行肝癌と診断可能であり治療適応となる。

一方Kupffer相の診断においても，Bモード高エコー結節は，PM法では周囲肝と腫瘍部の染影差の正確な評価は困難である。この場合東芝の機器ではAM法主体のモードに切り換え評価を行うか，advanced dynamic flow（ADF）で評価することがポイントである。ADFは第一世代造影Levovistから用いられてきた高音圧ドプラモード（MI 1.5前後で撮像）であり，東芝独自のデジタル処理技術のDIO（digital image optimizer）とAIP（adaptive image processing）技術により，感度を維持しながら高分解能な画像を得ることができる。組織イメージを表示させることなく造影効果を確認できるためBモード高エコー結節でも正確にKupffer相所見が判定可能である。早期肝癌症例・高分化肝癌症例・中分化肝癌症例のADFで撮像したKupffer相画像を

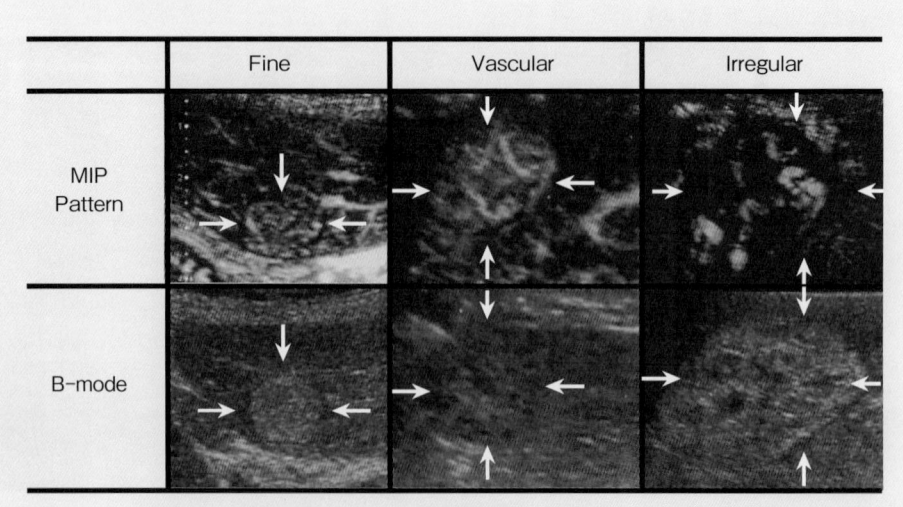

図Ⅱ-88　田中らによるMIPのパターン分類

（田中弘教，飯島尋子，西口修平，ほか：Sonazoid造影超音波による新しい肝癌悪性度分類法の試み．肝臓 50：397-399, 2009より引用）

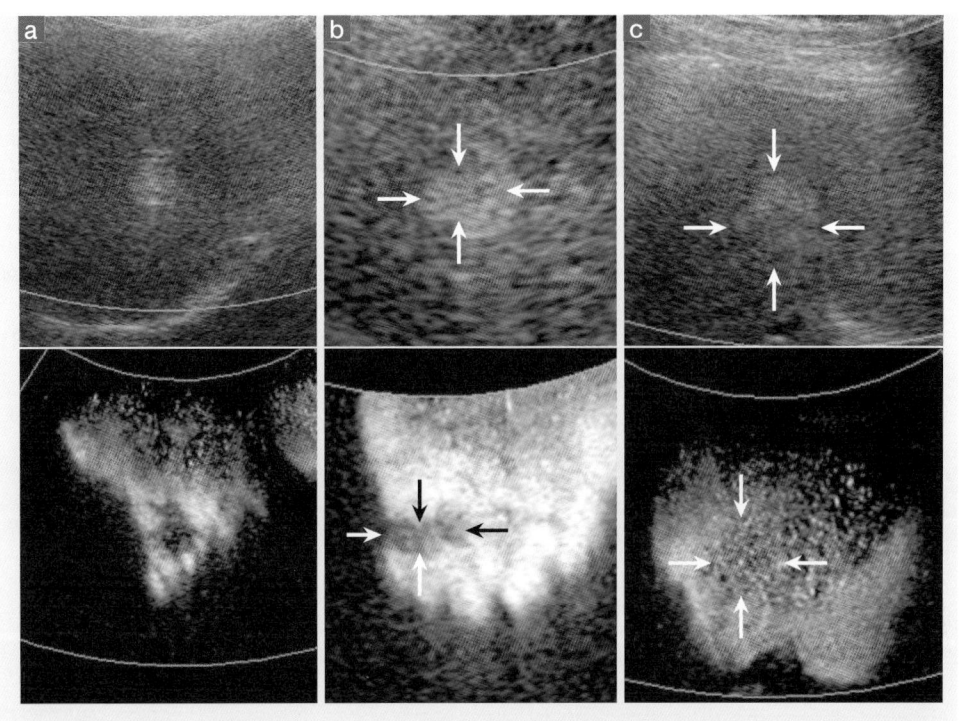

図Ⅱ-89 高エコー結節におけるADF所見と腫瘍分化度（上段はBモード・下段はADF）
a：中分化型肝細胞癌，b：高分化型肝細胞癌，c：早期肝細胞癌

図Ⅱ-89に提示する。当院で経験したBモード高エコーかつ腫瘍生検で肝細胞癌と診断された12結節でのKupffer相染影低下は，中低音圧PM法ではわずか15％であったが，ADFを用いることによりKupffer相染影低下の頻度は69％まで上昇した。したがって，特に早期肝癌や高分化肝癌のKupffer相診断には，造影前のBモード所見や撮像条件の設定が非常に重要であり，注意深く画像所見を解釈することが必要である。

おわりに

東芝の超音波機器（Aplio）では早期肝癌の診断には，特にBモード高エコー結節に関して，AM法主体のモードの使用・MFIを用いての血管構築の評価・Kupffer相でのADFを用いた評価が有用と考えられる。特にMFIでの不整な腫瘍血管構築所見やADFを用いたKupffer相でcomplete defectの所見が得られれば，MDCT動脈優位相非多血性病変であっても，early HCCではなく，progressed HCCと診断可能である。東芝の技術の特徴の1つとして，早期肝癌画像診断では，ADFを用いた感度の高い繊細なKupffer相イメージが得られる。

【引用文献】
1) 日本肝癌研究会（編）：臨床・病理 原発性肝癌取扱い規約 第5版補訂版．金原出版，2009
2) International Consensus Group for Hepatocellular Neoplasia：Pathologic diagnosis of early hepatocellular carcinoma：a report of the international consensus group for hepatocellular neoplasia. Hepatology 49：658-664, 2009
3) Kondo F, Kondo Y, Nagato Y, et al：Intestinal tumour cell invasion in small hepatocellular carcinoma. Evaluation in microscopic and low magnification views. J Gastroenterol Hepatol 9：604-612, 1994
4) 真島康雄：肝細胞癌の早期診断．超音波によるスクリーニング．日内会誌 84：1992-1996, 1995
5) 田中弘教，飯島尋子，西口修平，ほか：Sonazoid 造影超音波による新しい肝癌悪性度分類法の試み．肝臓 50：397-399, 2009

（土谷　薫）

第6章 Sonazoid 造影超音波検査による肝癌のスクリーニング

　大多数の古典的肝癌は一般的に Kupffer 細胞が消失，もしくは機能の低下を認めるため，造影エコーの Kupffer phase（post-vascular phase）で defect を呈する。Kupffer phase で全肝を sweep scan し，defect area に対し Defect Re-perfusion Imaging を行うことによって肝内に存在する腫瘍数を確認することができる。肝癌のスクリーニング，ステージ診断（staging）においても Sonazoid 造影超音波検査の有用性が期待できる。

1｜Sonazoid 造影超音波検査による肝癌のスクリーニング

　現在日本においては，肝細胞癌発症の高危険群（B 型慢性肝炎，C 型慢性肝炎あるいはその他ウイルス性以外の肝硬変患者）に対しては半年に 1 回，超高危険群（B 型肝硬変，C 型肝硬変患者）に対しては 3〜4 ヶ月ごとの B モード超音波検査での確認が推奨されている。しかしながら，肝実質が粗雑なため B モードでみえにくい結節も存在し，腫瘍マーカーの変動がない場合には発見が遅れる可能性もある。Sonazoid の投与後約 10 分以降の Kupffer phase では，癌と非癌部のコントラストが明瞭になり，治療が必要な多血性肝癌の検出率の向上が期待でき，早期発見，staging に応用できる可能性がある。

2｜Sonazoid 造影超音波検査を用いた肝癌のスクリーニングの実際

　近畿大学医学部附属病院では現在，肝癌の超高危険群（B 型および C 型肝硬変）の患者に対し Sonazoid を用いたスクリーニングを行っている。まず外来で Sonazoid を 0.01 ml/kg を静注しておく。そして超音波室にゆっくりと歩いていってもらって，静注後 10〜60 分の間に技師が超音波検査を行う。このようなことを実行することにより，より簡便にスクリーニングが可能となる。つまり，ルーチンの検査の流れの中にうまく Sonazoid 造影エコーを時間の延長なく乗せることが可能となる。さらに術者は，単純に Kupffer phase にて defect を見つけることに専念すればよいので，きわめて容易である。また，もし defect が見つかった場合，re-injection（再静注）を行うことにより同一画面で違う時相を重ね合わせたイメージ（dual phase fusion image）が得られ，Kupffer 機能の情報と動脈血流の情報が両方とも同じ断面で得られる[1〜4]。この dual phase fusion imaging により，100% に近い確信度で検出から確定診断までが可能となる。そのような意味で，スクリーニングにおいても，Sonazoid は肝癌の診断効率を劇的に改善することが期待できる。

従来，造影エコーはBモードでみえた結節に対して行うものであり，スクリーニングには適さないとされてきたが，Sonazoidの登場によりその概念も大きく変わることが期待できる．筆者らは，この手法を用いて当院ならびに大垣市民病院消化器科にて，肝細胞癌の早期発見におけるSonazoid造影超音波の有用性の検討を行ったので，以下に述べる[1]．

a. 対象と方法

対象は2007年12月〜2009年11月までの2年間に，肝硬変症例292例（以前よりのフォロー症例186例，新規症例106例）で，年齢は45〜88歳（平均69歳），男女比は男性191例，女性101例，肝硬変の成因はB型が77例，C型が210例，B型とC型両者陽性が5例であった．

b. 超音波検査法

超音波検査の方法は，Sonazoid 0.01〜0.015 ml/kgを静注し，10〜20分後のKupffer phaseに達した時間に造影モードを用いて全肝スキャンした．以前よりあらかじめ肝囊胞や血管腫としてフォローアップされているものは，Kupffer defectの所見からは除外して解析した．超音波装置は東芝Aplio XG（Toshiba, Tokyo），Aplio XV（Toshiba, Tokyo），GE LOGIQ 7（GE HealthCare, MI）を用いた．撮影モードを表Ⅱ-10に示す．Bモード検査についてはKupffer phaseと同日，もしくは1週間前後の異なった日に行っている．

c. 結果

経過観察中，本法を使用し，明らかな肝腫瘍性病変が検出されなかったのは241例（82.5%），Kupffer phaseにて検出された結節は67症例（23%）であった．このうち，Bモードでも検出されたものは40結節であり，最終的にDefect Re-perfusion Imagingにて肝細胞癌と診断されたものは19結節，Defect Re-perfusion Imagingで肝血管腫と診断されたものは21結節であり，これについてはdynamic CT，dynamic MRI，組織診断による診断と一致した．

またBモードで検出されずKupffer phaseのみで検出されたものは27結節であり，うちSonazoidの再静注により肝血管腫と診断されたものが8結節であり，他の方法による診断と一致した．

Defect Re-perfusion法にて肝細胞癌と診断されたものは19結節であり，最終診断

表Ⅱ-10　使用機器および撮像条件

	Toshiba Aplio XG	Toshiba Aplio XV	GE LOGIQ7
撮像モード	CHI（PS-low）	CHI（PS-low）	CPI
受信周波数	2.5〜5.0	2.5〜4.0	4〜6.5
MI値	0.2〜0.3	0.2 or 0.3	0.2
フレームレート	11〜15 Hz	15 Hz	10〜20 Hz
フォーカス	画像上肝下縁にくるように適宜移動		
造影剤投与量	0.01〜0.015 ml/kg		

は胆管細胞癌の1症例，high flow型の血管腫2症例を除き，16症例(5.5%)が肝細胞癌と最終診断された(図Ⅱ-90)。

　BモードとDefect Re-perfusion法を用いた造影エコーにての肝腫瘍の検出感度はBモードが58.8%に対し，Defect Re-perfusion Imagingを用いた造影エコーでは98.5%の高率であった(表Ⅱ-11)。また肝細胞癌の診断能では，造影エコーのKupffer PhaseとDefect Re-perfusion Imagingを併用して，sensitivity 97.2%, specificity 90.6%であった(表Ⅱ-12)。Defect Re-perfusion法にて検出されず，Dynamic CTにて肝細胞癌と診断されたのは1結節のみであり，この1結節は右横隔膜下の超音波の死角に存在する結節であった。

　最終的にBモードで描出できなかった27個のdefect areaをKupffer phaseでdetectし，そのうち16例はDefect-Re-Perfusion法で肝細胞癌と診断でき，病理学的にも肝細胞癌と診断が可能であった。それらの腫瘍径は6〜13 mmといずれも小さな結節であった(表Ⅱ-13，図Ⅱ-91)。これらの結節は2例が切除，残りはラジオ波焼灼術で治療を行ったが，2，3年の観察期間中に局所再発は認めず，良好な経過をたどっている。

　これは，図Ⅱ-92 aに示すように2 cm前後の結節ではmicrosatellite lesionは約10%に，そしてmicrovascular invasionは27%程度に存在するため治療後の肝内転

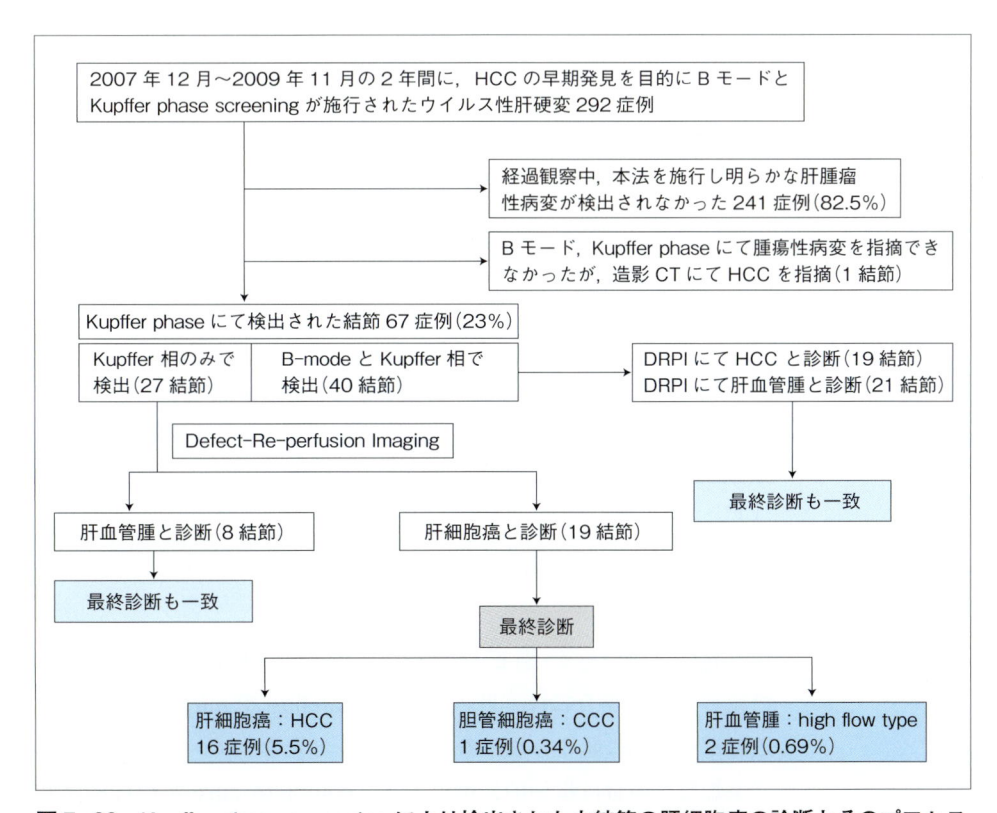

図Ⅱ-90　Kupffer phase screeningにより検出された小結節の肝細胞癌の診断とそのプロセス

表Ⅱ-11 肝癌の検出能：Bモードエコーと造影エコー（Defect-re Perfusion Imaging）の比較

	Tumor	No-tumor	Sensitivity
B-mode US	40	28	40/68（58.8%）
CEUS-with DRPI	67	1	67/68（98.5%）

DRPI：Defect-re perfusion Imaging

表Ⅱ-12 Defect-Re perfusion Imagingを用いた肝癌の検出能と診断能

	CEUS（Kupffer）+DRPI	
	HCC	No HCC
HCC（n=36）	35	1
No HCC（n=32）	3	29

DRPI：Defect-Re perfusion Imaging
感度 97.2%, 特異度 90.6%

表Ⅱ-13 Results of Surveillance by Double Contrast US：B-mode US vs. Double Contrast US

No.	Sex	Age	Virus	Location	Size (mm)	B-mode US	CEUS* Kupffer phase	Double Contrast US	Pathological diagnosis
1	M	64	HCV	S6	6×6	Not detected	Defect	Positive	HCC
2	M	53	HCV	S8	7×7	Not detected	Defect	Positive	HCC
3	M	76	HCV	S6	8×8	Not detected	Defect	Positive	HCC
4	F	72	HCV	S7	8×7	Not detected	Defect	Positive	HCC
5	M	68	HBV	S5	8×8	Not detected	Defect	Positive	HCC
6	M	72	HCV	S2	9×8	Not detected	Defect	Positive	HCC
7	M	71	HCV	S3	10×9	Not detected	Defect	Positive	HCC
8	M	70	HBV	S8	10×10	Not detected	Defect	Positive	HCC
9	M	68	HCV	S2	10×7	Not detected	Defect	Positive	HCC
10	F	75	HCV	S6	11×11	Not detected	Defect	Positive	HCC
11	M	67	HCV	S6	11×10	Not detected	Defect	Positive	HCC
12	M	73	HBV	S7	12×11	Not detected	Defect	Positive	HCC
13	M	74	HCV	S5	12×11	Not detected	Defect	Positive	HCC
14	F	69	HCV	S2	12×10	Not detected	Defect	Positive	HCC
15	M	70	HCV	S6	12×11	Not detected	Defect	Positive	HCC
16	M	76	HCV	S8	13×12	Not detected	Defect	Positive	HCC

*CEUS：Contrast enhanced US
(Kudo M, Hatanaka M, Kumada T et al. Double-Contrast Ultrasound：A Novel Surveillance Tool for Hepatocellular Carcinoma. Am J Gastroenterol 2011 より引用)

移再発は必発である（図Ⅱ-92 b）[5]。しかし，今回の症例のようにサイズが1cm前後で見つかった場合には，肝内のmicrosatelliteやmicrovascular invasionは腫瘍の周辺のごく一部に認められるのみである。したがって，ラジオ波で十分マージンをとって焼灼した場合は根治的に治療でき，complete cureが得られた可能性が高く，良好な経過に寄与していたと考えられる。このようにごく小さな多血性肝癌の描出に優れ

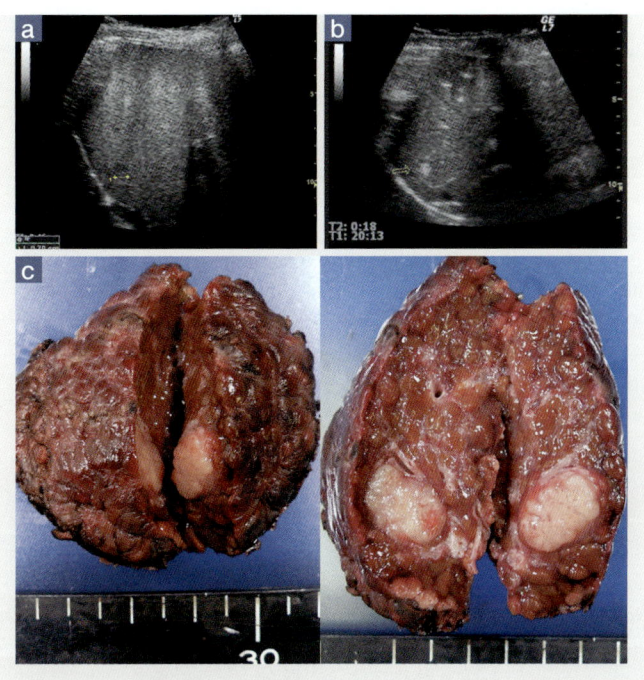

図Ⅱ-91 小結節性肝細胞癌

a：C型肝硬変症例に対し Kupffer phase screening を行ったところ，S7 に 8×7 mm 大の小 Kupffer defect が発見された（矢印）。
b：この結節に対し Sonazoid の re-injection を施行したところ，明らかな動脈血流の流入を認め肝細胞癌と診断された（矢印）。
c：この症例は切除され，病理学的に肝細胞癌と最終診断された。

た Sonazoid 造影超音波検査は，肝癌のスクリーニングにおいて非常に有用である。

3│肝癌のステージ診断における Sonazoid 造影検査の可能性

　肝癌の staging（T 因子の評価）においてはこれまで CTHA/CTAP が最も鋭敏であったが，Kupffer phase で丹念に全肝スキャンすることにより，主結節以外に defect がないかどうかを検索し，その defect に対してさらに Re-injection test を行うことにより，その部位が肝内転移であるかどうかの鑑別が可能となる。腫瘍を超音波検査で detect できれば診断は容易であるが，ステージ診断を行う際には，全肝をくまなく観察する必要がある。肥満患者，息止めが困難な症例や，ドーム直下，左葉外側区，S6 の辺縁など超音波検査では評価がどうしても困難な場合があり，現時点では他の造影検査が行えない症例に限り評価を行うべきである。

【引用文献】
1) Kudo M, Hatanaka M, Kumada T, et al：Double-contrast ultrasound：a novel surveillance tool for hepatocellular carcinoma. Am J Gastroenterol 106：368-370, 2011

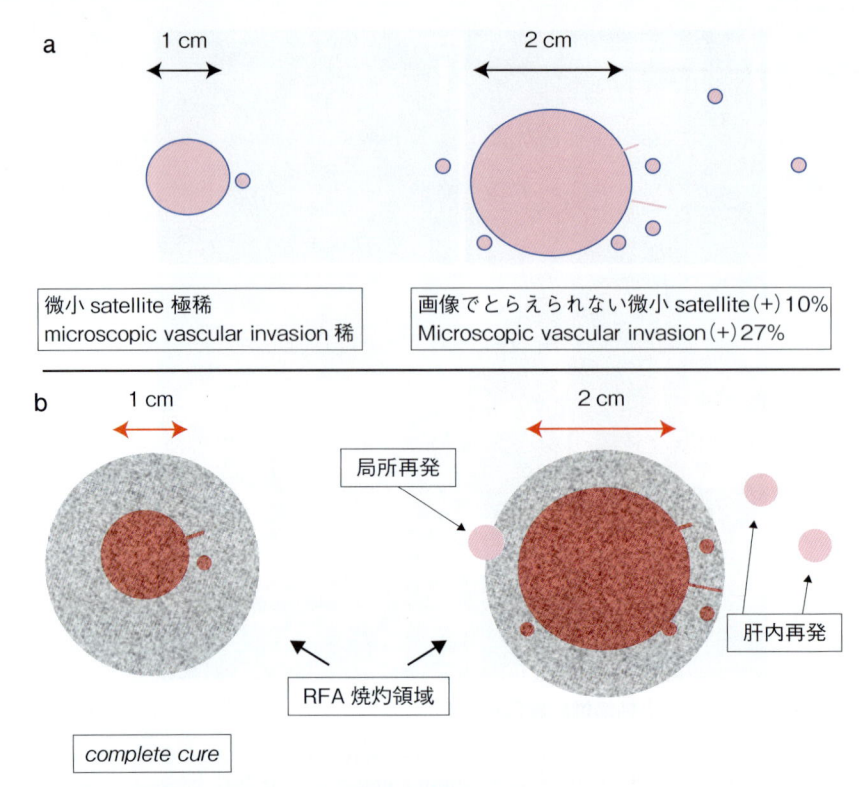

図Ⅱ-92　多血性小肝癌と小肝癌の再発形式

a：多血性小肝癌：2 cm 以下の肝細胞癌でも多血性の古典的肝癌であれば，すでに顕微鏡的微小肝内転移が 10%，脈管浸潤が 27% にもみられる。これに対し 1 cm 前後の多血ラジオ性肝癌ではほとんど脈管浸潤や肝内転移病巣はみられないか，あっても腫瘍近傍に稀にみられる程度である。

b：小肝癌の再発形式：ラジオ波焼灼治療を行うと 2 cm に近い結節については高頻度に satellite lesion からの遺残再発が発生し，やがては画像的にもとらえられるサイズになって初めて「局所再発」，「肝内転移再発」として発見される。以後は cancer free になることはごくまれである。これが肝癌に再発が多い最も大きい理由である。

2) Kudo M, Hatanaka K, Maekawa K：Defect reperfusion imaging, a newly developed novel technology using sonazoid in the treatment of hepatocellular carcinoma. J Med Ultrasound 16：169-175, 2008
3) Kudo M, Hatanaka K, Maekawa K：Newly developed novel ultrasound technique, defect reperfusion ultrasound imaging, using sonazoid in the management of hepatocellular carcinoma. Oncology 78(Suppl 1)：40-45, 2010
4) 工藤正俊，畑中絹世，鄭　浩柄，ほか：肝細胞癌治療支援における Sonazoid 造影エコー法の新技術の提唱：Defect Re-perfusion Imaging の有用性．肝臓 48：299-301, 2007
5) Nakashima O, Sugihara S, Kage M, et al：Pathomorphologic characteristics of small hepatocellular carcinoma：A special reference to small hepatocellular carcinoma with indistinct margins. Hepatology 22：101-105, 1995

〔井上達夫，工藤正俊〕

第7章 肝癌の肉眼病理形態の診断

「原発性肝癌取扱い規約」によって肝細胞癌の肉眼分類は5型に分けられている（**表Ⅱ-14**）[1]。Kanaiらは単純結節型には門脈腫瘍栓や肝内転移が少ない（7.7％）が，単結節周囲増殖型ではその頻度が増え（71.4％），多結節癒合型だと肝動脈塞栓療法の効果が乏しくなると報告している[2]。また，Huiらによると，単純結節型から単純結節周囲増殖型，多結節癒合型になるに従って脈管侵襲の頻度が増え，多結節癒合型から単純結節周囲増殖型，単純結節型になるに従って再発率や生存率が有意に良好であった[3]。つまり，肝癌の肉眼病理形態は，生物学的悪性度との相関性を強く示唆するものである。通常は切除標本によってなされる肝癌肉眼分類であるが，治療前の画像診断によって高い精度での分類ができることは，治療法選択や予後予測の観点からも有意義である。

本章では，造影超音波を用いた肝癌肉眼分類の当院における検討結果を紹介する。

1 │ 造影超音波 vs. 造影 CT

2007年6月～2010年7月まで，外科的切除がなされた肝細胞癌51症例61結節を対象として，肝癌肉眼分類の診断について，造影超音波と造影CTを比較検討した。対象は，男性32名，女性19名で，平均年齢は68.9歳（52～79）であった。平均腫瘍径は2.5 cm（1.0～5.0）であった（**表Ⅱ-15**）。使用機器はLOGIQ 7（GEヘルスケア）でhybrid contrastモードで観察し，造影剤はSonazoid（第一三共）を使用した。評価方法について，造影超音波はpost vascular phaseでのKupffer imageで行い，造影

表Ⅱ-14 「原発性肝癌取扱い規約」による肉眼分類

◯（点線）	小結節境界不明瞭型
◯	単純結節型
◯◯	単純結節周囲増殖型
◯◯◯◯	多結節癒合型
✦	浸潤型

〔日本肝癌研究会（編）：原発性肝癌取扱い規約（第5版補訂版），p17，金原出版，2009より引用〕

表Ⅱ-15 患者背景

患者背景		
年齢(years)		68.9 ± 6.7(52〜79)
性別(男/女)		32/19
HBV/HCV/HBV+HCV/NBNC		8/34/3/6
Child-Pugh分類(A/B/C)		46/5/0
血小板($\times 10^4/\mu l$)		14.1 ± 7.5(3.4〜46.9)
$ICGR^{15}$(%)		18.1 ± 8.8(5〜54)
腫瘍径(cm)		2.5 ± 1.1(1.0〜5.0)
術式	葉切除	2
	区域切除	5
	亜区域切除	8
	部分切除	36

表Ⅱ-16 造影超音波および造影CTにおける感度，特異度，正診率

	CE-CT	CE-US	P value
Sensitivity	68.2%(15/22)	86.4%(19/22)	0.280
Specificity	76.9%(30/39)	89.7%(35/39)	0.224
Accuracy	73.8%(45/61)	88.5%(54/61)	0.037

Note：CE-CT=contrast-enhanced CT，CE-US=contrast-enhanced US

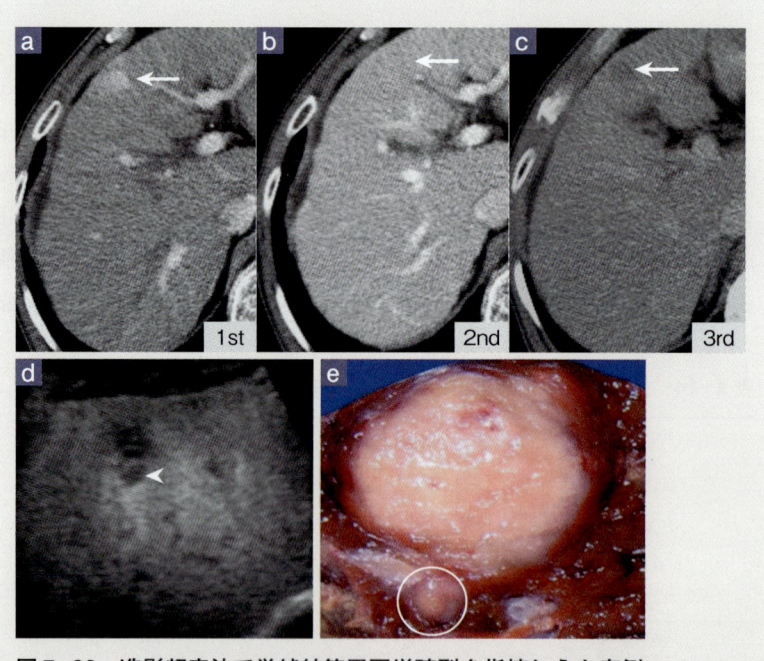

図Ⅱ-93 造影超音波で単純結節周囲増殖型を指摘しえた症例

a〜c：肝S4の肝細胞癌結節(矢印)について単純結節型と判断された。
　　d：造影超音波でのKupffer imageにおいて被膜を超えた結節(矢頭)が指摘される。
　　e：切除標本では結節周囲の増殖部(円)が指摘されることから，単純結節周囲増殖型と診断された。

CTでは動脈相での濃染像と平衡相でのwash-out像との組み合わせで判断した。また，比較的悪性度の高い単純結節周囲増殖型と多結節癒合型をまとめて非単純結節型として，単純結節型と非単純結節型の鑑別診断を行った。

経験豊富な外科医によって肉眼分類を判定したところ，単純結節型が39結節，単純結節周囲増殖型が19結節，多結節癒合型が3結節であった。造影超音波による鑑別診断について，感度，特異度および正診率はそれぞれ86.4％，89.7％，88.5％であった。造影CTではそれぞれ68.2％，76.9％，73.8％であり，造影超音波のほうが有意に正診率が高かった（$p=0.037$）（表Ⅱ-16，図Ⅱ-93）。

おわりに

Sonazoidを用いた造影超音波は，空間分解能と時間分解能，コントラスト分解能に優れた検査法であり，肝癌の肉眼的病理形態の評価に有用であると考えられた。

【引用文献】

1) 日本肝癌研究会（編）：原発性肝癌取扱い規約（第5版補訂版），p17，金原出版，2009
2) Kanai T, Hirohashi S, Upton MP, et al：Pathology of small hepatocellular carcinoma：a proposal for a new gross classification. Cancer 60：810-819, 1987
3) Hui AM, Takayama T, Sano K, et al. Predictive value of gross classification of hepatocellular carcinoma on recurrence and survival after hepatectomy. J Hepatol 33：975-979, 2000

（南　康範，畑中絹世，工藤正俊）

第8章 Sonazoid造影超音波の治療への応用

1. Bモード不明瞭結節の局在診断

　超音波診断では装置のフルデジタル化に加えて，探触子の帯域幅の拡張や感度の改善により，基本性能が進歩している。そのため，空間分解能・時間分解能の改善は画質を鮮明化し，より細かく繊細な描出から精度の高い超音波診断が可能となった。しかし，実際の臨床現場ではBモードで不明瞭な結節を少なからず経験する。症例背景の違いから一概にはいえないものの，肝腫瘍の5.2％がBモードで不明瞭であったとの報告がある[1]。

　本項ではBモードで不明瞭な結節における造影超音波診断ついて概説する。

1│肝癌肉眼分類とBモードで不明瞭な結節

　肝癌の肉眼所見は，(1)小結節境界不明瞭型，(2)単純結節型，(3)単純結節周囲増殖型，(4)多結節癒合型，(5)浸潤型に分類されている[2]。(1)から(5)にいくに従って，組織型は高分化型から中分化型，低分化型へ，また限局性腫瘍から高度浸潤性腫瘍を示す傾向にある。一方で，Bモードで不明瞭な結節の条件はさまざまであるが，(1)腫瘍自体の境界が不明瞭，(2)(腫瘍自体の境界が明瞭であっても)複数の大きな再生結節に小肝癌が紛れている，(3)局所再発病変が前回治療による壊死領域と同様のエコー像を呈する，などが挙げられる。

　腫瘍自体の境界が不明瞭な結節とは，肝癌肉眼分類において小結節境界不明瞭型と浸潤型である。小結節境界不明瞭型は1cm強までの小さな結節でエコー像も背景肝実質とあまり変わらず，再生結節との鑑別が難しい。高分化型肝癌であることが多く，腫瘍内部には門脈域を含み，被膜形成が乏しく，周囲の肝組織を置換するように進展・増生するとされる。また，浸潤型は周囲肝実質へ滲むように浸潤し，低分化型であることが多い。しかし，小結節におけるその頻度は低いと考えられる。

　腫瘍自体の境界が明瞭なのは，単純結節型，単純結節周囲増殖型と多結節癒合型であるが，硬変肝を背景にした場合は再生結節と小さな高・中分化型肝癌の鑑別が問題となる。

2│Sonazoid造影超音波

　SonazoidはKupffer細胞に貪食されることから，post vascular phaseにて肝実質と腫瘍とのコントラストが明瞭になり，これにより肝腫瘍の局在診断に有用である[3]

(図Ⅱ-94)。さらに，第二世代超音波造影剤であるSonazoidは被膜を有するため，低音圧下ではバブルの崩壊が抑制されることから，Sonazoidを用いた造影超音波ではLevovistとは異なり，繰り返し観察できる。特にBモードで不明瞭な結節の場合は，Defect Re-perfusion Imagingによって，病変の指摘および診断が容易である[3]。しかしながら，一般的に肝硬変が進むとKupffer細胞の数・機能が低下することからdefect像の出現の遅延や不明瞭化があるとされる。そのため，明瞭なdefect像が得られない場合，Sonazoid投与を追加して総投与量を増やし，投与後の経過時間を長くするといった対応が必要となる。

MaruyamaらによるとBモードで不明瞭な多血性肝腫瘍55結節(腫瘍径：1.3 ± 0.5 cm)においてSonazoid造影超音波での描出率は96%(53/55)であり，腫瘍径が10 mm以上と以下とでは，描出率に差を認めなかった[4]。

Bモードで描出不良な肝細胞癌67結節(未治療33結節，局所再発34結節)にSonazoid造影超音波を行った検討では，全結節についてdefect像を呈した[5]。また，そのうちの7結節は造影CTなど他の検査では見つけられず，造影超音波でのみ病変を指摘できた。

MasuzakiらによるとCTで診断された肝細胞癌716結節についてBモードでのみ指摘されたのは83.5%であったが，造影超音波を併用した場合には描出率が93.2%に向上した($p = 0.04$)と報告している[6]。

転移性肝癌ではあるが，Bモードで描出不良であった57結節についての報告によると，Bモードと造影超音波との併用では，Bモード単独と比べて描出感度が高かった(72.2% vs. 41.6%)。また，jackknife解析におけるfigure of meritでは，Bモードと造影超音波との併用がBモード単独より有意に優れていた(0.76 vs. 0.44：$p < 0.00001$)[7]。

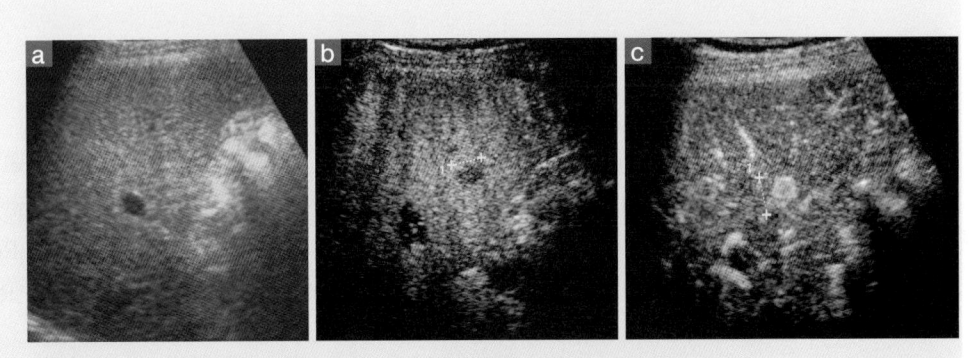

図Ⅱ-94　Bモードで不明瞭であった小肝細胞癌
a：CTで指摘された領域について，Bモードでは明瞭な腫瘍像を描出できない。
b：造影超音波におけるpost vascular imageではdefect像を指摘できた。
c：Defect Re-perfusion Imagingによりdefect内部が濃染されることで，肝細胞癌であると診断できる。

3 | 他の modality

a. 他の第二世代造影超音波造影剤を用いた造影超音波

わが国では臨床使用することができないが，Sonazoid 以外の第二世代超音波造影剤として SonoVue や Definity が海外で用いられている．これらの造影剤は Sonazoid と異なり，Kupffer 細胞に貪食されないので post vascular image が得られない．そのため，SonoVue や Definity での造影超音波では，post vascular phase での defect 像の検索といった手法を用いることはできないが，vascular phase での血流動態の変化を詳細に観察することができる．

von Herbay らによれば，肝腫瘍 126 結節における良悪性診断について B モード単独と SonoVue を用いた造影超音波との併用を比較したところ，感度が 78% から 100%，特異度が 23% から 92% にそれぞれ向上したと報告している[8]．

b. Gd-EOB-DTPA 造影 MRI

Kawada らによれば，病理学的に診断された高分化型肝細胞癌 15 結節における診断能について造影 CT，Gd-EOB-DTPA 造影 MRI および Sonazoid 造影超音波の診断能を検討したところ，それぞれ 40%（6/15），60%（9/15），67%（10/15）であった[9]．また，Gd-EOB-DTPA 造影 MRI と Sonazoid 造影超音波を併用した場合は，73%（11/15）と診断能が向上したことから，小さい高分化型肝細胞癌の診断には，両者併用が有用であると述べている．

c. virtual CT sonography

探触子の位置情報を磁気位置センサーから取得し，CT ボリュームデータから MPR（multi-planar reconstruction）を探触子の動きに同期して再構築した画像は，virtual CT sonography と総称され，B モードで不明瞭な肝細胞癌への RFA 治療に利用されている[10]．

Okamoto らは，肝腫瘍 140 結節について B モードと virtual CT sonography とを描出率で検討したところ，virtual CT sonography が優れていた（50.7% vs. 83.57%）と報告している[11]．

おわりに

小肝細胞癌の治療はラジオ波焼灼術（RFA）が中心的役割を果たしており，超音波で小肝癌を描出できるかどうかは，RFA を施すにあたり重要な問題である．特に B モードで不明瞭な結節を B モードガイド下で RFA を行う場合は，治療不成功のリスクが高まる．これに対し，Sonazoid を用いた造影超音波は Defect Re-perfusion imaging を駆使することで，B モードで不明瞭な結節の描出・診断・RFA への応用と幅広い汎用性を有する検査である．

【引用文献】

1) Minami Y, Kudo M, Kawasaki T, et al：Treatment of hepatocellular carcinoma with percutaneous radiofrequency ablation：usefulness of contrast harmonic sonography for

lesions poorly defined with B-mode sonography. AJR Am J Roentgenol 183：153-156, 2004
2) 日本肝癌研究会（編）：原発性肝癌取扱い規約（第5版補訂版），p17，金原出版，2009
3) Kudo M：New sonographic techniques for the diagnosis and treatment of hepatocellular carcinoma. Hepatol Res 37：S193-199, 2007
4) Murayama H, Takahashi M, Ishibashi H et al：Ultrasound-guided treatments under lowacoustic power contrast harmonic imaging for hepatocellular carcinomas undetected by B-mode ultrasonography. Liver Int 29：708-714, 2009
5) Kudo M, Hatanaka K, Maekawa K：Newly developed novel ultrasound technique, defect reperfusion ultrasound imaging, using sonazoid in the management of hepatocellular carcinoma. Oncology 78(Suppl 1)：40-45, 2010
6) Masuzaki R, Shiina S, Tateishi R, et al：Utility of contrast-enhanced ultrasonography with Sonazoid in radiofrequency ablation for hepatocellular carcinoma. J Gastroenterol Hepatol 26：759-764, 2011
7) Sugimoto K, Shiraishi J, Moriyasu F, et al：Improved detection of hepatic metastases with contrast-enhanced low mechanical-index pulse inversion ultrasonography during the liver-specific phase of sonazoid：observer performance study with JAFROC analysis. Acad Radiol 16：798-809, 2009
8) von Herbay A, Westendorff J, Gregor M：Contrast-enhanced ultrasound with SonoVue：differentiation between benign and malignant focal liver lesions in 317 patients. J Clin Ultrasound 38：1-9, 2010
9) Kawada N, Ohkawa K, Tanaka S, et al：Improved diagnosis of well-differentiated hepatocellular carcinoma with gadolinium ethoxybenzyl diethylene triamine pentaacetic acid-enhanced magnetic resonance imaging and Sonazoid contrast-enhanced ultra sonography. Hepatol Res 40：930-936, 2010
10) Minami Y, Chung H, Kudo M, et al：Radiofrequency ablation of hepatocellular carcinoma：value of virtual CT sonography with magnetic navigation. AJR Am J Roentgenol 190：W335-341, 2008
11) Okamoto E, Sato S, Sanchez-Siles AA, et al：Evaluation of virtual CT sonography for enhanced detection of small hepatic nodules：a prospective pilot study. AJR Am J Roentgenol 194：1272-1278, 2010

（南　康範，工藤正俊）

2. Sonazoid造影超音波とEOB-MRIの融合画像

1｜造影超音波LevovistからSonazoidへ

　わが国に登場した最初の超音波造影剤であるLevovistは，造影CT以上の肝腫瘍の多血性評価能を有し，Kupffer相の存在もあり，肝細胞癌の画像診断において一世を風靡した。しかしその早期相は切れ味の鋭さと同様に描出時間もかなり限られ，職人技に近い感覚が必要でもあった。

　ところが続いて登場したSonazoidは，その造影早期相がより長く，Replenisch modeを用いれば3〜4分にも及ぶことから，超音波造影下穿刺にも適している。またわが国では工藤らの考案によるKupffer phase後の，Re-injectionによる診断法も確立され，Levovistより簡便な造影超音波法として広く啓蒙され，普及してきた。

2｜Sonazoid造影超音波とEOB-MRIの「融合画像」による質的診断の必要性

　EOB-MRIと超音波の融合画像による治療ナビゲーションとして，B-mode USとEOB-MRIの融合画像は，ことにB-modeでの指摘不十分により穿刺が不能である症例にはきわめて有用であることを他項（161〜165頁）で述べたが，その意図はEOB-MRIでのみ指摘される病変のB-mode USにおける指摘，すなわち<u>明確な存在診断</u>にあった。

　臨床的にこのSonazoid造影超音波とEOB-MRIの融合画像が必要となってくるのは，以下のような場面である。

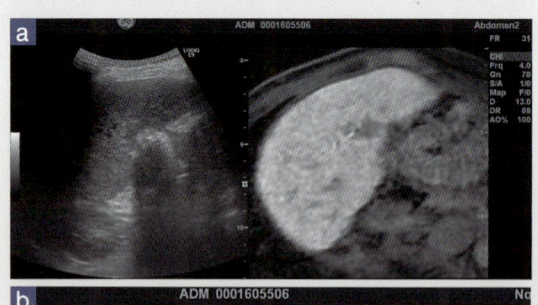

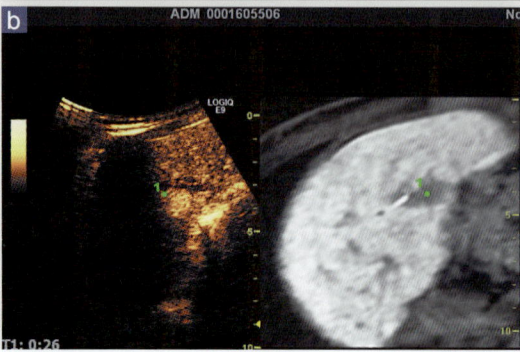

図Ⅱ-95　融合画像①

a：B-mode US画像とEOB-MRIのFusion画像；両者の融合画像で，結節の位置はほぼ同定できたが，穿刺部位を考慮すると，結節はやや high echoとiso-echoicな部分が混在しており，内側の肝門部よりは，どこまでが結節か不明瞭であったため，Sonazoid USとEOB-MRIの融合画像による精査が必要である。

b：Sonazoid US早期相とEOB-MRI（肝細胞相）の融合画像；Sonazoid造影超音波により結節すべてではなく，EOB-MRI肝細胞相の低信号部のうち1で示した部位のみが染影されたため，肝門側ではなく，この部位より穿刺生検を行うこととした。

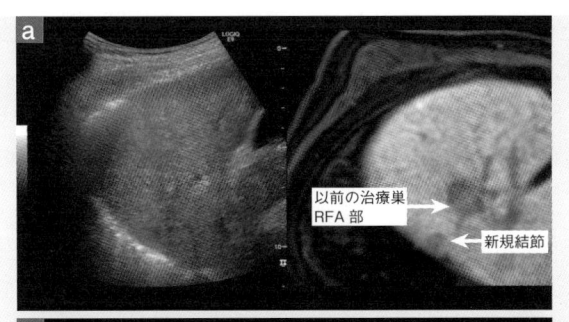

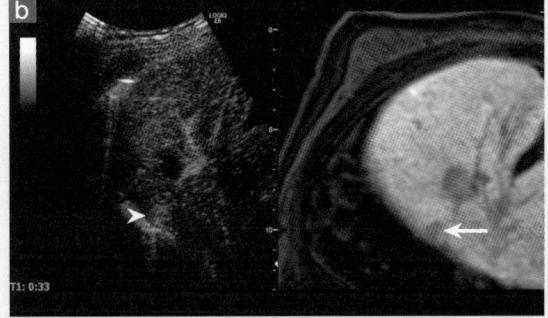

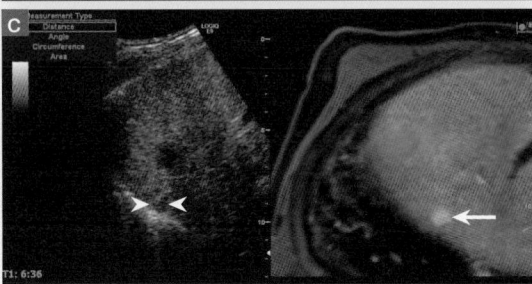

図Ⅱ-96 融合画像②

a：B-mode US と EOB-MRI（肝細胞相）の融合画像；右の EOB-MRI 肝細胞相にて，新規結節を指摘できるが，左の B-mode 超音波像単独では，以前の治療病巣と新規結節の病変を鑑別・同定することは困難であった。Fusion Imaging では，大よその位置を推定できるが，確実ではなく，Sonazoid 造影超音波との融合画像の必要性が生じた。

b：Sonazoid US 早期相と EOB-MRI（肝細胞相）の融合画像；Sonazoid US にて早期濃染が得られ（矢頭），腹側の以前の RFA 部位（局所再発はない）とは，鑑別できる。

c：Sonazoid US（Kupffer 相）と EOB-MRI（早期相）の融合画像；Kupffer 相でも陰影欠損が得られ，EOB-MRI の早期相での濃染像とも一致している。

（提供：横浜市立大学附属市民総合医療センター，沼田和司先生）

① B-mode での病変の area の指摘はできても，その結節自体の明瞭な境界が得られない場合（図Ⅱ-95）。

② 腫瘍生検や治療の際，隣接臓器や近傍血管の存在により，腫瘍内の穿刺部位あるいは ablation 可能な範囲を同定し難い場合。

③ 過去の治療部位と新規結節が近接しており，B-mode で鑑別が困難な場合〔融合画像でおおよその位置を想定し，造影超音波で確診を得る（図Ⅱ-96 a, b）〕。

すなわち Sonazoid 造影超音波と EOB-MRI の融合画像が必要とされるのは，<u>治療すべき腫瘍の質的診断を要する場合</u>である。

その質的診断とは，造影 CT や，EOB-MRI の LAVA（20 秒，30 秒）早期相では腫瘍血流（多血性）を確認できない症例における最終血流診断である。加えて造影 CT 平衡相・CTAP での perfusion defect や EOB-MRI の HBP（肝細胞相）での低信号像が明瞭に得られない症例の Kupffer phase における defect を高音圧も含めた最終的な Kupffer 細胞機能診断でもある。

3 | 造影超音波による融合画像が特に有用であった症例

具体例としては，特に Fusion Image（融合画像）を用いてもなお，**図Ⅱ-95** のように①標的腫瘍を US で同定し難い場合，あるいは②位置的にはとらえることができても，治療を行う場合に必要となってくる非癌部肝組織や周囲臓器との境界が不明瞭な場合などである。

また**図Ⅱ-96** は③の具体例であり，特に腫瘍生検や RFA のための穿刺に際してはより精細な画像による解剖学的理解をすべきであり，施行医にとっては，十分な準備をするためには，造影融合画像は安心を得るための最善のアイテムである。

（國分茂博）

3. Sonazoid 造影超音波と MDCT の融合画像

1 | RVS の歴史

　Real-time Virtual Sonography（RVS）開発の歴史（現在も進行中）は，CT や MRI に比べて客観性において劣っているといわれ続けてきた超音波検査が，CT や MRI のボリュームデータをレファランス画像として活用することによって，客観性を獲得してゆく過程である[1〜3]。

2 | RVS の本質

　RVS を一言で表現すると，「超音波画像と同一断面の CT ないし MRI 画像を同一画面上に隣り合わせにリアルタイム表示することを世界で初めて可能にした画像診断装置」ということになる。
　RVS はラジオ波焼灼治療 RFA の優れたナビゲーターとして脚光をあびた。しかし，それは RVS のポテンシャルの一面を表しているにすぎない。RVS の本質は，「質の高いリファレンス画像という誰にでもわかりやすいエビデンスに基づいた画像診断」である。そして，「質の高いリファレンス画像という誰にでもわかりやすいエビデンスに基づいた画像」であったからこそ，RVS は RFA の優れたナビゲーターとなりえたのである。

3 | multi-window Real-time Virtual Sonography（MRVS）：RVS Ver. 2

　肝癌に対する RFA の根治性を保証するものは，精密かつ正確な（精確な）治療効果判定である。RFA の精確な治療効果判定を主目的として，MRVS は開発された。
　断面アジャストと点アジャストという 2 つのアジャストシステムの創造により，MRVS は完成した[4,5]。RFA を施行した肝癌 21 例に MRVS を施行したところ，全例ほぼ同一の断層面を腫瘍の端から端まで連続的に観察可能であった。また，肋弓下走査，肋間走査といった臨床的に慣れ親しんだ断層面，治療時の断層面での比較検討が容易であり，治療局所の状況把握がしやすくなり，治療効果の把握がより精確となった（図Ⅱ-97〜99）。

4 | MRVS と Sonazoid とのコラボレーション

　Sonazoid は，持続する造影効果が得られ，リアルタイム画像が取得可能である（図Ⅱ-100）。Sonazoid によって，時間分解能，距離分解能に優れた超音波の利点を造影超音波でも発揮することが可能となり，その特性をリファレンス画像としても生かした画像解析が可能となった。つまり，真の造影 RVS が可能となったわけであり，「誰にでもわかりやすいエビデンスに基づいた客観的画像診断」，あるいは，「For-Everyone Easy-to-Understand Evidence-Based Imaging（EEE Imaging or E^3I）」

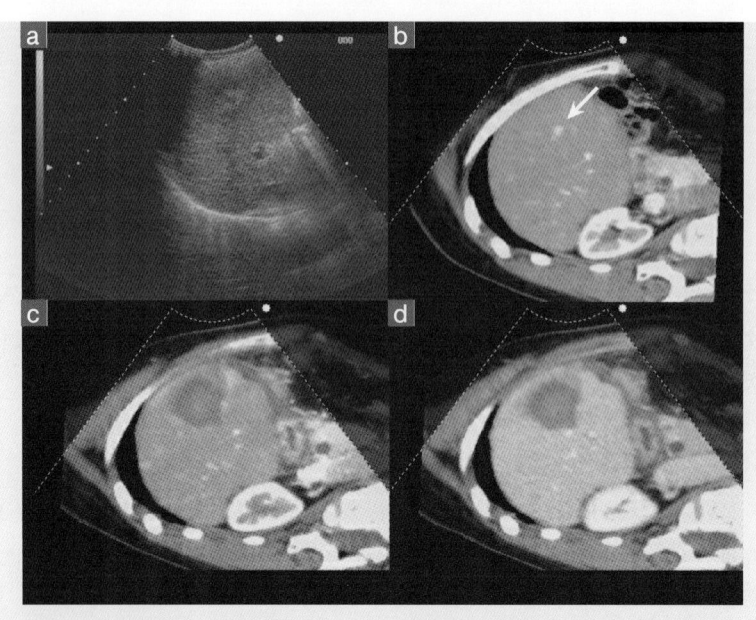

図Ⅱ-97 径 7 mm の肝細胞癌（矢印）に対する RFA を施行後の MRVS

a：治療後の超音波像，b：治療前の CT の動脈相，c：治療後の動脈相，d：治療後の門脈相
safety margin が十分に確保されていることがわかる。

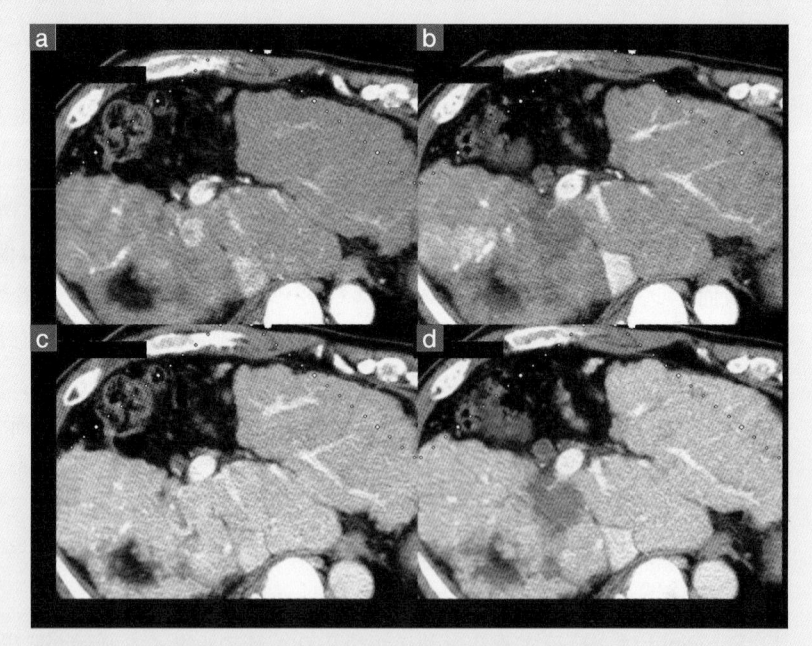

図Ⅱ-98 肝門部の肝細胞癌に対する RFA 前後の CT を用いた MRVS

a：治療前の動脈相，b：療後の動脈相，c：治療前の門脈相，d：治療後の門脈相
ファントム上でプローブを動かし，まるで肋弓下走査をしているような画像が描出されている。

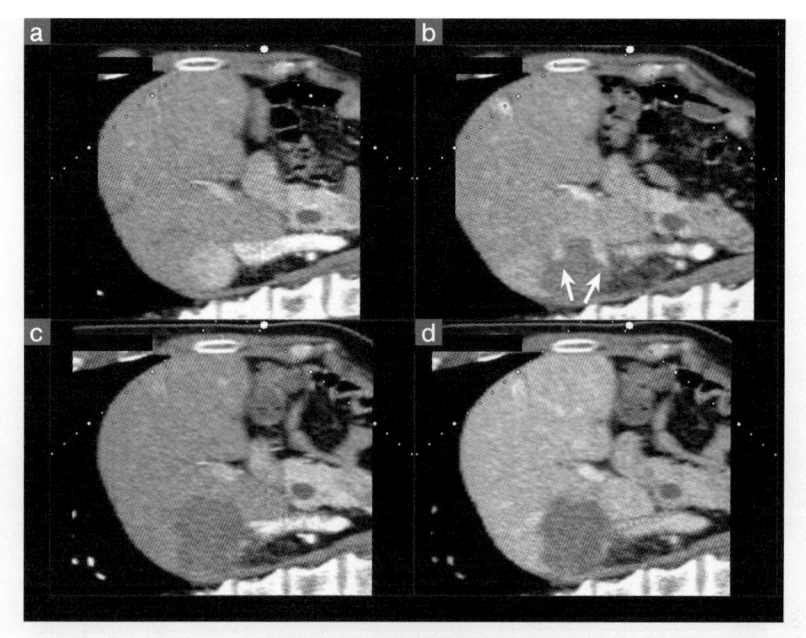

図Ⅱ-99　S7の下大静脈静脈近傍の肝細胞癌（MRVS）

a：治療前の動脈相，b：1回目のRFA後の動脈相〔残存腫瘍（矢印）が2ヶ所みられる〕，c：2回目のRFA後の動脈相，d：門脈相（残存腫瘍がきれいに治療されているのがわかる）

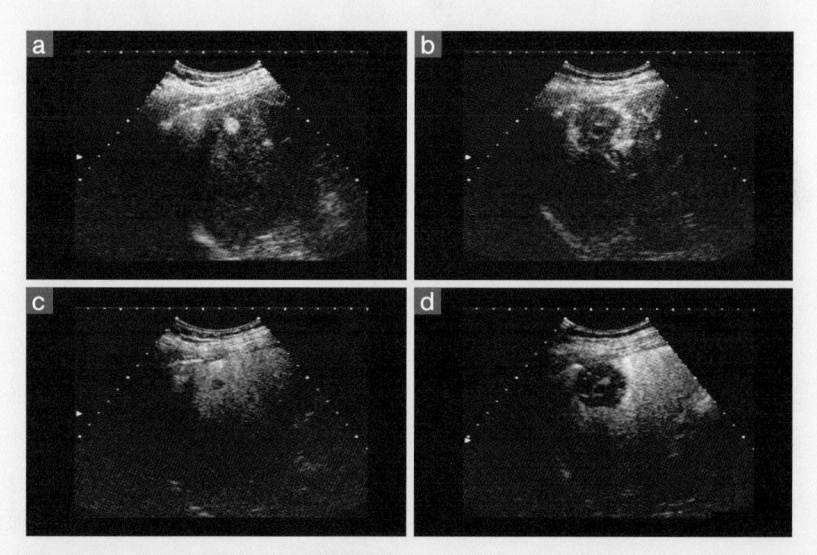

図Ⅱ-100　S6の径1cmの肝細胞癌

a：Sonazoidを用いた造影超音波早期相（治療前）。明瞭な腫瘍濃染を認める。
b：Sonazoidを用いた造影超音波早期相（RFA後）。治療部が境界明瞭な造影欠損領域となる。
c：治療前のSonazoid造影超音波後期相（Kupffer phase）。腫瘍は造影欠損を呈している。
d：RFA後のSonazoid造影超音波後期相（Kupffer phase）。治療部は極めて明瞭な輪郭をもった造影欠損領域となっている。十分なsafety marginが確保されている。

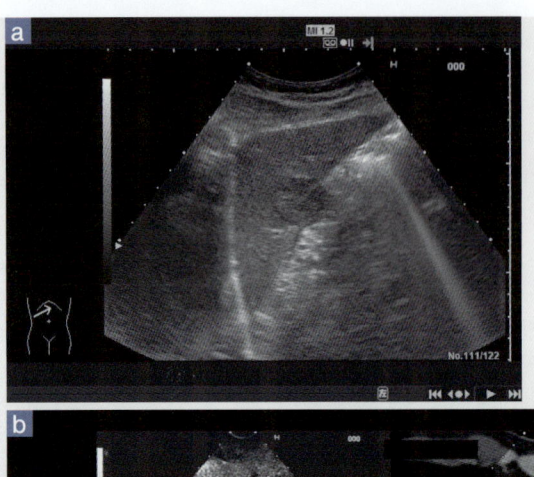

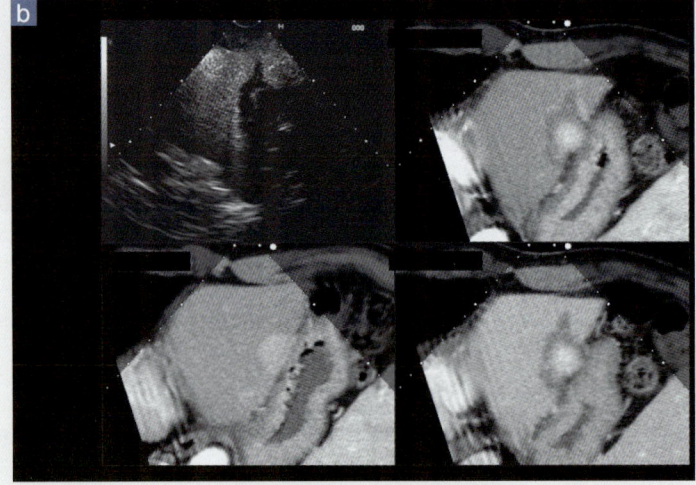

図Ⅱ-101　外側区域の肝下面から腹腔側に突出する肝細胞癌

a：治療前の超音波像
b：動脈塞栓下経皮的ラジオ波焼灼療法[3]施行後のSonazoid造影MRVS
　　右上が治療後の動脈相，右下が門脈相．左上がSonazoid造影超音波後期相（Kupffer phase）．左下が治療前の動脈相（明瞭な腫瘍濃染）．
　　RFAによる造影欠損領域は，線状の穿刺ルートにいたるまできれいに対応している．
　　十分なsafety marginが確保されている．

は，現実のものとなった．

　たとえば，RFA後の治療効果判定において，治療部位は明瞭な血流欠損領域として持続的に描出可能であり，より精確な治療効果判定を可能とする（図Ⅱ-101）．門脈腫瘍栓の精密かつダイナミックな血行動態解析やCTでの判定が困難な軽微な腫瘍濃染の解析にも有用であった．

　CTだけでなく，Gd-EOB-DTPA造影MRIのボリュームデータも同時にバーチャル画像として用いてMRVSを施行し，CT，MRI，USすべてのモダリティーの画像がシンクロして動くさまを目の当たりにすることは，肝画像診断を志すものにとって理想の，というよりも，夢のような状況といえる．そして，これはもはや夢ではな

く，現実である。

　RVSは，「誰にでもわかりやすいエビデンスに基づいた客観的画像診断」として，グローバルスタンダードとなり，普及し続ける。世界有数の医療機器メーカーである，GE Healthcare社や東芝メディカルシステムズ社がRVSの市場に参入してきたことが，その何よりの証左である。

【引用文献】

1) Iwasaki T, Mikami E, Shimosegawa T, et al：Real-time Virtual Sonography：a novel navigation tool in percutaneous radiofrequency ablation of hepatocellular carcinomas (abstr). In：Radiological Society of North America scientific assembly and annual meeting program. Oak Brook, Ill：Radiological Society of North America 392, 2004
2) Iwasaki T, Mikami E, Shimosegawa T, et al：Multi-phase Real-time Virtual Sonography：a novel evidence-based imaging for hepatocellular carcinomas (abstr). In：Radiological Society of North America scientific assembly and annual meeting program. Oak Brook, Ill：Radiological Society of North America 389, 2004
3) 岩崎隆雄，三上恵美子，小暮高之，ほか：肝癌に対するラジオ波焼灼療法とReal-time Virtual Sonography. MEDIX 40：4-9, 2004
4) Iwasaki T, Shimosegawa T, Arai O, Mitake T：Multi-window Realtime Virtual Sonography (MRVS)：a novel evidence-based imaging and user friendly workstation (abstr). In：Radiological Society of North America scientific assembly and annual meeting program. Oak Brook, Ill：Radiological Society of North America 738, 2006
5) 岩崎隆雄，下瀬川徹：肝癌に対するMulti-window Real-time Virtual Sonography. 肝胆膵画像 10：221-228, 2008

（岩崎隆雄）

4. 造影超音波ガイド下RFAの実際

　腫瘍の境界線を正しく把握することは，ラジオ波焼灼療法（RFA）での焼灼マージンを想定するうえで必要不可欠である．しかしながら，①被膜形成が不十分などで腫瘍自体の境界が不明瞭，②複数の大きな再生結節に小肝癌が紛れている，③局所再発病変が前回治療による壊死領域と同様のエコー像を呈する，など超音波Bモードで肝癌結節の描出が困難な場合がある．一方，造影超音波ではpost-vascular phaseでの観察と超音波造影剤Sonazoidの再注入により，肝癌結節の境界線の把握と鑑別診断が可能であり，RFAに応用することができる．つまり，造影超音波ガイド下RFAとは，造影超音波の応用でBモードにて描出困難な肝癌を明瞭に描出することで，効果的に穿刺を行う治療法である．

1｜造影剤による造影超音波ガイド下RFAの変遷

　第一世代の超音波造影剤Levovistはバブルが脆弱で，超音波の連続波によって容易に崩壊することから，Levovistを用いた造影超音波ガイド下RFAは，動脈血流が描出される短い時間内に描出と穿刺を行わなければならず，手技が煩雑であった．また，LevovistとSonazoidは両方ともKupffer細胞にバブルが貪食されることから，post-vascular phaseにて肝実質と腫瘍とのコントラストが明瞭となるが，第二世代であるSonazoidは被膜を有するバブルであることから，低音圧下でバブルの崩壊は抑制される．そのため，Sonazoidを用いた造影超音波では，Levovistとは異なり，繰り返し観察できることにより，穿刺について時間的余裕をもつことができる．

2｜造影超音波ガイド下RFAの手順

　造影超音波ガイド下RFAとして，Sonazoid投与後にpost-vascular phaseで描出されるdefect像を目標にRF治療針を穿刺するのが基本手順である（図Ⅱ-102）．また，defect像を描出しながらSonazoidを再注入すると，肝癌結節ならば再灌流像（いわゆる「抜け染まり」）を確認することで結節の診断に有用である（Defect Re-perfusion Imaging）[1]．超音波造影剤の進歩によって，造影超音波ガイド下RFAは手技の実施において，①どの時相でも連続観察ができるため安定的な病変描出が可能，②post-vascular phaseでのdefect像の連続観察は病変の視認性が向上，③Defect Re-perfusion ImagingはBモードで描出不良な肝癌について局在・質的診断に有用といったように改善されたといえる[2]．

3｜治療成績

　Numataらは多血性肝細胞癌108結節についてSonazoidでの造影超音波を行い，97%（105/108）の診断率であった[3]．また，Bモードで同定困難な肝細胞癌14結節については，造影下穿刺により治療成功が得られたと報告している．

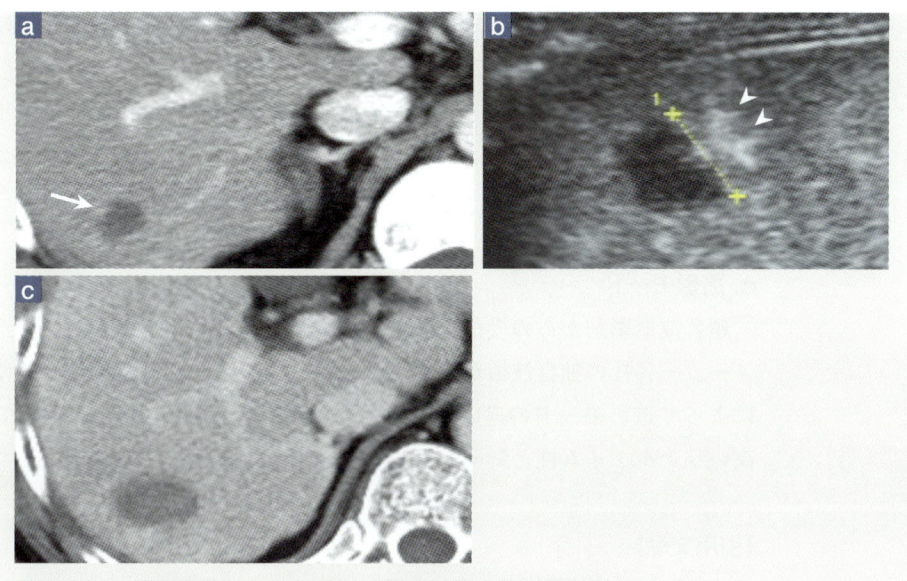

図Ⅱ-102　肝細胞癌についてラジオ波焼灼術の局所再発症例

a：造影 CT では治療による低吸収域に接して局所再発部が濃染部（矢印）として描出される。
b：造影超音波での Defect Re-perfusion imaging によって再発部が濃染（矢頭）されている。同部位をターゲットにしてラジオ波焼灼術を行った。
c：治療後の造影 CT で再発部の濃染消失が確認された。

　Maruyama らによると，多血性肝腫瘍 55 結節（平均腫瘍径：1.3±0.5 cm）において Sonazoid 造影超音波での描出率は 96％（53/55）であり，腫瘍径が 10 mm 以上と以下とでは描出率に差を認めなかった[4]。そのうちの肝癌 42 結節について造影 US 所見を参照もしくは造影下穿刺にて穿刺治療を行い，治療成功した。

　B モードで描出不良な肝癌 66 症例 108 結節（肝細胞癌 68 結節，転移性肝癌 40 結節）に Sonazoid 造影超音波ガイド下に RFA を行ったところ，治療回数について 1st session では 94％（62/66），2nd session では 6％（4/62）で治療終了し，平均 session 数は 1.1±0.3 であった[5]。

　Masuzaki らは，Sonazoid 造影超音波ガイド RFA を行った 291 症例と類似対象群 2,261 症例とを比べたところ，治療 session が有意に少なかった（1.33 vs.1.49, $p=0.0019$）と報告している[6]。

4｜造影超音波ガイド下 RFA における留意点

a. 病変深度

　造影超音波においても，深部病変では超音波造影剤からの反射波の強度も低下する。良好で安定した造影超音波画像を得るには，病変部を体表から遠くない位置で観察することが必要であり，できれば 8 cm 程度以内での描出を心がけたい。

b. 染影時間

　症例における肝実質の Kupffer 細胞の数・機能の違いから late vascular phase か

ら post vascular phase における defect 像の出現時期には個人差があり，Sonazoid 投与から 20 分以上経過してから defect 像が観察されることもある．一般的に肝硬変が進むと Kupffer 細胞の数・機能が低下することから，defect 像の出現の遅延や不明瞭化があるとされる．そのため，明瞭な defect 像が得られない場合は，Sonazoid 投与を追加して総投与量を増やし，投与後の経過時間を長くするといった対応が必要となる．

c. 造影モード

　超音波造影剤からの受信信号を選択的・高感度に検出できるよう，超音波装置にはメーカー各社の独自技術が集約されている．そのため，造影超音波には使用する装置によって造影モードの違いが存在する．造影超音波ガイド下 RFA で大切なことは，高いリアルタイム性と鮮明な defect 像および血流像の描出である．

【引用文献】

1) Kudo M：New sonographic techniques for the diagnosis and treatment of hepatocellular carcinoma. Hepatol Res 37：S193-199, 2007
2) Minami Y, Kudo M：Contrast-enhanced harmonic ultrasound imaging in ablation therapy for primary hepatocellular carcinoma. World J Radiol 1：86-91, 2009
3) Numata K, Morimoto M, Ogura T, et al：Ablation therapy guided by contrast-enhanced sonography with Sonazoid for hepatocellular carcinoma lesions not detected by conventional sonography. J Ultrasound Med 27：395-406, 2008
4) Murayama H, Takahashi M, Ishibashi M, et al：Ultrasound-guided treatments under lowacoustic power contrast harmonic imaging for hepatocellular carcinomas undetected by B-mode ultrasonography. Liver Int 29：708-714, 2009
5) Minami Y, Kudo M, Hatanaka K, et al：Radiofrequency ablation guided by contrast harmonic sonography using perfluorocarbon microbubbles（Sonazoid）for hepatic malignancies：an initial experience. Liver Int 30：759-764, 2010
6) Masuzaki R, Shiina S, Tateishi R, et al：Utility of contrast-enhanced ultrasonography with Sonazoid in radiofrequency ablation for hepatocellular carcinoma. J Gastroenterol Hepatol 26：759-764, 2011

〈南　康範，工藤正俊〉

5. 3D/4D 造影超音波画像の治療応用

　肝腫瘍診断・治療に超音波検査装置はなくてはならないものであるが，それでも肝内の複雑な血管走行および腫瘍の位置・質的診断に，さらなる精度が求められている。基本となる 2D 像および超音波検査での優位点であるリアルタイム 2D 検査（ある意味これも 3D と考えるものかもしれない）が行われてきたが，そこにさらなる次元を加えることで前述した精度の向上が得られるものと考える。それが 3D/4D（リアルタイム 3D）である。本書では唯一 3D/4D を扱う部分となるため，まずは 3D/4D 超音波について解説し，その後本項の主題である 3D/4D 造影超音波画像の治療応用について解説する。

1 ｜ 3D/4D の定義と volume の取得方法

　3D/4D は以下に定義する。
- 3D：立体表示もしくはボリュームデータを利用した表示
- 4D：上記 3D に時間軸を加えたもの

　次にその取得方法および必要となる探触子を以下に示す（図Ⅱ-103）。
- オートスィープ or マニュアルスィープ
- 3D（4D）プローブ or 2D プローブ，センサー付き 2D プローブ

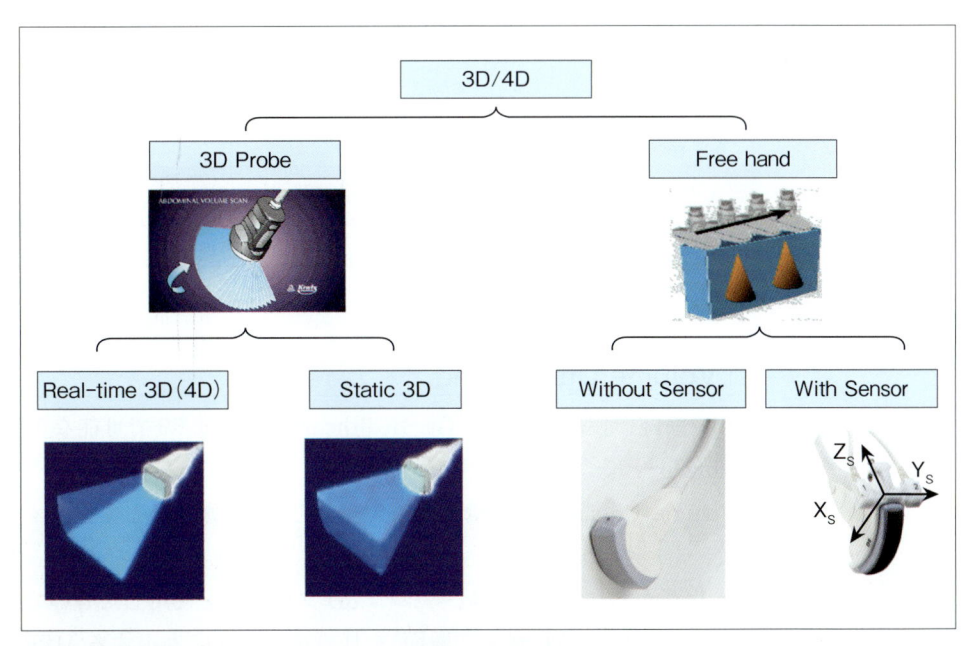

図Ⅱ-103　3D/4D の取得方法および必要となる探触子

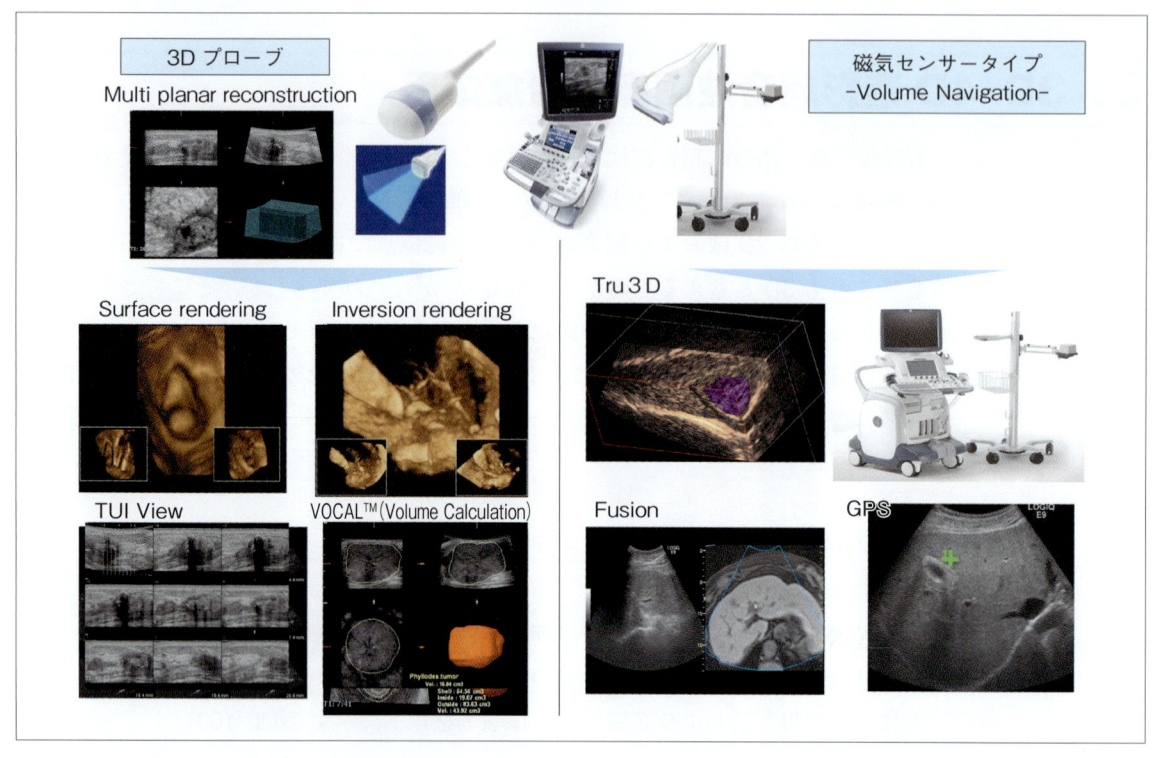

図Ⅱ-104 Volume Ultrasound Technology

表Ⅱ-17 3D/4D造影超音波画像の応用

診断への応用
・3D angioによる立体表示
・直行3断面表示
・並行多断面表示
・任意多断面表示
・各種 rendering 表示
治療への応用
・造影超音波ボリュームデータをリファレンスにした融合表示(fusion)によるRFA治療支援および治療効果判定

2 | Volume Ultrasound

　荏原病院で使用しているGE Healthcare LOGIQ E9で可能なVolume Ultrasound Technologyについて解説する。

　Volume Ultrasoundとは超音波データを2Dの画像として保存する従来の記録ではなく，3Dボリュームデータとして保存，活用するものである。大きく2つのraw data保存があり（図Ⅱ-104），1つは3Dプローブを使用したもので，最も昔から使われているXYZ断面（直交三断面）を任意のplaneで表示するMPR（multi planar reconstruction）像，産科領域で胎児を描出する際によく使われるsurface rendering，

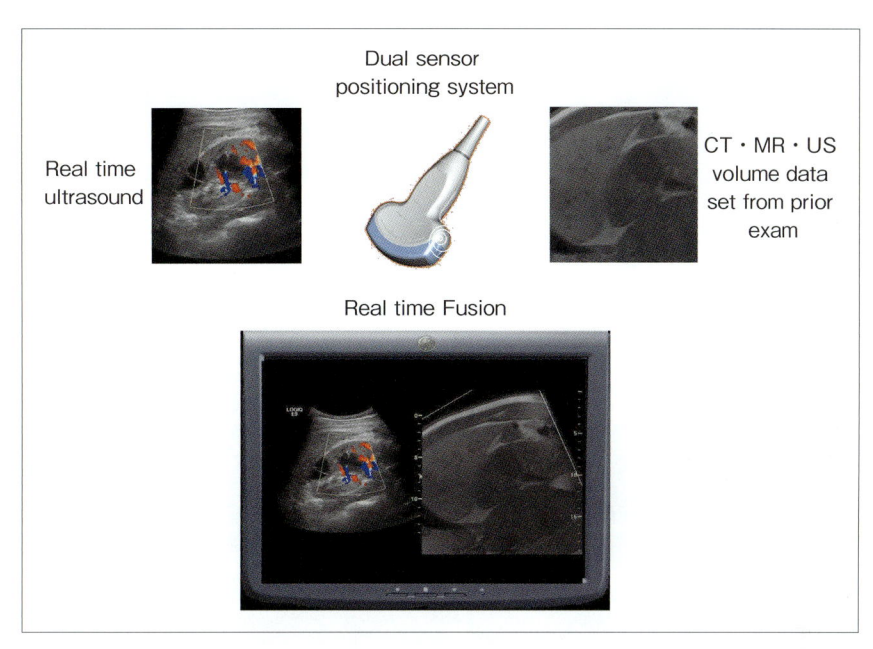

図Ⅱ-105　Volume Navigation 機能 Fusion
Volume Navigation 機能の中の Fusion はプローブにつけた磁気センサーで，位置合わせをすることにより，マルチモダリティのボリュームデータと，超音波のライブ画像を同期させることができる機能である。

free echo もしくは低エコー部分を強調し反転表示する inversion rendering, CT のように任意の厚みでカットした断面を一度に多数表示することが可能な TUI (tomographic ultrasound imaging), 任意のボリュームの体積を測定する VOCAL™ などがある。

　もう1つは磁気センサーを用いて三次元の位置情報をもつボリュームデータを保存する方法(Tru3D)である。前述した3Dプローブとは4D以外で同様な表示が可能であり，さらに最近では，Tru3D を他モダリティや超音波ボリュームデータと同期同時表示させる融合表示(Fusion)への応用が可能となった。

3｜3D/4D 造影超音波画像の応用

　通常の2D(造影)超音波検査に比べ，3D/4D 造影超音波画像を応用することで情報量が多いことから客観性が向上し診断・治療の精度が増すことが期待できる。
　表Ⅱ-17 がその応用を箇条書きにしたもので，今回本項では特に治療への応用(Fusion)へ踏み込む。

4｜Fusion

　Volume Navigation 機能のなかの Fusion はプローブにつけた磁気センサーで，位置合わせをすることにより，マルチモダリティのボリュームデータと，超音波のライブ画像を同期同時表示させることができる機能である(図Ⅱ-105)。ライブできるの

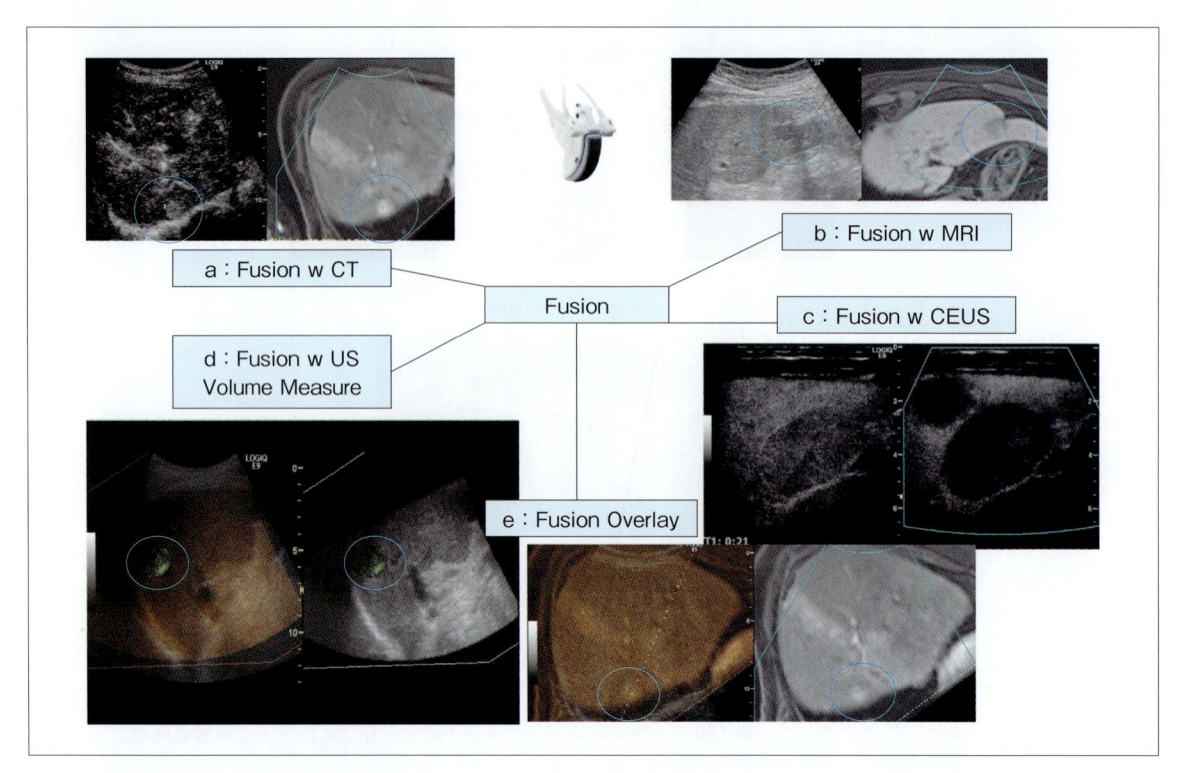

図Ⅱ-106　Volume Navigation Fusion
リアルタイム US；リファレンスボリューム
a：CEUS 動脈相；肝 Dynamic CT 動脈相
b：B モード；EOB-MRI 肝細胞相
c：CEUS の re-injection；CEUS 後血管相
d：volume measure overlay；Volume measure
e：B モード上に肝 dynamic CT 動脈相の overlay；肝 dynamic CT 動脈相

は，B モード，Color Doppler，PDI，Contrast，Biopsy の各モードで，リファレンスのボリュームは CT，MRI の DICOM Data（どこのメーカーでも可）および LOGIQ E9 でとられた Tru3D データとなる。

　実際の Fusion 像がどのようなものか図Ⅱ-106 に主たる静止画を提示した。画面の右側がリファレンス画像となり，a：肝 dynamic CT 動脈相，b：EOB-MRI 肝細胞相，c：CEUS 後血管相を取り込み，左リアルタイム超音波画像と同期同時表示し検査を行っている。なおリアルタイムの超音波検査はそれぞれ a：CEUS 動脈相，b：B モード，c：CEUS の re-injection である。d：volume measure は本来 3D 立体内のある領域の volume を測定するためのものであるが，同領域（本例では HCC）を緑色表示し，リファレンスとした上で左リアルタイム超音波画像に overlay したものである。e：肝 Dynamic-CT 動脈相をリファレンスとし，さらにその volume をリアルタイム超音波画像に overlay し，穿刺（RFA）を行うところである。

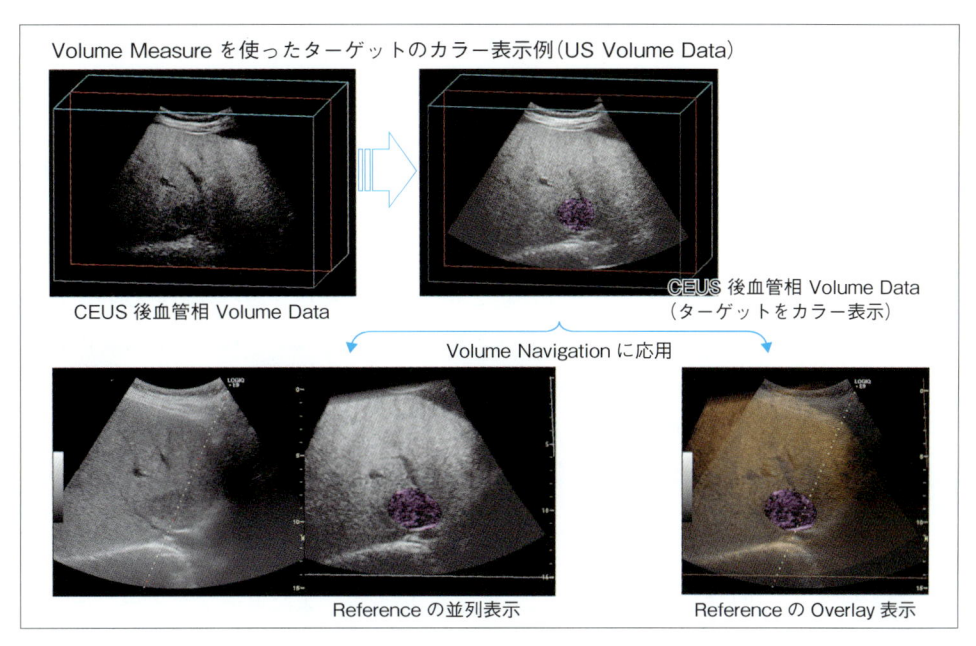

図Ⅱ-107 Volume Navigation（CEUS）RFA 治療支援への応用（73 歳男性 HCV 陽性肝細胞癌症例）

RFA 前 3D 造影超音波を volume measure を用いてカラー表示したものをリファレンスとし，RFA 施行。右下：B モード上に肝 Dynamic CT 動脈相の overlay：肝 Dynamic CT 動脈相。

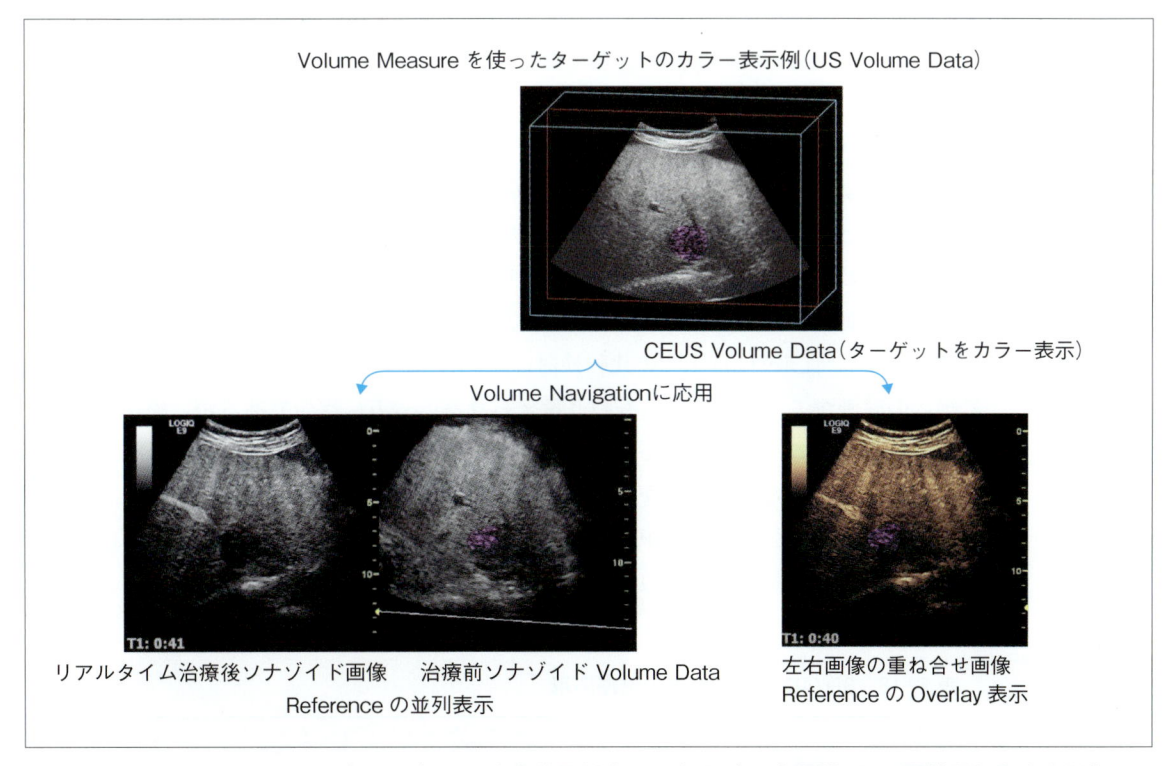

図Ⅱ-108 Volume Navigation（CEUS）RFA 治療効果判定への応用〔73 歳男性 HCV 陽性肝細胞癌症例（図Ⅱ-107 同症例）〕

RFA 前 3D 造影超音波を volume measure を用いてカラー表示したものをリファレンスとし，治療効果判定を施行。

5 | 3D/4D 造影超音波画像の治療応用例

　73歳男性HCV陽性肝細胞癌症例。S8に28 mmの肝細胞癌（HCC）が存在しておりRFAを施行することとなった。あらかじめ，3D造影超音波検査を行い，後血管相のHCCの低染影部分（ターゲット）をvolume measureを用いてカラー表示した3D volumeを作成，RFA当日に前述のvolumeをリファレンスとして並列表示にてfusionしRFAを行った（図Ⅱ-107）。一般にRFA開始後リアルタイムのBモード単独では焼灼部の高エコー化が起こり，焼灼されたであろう領域はわかるが，元の腫瘍の輪郭が不明瞭化していき，元の腫瘍と焼灼領域が一致しているかの判断が難しくなっていく。本症例施行時のように，あらかじめ腫瘍領域のはっきりした造影超音波後血管相をリファレンスとしリアルタイムのBモードでRFAを行うと，焼灼領域の広がりにかかわらず，元腫瘍との比較が3D上で可能である。さらにいえば，位置情報も同期させているため，リファレンスをリアルタイムBモードにoverlayでき，直接1画面上で元腫瘍と焼灼領域を重ねて表示し比較することもできる。よってRFA施行最中に焼灼域が元腫瘍と一致しているか，またセーフティーマージンを持つかリアルタイムに観察することが可能である。

　次に先ほどのリファレンスを使用し，同症例の治療効果判定を行った（図Ⅱ-108）。RFA施行時同様治療前の3D造影超音波検査の後血管相volume measureをリファレンスとし，リアルタイムに造影超音波検査を行った。位置合わせを行っているので元腫瘍と焼灼領域を並列表示で比較することができるが，やはりoverlayすることでよりセーフティーマージンの有無を確認しやすくなる。

おわりに

　以上のように3D/4D造影超音波画像の治療応用について現時点での技術を述べてきた。まとめると，3D/4D造影超音波画像を応用し融合表示（Fusion）を行い，RFA治療支援および治療効果判定を行うときの利点は，何よりもリアルタイムに加療前の状態と加療中，加療後が並列表示もしくは重ね合わせ像で比較検討できる点にある（表Ⅱ-18）。従来の2D上での比較検討に比べれば，より客観性が増すうえにマージン細部の評価がより容易になるものと考えられる。一方，課題であるが，磁場を使った位置合わせそのものは難しくないが，その状態を維持するのになかなか難渋する場合がある。肝左葉外側区のように心拍動の影響を直接受けた場合，患者の体位，位置，息止め（呼吸深度）が合わなかった場合など，ずれたぶんだけ表示にもずれが生じるため，再度位置合わせから始める必要性が生じる場合があり，今後改善が期待される。

表Ⅱ-18　3D/4D造影超音波の治療応用

・造影超音波ボリュームデータをリファレンスにしたフュージョンイメージングによるRFA治療支援および治療効果判定	
利点	加療前の造影画像を並列にしながら治療および治療効果判定が可能．重ね合せが可能
課題	位置合わせ後の維持がやや難しい

現時点では，汎用性があるものではなく，上級機を使用しかつ経験を重ねた術者でないと難しい分野ではあるが，前述したように診断・治療に精度と客観性をもたらす可能性のある技術であり，今後の発展を期待するものである。

〔佐々木勝己〕

6. 術中造影超音波の有用性

　表記をわかりやすくするために，術中超音波を IOUS（intraoperative ultrasound），術中造影超音波を CE-IOUS（contrast enhanced IOUS）と表現する。
　肝臓外科においては，IOUS は以下のような点において有用であり，必須の手技となっている[1〜3]。

1｜術中超音波（IOUS）

a. 術中超音波（IOUS）の有用な点
①葉切除より選択的な，区域切除・亜区域切除が可能となる。
②術前の画像診断（CT など）と比べ，病変の検出能が高い。
③治療方針・術式に即座に反映できる。
④部分切除をする場合，切除断端を確認しながらの手術が可能となる。

　しかし，これに対応して問題点もある。

b. 術中超音波（IOUS）の問題点
①正確な肝臓内部の区域・亜区域の境界や，担癌領域の評価は困難である。
②術前画像診断能が進歩したため，逆に検出できないことがある。
③新たに検出した病変があった場合，鑑別診断が困難である。
④等エコーを示す病変では，切除断端が評価困難である。

2｜術中造影超音波（CE-IOUS）

　CE-IOUS は，これらの問題点を解決することが期待される。文献による報告からその有用性をまとめる[4〜6]。

a. 術中造影超音波（CE-IOUS）の有用性についての報告
①肝細胞癌肝切除症例 87 例において，IOUS にて 29 例で新病変 59 結節を検出し，CE-IOUS による血流診断で，32 結節を切除したところ，20 結節が肝細胞癌であった。また，これらの症例のうち 79％で術式の変更が必要になった。
②肝細胞癌肝切除症例 20 例において，IOUS にて新病変 17 結節を含む 41 結節を検出した。CE-IOUS にて 32 結節を肝細胞癌と診断し，7 例において術式の変更が必要になった。
③肝細胞癌肝切除症例 192 例において，IOUS にて 50 例で新病変 79 結節を検出し，そのうち 17 結節が肝細胞癌であり，これらの結節に対する CE-IOUS の診断能は感度 65％，特異度 94％であった。また CE-IOUS にてさらに新病変 21 結節を検出し 14 結節が肝細胞癌であった。

〈まとめ〉
・IOUS にて多くの新病変が検出されるが，CE-IOUS によって肝細胞癌を絞り込める．
・CE-IOUS によって，はじめて検出される肝細胞癌がある．
・新病変の検出によって，術式の変更が必要になりうる．

　注意すべきは，海外の研究では，造影剤は同じ第二世代でも種類の違うものが使用されており(SonoVue など)，わが国での Sonazoid とは特徴が大きく異なる点である．たとえば，CE-IOUS の有用な点を血流診断が可能な点であることを強調しており，肝細胞癌に有用であるが転移性肝癌にはそれほど有用でないと述べているものもある(もちろん，転移性肝癌にも有用とする報告もある)．しかし，Sonazoid の特徴は何といっても Kupffer image であり，これが肝細胞癌だけでなく，転移性肝癌の手術時の有用性にもつながっている．

b. 術中造影超音波の手技

　最も重要なことは，造影に対応した本体・プローブが必要だということである．これにより，非常に明瞭な画像を得ることができる．特にプローブは，肝表面に直接当てられることが利点であり，あらゆる部位から走査のできる小型のものが望ましい．当科では，東芝メディカルの XarioXG と T 字型のリニアプローブを用いている(図 II-109)．実際の手技に関しては，施設ごとに工夫をしながら改良していると思われるが，当科における現時点での標準的な手技について述べる．

【東京医科歯科大学肝胆膵総合外科での CE-IOUS の手技】

①術前画像診断より，病変の位置・大きさ・造影効果を把握し，シェーマにメモしておく．
②必要に応じて，肝(特に右葉)を十分に受動する．
③Bモードで主病変を中心に病変を確認する．

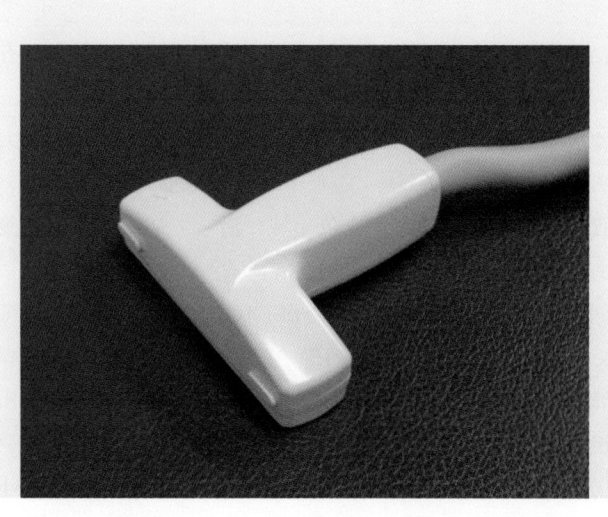

図 II-109　術中造影超音波専用プローブ：PLT-705BTH (7 MHz)

④低音圧モードでツインモニターとし，一方を通常モード，一方を造影モードにする．

⑤フォーカスポイントを腫瘍の最深部に合わせ，MI値を0.15程度にし，ゲインはやや低めとする．

⑥腫瘍の最大径でCTの水平断に近く，なおかつ近傍グリソンが描出できる走査面を探す．

⑦Sonazoidを調整し，0.5 mlを静脈ライン内に満たしたのち，生理食塩水20 mlでフラッシュする（圧をかけすぎない）．

⑧体内に造影剤がすべて入った時点から，タイマーをスタートする．

⑨注入の約15秒後から3分後程度までが，血管イメージとなる．初回注入時が純粋な動脈血流であるため，丁寧に観察する．

⑩MFI（micro flow imaging）法をくり返して，病変の血流を複数の断面から観察する．

⑪バブルの破壊を防ぐため，プローブは必要なときだけ肝臓に密着させ，観察しないときは離しておく．

⑫注入の約10分後からのKupffer imageに備えて，胆嚢摘出術などを進めておく．

⑬Kupffer imageでは，フォーカスポイントを視野の最深部に合わせ，ゲインをやや高めにする．

⑭主病変を中心に確認したのち，肝全体を見逃しなく，系統的になめるように検索する．

⑮新たな欠損像が見つかった場合，Sonazoidを0.5 ml追加投与し，いわゆるDefect Re-perfusion Imagingを行う．

⑯明らかな囊胞，血管腫でなければ，可及的に切除する．切除が容易でなければ要経過観察とする．

⑰切除標本を再びKupffer imageの設定で観察し，病変の中心で病理切片を作成する．

c. 症例

上記で述べた文献的な有用性以外で，実際の診療・手術において有用であった症例を供覧する．

[症例1] 支配グリソンを確認し，縮小手術が可能であった肝細胞癌の症例（図Ⅱ-110〜112）

グリソンの腹側区域枝を処理し，変色領域に沿って切除した．術後500日以上，無再発生存中である．

[症例2] 術前小さな肝細胞癌と診断したが，IOUSで検出できず，CE-IOUSによって確認し切除できた症例（図Ⅱ-113〜115）

S8の小病変は部分切除によって切除し，病理組織診断で大きさ8 mmの肝細胞癌であった．術後600日以上，無再発生存中である．

[症例3] 辺縁が明瞭化し，容易に切除断端を確保できた症例（図Ⅱ-116, 117）

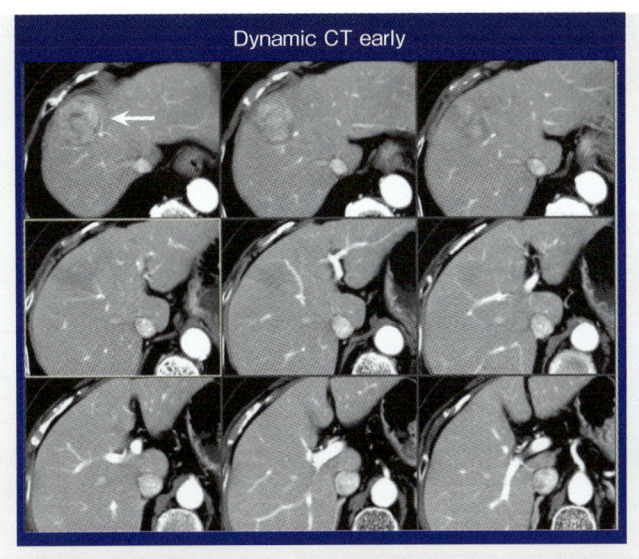

図Ⅱ-110　肝細胞癌
術前には前区域切除術が予定された。

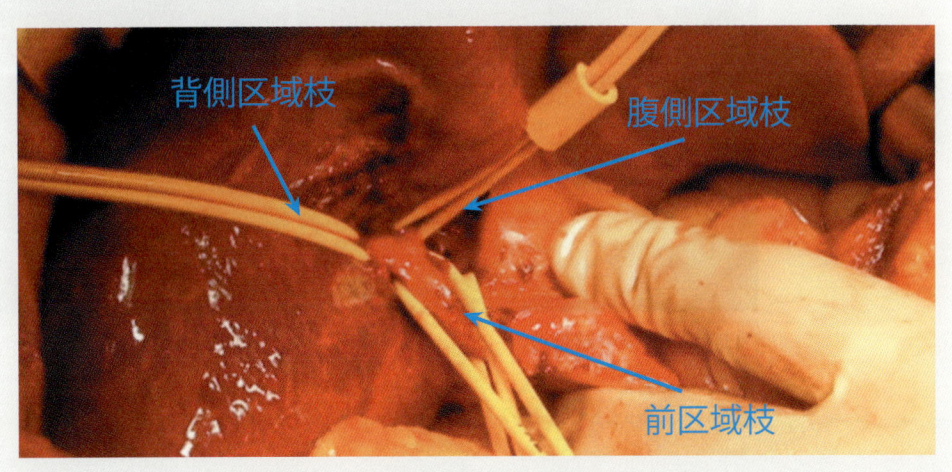

図Ⅱ-111　グリソンの確保
手術に際して，前区域枝と，その分枝の腹側区域枝と背側区域枝を確保した。

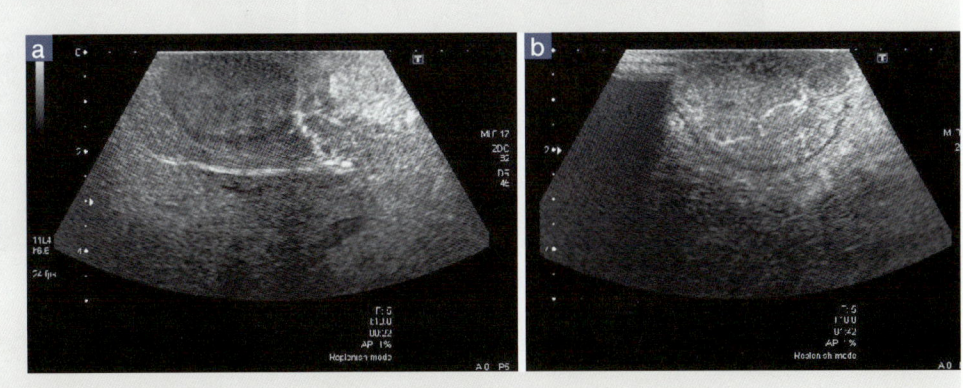

図Ⅱ-112　術中 Sonazoid 造影による血流評価
a：腹側区域枝をクランプした状態で造影すると，腫瘍内に血流はみられない。
b：クランプを解除すると腫瘍内に血流が出現した。

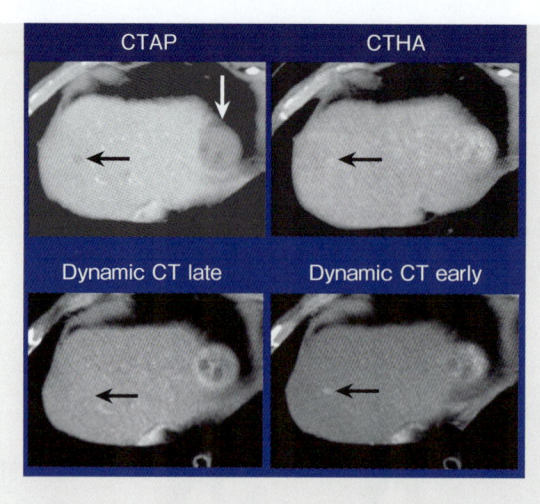

図Ⅱ-113 肝細胞癌
S3 の主病変以外に S8 に小病変あり。

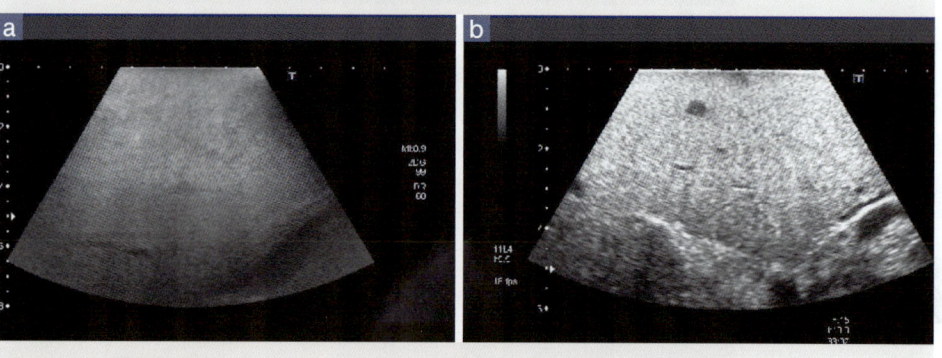

図Ⅱ-114 術中超音波
a：IOUS；通常の IOUS では S8 の小病変は検出できない。
b：CE-IOUS；CE-IOUS の Kupffer image で，明瞭な欠損像となった。

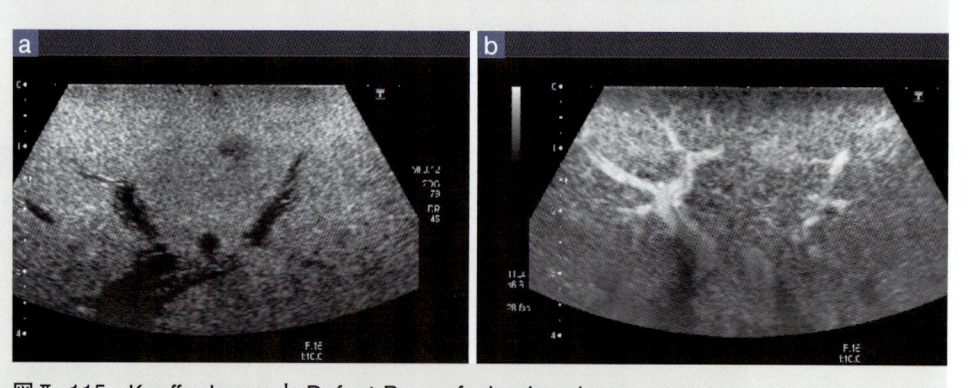

図Ⅱ-115 Kupffer Image と Defect Re-perfusion Imaging
a：Kupffer image；病変とともに，近傍グリソンも明瞭となる。
b：Defect Re-perfusion Imaging；近傍グリソンから病変内への血流が確認された。

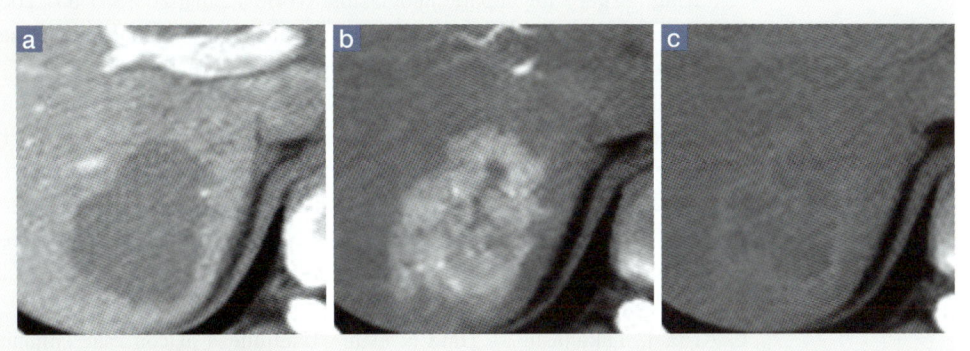

図Ⅱ-116　血管造影CT
a：CTAP，b：CTHA(early)，c：CTHA(late)
術前CTでは，分葉上の形態で，辺縁・境界は明瞭。

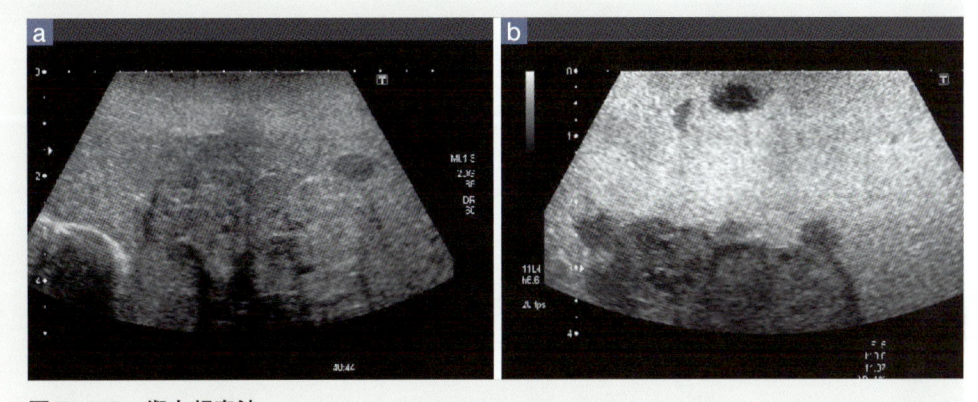

図Ⅱ-117　術中超音波
a：IOUSでは，病変の辺縁・境界は不明瞭。
b：CE-IOUSのKupffer imageにて，非常に明瞭化した。

　当科における肝細胞癌のデータでは，Sonazoidによる術中造影超音波を導入してから，病理組織診断における切除断端の陰性率が，78.7%から86.6%へ改善した。

おわりに

　術中造影超音波には，多くの利点があると思われる。
　造影に対応したイメージングシステムの必要性や，手技への慣れが必要であるが，肝細胞癌の「根治切除」を目指すうえで，有用であると考えられる。

【引用文献】
1) Takayama T, Makuuchi M：Intraoperative ultrasonography and other techniques for segmental resections. Surg Oncol Clin N Am 5：261-269, 1996
2) Zacherl J, Scheuba C, Imhof M, et al：Current value of intraoperative sonography

during surgery for hepatic neoplasms. World J Surg 26 : 550-554, 2002
3) Torzilli G, Leoni P, Gendarini A, et al : Ultrasound-guided liver resections for hepatocellular carcinoma. Hepatogastroenterology 49 : 21-27, 2002
4) Torzilli G, Palmisano A, Del Fabbro D, et al : Contrast-enhanced intraoperative ultrasonography during surgery for hepatocellular carcinoma in liver cirrhosis : is it useful or useless? A prospective cohort study of our experience. Ann Surg Oncol 14 : 1347-1355, 2007
5) Lu Q, Luo Y, Yuan CX, et al : Value of contrast-enhanced intraoperative ultrasound for cirrhotic patients with hepatocellular carcinoma : a report of 20 cases. World J Gastroenterol 14 : 4005-4010, 2008
6) Arita J, Takahashi M, Hata S, et al : Usefulness of contrast-enhanced intraoperative ultrasound using sonazoid in patients with hepatocellular carcinoma. Ann Surg 254 : 992-999, 2011

〔光法雄介，有井滋樹〕

7. Sonazoid 造影超音波による肝癌治療効果判定

1 RFA

　低侵襲性で根治性の高いラジオ波焼灼療法(RFA)であるが，その能力や効果を最大限に引き出すには術前・術後の画像評価が欠かせない。正確な画像読影がなされなければ不要な侵襲や遺残・再発の危険をきたしてしまうため，RFA術者はRFAに関連した画像所見を読み取る目も養う必要性がある。

　本項では，造影超音波(US)を用いたRFAの治療効果判定を概説する。

1 | 効果判定の要点

　RFAにより壊死が誘導された領域は組織血流が消失するため，造影効果を認めない領域が焼灼領域と判断される。また，腫瘍境界から焼灼領域境界までの距離(safety margin)が5mm以上必要といわれている。焼灼マージンの5mmの意義については，partial volume effectによる画像評価の限界を補完することと，微小な衛星結節も含めての治療も期待できることが挙げられる。以上より，肝癌のRFAにおける治療効果判定のポイントは「腫瘍濃染の消失」と「safety marginの確保」に集約される(図Ⅱ-118)[1,2]。

2 | 臨床成績

　Levovistを用いたRFAの治療効果判定における造影CTとの比較検討[3]では，「濃染の有無」を評価したところ造影USの感度，特異度，正診率がそれぞれ95.3％，100％，98.1％であった。しかしながら，RFA後のエコー像では腫瘍境界が不明瞭と

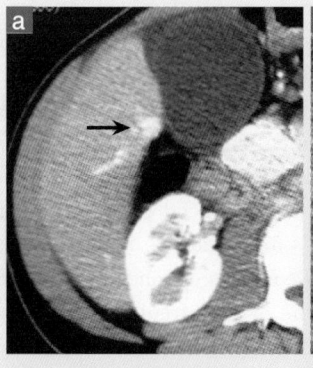

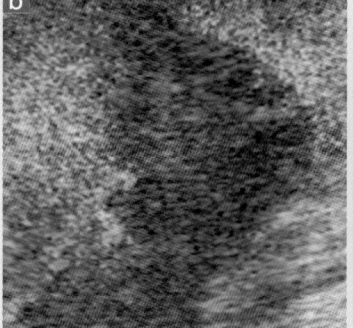

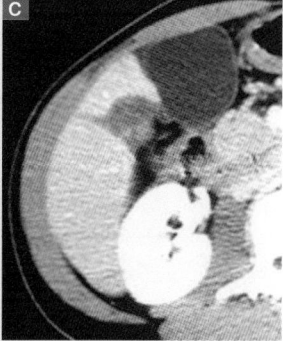

図Ⅱ-118　肝細胞癌のラジオ波焼灼術
a：治療前の造影CTで肝S6に肝細胞癌の濃染(矢印)が指摘される。
b：造影USでのpost vascular imageで焼灼境界が明瞭に描出される。しかし，腫瘍はRFA治療により焼灼域内部の高エコーとして指摘され，safety marginの評価が可能である。
c：治療後の造影CT(門脈相)では焼灼域が低吸収として描出され，safety marginの確保が示された。

なる場合が多いことから「safety margin」の評価については困難であると指摘されている。

SonoVue を用いた同様の検討[4]についても，造影 US の感度，特異度，陰性的中率，陽性的中率がそれぞれ 92.3％，100％，97.4％，100％であった。ただし，SonoVue は Sonazoid と同じ第二世代の超音波造影剤であるが Kupffer 細胞に取り込まれないために post vascular image が得られない。そのため，本研究でも腫瘍濃染の有無のみの評価である。

RFA 後の腫瘍境界における B モード像の経時的変化の研究[5]によると，RFA 翌日，3 日後，4 日後，5 日後の腫瘍境界の描出率は 65.2％，54.3％，43.5％，39.1％であった。RFA で焼灼された腫瘍は経時的に不明瞭になる傾向が示され，最も指摘された翌日でさえ 2/3 の症例にしか腫瘍境界を指摘できなかった。つまり，残りの 1/3 の症例において safety margin の評価は困難であったといえる。

おわりに

腫瘍遺残部について造影 US は高い描出能を有しており，遺残部の検出において造影 US は造影 CT とほぼ同等の診断能といえる。さらに，遺残部を造影下に描出しながらの追加的 RFA 治療は効果的である。一方で，RFA の治療効果判定で重要な「safety margin」については，必ずしも評価できない症例が存在する。そのため，現時点では RFA の治療効果判定の標準検査として造影 US が造影 CT に取って代わることは難しいと考える。しかし，たとえば小さな単発の肝細胞癌であれば RFA 後に腫瘍境界が不明瞭となった場合でも，治療前後の sweep 画像での比較で margin 評価は可能である。このように症例を選択すれば造影 US での治療効果判定は十分に行える。また，ヨード剤アレルギーや腎障害のある症例に対し安全に検査できることも造影 US による効果判定の長所の 1 つである。

【引用文献】

1) Kudo M：New sonographic techniques for the diagnosis and treatment of hepatocellular carcinoma. Hepatol Res 37 S193-199, 2007
2) Minami Y, Kudo M：Review of dynamic contrast-enhanced ultrasound guidance in ablation therapy for hepatocellular carcinoma. World J Gastroenterol 17：4952-4959, 2011
3) Wen YL, Kudo M, Zheng RQ, et al：Radiofrequency ablation of hepatocellular carcinoma：therapeutic response using contrast-enhanced coded phase-inversion harmonic sonography. AJR Am J Roentgenol 181：57-63, 2003
4) Ricci P, Cantisani V, Drudi F, et al：Is contrast-enhanced US alternative to spiral CT in the assessment of treatment outcome of radiofrequency ablation in hepatocellular carcinoma? Ultraschall Med 30：252-258, 2009
5) Zhou P, Kudo M, Minami Y, et al：What is the best time to evaluate treatment response after radiofrequency ablation of hepatocellular carcinoma using contrast-enhanced sonography? Oncology 72(Suppl 1)：92-97, 2007

（南　康範，工藤正俊）

2 TACE

　肝細胞癌に対する肝動脈化学塞栓療法（TACE）の治療効果判定においてレボビスト（Levovist）造影超音波は，CTと異なりLipiodol集積の影響を受けないため，結節内の癌遺残や局所再発を早期に発見でき[1,2]，追加の穿刺治療のガイドとしても有用である[3,4]。しかし高音圧で泡を破壊しながら観察するため，観察チャンスは一度である。ソナゾイド（Sonazoid）造影超音波は低音圧モードでリアルタイムに病変を観察可能であり，レボビストよりも長時間作用するため，高音圧モードでも繰り返しの観察が可能である。レボビスト同様，Sonazoid造影超音波はTACE治療後早期に遺残した腫瘍血流を検出可能である。そのためSonazoid造影超音波は治療効果判定として有用であり，かつ遺残領域を造影超音波下に観察しながら，局所療法を追加することが可能であると報告されている[5]。一方，低音圧モードでは，深部病変や脂肪肝など超音波ビームが減衰しやすい条件では染影像が不明瞭となり[5]，背景のBモードを削除できないため高エコー結節では適切な効果判定ができない[6]。本項ではSonazoid造影超音波のTACE治療後早期の治療効果判定法としての有用性についてCTと比較しながら述べる。

1 ｜ 造影エコー：造影モードの違いによる血流描出の差異（表Ⅱ-19）

　Sonazoidは低音圧モードでの撮影が推奨されているが，動脈優位相では，腫瘍のみならず肝実質もすぐに造影剤で満たされ，腫瘍血管・濃染の観察時間が十分とはいえない。門脈優位相では，深部病変ではエコーの減衰のため，高エコー結節では背景のBモードが消し去れないため，腫瘍残存の有無の判定に十分とはいえない（図Ⅱ-119 a）。Sonazoid少量投与での高音圧モード撮影で，動脈優位相で太い脈管には造影剤が急速に流入するが，細い脈管や肝実質には緩徐に入り，リアルタイム性は低下するが間欠撮影を併用すると低音圧モードより長時間，腫瘍血管・濃染を観察可能である。門脈優位相の間欠撮影では背景のBモードを消し，残存部位だけ血流を同定し（図Ⅱ-119 b），断面をずらしながら施行すれば多病変の観察が可能である[7]。

　後血管相では，低音圧モードで肝全体のリアルタイムでの観察が可能であるが，典型的肝癌では壊死部位も残存部位も陰影欠損として描出される。造影剤を再度投与し，濃染する部位は残存部位と判定可能で，同部への穿刺治療のガイドとして有用である。Sonazoidは長時間造影効果が持続するため，後血管相であっても高音圧モードで間欠撮影をすれば，残存部位と壊死部位の鑑別は可能である[7]。低音圧モードと高音圧モードでの撮影を組み合わせることが腫瘍残存の有無の判定に有用と考える。

2 ｜ TACE治療後，どのような造影超音波所見であれば適切な治療と判定し，または腫瘍残存と判定するのか？

　造影超音波による治療効果判定は，治療前の動脈優位相もしくは門脈優位相での腫瘍濃染像より治療後の門脈優位相で腫瘍の辺縁がくっきりとしたperfusion defect（陰

表Ⅱ-19 造影超音波低音圧モードと高音圧モードによる肝細胞癌の血流評価の比較

Parameters	低音圧モード		高音圧モード
血管相(動脈優位相と門脈優位相)			
Tumor vessel image	good	<	very good
Tumor enhancement image	good	<	very good
Tumor enhancement image of the lesion located in deep portion or high echoic lesions	poor	<<	good
Real time image(frame rate)	good (high frame rate)	>	good to poor (high to low frame rate)
後血管相			
Start time of scanning	at least 10 min	<	at least 5 min
Perfusion defect image of the lesion	good	<	very good
Perfusion defect images of the lesion located in deep portion or high echoic lesion	poor	<<	good
Real time image(frame rate)	very good (high frame rate)	>>	poor (low frame rate)
Examination time	more than 10 min	<	more than 5 min
Injection volume of Sonazoid	half or the volume recommended	<	quarter or third of the volume recommended

Grades are classified as poor, good and very good.
＞＞ or ＞：低音圧モードのほうが高音圧モードよりよい。
＜＜ or ＜：高音圧モードのほうが低音圧モードよりよい。
MI：mechanical index
(Numata K, Morimoto M, Ogura T, et al. Ablation therapy guided by contrast-enhanced sonography with Sonazoid for hepatocellular carcinoma lesions not detected by conventional sonography. J Ultrasound Med 27：395-406, 2008 より一部改変して引用)

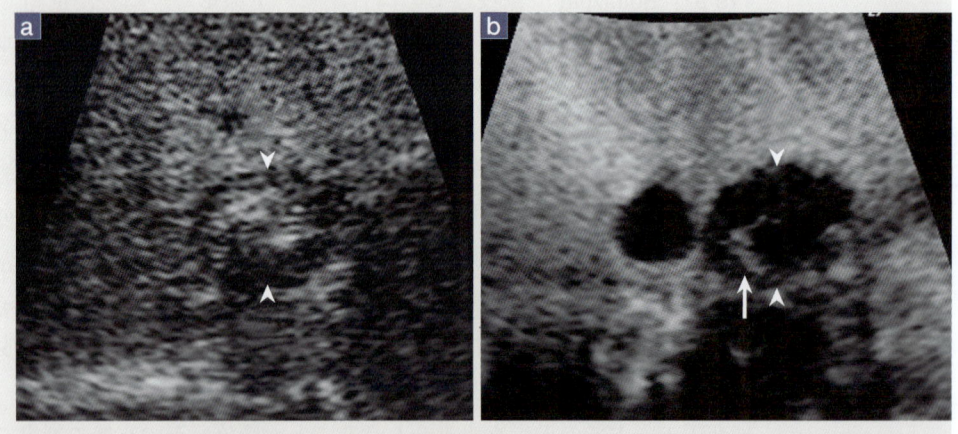

図Ⅱ-119 TACE翌日の造影超音波・高音圧モードで腫瘍残存と判定した肝S3 20 mmの肝細胞癌症例

a：TACE翌日の造影超音波低音圧モードではLipiodolの集積のため腫瘍内部が高エコーとなっており，腫瘍残存の有無の評価は困難であった。
b：門脈優位相での間欠撮影では背景のBモードを消し，腫瘍辺縁部位に腫瘍血管を認め(矢印)，腫瘍残存と判定した。矢頭は腫瘍辺縁を示す。bでは腫瘍に隣接して囊胞を認めた。

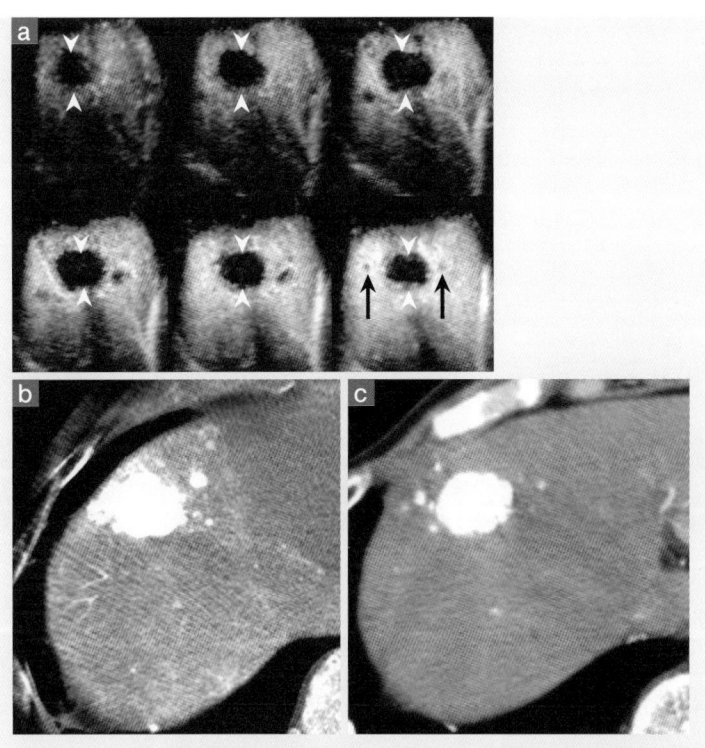

図Ⅱ-120 TACE翌日の3次元造影超音波・高音圧モードで主結節の腫瘍濃染はなく壊死と判定した肝S8 30 mmの肝細胞癌症例

矢頭は腫瘍辺縁を示す。TACE翌日の3次元造影超音波・高音圧モード，門脈優位相で取得したデータをCTのように前後方向に並べて再構築したところ，主結節は腫瘍濃染なく壊死と判定したが，衛星結節の一部は陰影欠損が明瞭でなく腫瘍残存と判定した（矢印）(a)。治療直後のLipiodol CTでの主結節へのLipiodolの集積は100％であり，周囲の娘結節や衛星結節にもLipiodolの集積を認めた(b)。1ヶ月後の造影CTでは主結節にはLipiodolの集積は十分であり，濃染を認めないが，周囲の娘結節や衛星結節は一部でLipiodolの集積が消失していた(c)。

影欠損)になった場合は治療が適切と判定した(図Ⅱ-120)。一方，腫瘍内部に濃染をわずかでも認める場合は腫瘍残存とした(図Ⅱ-119 b，図Ⅱ-121)。造影モードは残存部位と壊死部位を明瞭に判定できる高音圧モードで撮影し，5～6秒の息止めが可能な症例では3次元超音波でvolume dataを取得し，前後方向に再構築してCTのように並べて表示し血流を評価した(図Ⅱ-120 a)[8]。

3│自験例での検討

カテーテル治療後の造影エコーによる早期治療効果判定：CTとの比較

【対象】 Lipiodolを用いたTACEを施行した18結節，TAIを施行した4結節(22結節の平均腫瘍径30 mm)。

【方法】 治療直後のcorn beam CTでの単純CTによるLipiodol CT，治療後数日以

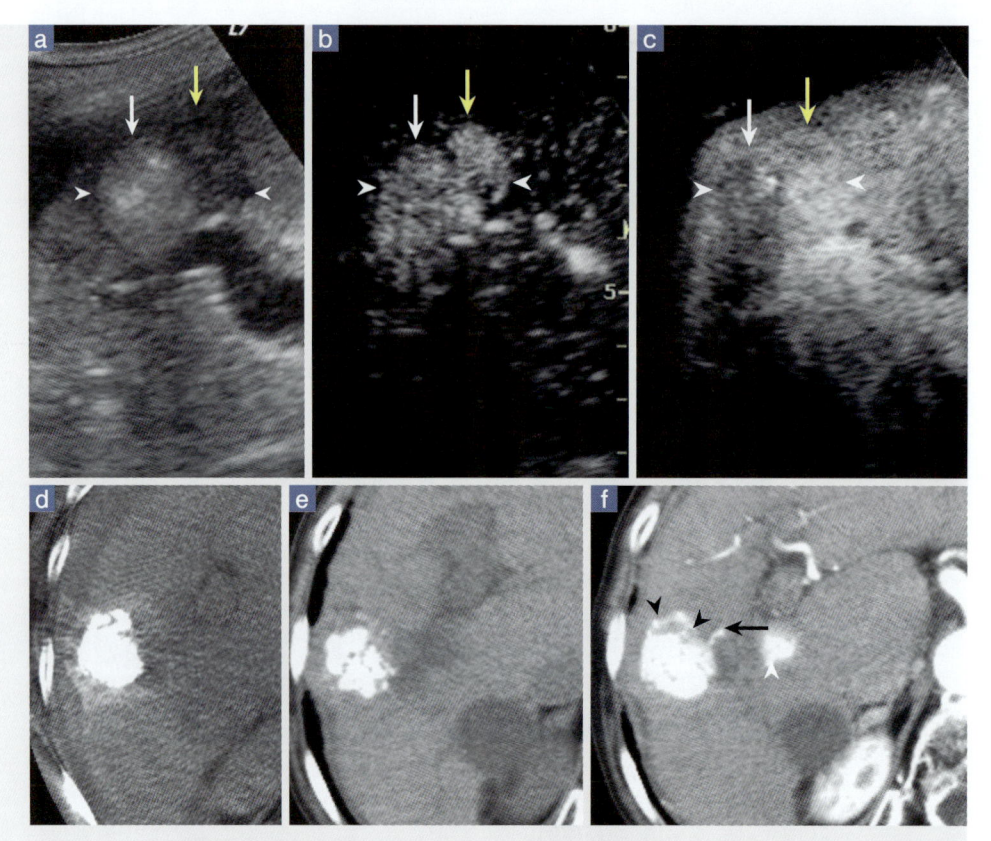

図Ⅱ-121 TAI 翌日の造影超音波・高音圧モードで腫瘍濃染ありと判定した肝 S8 28 mm の肝細胞癌症例

矢頭は腫瘍辺縁を示す。TACE 翌日の B モードでは，Lipiodol の集積のため腫瘍の左半分(白矢印)が右半分(黄矢印)に比べて高エコーであり(a)，同日の造影超音波・高音圧モード，動脈優位相では腫瘍全体に腫瘍濃染を認め腫瘍残存と判定した(b)。門脈優位相では腫瘍の左半分(白矢印)が右半分(黄矢印)に比べて染まりが多少弱いが，腫瘍全体に癌が残存していると判定した(c)。治療直後の Lipiodol CT での主結節への Lipiodol の集積は 90％であり(d)，1 か月後の造影 CT の造影前(e)と造影動脈相(f)で評価すると腫瘍の栄養血管(黒矢印)と腫瘍の辺縁部位にわずかに濃染を認めた(黒矢頭)。また他部位(門脈背側)に腫瘍濃染を認めた(白矢頭)。

内に造影超音波検査を，1 カ月後に造影 CT を施行した。Lipiodol CT による Lipiodol の集積を 4 段階に分けた(low grade：1〜49％, moderate grate：50-74％, high grade：75〜99％, complete：100％)。

【結果】結果を表Ⅱ-20 に示す。造影超音波で残存は 19 結節，壊死は 3 結節であった。治療直後，特に TAI の場合は，Lipiodol CT で Lipiodol の集積が良好でも造影超音波では腫瘍残存を認めた(図Ⅱ-121)。治療 1 カ月後の造影 CT での腫瘍残存は 13 結節，壊死もしくは Lipiodol のため腫瘍濃染なしと判定したものは 9 結節であった。治療数日以内の造影超音波は 1 カ月後の造影 CT より有意に腫瘍の残存を検出可能であった($P < 0.05$, McNemar test)。

表Ⅱ-20　TACE もしくは TAI 後の CT と造影超音波の腫瘍残存の有無の比較

治療後数日以内の造影超音波 腫瘍残存の有無	治療直後の単純 CT Lipiodol 集積状態	No. of lesion	治療1カ月後の造影 CT 腫瘍残存の有無	
Residue（n=19）	Complete deposition（100％）	1	Necrosis 1	
	Incomplete deposition			
	High grade（75〜99％）	10	Necrosis 5	residue 5
	Moderate grade（50〜74％）	4		residue 4
	Low grade（1〜49％）	4		residue 4
Necrosis（n=3）	Complete deposition（100％）	3	Necrosis 3	

注：TAI 結節はすべて Incomplete deposition（High grade 2 結節，Moderate grade　1 結節，Low grade　1 結節）

4 ｜ Sonazoid 造影超音波が TACE 後の治療効果判定に有用であるという報告

　TACE 後の造影 CT は腫瘍内の Lipiodol 集積により残存の有無の評価が困難であるが，Lipiodol の影響を受けない造影超音波は，TACE 後の早期効果判定に有効である。

　坂本らは造影 US は，TAI 直後，TACE 1 週間後から遺残した腫瘍血流の評価が可能であり，TAI 直後，TACE 1 週間後の造影 US は，治療 1 カ月後の造影 CT に比し，病理所見との一致率が高かったと報告している[5]。Xia らは TACE 1 週後に施行した Sonazoid 造影超音波と造影 CT を比較し，Sonazoid 造影超音波は造影 CT より有意に腫瘍の残存を検出し，その結果は 2 カ月後の造影 CT の結果とよく一致していたと報告している[9]。

5 ｜ Sonazoid 造影超音波と造影 CT の比較

a. Sonazoid 造影超音波の優位性

（1）超音波は放射線被曝がなく，超音波でよくみえる部位では CT より空間分解能がよく，また CT より低コストである。

（2）造影剤アレルギーの心配がなく，腎機能が悪くても超音波造影は施行可能。

（3）CT のように Lipiodol の影響を受けないので，TACE 後の早期効果判定には CT より有用性が高い。

（4）TACE 後腫瘍残存部位の穿刺治療ガイドとして可能。

b. 造影 CT の優位性

（1）超音波には空気の影響や肋骨による死角が存在するが，CT はそれらの影響を受けない。

（2）造影超音波では深部病変は十分な造影効果が得られないが，CT では病変部位にかかわらず，血流評価が可能。

（3）造影 CT のほうが造影超音波よりも撮像時間が短く，術者による差が少ない。

6 | Sonazoid 造影超音波の TACE 治療効果判定における位置づけ

　2009 年改訂の「肝癌治療効果判定基準」によると，TACE 後の壊死効果の算定方法として，治療後 1 ヶ月以後に施行した造影 CT で，腫瘍部に Lipiodol が均一に集積し，造影効果を認めない領域を腫瘍壊死領域とする[10]。そのため造影 CT では Lipiodol の欠損の有無（腫瘍残存の有無）の判定を治療後 1 か月待たなければいけない。一方，Lipiodol の影響を受けない造影超音波は治療数日以内には判定可能である。それゆえ TACE の早期治療効果判定には Lipiodol の影響を受ける造影 CT よりも，造影超音波はより早く，より鋭敏に腫瘍残存の有無を可能とする。

　造影超音波では Lipiodol の欠損部位に一致して濃染像を認め，同部に残存ありと判定可能である。また CT で Lipiodol の沈着が良好で残存なしと判定しても，造影超音波では濃染が認められる場合も多い。造影超音波での早期効果判定により，次の治療方針を早期に決定できることは大変なアドバンテージである。さらに今回は詳細については記載しないが，造影超音波は TACE 後の残存部に対して追加の穿刺治療のガイドとして，また穿刺治療後に腫瘍残存の有無の評価として有用であり，この間の造影 CT を省略することが可能である。造影の工夫として，深部病変や高エコー結節に対しては高音圧モード・高音圧で間欠撮影することで，より正確な評価が可能となる。その際に，最初の造影剤の投与量を推奨量よりも少なくすることで，泡の破壊に伴うカーテン現象を防ぎ，その結果，血流評価を容易にすることが可能である。

おわりに

　Sonazoid 造影超音波は TACE 後の治療効果判定として有用であり，癌遺残を認めた際に直ちに局所治療を追加可能である。CT と比較した場合，Sonazoid 造影超音波は Lipiodol の影響を受けないため，TACE 後の早期治療効果判定の modality として CT より有効性が高い。

【引用文献】

1) Numata K, Tanaka K, Kiba T, et al：Using contrast-enhanced sonography to assess the effectiveness of transcatheter arterial embolization for hepatocellular carcinoma. AJR Am J Roentgenol 176：1199-1205, 2001
2) Morimoto M, Shirato K, Sugimori K, et al：Contrast-enhanced harmonic gray-scale sonographic-histologic correlation of the therapeutic effects of transcatheter arterial chemoembolization in patients with hepatocellular carcinoma. AJR Am J Roentgenol 181：65-69, 2003
3) Numata K, Isozaki T, Ozawa Y, et al：Percutaneous ablation therapy guided by contrast-enhanced sonography for patients with hepatocellular carcinoma. AJR Am J Roentgenol 180：143-149, 2003
4) Minami Y, Kudo M, Kawasaki T, et al：Transcatheter arterial chemoembolization of hepatocellular carcinoma：usefulness of coded phase-inversion harmonic sonography. AJR Am J Roentgenol 180：703-708, 2003
5) 坂本　梓，大崎往夫，木村　達，ほか：肝細胞癌に対する TAI, TACE 後治療効果判定におけるソナゾイド® 造影超音波の有用性．肝臓 51：361-370, 2010

6) Numata K, Luo W, Morimoto M, et al：Contrast-enhanced ultrasound of hepatocellular carcinoma. World J Radiol 2：68-82, 2010
7) Numata K, Morimoto M, Ogura T, et al. Ablation therapy guided by contrast-enhanced sonography with Sonazoid for hepatocellular carcinoma lesions not detected by conventional sonography. J Ultrasound Med 27：395-406, 2008
8) Numata K, Luo W, Morimoto M, et al：Clinical Usefulness of Contrast-Enhanced Three-Dimensional Ultrasound Imaging with Sonazoid for Hepatic Tumor Lesions. Tanabe M (Ed)：Ultrasound Imaging, chapter9, pp151-170, InTech, 2011, Available from：http://www.intechopen.com/articles/show/title/clinical-usefulness-of-contrast-enhanced-three-dimensional-ultrasound-imaging-with-sonazoid-for-hepa
9) Xia Y, Kudo M, Minami Y, et al. Response evaluation of transcatheter arterial chemoembolization in hepatocellular carcinomas：the usefulness of sonazoid-enhanced harmonic sonography. Oncology 75 S1：99-105, 2008
10) 工藤正俊, 久保正二, 高安賢一, ほか：肝癌治療効果判定基準(2009年改訂版). 肝臓 51：261-266, 2010

（沼田和司, 田中克明）

和文索引

あ

アシクロビル　47
アンギオ CT　85
悪性の指標　119

い

イマチニブ　48
イリノテカン　48
インドシアニン・グリーン試験　23
位相　3
位相分散　4
位相変調法　200, 215
異型結節（dysplastic nodule）　7, 88-90, 94, 105, 112, 125, 159, 255, 261
　―― の EOB-MRI　129, 255
　―― の画像所見　127
陰性造影剤　11

え

エストロン-3-サルフェート　47
エトキシベンジル基　22
エトポシド　48
遠隔転移　178

お

オムニスキャン　11
オルメサルタン　47
音圧　204, 217, 223
音響インピーダンス　182, 195

か

カラードプラ　182
ガドキセト酸　82
ガドリニウム　11
ガンシクロビル　47
化学シフト画像　8
画像加算　198
海綿状血管腫　7
拡散強調画像　10, 66
拡散係数（ADC）　10, 15, 67
拡散現象　10
核磁気共鳴現象　3
完全門脈域浸潤　120
肝 S5 肝細胞癌　80
肝癌
　―― の質的診断　249
　―― のスクリーニング　188
　―― のスクリーニング, Sonazoid 造影超音波検査による　283
　―― の存在診断　247
　―― の肉眼所見　292
肝機能評価, EOB-MRI による　59
肝血管腫　14, 72, 207
肝限局性結節性過形成　100
肝硬変　13
肝細胞癌（HCC）　7, 14, 57, 75, 88, 105, 207, 278
　―― のスクリーニング　131
　―― の治療後再発　175
　―― のラジオ波焼灼術　321
　―― のレボビスト造影画像　197
肝細胞性結節　49
肝細胞腺腫　80
肝細胞（造影）相　17, 37, 49, 83, 152

肝細胞膜輸送蛋白　49
肝腫瘍の造影 US 像　249
肝腫瘤の質的診断, 造影超音波による　206
肝動脈化学塞栓療法　85, 323
肝特異性造影剤　11
肝取り込みトランスポーター　46
肝内再発早期発見の手順, 肝細胞癌治療後の　176
肝内転移　120
肝囊胞　73
肝排泄トランスポーター　47
間質浸潤　112, 130
間質線維分解酵素　119
間質線維分解酵素 I 型　123
緩和時間　6
灌流イメージ　206

き

キニジン　48
キャプチャーモード　234
輝度解析　225
偽浸潤　121
偽腺管構造　56
偽病変　79
疑似ドプラシグナル　198
逆位相像　8
共鳴周波数　3
境界病変　14, 114
境界不明瞭結節　119
凝血状態　8
局所再発巣の超音波上の描出　191
金属沈着　8

く

クッパーイメージ 110, 188, 206, 316
グラディエントエコー法 4
グリピカンファミリー 106
グリベンクラミド 47
グルクロナイド 47
グルタチオン 54
矩形マトリクス 29

け

形態病理，早期肝細胞癌の 112
経静脈的超音波造影剤 195
経動脈性門脈造影下 CT 259
軽度異型結節 112, 114
傾斜磁場 66
血管イメージ 188, 206
血管相 205
血管壁浸潤 123
限局性結節性過形成 16, 80, 207
原発性肝細胞癌 119
原発性卵巣癌 57

こ

コレシストキニン 47
コロナ濃染 172
コントラストエコー法 194
コントラスト分解能 3
小型進行肝細胞癌 279
古典的肝癌の Sonazoid 造影超音波検査 256
古典的肝細胞癌 2, 79, 96
後血管イメージ 206
後血管相 323
高 ADC 15
高音圧モード 323
高速 SE 法 4
高度異型結節（high grade dysplastic nodule）49, 112, 114
高度鉄沈着 14
高分化型肝細胞癌 95, 97, 101, 256
高分子水和効果 6

さ

サブハーモニック 215
サラゾスルファピリジン 48
サルフェート 47
再収束パルス 4
細胞外液性造影剤 168
細胞増殖能 113
歳差運動 3
撮像法 26

し

シクロスポリン 47, 48
ジゴキシン 47, 48
ジヒドロエピアンドロステロン-サルフェート 47
脂肪化 113, 117
脂肪抑制 T1 強調像 7
脂肪抑制 T2 強調像 7
時相 205
磁化率効果 11
質的診断 297
車軸様血管 207
腫瘍残存 325
腫瘍生検 156
腫瘍染影 225
術中造影超音波 314
―― の手技 315
術中超音波 314
小結節境界不明瞭型 292
小結節性病変における血管構築 115
焼灼領域 321
常磁性効果 7, 11
振幅変調法 200, 215
進行肝細胞癌 105
診断 79
診断アルゴリズム 156
腎性全身性線維症 12

す

ステージ診断 189

スピンエコー法 4
水素原子核 3
膵臓癌肝転移 254

せ

セカンドハーモニック 214
生検標本 131
正方形マトリクス 29
遷移金属イオン 7
全肝 3D ダイナミック撮像法 26
全身性造影剤 11

そ

ソナゾイド 183, 194, 196, 296
組織ハーモニック 199
早期肝細胞癌（肝癌）（early HCC） 7, 49, 89, 105, 106, 261, 278
―― と異型結節の鑑別，EOB-MRI による 129, 147
―― の CTHA, CTAP 128
―― の EOB-MRI 画像 127, 133
―― の Sonazoid 造影 US post-vascular phase 所見 275
―― の画像所見 125
―― の鑑別診断 261
―― の形態病理 112
―― の診断能，EOB-MRI による 125
―― の組織診断レベル 119
―― のダイナミック CT 128
―― の治療適応の診断 263
―― の病理診断 105, 259
早期肝細胞癌マーカー 106
造影 US による肝腫瘍の質的診断 249
造影前 3D-T1 強調画像 134
造影超音波ガイド下 RFA 304
―― における留意点 305
造影超音波での肝細胞癌の診断 271
造影超音波の基本的原理 194
造影ハーモニックイメージング 200

束縛水　7

た

タウリン/グリシン抱合胆汁酸輸送　49
ダイナミックMRI　9
ダイナミック撮像パルス系列　38
多血化　142
多血性肝癌　125
　——に対するEOB造影下RFA　171
多血性肝細胞癌　71, 73, 74, 133
　——，中・低分化型　88
　——，中分化型　14, 89
多血性肝細胞結節の診断アルゴリズム　156
多段階発癌　68, 94
多中心性肝内他部位再発　175
多中心性発癌　120
多発性肝細胞癌　77, 81
体動アーチファクト　66
大再生結節　112
大腸癌肝転移　75
脱リン酸化酵素　69
胆管細胞癌　70, 74
胆汁うっ滞　57
淡明化　113

ち

治療効果判定　189
治療支援　191
中分化型肝細胞癌　97
　——のEOB-MRI画像　133
超音波造影剤の種類　182
超音波波形　198
超常磁性酸化鉄　11, 125
超常磁性酸化鉄造影剤　59, 88, 125
超常磁性酸化鉄粒子　6, 8

て

テルミサルタン　47
デオキシヘモグロビン　8

低音圧造影剤　217
低音圧モード　323
低分化型肝細胞癌　263
鉄　11
転移性肝癌　16, 264, 293
転移性肝腫瘍　207
　——に対するRFA　168
電子雲　8
電磁波　3

と

トランスポーター　46, 54
ドキソルビシン　48
ドプラモード　182
取り込みトランスポーター　48
同位相像　8
動脈優位相　205

に・ぬ・ね

肉眼病理形態，肝癌の　289
肉眼病理形態，早期肝癌　112
抜け染まり　304
熱凝固療法　167

は

ハーフ・フーリエ法　38
ハーモニックイメージング　196, 199, 214
ハーモニック技術　182
バスケットパターン　207, 250
バルサルタン　47
パクリタキセル　48, 53
パドル状濃染　250
パラレルイメージング(法)　26, 30
パルス系列　4
排泄(系)トランスポーター　54, 102
白血病　57

ひ

ビクトリアブルー染色　120

ビリルビン　47, 54
ビンクリスチン　48
ピークホールド　280
非線形映像法　214
　——の原理　198
非線形シグナル(信号)　198, 199, 216
病理診断，早期肝癌の　105

ふ

ファモチジン　47
ファントム　67
フィルター法　200
フェリデックス　11
フォーカス　219
フルオロキノロン類　48
フレーム数　219
ブラウン運動　10, 66
プラバスタチン　47
プロトン　3
プロトン密度強調像　4
プロハンス　11
不対電子　7
部分的肝機能評価　59
分肝機能評価　59
分子病理　105
分子病理マーカー　105
分子標的超音波造影剤　184

へ

ヘパラン硫酸プロテオグリカン　106
ヘモクロマトーシス　14
ヘモジデリン沈着　8
ベラパミル　48
ペルフルブタン　88, 196

ほ

ホスファチジルセリン　196
ポリコームグループ　107
抱合型ビリルビン　54
乏血性肝細胞性結節　22, 125, 138, 148

―― の診断アルゴリズム
　　　　　　　　145, 157, 177
乏血性高分化型肝細胞癌　89

ま

マイクロバブル　194
マグネビスト　11
慢性ウイルス性肝硬変　105

み

ミラノ基準　150
未浸潤期早期肝細胞癌　122
見かけの拡散係数　10, 67
水分子　10

め

メカニカルインデックス　223
メトトレキサート　53
メトヘモグロビン　8
メトホルミン　47
メラニン沈着　8

も

門脈域浸潤　119

―― の機序　122
門脈域浸潤痕跡　120
門脈域浸潤像　120
門脈優位相　205

ゆ・よ

有機アニオン輸送ポリペプチド
　　　　　　　　　　　　12
有機アニオントランスポーター
　　　　　　　　　　　　37
有機カチオン輸送　49
融合画像　161, 267
　―― , EOB-MRI と超音波の
　　　　　　　　　　　161
　―― , Sonazoid 造影超音波と
　　MDCT の　299
　―― の応用　164
融合画像機器　162
溶血　8

ら

ラーモア周波数　3
ラジオ波　3
ラジオ波焼灼術　294
　―― の局所再発　305
ラジオ波焼灼療法　235, 321

ラニチジン　47

り・る

リゾビスト　11
リトナビル　47
リピオドール　177
リファンピシン　47
類洞側肝細胞膜輸送蛋白　49

れ

レボビスト　194, 196, 323
レボビスト造影　191
励起パルス　4

ろ

ロイコトリエン　54
ロスバスタチン　47
ロピナビル　47

欧文索引

数字

2次高調波 214
2D-PACE 69
3次高調波 215
3D fast SPGR 法 26
3D-GRE(gradient echo sequence) 30
3D/4D 造影超音波画像 307

A

AASLD ガイドライン 175
ABCB11 47
ABCC2 47
ABCG2 48
ablative margin 166
accumulation 198
ACUSON S2000 230
ACUSON Sequoia 230
ADC(apparent diffusion coefficient) 10, 15, 67
ADC map 10, 67, 68
ADF(advanced dynamic flow) 280
Albunex 182
Alternate Mode 235
AM(amplitude modulation)法 200, 215
Amplitude Modulation モード 275
AP shunt 79
Aplio500 279
ARC(autocalibrating reconstruction for cartesian imaging) 26
arterial(predominant)phase 205
ASSET(array spatial sensitivity encoding technique) 26
ATP-binding casette transporter B1(ABCB1) 108

B

B型肝硬変 246
B型慢性肝炎 283
b値 68
—— の違いによる DWI の変化 70
Bモードの限界 249
Bモード検出不能肝癌 247
Bモード超音波検査 283
Bモード不明瞭結節の局在診断 292
BCRP(breast cancer resistance protein) 48
blood pool agent 184, 202
Bmi-1 108
bolus tracking 法 33
borderline lesion 114
BR55 184
BSEP(bile salt export pump) 47
burring 40

C

C型肝硬変 245
C型慢性肝炎 283
Care bolus 33
cBAT 47
CD68 110
CE-IOUS 314
Child-Pugh 分類 59
cholecystic vein 261
clear cell change 113
cMOAT 47

CO_2 マイクロバブル 195
CT during arterial portography 259
CT during hepatic arteriography 172, 259
CTAP 85, **94**, 148, 259
CTHA 85, **94**, 126, 172, 259
cyclase-associated protein 2 (CAP2) 107

D

Defect Re-perfusion Imaging (DRP) 189, 212, 224, **243**, 247, 284, 293, 304, 316
—— , 古典的肝癌に対する 244
Defect Re-perfusion sign 陽性 244
Defect Re-perfusion test 190
Definity 183, 294
DHEAS 47
distinctly nodular pattern 278
dual phase fusion image 283
Dubin-Johnson 症候群 47, 54, 57
ductular reaction 119, 121
DWI(diffusion weighted image) 66
—— で検出される肝腫瘍性病変 68
DWI 画質改善策 69
dynamic CT 79, 247
dynamic MRI 82
DynaVIBE 34
dysplastic nodule(DN) 7, 88-90, 94, 105, 112, 125, 159, 255, 261
—— の EOB-MRI 129, 135

E

early HCC　　7, 49, 89, 105, 106, 261, 278
eDWI　72
EEE Imaging　299
elliptical centric view ordering　29
EOB　22
　　──の取り込み・排泄トランスポーター　46
　　──の臨床投与量　22
EOB-MRI　17
　　──で高信号を呈する結節群の取り扱い　100
　　──での pitfall　79
　　──と超音波の融合画像　296
　　──による RFA 治療効果判定　166
　　──による肝癌治療後の経過観察　175
　　──による肝機能評価　59
EOB-MRI 肝細胞造影相　135
EOB-MRI 検査の影響　23, 67
EOB・プリモビスト　11
epigastric-paraumbilical venous system　261
e-THRIVE（enhanced-T1 High Resolution Isotropic Volume Examination）　38
EUP-B715　237

F

fast SPGR（spoiled GRASS）法　26
FDG-PET　69
FEI（flash echo imaging）　196, 198
ferucarbotran　11, 59
ferumoxides　11
fill in 現象　250
flash replenishment 法　280
FNH（focal nodular hyperplasia）　16, 80, 100
　　──の Sonazoid 造影　221
FRI（flash replenishment imaging）　219
Fusion　309

G

Gd（gadolinium）　11
Gd-DTPA（meglumine gadopentetate）　11, 168
Gd-DTPA-BMA（gadodiamide hydrate）　11
Gd-DTPA 造影 MRI　84
Gd-DTPA 造影剤　82
Gd-EOB-DTPA（gadoxetic acid disodium）　9, 11, **22**, 94, 125
　　──の構造　22
Gd-EOB-DTPA 造影 MRI　85, 176, 294
　　──の撮像法　38
Gd-EOB-DTPA 造影剤　82
Gd-HP-DO3A（gadoteridol）　11
GE　26, 222
GE（gradient echo）法　4
global positioning system 機能　268
glutamine synthetase（GS）　107
glutamine synthetase 免疫染色　106
glypican-3（GPC3）　106
GRAPPA（generalized autocalibrating partially parallel acquisition）法　30
green hepatoma　52, 80, 100, 102

H

HBP（hepatobiliary phase）　17
HCC（hepatocellular carcinoma）　7, 14, 57, 75, 88, 105, 207, 278
heavily T2 強調像　42
hemangioma の MFI 像　221
hepatobiliary phase　37, 49
HI VISION Preirus　235
high flow hemangioma　73
high grade dysplastic nodule（HGDN）　49, 112, 114
HSP70（heat shock protein 70）　105

I

ICG15 分停滞率　59
ICG 試験　23
Imagent　183
inner loop　38
IOUS　314
IP（in-phase）像　8
IR パルス　26
ischemia-reperfusion model　61
iU22　240
IVIM（intravoxel incoherent motion）　66

K

k-space domain　30
Kupffer image　110, 206, 316
Kupffer imaging　188
Kupffer 細胞　6, 8, 11, 88, 182, 202
　　──, 小結節性病変における　114
Kupffer 細胞機能評価　88

L

LAVA（liver acquisition with volume acceleration）　26, 38
LAVA-XV　26
Levovist　183, 194, 296
LOGIQ シリーズ　222
look-locker sequence　43
loss of correlation　198
lowgrade dysplastic nodule（LGDN）　112, 114
LRN（large regenerative nodule）　112

M

magnetic susceptibility effect　11
marginal high intensity　40
maximum intensity holding 法　220

MDR1（*ABCB1*）　48
mechanical index　196
MFI（micro flow imaging）
　　　　　　198, 219, 280, 316
MI（mechanical index）　204, 223
microsatellite lesion　285
microvascular invasion　285
MMP-1（matrixmetalloproteinase-Ⅰ）　119, 123
motion artifact　5
motion compensation　234
MPG（motion probing gradient）
　　　　　　66
MR 信号　4
MR 造影剤　8
MRI（magnetic resonance imaging）　2
—— の組織コントラスト　2
MRI 造影剤　11
MRP2（multidrug resistance protein 2）　47, **54**, 102
MRP3　52, **57**
MRVS　162, 299
MTI（Microbubble Trace Imaging）　235
multicentric carcinogenesis　120
multi-window Real-time Virtual Sonography　299

N

NASH　61
NMR（nuclear magnetic resonance）　3
nodule-in-nodule
　　　　　　68, 105, 126, 147
NSF（nephrogenic systemic fibrosis）　12
NTCP（Na⁺/taurocholate cotransporting polypeptide）
　　　　　　47, 49

O

OATP（organic anion transporting polypeptide）　12, 138

—— ファミリー　46
OATP1　22
OATP1B1　46, 49
OATP1B3（OATP8）
　12, 14, 46, 49, 57, 90, 100, 109, 138, 156
—— の発現部位　50
OATP8（OATP1B3）
　12, 14, 46, 49, 57, 90, 100, 109, 138, 156
OATP13B　98
OATP-A（OATP1A2）　49
OATP-B（OATP2B1）　49
OATP-C（OATP1B1）　46, 49
OATP サブファミリー　49
OCT（organic cation transporters）　49
OP（opposed-phase）像　8
Optison　183
outer loop　38
Over-ray　164

P

P 糖蛋白（P-gp）　48
parabilliary venous system　261
peak hold　280
perflorobutane（C_4F_{10}）　202
perfusion defect　323
perfusion image　206
phase　205
phase encode step　38
Philips　37, 240
phosphatidyl serine　202
PM（phase modulation）法
　　　　　　200, 215, 240
portal（predominant）phase　205
post-contrast EOB ratio　135
post-vascular image　206
post-vascular phase　274, 304
Power Modulation Pulse Inversion 法　241
pre-contrast EOB ratio　135
preinvasion phase early HCC
　　　　　　122
primary hepatocellular carci-

noma　119
progressed HCC　261, 263, 278
Pulse Inversion 法　235, 240
Pure Wave crystal　242

R

R1　60
Raw Data 保存，造影検査の　225
relaxation　3
replenishment method　207
RF（radio frequency）波　3, 4
RFA　235, 294, 321
　——，転移性肝腫瘍に対する　168
　—— による胆管狭窄　172
　—— の治療効果判定，造影超音波（US）を用いた　321
　—— 後の画像変化　170
　—— 治療後の画像評価　166
RFA 治療効果判定　20
　——，EOB-MRI による　166
　——，EOB 造影肝に対する　168
ringing artifact　26
Rotor 症候群　46
RVS（Real-time Virtual Sonography）　162, 191, 235, 299
RVS Ver. 2　299

S

safety margin　321
SAR（specific absorption rate）
　　　　　　36
SE（spin echo）法　4
SENSE（sensitivity encoding）法
　　　　　　38
sequential view ordering　29
shadowing　214
Siemens　30, 230
sinusoidal capillarization　115
SLC10A1　47
small hepatocellular carcinoma
　　　　　　278
SMASH（simultaneous acquisition of spatial harmonics）法
　　　　　　30

Sonazoid 183, 194, 196, 296
―― における各種撮像法 207
―― の時相と撮像法 205
―― の特性 202
―― の副作用 186
―― の薬理動態 185, 202
Sonazoid 造影超音波 247, 323
――, Post-vascular phase 所見 274
―― の治療への応用 292
―― の優位性 327
Sonazoid 造影超音波検査 184, **188**
―― による肝癌のスクリーニング 283
SonoVue 183, 294
SPGP 47
SPIO(super paramagnetic iron oxide) 11, 59, 88, 125
SPIO intensity ratio 88
SPIO-MRI 88
―― の造影パターン 90
SPIO 造影 MRI 254
spoke-wheel pattern 207, 250

T

T1 mapping 43, 59, 60
―― のための MR パラメータ 61
―― を用いた肝機能評価法 62
T1 mapping images 44
T1 緩和時間 3
T1 緩和度 22, 82
T1 緩和能 37
T1 強調画像(T1WI) 66
T1 強調像 5
T1 短縮効果 60
T2 shine through 68
T2 緩和時間 4
T2 強調画像(T2WI) 66
T2 強調像 5
T2 shine through 68
T2*mapping 59
――, Gd-EOB-DTPA 造影 MRI を用いた 63
T2*緩和時間 4
T2*強調像 6
T2*値の測定式 63
TACE 85, 323
―― 後の治療効果判定 327
third inflow 261
TIC 分析 227
Time Intensity curve 225
tissue harmonic 216

V

vaguely nodular appearance 278
vascular image 206
vascular phase 205, 275
vessel wall invasion 123
VIBE(Volumetric Interpolated Breath-hold Examination) 30
virtual CT sonography 294
V-navi(Volume Navigation System) 162, 267
Volume Ultrasound 308

W

Wideband Pulse Inversion(WPI) 235
Wnt/β-catenin シグナル 107